Lehrbuch

der speciellen

Pathologie und Therapie

mit besonderer Rücksicht
auf
Physiologie und pathologische Anatomie

von

Dr. Felix Niemeyer

In zwei Bänden.

Zweiter Band. Zweite Abtheilung.
Krankheiten der Haut, der Bewegungs-Organe und
constitutionelle Krankheiten.

Berlin, 2023.
Neu herausgegeben von Oliver Corff

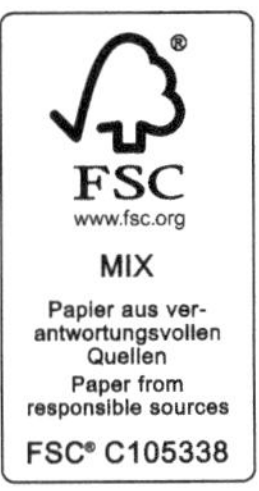

Bibliografische Information der Deutschen Nationalbibliothek:
Die Deutsche Nationalbibliothek verzeichnet diese Publikation in der Deutschen Nationalbibliografie; detaillierte bibliografische Daten sind im Internet über dnb.dnb.de abrufbar.

Textsatz mit XeLaTeX und Memoir
Schriftart: Linux Libertine
Herstellung und Verlag:
BoD – Books on Demand, Norderstedt
ISBN: 978-3-7583-2293-8

LEHRBUCH

DER SPECIELLEN

PATHOLOGIE UND THERAPIE

mit besonderer Rücksicht
auf
Physiologie und pathologische Anatomie

von

DR. FELIX NIEMEYER,

ordentl. Prof. der Pathologie und Therapie,
Director der medicinischen Klinik an der Universität Greifswald.

IN ZWEI BÄNDEN.

Zweiter Band. Zweite Abtheilung.
Krankheiten der Haut, der Bewegungs-Organe und
constitutionelle Krankheiten.

Berlin, 1861.
Verlag von August Hirschwald,
69. Unter den Linden, Ecke der Schadow-Strasse.

Die Krankheiten

der

Haut, der Bewegungs-Organe und constitutionelle Krankheiten

mit besonderer Rücksicht

auf

Physiologie und pathologische Anatomie

von

Dr. Felix Niemeyer,
ordentl. Prof. der Pathologie und Therapie,
Director der medicinischen Klinik an der Universität Greifswald.

Berlin, 1861.
Verlag von August Hirschwald,
69. Unter den Linden, Ecke der Schadow-Strasse.

Inhalts-Verzeichniss.

Krankheiten der Haut.

Krankheiten der Bewegungsorgane.

Constitutionelle Krankheiten

Erster Abschnitt. Acute Infectionskrankheiten.

Zweiter Abschnitt. Chronische Infectionskrankheiten.

Krankheiten der Haut.

Die Veränderungen, welche die Haut in den acuten und chronischen Infectionskrankheiten erfährt, bleiben in dem vorliegenden Abschnitte unberücksichtigt; sie müssen gleichzeitig mit den übrigen Symptomen der Masern, des Scharlachfiebers, der Pocken, des Typhus, der Syphilis bei der Besprechung der Infectionskrankheiten ihre Erledigung finden, denn sie bilden nur ein einzelnes Glied in der Kette der Ernährungsstörungen, welche bei jenen Krankheiten durch die Infection veranlasst werden.

Wir theilen die Krankheiten der Haut wie die Krankheiten aller übrigen Organe nach den anatomischen Veränderungen ein, zu welchen die krankhaften Vorgänge führen; wir besprechen daher in diesem wie in anderen Abschnitten die Hypertrophie und Atrophie, die Hyperaemie und Anaemie, die Blutungen und Entzündungen, die Neubildungen und Parasiten. Da wir aber in der Haut die verschiedene Intensität und die verschiedene Verbreitung der krankhaften Veränderungen genauer zu beobachten im Stande sind, als in anderen Organen, und da wir auch gewisse Anomalieen der Secretion, welche nicht von palpablen Structurveränderungen begleitet sind, direct wahrnehmen können, so ist die Zahl der von einander zu trennenden Hautkrankheiten grösser, als die der Krankheiten anderer Organe. — Der Sitte, die Krankheiten der Haut mit anderen Namen zu bezeichnen, als mit denen, welche man den analogen Ernährungsstörungen in den übrigen Organen beilegt, müssen wir uns so weit fügen, dass wir der pathologisch-anatomischen Bezeichnung den hergebrachten Namen hinzufügen. Die ebenso unpraktische als oft inconsequente Eintheilung der einzelnen Krankheitsformen in zahllose Unterabtheilungen werden wir nur flüchtig erwähnen.

I. Hypertrophie der Haut.

Eine Hypertrophie der Haut, bei welcher ihre sämmtlichen Bestandtheile, das Bindegewebe, die Gefässe und Nerven, die Epidermis, die Haare und die Hautdrüsen eine hypertrophische Entwickelung zeigen, kommt nur auf einzelnen Stellen des Körpers beschränkt als angeborene Anomalie vor. Hierher gehören die meisten über das Niveau der Umgebung hervorragenden Muttermäler und die weichen Hautwarzen. Doch pflegt auch bei diesen die Hypertrophie nicht in allen Gebilden der Haut einen gleich hohen Grad zu erreichen; bei der Mehrzahl der hervorragenden Muttermäler und weichen Hautwarzen prävalirt vielmehr die Bildung von Pigment und von Haaren, so dass sie besonders durch ihre braune oder schwarze Färbung und durch die dichten und starken Haare, mit welchen sie besetzt sind, auffallen.

Sehr häufig finden wir an einzelnen Stellen des Körpers eine massenhafte Anhäufung verhornter Epidermiszellen. Auf dieser Anomalie beruhen die Schwielen (Callositates), die Hühneraugen oder Leichdörner (Clavi) und die Hauthörner (Cornua cutanea). – Die Schwielen stellen niedere an der Peripherie allmälig sich abflachende Hügel von hornartiger Beschaffenheit und rundlicher oder unregelmässiger Form dar; die von ihnen bedeckte Cutis ist von normaler Beschaffenheit oder mässig hyperaemisch. Schwielen bilden sich vorzugsweise an solchen Stellen, welche einem unregelmässigen Drucke ausgesetzt sind; sie kommen daher an den Fersen und unter den Fusssohlen der meisten Menschen, in den Händen der Schmiede, der Schlosser und anderer Handarbeiter, an den Zeigefingern der Schneider und Näherinnen vor. – Die Hühneraugen sind wenig umfangreiche aber sehr harte und dicke conische Schwielen, welche, durch die Stiefeln oder Schuhe in die Cutis eingedrückt, eine circumscripte Atrophie derselben bewirken. – Bei den sogenannten Hauthörnern erreicht die Hypertrophie der Epidermis an einer umschriebenen Stelle eine excessive Höhe; doch giebt es auch Hauthörner, welche nicht auf dem Papillarkörper aufsitzen, sondern sich aus erweiterten Haarbälgen entwickeln und monströse Haare darstellen. – Eine diffuse Hypertrophie der Epidermis, welche mit einer hypertrophischen Entwickelung des Papillarkörpers zusammenhängt und bei mässigem Grade als Pityriasis, bei höherem Grade als Ichthyosis bezeichnet wird, werden wir ausführlicher besprechen.

Auf einer reichlichen Bildung von Pigment in den Zellen des Rete Malpighii beruht der brünette Teint, welcher manchen Individuen angeboren ist. – Als eine gleichfalls angeborene Anomalie beobachtet man bei vielen Menschen im Rete Malpighii an circumscripten Stellen eine massenhafte Pigmentbildung, durch welche braune oder schwarze Flecke (Chloasmata und Melasmata) entstehen. Sind diese Flecke grösser, so spricht man von einem Pigmentmal (Naevus spilus). Haben sie nur etwa den Umfang einer Linse, so nennt man sie Leberflecke (Lentigines). Auch diejenigen Pigmentmäler und Leberflecke, welche nicht mit Hypertrophie der Cutis verbunden sind und daher nicht über das Niveau ihrer Umgebung hervorragen, findet man häufig mit dichten und starken Haaren besetzt. – Bei den meisten Menschen wird die Pigmentbildung im Rete Malpighii durch den

Einfluss des Sonnenlichtes, der Sonnenwärme, der Feuchtigkeit, des Windes gesteigert; in Folge dessen nehmen die unbedeckten Theile der Hautoberfläche bei Soldaten, bei Feldarbeitern, namentlich aber bei Seeleuten gewöhnlich eine gleichmässig bräunliche Färbung an. Auffallend ist es, dass unter dem Einflüsse jener Schädlichkeiten bei manchen Individuen keine vermehrte Pigmentbildung eintritt, dass dieselben nach dem herrschenden Sprachgebrauch wenig oder gar nicht „verbrennen". — Schwer zu erklären ist ferner der Umstand, dass bei gewissen, namentlich bei blonden und rothhaarigen Individuen, welche einen sehr weissen Teint haben, unter der Einwirkung des Sonnenlichtes, der Sonnenwärme, der Feuchtigkeit und des Windes sich nur an kleinen umschriebenen Stellen der unbedeckten Körperoberfläche eine grössere Menge von Pigment ablagert. Dergleichen Individuen bekommen im Sommer, auch wenn sie sich durch den Hut und den Sonnenschirm vor der directen Einwirkung der Sonnenstrahlen schützen, im Gesicht, auf den Händen und den Armen rundliche mehr oder weniger dunkel gefärbte Flecke, welche man Sommersprossen (Ephelides) nennt. Wie sich die gebräunte Haut eines Seemannes mehr oder weniger entfärbt, wenn er während des Winters im Zimmer bleibt, so blassen auch die Sommersprossen im Winter ab oder verschwinden auch ganz. Durch Mittel, welche eine Abstossung der Epidermis mit Einschluss der tieferen pigmenthaltigen Schichten bewirken, kann man die Sommersprossen vertilgen; sie kehren aber nach wenigen Wochen wieder, wenn die Haut von Neuem den erwähnten Schädlichkeiten ausgesetzt wird. Die vielfach angewandte Lilionèse ist nur ein palliatives Kosmeticum, ebenso die von *Hebra* empfohlenen Umschläge mit einer Lösung von Sublimat (gr. v auf ℥j Wasser*)) — Bei schwangeren Frauen und bei solchen, welche an Krankheiten der Sexualorgane leiden, bilden sich häufig bräunliche Flecke im Gesicht, namentlich auf der Stirn und auf der Oberlippe (Chloasmata uterina), welche bei den meisten Frauen einige Zeit nach der Entbindung verschwinden, bei anderen aber auch längere Zeit oder für immer fortbestehen. Diese Erscheinung ist ebenso räthselhaft als die während der Schwangerschaft fast constant beobachtete Vermehrung des Pigments im Rete Malpighii des Warzenhofes und der der Linea alba entsprechenden Bauchhaut.

Ausser der diffusen Hypertrophie des Papillarkörpers bei

---

*) Man lässt diese Umschläge nur einige Stunden lang anwenden und sorgt dafür, dass die mit der Sublimatlösung befeuchteten Compressen keine Falten schlagen. Zeigt sich die Haut nach dieser Procedur stärker entzündet, so bedeckt man sie mit in Oel getränkten Compressen. In wenigen Tagen verschwinden, während die Epidermis sich abschilfert, die Sommersprossen.

der Ichthyosis kommt eine Hypertrophie einzelner Papillen verbunden mit Hyperplasie der sie bedeckenden Epidermis sehr häufig vor. Sie führt zur Bildung von Warzen (Verrucae vulgares) und von Feigwarzen (Condylomata). Die Warzen entstehen durch die Verlängerung einer kleinen zu einem Zapfen vereinten Anzahl von Hautpapillen. Sie sind mit einer sehr dicken und harten Epidermislage bedeckt. Werden die einzelnen Papillen, aus welchen die Warze besteht, gesondert von dieser Epidermislage bekleidet, so erscheint die Warze zerklüftet und faserig. Die Ursachen der Warzenbildung sind dunkel. Unreinliches Verhalten spielt sicher bei derselben nur eine untergeordnete Rolle, denn auch bei den reinlichsten Menschen wird oft in kurzer Zeit die Haut, namentlich an den Händen, mit Warzen bedeckt. Ebenso räthselhaft ist das oft schnelle Rückgängigwerden der Papillarhypertrophie. Laien pflegen das Verschwinden der Warzen gewöhnlich von der Wirkung sogenannter sympathetischer Mittel abzuleiten. — Die Feigwarzen unterscheiden sich von den gewöhnlichen Warzen dadurch, dass bei ihnen die Papillen sich nicht nur verlängern, sondern auch gleichzeitig seitliche Sprossen treiben, und dadurch, dass sie von einer weniger dicken und derben Epidermislage überzogen sind. Man unterscheidet spitze und breite Condylome. Erstere kommen auf den Schleimhäuten der Harnröhre und der Scheide sowie an den Stellen der äusseren Haut vor, welche von dem blenorrhoischen Secrete der Harnröhre und der Scheide benetzt werden. Sie haben gewöhnlich ein maulbeer- oder blumenkohlförmiges oder, wenn sie einer seitlichen Compression ausgesetzt sind, ein hahnenkammförmiges Aussehen. Die spitzen Condylome verlangen eine örtliche Behandlung. Die breiten Condylome haben eine sehr ähnliche Structur wie die spitzen, bilden aber meist nur flache Hervorragungen und zeigen eine grosse Neigung zu oberflächlicher Verschwärung. Der häufigste Sitz der breiten Condylome ist an den Schaamlippen, am Scrotum und zwischen den Hinterbacken. Seltener kommen sie an den Lippen und zwischen den Zehen vor. Sie verlangen, weil sie von einer Allgemeinerkrankung abhängig sind, nicht eine örtliche, sondern eine allgemeine antisyphilitische Behandlung.

Durch eine circumscripte Hypertrophie des die Cutis constituirenden Bindegewebes entstehen sogenannte Hautpolypen und die unter dem Namen Molluscum simplex bekannten zuweilen gestielten derben Geschwülste. — Eine eigenthümliche Form partieller Hypertrophie der Cutis, durch welche unregelmässige Geschwülste von narbenähnlicher Structur entstehen, stellt das sogenannte Keloid dar. — Auf diffuser Hypertrophie der Cutis und des subcutanen Bindegewebes beruht die Pachydermie oder Elephantiasis Arabum, über welche wir im zweiten Kapitel ausführlicher reden werden.

Durch hypertrophische Entwickelung der Capillaren in der Cutis, mit welcher zuweilen eine Bindegewebshypertrophie verbunden ist, entstehen rothe oder blaurothe Flecke und Geschwülste in der Haut, welche man als Teleangiektasieen bezeichnet. Sie sind theils angeboren (Naevi vasculares), theils bilden sie sich erst einige Zeit nach der Geburt. Man muss zwei Formen der Teleangiektasie unterscheiden: solche, welche stationär bleiben, nachdem sie einen gewissen Umfang erreicht haben, und solche, welche sich immer weiter verbreiten und durch Zerreissung der schliesslich excessiv erweiterten Capillaren zu abundanten Blutungen führen.

Eine hypertrophische Entwickelung der Haare und der Hautdrüsen an umschriebenen Stellen der Körperoberfläche complicirt fast constant die den meisten Muttermälern zu Grunde liegenden Ernährungsanomalieen. Eine ungewöhnlich frühzeitige Entwickelung von Bart- und Schamhaaren oder eine auffallende, nicht mit andern Anomalieen complicirte Behaarung des ganzen Körpers oder einzelner Stellen desselben gehört zu den Curiositäten. — Durch eine sehr bedeutende Hypertrophie der Wandung erweiterter Haarbälge oder Talgdrüsen entstehen zuweilen derbe Geschwülste, welche Aehnlichkeit mit dem Molluscum simplex haben. Meist ist ihre Höhlung nicht vollständig durch die Wucherung der Wand ausgefüllt; es besteht vielmehr die Absonderung von Hauttalg unter der Form einer schmierigen Flüssigkeit fort. Derartige in grösserer Anzahl über die Körperoberfläche verbreitete Geschwülste hat man früher unpassender Weise als Mollusca contagiosa bezeichnet.

Kapitel I.

Diffuse Hypertrophie des Papillarkörpers und der Epidermis. Pityriasis. Ichthyosis.

§. 1. Pathogenese und Aetiologie.

Dass die vermehrte Bildung von Epidermis bei der Pityriasis und Ichthyosis auf einer abnormen Entwickelung des Papillarkörpers, der Matrix der Epidermis, beruht, haben wir oben erwähnt. *Bärensprung*, dessen vortreffliche Arbeiten wir in allen denjenigen Kapiteln benutzen, über welche Publicationen dieses gründlichen Forschers zu Gebote stehen, unterscheidet die

Ichthyosis congenita im engeren Sinne, bei welcher die Kinder mit einem dichten und dicken Hornpanzer zur Welt kommen, von der wahren Ichthyosis. Bei jener Form werden die Kinder todt geboren oder sterben bald nach der Geburt, und es stellt sich heraus, dass der sie bedeckende Hornpanzer sich in einer früheren Periode des Uterinlebens wahrscheinlich durch das Verschmelzen der aus Epidermiszellen und Hauttalg bestehenden Vernix caseosa zu einer harten Hornmasse gebildet haben muss. Der unnachgiebige hornartige Ueberzug hat nämlich unverkennbar für den Körper des herangewachsenen Fötus nicht ausgereicht, ist in Bruchstücke und Schilder zerfallen und hat die Entwickelung der deshalb verkrüppelten Nase, Lippen, Ohrknorpel, Finger und Zehen gehemmt. — Aber auch die Papillarhypertrophie, welche der wahren Ichthyosis zu Grunde liegt, scheint eine angeborene und angeerbte Anomalie zu sein. Dass die Krankheit fast immer im ersten Lebensjahre übersehen wird, erklärt sich aus der in dieser Zeit beobachteten Hautcultur (s. §. 2.). Der Stammbaum von Kranken, welche an Ichthyosis leiden, ergiebt in vielen Fällen, dass auch andere Glieder der Familie, einzelne Geschwister, eines der Eltern oder Grosseltern oder sonstige Verwandte an Ichthyosis leiden oder gelitten haben.

Ausser der angeborenen wahren Ichthyosis, welche über den grössten Theil der Körperoberfläche verbreitet zu sein pflegt, giebt es leichtere Grade einer acquirirten Ichthyosis, welche, auf einzelne Provinzen der Körperoberfläche beschränkt, die Pachydermie zu compliciren pflegt.

§. 2. Symptome und Verlauf.

Statt des glatten Ansehens, welches die Haut bei gesunden Menschen darbietet, zeigt dieselbe bei leichteren Graden der in Rede stehenden Krankheit eine rauhe Beschaffenheit und ist mit feinen weissen Schuppen bedeckt. Diese leichteren Grade der Krankheit sind es, welche man als Pityriasis zu bezeichnen pflegt. Zum Begriffe der Pityriasis im eigentlichen Sinne ist erforderlich, dass die Abschilferung der Haut auf vermehrter Bildung von Epidermis, nicht auf anderweitigen Anomalieen beruhe; dass ersteres der Fall sei, erkennt man theils aus dem Habituellsein des geschilderten Zustandes, theils aus dem Fehlen von Congestions- und Entzündungserscheinungen oder von gestörter Secretion der Haut- und Talgdrüsen. Die meisten Fälle von Abschilferung der Epidermis auf dem Kopfe, bei welcher feine weisse Schuppen in den Haaren kleben und den Rockkragen bedecken, haben ihren Grund nicht in einer vermehrten Bildung von Epidermis, sondern in einer superficiellen

Dermatitis. Auch die Abschilferung der Haut in den Handtellern und in den Fusssohlen beruht gewöhnlich auf einer superficiellen Hautentzündung und wird bei der Besprechung des Ekzems genauer erörtert werden. Bei der eigentlichen Ichthyosis erfolgt die Abstossung der Epidermis unter der Form grösserer, dickerer, gewöhnlich durch Pigment und Schmutz dunkel gefärbter Schuppen. Bei höheren Graden der Krankheit bildet die Epidermis hornartige Plaques oder selbst warzige und stachlige Hervorragungen. Man hat deshalb eine Ichthyosis simplex, cornea, hystrix (Stachelschweinmenschen) unterschieden und eine noch grössere Zahl von Unterabtheilungen aufgestellt, welche nicht verschiedenen Formen, sondern verschiedenen Graden der Krankheit entsprechen. Gewisse Körperstellen, das Gesicht, die Handteller und Fusssohlen, die Achselhöhlen, die Ellbeugen, die Kniekehlen, die Leistengegend und die Genitalien bleiben von der Ichthyosis verschont, während die Dorsalseiten der Extremitäten, namentlich die Knie- und Ellbogengegend, besonders heimgesucht werden. — Dass man bei neugeborenen Kindern die Ichthyosis, an welcher sie leiden, nicht wahrnimmt, findet nach *Hebra* darin seine Erklärung, dass die Kinder sich im Mutterleib, in einem continuirlichen warmen Bade befinden, durch welches Epidermisschuppen macerirt werden. Ebenso erkläre sich aus der Unreinlichkeit der kleinen Kinder und dem häufig wiederholten Waschen und Baden derselben, dass sich auch im Verlauf des ersten Jahres die Epidermisschuppen nicht anhäufen können und die Krankheit meist unerkannt bleibe.

§. 3. Therapie.

Die Krankheit ist nicht zu heilen, da uns kein Mittel bekannt ist, durch welches wir die Hypertrophie des Papillarkörpers rückgängig zu machen im Stande wären. Die Erfahrungen über die Erfolglosigkeit des Arseniks, der Antimonialien, des Theers und anderer innerlich und äusserlich angewandter Medicamente sind zu zahlreich, als dass es erlaubt wäre, weitere Versuche mit denselben anzustellen. Der fleissige, wo möglich tägliche Gebrauch warmer Bäder mit oder ohne Zusatz von Alkalien und die Einreibungen von fetten Substanzen in die Haut sind den Kranken zu empfehlen, weil durch diese Proceduren der massenhaften Anhäufung abgestossener Epidermiszellen vorgebeugt wird.

Kapitel II.

Diffuse Hypertrophie der Haut und des subcutanen Bindegewebes. Pachydermie. Elephantiasis Arabum.

§. 1. Pathogenese und Aetiologie.

Wiederholte Entzündungen der Haut, namentlich aber wiederholte und andauernde Verstopfung ihrer Venen oder Lymphgefässe führen zuweilen zu einer enormen Wucherung des Bindegewebes in der Cutis, im subcutanen und intermusculären Gewebe und selbst im Periost der dem leidenden Theile angehörenden Knochen. Dieser Zustand ist es, welchem man den Namen der Pachydermie oder wegen des plumpen und ungestalten Ansehens der befallenen Theile den Namen Elephantiasis Arabum gegeben hat. Mit der Elephantiasis Graecorum, der Lepra, der Spedalskhed hat dieselbe Nichts gemein. Wir wissen nicht, weshalb nur in einzelnen Fällen von wiederholter Dermatitis und nur in einzelnen Fällen von Phlebitis und primärer Thrombose der Venen oder von Obliteration der Lymphgefässe sich Pachydermie entwickelt, während in anderen Fällen dieser Effect ausbleibt; und es ist uns durchaus räthselhaft, weshalb jene Prozesse in manchen Gegenden, vor Allem in der heissen Zone (Bein von Barbados), häufiger vorkommen oder häufiger zu Pachydermie führen als bei uns.

§. 2. Anatomischer Befund.

Der häufigste Sitz der Erkrankung ist der Unterschenkel. Man findet denselben oft um das Zwei- oder Dreifache, bald gleichmässig, bald mehr ungleichmässig (Knollbein) angeschwollen. Die Haut lässt sich nicht verschieben und ist in den Fällen, in welchen der Papillarkörper an der Hypertrophie Theil nimmt, mit dicken Epidermisborken bedeckt. Das Gewebe der Cutis und des Panniculus adiposus ist in eine derbe dichte speckähnliche Masse verwandelt, welche mikroskopisch aus jungen und alten Bindegewebselementen besteht; die unthätigen und dem Drucke des sie umgebenden gleichfalls verdickten Bindegewebes ausgesetzten Muskeln zeigen sich atrophisch und fettig entartet. Oft findet man Obliterationen der Venen oder der Lymphgefässe oder varicose Erweiterungen derselben unterhalb der verschlossenen Stelle. — Ganz ähnliche anatomische Veränderungen beobachtet man an den oberen Extremitäten, wenn diese der Sitz des Leidens sind (Knollhand), oder am Hodensack (Elephantiasis scrotalis, Hernia carnosa), dem Penis, den Schaamlippen, wenn diese von demselben befallen sind.

§. 3. Symptome und Verlauf.

Die Krankheit beginnt mit den Erscheinungen einer erisypelatösen Hautentzündung, einer Lymphangitis oder einer Phlebitis. Wenn von einigen Beobachtern angegeben wird, dass den localen Symptomen häufig die eines heftigen Fiebers vorausgingen, so kann diese Erscheinung kaum als eine eigenthümliche bezeichnet werden, da sich auch bei anderen Entzündungen häufig das fieberhafte Allgemeinleiden in den Vordergrund drängt und früher bemerkt wird, als die Functionsstörungen des kranken Organes. Nach Ablauf der Entzündung kehrt der während derselben geschwellte Körpertheil nicht wieder zu seinem normalen Volumen zurück, sondern bleibt mässig angeschwollen und zeigt eine weiche und teigige Consistenz. Nach kurzer Zeit, meist schon nach einigen Monaten, erfolgt eine neue Attaque, welche denselben Verlauf nimmt wie die erste und eine noch stärkere Schwellung des leidenden Theils hinterlässt. Je häufiger sich die Anfälle wiederholen, je kürzer die Pausen zwischen denselben sind, um so unförmlicher und schwerer wird das kranke Glied, und um so mehr macht die teigige auf oedematöser Infiltration beruhende Beschaffenheit desselben einer brettähnlichen Härte Platz, welche der Neubildung von derbem Bindegewebe entspricht. Hat sich bei der Wiederholung der beschriebenen Anfälle die Pachydermie von der zuerst befallenen Stelle allmälig auf die nächste Umgebung ausgebreitet, so zeigt dieselbe Extremität nicht selten gleichzeitig verschiedene Grade des Prozesses. Die Kranken haben ausser der Zeit der Entzündungsanfälle keinen Schmerz in den geschwellten Theilen. Oft sind diese der Sitz einer superficiellen mit flüssiger Exsudation unter die Epidermis und auf die freie Fläche verbundenen (ekzematösen) Hautentzündung. Die Beweglichkeit der befallenen Extremitäten ist selbstverständlich schwer beeinträchtigt.

§. 4. Therapie.

In nicht zu eingewurzelten Fällen von Pachydermie der Extremitäten wird durch eine zweckmässige Behandlung oft wesentliche Besserung und selbst vollständige Heilung erzielt. Während der entzündlichen Anfälle, mit welchen die Krankheit sich entwickelt, muss man dem Gliede eine erhöhte Lage geben und diese auch nach Ablauf der Entzündung noch einige Zeit hindurch einhalten lassen. Daneben wende man Kälte und die für diese Zustände besonders dringend empfohlenen Einreibungen von grauer Quecksilbersalbe an. Ist die Entzündung beseitigt, so schreite man zu einer methodischen und energischen Compression. Nach *Hebra*'s Vorschrift soll man sich zur Einwickelung des kranken Gliedes baumwollener vorher mit Wasser durchtränkter Binden bedienen. Diese legt man von den Zehen aufwärts in der Weise an, dass jede Tour die vorhergehende zum grössten Theil deckt. Man kann die Binde sehr straff anziehen, da die Kranken einen starken Druck ohne alle Beschwerde ertragen, und da auch eine sehr fest angelegte Binde sich schon nach wenigen Stunden zu lockern pflegt. — Bei der Elephantiasis scroti, bei welcher der entartete Hodensack zuweilen bis unter das Knie herabreicht und das Gewicht eines Centners erreicht, und bei der Elephantiasis der Labia majora muss die Geschwulst durch das Messer entfernt werden.

II. Atrophie der Haut.

Die Atrophie der Haut tritt uns zunächst als Theilerscheinung des allgemeinen Marasmus, sowohl des Marasmus senilis als des durch erschöpfende Krankheiten herbeigeführten Marasmus praematurus entgegen. Erhebt man die Haut eines marantischen Individuums zu einer Falte, oder durchschneidet man sie bei der Obduction, so ist die Abnahme ihrer Dicke nicht selten in hohem Grade auffallend. — Dass man dabei die Haut marantischer Individuen meist mit abgestossenen Epidermisschuppen bedeckt findet, beruht nicht etwa darauf, dass neben der Atrophie der übrigen Gebilde eine Hypertrophie der Epidermis einherginge, sondern lediglich darauf, dass wegen der Atrophie der Hautdrüsen die Secretionen, durch welche die Epidermis geschmeidig erhalten wird, so dass die Abstossung derselben bei gesunden Individuen unmerklich vor sich geht, vermindert sind. Es werden mit anderen Worten bei der sogenannten Pityriasis tabescentium nicht Epidermiszellen in abnormer Menge gebildet, sondern die Epidermiszellen werden augenfälliger abgestossen als bei anderen Individuen. Auch durch einen anhaltenden Druck, den die Cutis von Aussen oder von Innen erleidet, verfällt sie der Atrophie. Wir haben bereits erwähnt, dass ein Hühnerauge zu partiellem Schwund des Corium führt; denselben Effect haben Favusborken und zuweilen Schorfe, welche lange Zeit der Hautoberfläche aufliegen. Da bei einem von Aussen einwirkenden Druck zuweilen der Papillarkörper leidet, so wird das Product desselben, die Epidermiszellen, in geringer

Menge gebildet, und an den gedrückten Stellen ist die Epidermis auffallend dünn. Anders verhält es sich bei einem Druck, der die Haut von Innen trifft, z. B. bei excessiven Ausdehnungen des Bauches durch Schwangerschaft oder hydropische Ergüsse und bei bedeutender Anschwellung anderer von der Haut überzogener Theile. Dann leiden mehr die tieferen Schichten des Corium und die drüsigen Gebilde, während die Production von Epidermis nicht gestört ist. Ich zweifle nicht, dass die Pityriasis am Bauch und an den Extremitäten nach wiederholten Schwangerschaften und nach hochgradigem Hydrops eben so wie die Pityriasis tabescentium von der Atrophie der tieferen Schichten des Corium und der Hautdrüsen und von einer abnormen Trockenheit der Epidermis abgeleitet werden muss.

Ein angeborener über die ganze Haut verbreiteter Mangel an Pigment im Rete Malpighii findet sich bei den Albinos oder Kakerlaken. – Zuweilen schwindet durch unbekannte Veranlassungen das Pigment an einzelnen Stellen der Hautoberfläche. Diese werden milchweiss und stechen, zumal da diese Abnormität (Vitiligo oder Achroma) hauptsächlich bei sehr brünetten Individuen vorkommt, auffallend gegen ihre Umgebung ab. (Scheckenbildung.)

Sehr häufig atrophiren die Haarbälge, zumal die der Kopfhaut. Die nothwendige Folge dieses Zustandes ist das Ausfallen der Kopfhaare. Schreitet die Atrophie der Haarbälge nicht bis zum völligen Untergang derselben fort, so hört die Haarbildung nicht vollständig auf; aber statt der ausgefallenen starken Kopfhaare produciren die verkümmerten Haarbälge nur feines Wollhaar. Die Entdeckung dieser feinen Flaumen auf ihrem Schädel erweckt bei kahlköpfigen Individuen nicht selten trügerische Hoffnungen, zumal wenn sie kurz vor der Entdeckung Eau de Lob oder Löwenpomade gebraucht haben und den Anpreisungen dieser Mittel Glauben schenken. Man nennt die durch Atrophie der Haarbälge entstehende Kahlköpfigkeit Calvities, oder, weil sie vorzugsweise bei Greisen vorkommt, Alopecia senilis. Nicht eben selten kommt indessen die Calvities auch bei jüngeren Individuen vor, und zwar scheint eine erbliche Anlage die häufigste Ursache dieser Erscheinung zu sein. Die Angaben, dass angestrengte Kopfarbeit, sorgenvolle Stimmung und geschlechtliche Ausschweifungen zur Alopecia praematura führen, sind unzuverlässig. Eine grosse Zahl sehr gelehrter oder von schweren Sorgen heimgesuchter Individuen und eine grosse Zahl sehr liederlicher Menschen erfreut sich eines üppigen Haarwuchses, während andere Individuen, welche wenig nachdenken und sorgenfrei und enthaltsam leben, frühzeitig ihr Haupthaar verlieren. Dass trotz der Anpreisungen der

Charlatans kein Mittel im Stande ist, neue Haarbälge zu produciren, und dass daher die in Rede stehende Form der Kahlköpfigkeit unheilbar ist, ergiebt sich von selbst. — Anders verhält es sich mit dem Ausfallen der Haare bei und nach acuten und chronischen Krankheiten, während deren die Haarbälge eine vorübergehende Ernährungsstörung erfahren. Diese führt nicht zu einem Untergang oder auch nur zu einer bleibenden Verkümmerung der Haarbälge. Ist die zu Grunde liegende Krankheit beseitigt und sind die Folgen, welche sie für die gesammte Constitution gehabt hat, verschwunden, so sind auch die Haarbälge ad integrum restituirt und produciren neue gesunde Haare an Stelle der ausgefallenen. Unter den acuten Krankheiten führt hauptsächlich der Typhus, unter den chronischen die Syphilis zu dem Defluvium capillorum, mit welchem Namen man die zuletzt besprochene Form des Ausfallens der Haare bezeichnet. Doch haben auch schwere Pneumonieen und andere erschöpfende Krankheiten, sowie in geringerem Grade fast jedes Wochenbett ein Defluvium capillorum zur Folge. — Auf einer vorübergehenden Ernährungsstörung der Haarbälge scheint auch die von *Willan* als Porrigo decalvans bezeichnete Alopecia circumscripta zu beruhen. Bei diesem nicht eben seltenen Leiden bemerkt man kreisrunde Stellen von verschiedener Grösse gewöhnlich auf dem Kopf, seltener im Bart oder an anderen Stellen, an welchen die Haare dicht über der Wurzel abbrechen, pinselförmig zerklüften und ausfallen, so dass schliesslich ein kahler von dichtem Haarwuchs umgebener Fleck entsteht. Die Ursachen der Alopecia circumscripta sind dunkel. Pflanzliche Parasiten liegen nach neueren Untersuchungen derselben nicht zu Grunde. Die kahlen Stellen bedecken sich nach einiger Zeit von Neuem mit gesundem Haar. — Das durch Entzündung der Kopfhaut und durch Parasiten (Favus, Herpes tondens) entstehende Ausfallen der Haare wird später an den betreffenden Stellen besprochen werden.

Bei sehr alten Leuten verlieren die Haare fast immer ihr Pigment. Anfangs bemerkt man zwischen den gefärbten nur einzelne ungefärbte Haare; später nimmt die Zahl der gefärbten ab, und schliesslich sind alle noch vorhandenen Haare pigmentlos. Auffallender Weise fehlen trotz der Häufigkeit des Grauwerdens oder Weisswerdens der Haare genauere Beobachtungen über den dieser Erscheinung zu Grunde liegenden Vorgang. Man weiss nicht einmal, ob aus dem gefärbten Haare das Pigment verschwindet, oder ob ungefärbte Haare von der Wurzel aus nachwachsen. Auch bei jüngeren Leuten verlieren zuweilen die Haare ihr Pigment, und zwar dann oft in kürzerer Zeit, als dies bei älteren Leuten der Fall zu sein pflegt. Für das frühzeitige Grau werden scheint wie für das frühzeitige Ausfällen der Haare die erbliche Anlage das wichtigste aetiologische Moment zu sein, obgleich dabei auch Sorge und Kummer eine Rolle spielen mögen. Es werden zahlreiche Fälle erzählt, in welchen sämmtliche Haare eines Individuums innerhalb eines Tages oder einer Nacht weiss geworden seien. Diese Fälle sind gewiss zum grössten Theil ungenau beobachtet und übertrieben; dass dies von allen gelte, wage ich nicht zu behaupten.

III. Hyperaemie und Anaemie der Haut.

Der Blutgehalt der Haut ist grösseren Schwankungen unterworfen, als der Blutgehalt der übrigen Organe, weil die Haut den Einflüssen, durch welche die Circulation modificirt wird, weit mehr exponirt ist, als alle anderen Theile des Körpers. Die Anomalieen der Blutvertheilung in der Haut, welche durch Herzkrankheiten entstehen, sowohl die in Folge verstärkter Herzarbeit eintretende Ueberfüllung der Arterien und arteriellen Capillaren, als die in Folge geschwächter Herzarbeit eintretende Ueberfüllung der Venen und venösen Capillaren (Cyanose) haben wir im ersten Bande ausführlich besprochen.

Hyperaemie der Haut, und zwar eine fluxionäre Hyperaemie, entsteht, wenn die Haut einer höheren Temperatur, namentlich der feuchten Wärme, ausgesetzt wird, wenn reizende Substanzen, z. B. Senf, Canthariden, Seidelbast, einige Zeit auf dieselbe einwirken, oder wenn sie von mechanischen Insulten getroffen wird. In allen diesen Fällen scheint, wie wir wiederholt erörtert haben, die Relaxation des Hautgewebes der erste Effect der genannten Einflüsse und die Ausdehnung der Capillaren erst die Folge der geringeren Widerstandsfähigkeit ihrer relaxirten Umgebung zu sein. Ist die Hyperaemie so bedeutend, dass die Haut durch die bedeckende Epidermis hindurch geröthet erscheint, so pflegt man den Zustand ein Erythem zu nennen und, je nachdem die Röthung durch die Einwirkung einer hohen Temperatur oder durch die Einwirkung des Senfs, der Canthariden, des Seidelbastes entstanden ist, ein Erythema caloricum, solare und venenale zu unterscheiden. Mit demselben Rechte kann man die nach einem Schlage entstehende Röthung der Haut als Erythema traumaticum bezeichnen. Diese verschiedenen Namen für die Hauthyperaemie sind völlig überflüssig und führen sogar, da man auch die mit Röthung verbundenen entzündlichen Vorgänge in der Haut als Erythema bezeichnet, zu Missverständnissen und zu Verwirrungen. — Partielle Hyperaemieen der Haut werden wir ferner als das erste Symptom der meisten acuten und chronischen Exantheme, in deren weiterem Verlaufe Exsudate in die Haut oder auf die freie Fläche derselben gesetzt werden, kennen lernen. — Endlich werden sehr häufig partielle Hauthyperaemieen bei gewissen fieberhaften Krankheiten beobachtet, ohne dass wir eine Erklärung dieses Vorkommens zu geben im Stande wären. Die Hyperaemie ist in solchen Fällen gewöhnlich auf kleine umschriebene Hautstellen beschränkt, so dass rothe, rundliche oder unregelmässige Flecke von der Grösse einer Linse bis zu der eines Kreuzers entstehen, welche man als Roseola bezeichnet. Aber auch diesen Namen führen nicht nur die durch einfache Hyperaemie entstandenen rothen Flecke (Maculae), sondern auch kleine mit Hyperaemie verbundene Infiltrationen der Haut, welche rothe Knötchen (Papulae) bilden. Eine Roseola begleitet den Typhus, das Choleratyphoid und andere Infectionskrankheiten, aber auch keineswegs selten, zumal bei Kindern, fieberhafte Magen- und Darmkatarrhe, sowie mit Fieber verlaufende Gehirn- und Lungenleiden. Kann man eine ausreichende Ursache für das vorhandene Fieber nachweisen, so pflegt man die Roseola als eine symptomatische zu bezeichnen, kann man keinen Grund des Fiebers finden, als eine idiopathische. Zu der letzteren gehören die sogenannten Roseola aestiva, autumnalis, infantilis und manche von den Autoren als „Rötheln“ beschriebene Krankheitsformen. — Die Röthung der Haut und ein vermehrtes Wärmegefühl sind die einzigen Symptome einer Hauthyperaemie, und zwar entfärbt sich die durch Hyperaemie geröthete Stelle, wenn man einen Druck auf dieselbe ausübt und das Blut aus den Capillaren auspresst, während die durch eine Haemorrhagie in die Substanz der Cutis entstandene Röthe bei einem solchen Drucke nicht verschwindet. Ist die geröthete Stelle gleichzeitig schmerzhaft, ist sie stärker geschwellt, bleibt bei einem Druck auf dieselbe nicht ein weisser, sondern ein mehr gelblicher Fleck zurück, und tritt, nachdem die Röthe verschwunden ist, eine Abschilferung der Epidermis ein, so hat man nicht mit einer einfachen Hyperaemie, sondern gleichzeitig mit einer entzündlichen Infiltration zu thun.

Anaemie der Haut ist eine einfache Theilerscheinung und ein wichtiges Symptom allgemeiner Blutarmuth. Sie entsteht ferner, wenn die Haut einer niederen Temperatur ausgesetzt wird, sowohl in Folge der physikalischen Wirkung der Kälte als der durch die Kälte hervorgerufenen Contraction der Hautmuskeln. Beide Momente machen die Haut dichter und widerstandsfähiger und hemmen dadurch das Einströmen des Blutes in die Capillaren. Diese Wirkung wird gesteigert durch die gleichzeitig stattfindende Contraction der kleineren Arterien. Endlich entsteht partielle Anaemie oder Ischaemie der Haut auch ohne Einwirkung der Kälte, wenn die Muskeln der Haut und der Gefässwände eine (krampfhafte?) Contraction erfahren. Am

Häufigsten wird diese Erscheinung während des Fieberfrostes beobachtet. Doch kommt sie auch isolirt und oft ohne bekannte Veranlassung namentlich an den Extremitäten unter der Form des sogenannten Absterbens der Finger und Zehen vor.

Nur selten verlangt die Hyperaemie oder die Anaemie der Haut therapeutische Eingriffe. Gegen die Hyperaemie ist die Anwendung der Kälte, gegen die Anaemie die Anwendung feuchter und trockener Wärme, sowie das Frottiren und Bürsten der Haut und die Anwendung von Reizmitteln indicirt.

IV. Entzündungen der Haut.

Unter dieser Nummer sollen sämmtliche Ernährungsstörungen der Haut, bei welchen in das Gewebe der Cutis oder auf die freie Fläche derselben ein Exsudat gesetzt wird, besprochen werden. Wir halten es zwar für fraglich, ob alle diese Krankheitsformen streng genommen zu den Entzündungen gerechnet werden dürfen, da ein interstitielles Exsudat für uns weder ein nothwendiges Desiderat noch ein sicheres Kriterium einer Entzündung ist; wir wollen uns aber auf eine nähere Erörterung dieser Frage nicht einlassen und in dem Folgenden nach dem Vorgänge von *Simon* den Ausdruck Dermatitis zur Bezeichnung eines Exsudationsprocesses in der Haut benutzen.

Infiltrirt das Exsudat an einer mehr oder weniger umfangreichen Stelle das Gewebe der Cutis, so entstehen die sogenannten erythematösen und erysipelatösen Hautentzündungen, ist die Infiltration auf eine kleine umschriebene Stelle des Papillarkörpers beschränkt, die papulösen Exantheme. Ist die Infiltration ebenso oberflächlich, aber etwas ausgebreiteter, so entsteht die durch die Bildung von Quaddeln charakterisirte Form der Dermatitis. — Bei den erysipelatösen Hautentzündungen wird nicht selten durch ein gleichzeitig auf die freie Fläche der Cutis gesetztes Exsudat die Epidermis zu mehr oder weniger umfangreichen Blasen erhoben. Ausserdem kommt ein auf die freie Fläche der Cutis gesetztes, die Epidermis zu Blasen erhebendes Exsudat auch bei anderen acuten und chronischen Hautentzündungen vor, welche keineswegs mit einer namhaften Infiltration der Cutis verbunden sind. Derartige superficielle Entzündungen, welche nach Art der Katarrhe sich bei geringen Texturveränderungen der Gewebe vorzugsweise durch die Exsudationen auf die freie Fläche auszeichnen, bilden die vesiculären und, wenn neben der Exsudation von Flüssigkeit auf die freie Fläche eine reichliche Bildung junger Zellen einhergeht, die pustulösen Formen der Exantheme.

Endlich giebt es Formen von Hautentzündungen, bei welchen sich die Infiltration der Cutis mit einer krankhaften Epidermisbildung complicirt, die sogenannten Schuppenflechten.

Zu diesen hauptsächlich durch die Intensität der Entzündung und den Sitz des Exsudates bedingten Verschiedenheiten kommen andere, welche in der Eigenthümlichkeit der Verbreitung, in dem acuten oder chronischen Verlaufe und in den Ursachen der Erkrankung begründet sind und uns nöthigen, wenn wir nicht Ungleichartiges als zusammengehörend darstellen wollen, eine grössere Zahl von Entzündungsformen der Haut aufzustellen und in besondern Kapiteln zu besprechen.

Kapitel III.

Leichtere Formen der acuten Hautentzündung ohne Blasenbildung. Erythematöse Dermatitis. Erythēma.

§. 1. Pathogenese und Aetiologie.

Bei der in Rede stehenden Form der Dermatitis ist der Papillarkörper und in den meisten Fällen auch das unter demselben befindliche maschige Gewebe der Cutis der Sitz einer Hyperaemie und einer serösen Infiltration. Da nach Ablauf des Erythems sich gewöhnlich die Epidermis abschuppt, so lässt sich annehmen, dass dieselbe durch ein gleichzeitig auf die Oberfläche gesetztes Exsudat in ihrer Verbindung mit dem Papillarkörper gelockert wird. Doch ist dieses Exsudat nicht massenhaft genug, um die Epidermis zu deutlichen Blasen zu erheben. — Die bei der Besprechung der Hauthyperaemie angeführten aetiologischen Momente, eine hohe Temperatur, der Einfluss der directen Sonnenstrahlen, sowie chemische und mechanische Reize rufen bei intensiver und länger anhaltender Einwirkung erythematöse Entzündungen hervor. Einzelne durch mechanische Reizung hervorgerufene Erytheme führen hesondere Namen. Ist ein Erythem durch die Reibung zweier einander zugekehrter Hautstellen entstanden, so nennt man dasselbe Erythema Intertrigo. Diese Form kommt sehr häufig bei kleinen, namentlich schwächlichen Kindern in den Hautfurchen an den Genitalien, hinter den Ohren, am Halse, ferner unter den herabhangenden Brüsten sehr fetter Frauenzimmer vor. Entsteht es zwischen den Hinterbacken bei anhaltender Reibung derselben gegen einander auf weiten Märschen, so wird ihm von Laien der Name eines „Wolfes“ beigelegt. Das bei langwierigen Krankheiten durch den Druck des

Lagers, namentlich in der Gegend des Kreuzbeins, der Trochanteren und an anderen hervorragenden Stellen entstehende Erythem nennt man Decubitus, das bei hochgradigem Hydrops durch eine übermässige Spannung der Haut oder durch leichte Verletzungen entstehende Erythem Erythema laeve. — Bei lange dauernden Ausflüssen aus der Nase und bei Blenorrhöen der Conjunctiva bilden sich sehr häufig durch die Benetzung der Haut mit den scharfen Secreten Erytheme der Oberlippe und der Nase, durch Benetzung der Haut mit dem unwillkürlich abfliessenden Harn Erytheme der Vorhaut, des Hodensackes, der inneren Fläche der Oberschenkel.

Ausser den bisher besprochenen durch örtliche Reizung hervorgerufenen Erythemen kommt ein Erythem mit eigenthümlicher Verbreitung und cyklischem Verlaufe vor, dessen Ursache wir nicht kennen. Diese Form tritt bei uns sporadisch auf, ist nicht eben häufig, zeigt aber eine grosse Neigung zu periodischen Recidiven. In andern Gegenden (Constantinopel, Paris) hat man eine epidemische Verbreitung derselben beobachtet.

§. 2. Symptome und Verlauf.

Die durch locale Reizung hervorgerufenen Erytheme charakterisiren sich durch das Vorhandensein rother, wenig prominirender, an der Peripherie allmälig sich verlierender Flecke, welche beim Druck blass werden und eine gelbliche Färbung annehmen, nach Aufhebung des Druckes sich von Neuem röthen und der Sitz eines mehr oder weniger lebhaften brennenden Schmerzes sind. Werden die Reize, welche zum Erythem geführt haben, frühzeitig entfernt, so verschwindet die Röthe und die Schwellung der entzündeten Hautstelle in wenigen Tagen, und eine leichte Abschuppung der Epidermis beendet den bedeutungslosen Process. Werden die Reize nicht entfernt, wirken sie anhaltender und intensiver ein, so steigert sich die erythematöse Entzündung zu schwereren Formen, und es entwickeln sich anderweitige Ernährungsstörungen. Aus dem Erythema solare entsteht ein Ekzema solare, bei Verbrennungen bilden sich Blasen, bei der Intertrigo geht die Epidermis verloren, das Erythema laeve kann zu Gangrän der Haut führen u. s. w.

Das spontane oder doch ohne bekannte Veranlassung auftretende Erythem hat seinen Sitz constant auf der Dorsalseite der Hände und Füsse; zwar kommt es auch an anderen Stellen der Extremitäten und in seltenen Fällen auch am Rumpf und im Gesicht vor, aber niemals ohne gleichzeitig die Hand- und Fussrücken zu befallen. *Hebra* macht auf die Wichtigkeit dieser constanten Localisation für die Diagnose aufmerksam. An den erwähnten Stellen bemerkt man anfangs eine diffuse und gleichmässige Röthung und Schwellung. Bald aber treten auf der gerötheten und geschwellten Basis grössere und kleinere dunkler geröthete und oft blaurothe Knoten und Knötchen hervor, welchen die Krankheit den Namen des Erythema papulatum und tuberculosum verdankt. Diese Eruption ist bei manchen Individuen mit der Empfindung von lästigem Brennen an der kranken Hautstelle, selten auch mit Fiebererscheinungen verbunden. Schon nach wenigen Tagen pflegt die Umgebung der Knötchen abzublassen und zu detumesciren, einige Tage später werden meist auch die Knötchen kleiner und blässer und verschwinden gänzlich; die Epidermis schuppt sich ab, und in etwa 8–14 Tagen ist die Krankheit abgelaufen. Sowohl die bläuliche Färbung der Knötchen als die nach ihrem Verschwinden für einige Zeit zurückbleibende gelbe Pigmentirung der Haut an der Stelle, an welcher sie ihren Sitz hatten, sprechen dafür, dass bei dem Erythema papulatum mit der Exsudation in die Cutis ein mässiger Bluterguss in das Gewebe derselben verbunden ist. — Zuweilen zieht sich das Erythema papulatum in die Länge, dauert Wochen und Monate lang und verbreitet sich dann von der zuerst befallenen Stelle auf andere Körpertheile. Bilden sich dabei an der Peripherie der ersten Eruption neue Knoten, während im Centrum der Process bereits erloschen ist, so spricht man von einem Erythema annulare oder circinatum; bleibt in der Mitte eines derartigen Ringes eine rothe Stelle zurück, von einem Erythema Iris oder mammellatum; stossen die Kreise oder Ringe bei ihrer weiteren Ausbreitung auf einander, so werden sie an den Berührungsstellen unterbrochen, es bilden sich unregelmässige bogenförmige Zeichnungen, und es entsteht das sogenannte Erythema gyratum. Diese Namen wiederholen sich auch bei anderen Exanthemen, bei welchen der Process an der Peripherie der ersten Eruption sich weiter ausbreitet, während er im Centrum, d. h. an der zuerst befallenen Stelle, bereits abgelaufen ist. Die verschiedenen Zeichnungen, welche dadurch auf der Haut entstehen, entsprechen demnach keineswegs verschiedenen Erkrankungsformen, sondern verschiedenen Entwickelungsstadien desselben Krankheitsprocesses.

Von dem Erythema papulatum oder tuberculosum verschieden ist das Erythema nodosum. Diese Form kommt namentlich bei jugendlichen Individuen und weit häufiger bei weiblichen als bei männlichen Personen vor. Ihr fast ausschliesslicher Sitz sind die untern Extremitäten, namentlich die Unterschenkel. Sie beruht auf wenig umfangreichen circumscripten mit Blutaustritt verbundenen Infiltrationen der tieferen Hautschichten. Anfangs bemerkt man rundliche haselnuss- bis wallnussgrosse von einer nur leicht gerötheten Haut bedeckte Knoten, welche bei der Berührung schmerzen und die grösste Aehnlichkeit mit den durch Schläge und Stösse entstandenen Beeilen haben (Dermatitis contusiformis). Die rosenrothe Färbung der Haut wird allmälig dunkel und geht später in eine violette und dann weiter in die blaue, grüne und gelbe Färbung über, welche wir in dieser Reihenfolge auch bei traumatischen Extravasationen in das Hautgewebe auftreten sehen. Das Erythema nodosum ist immer mit einem fieberhaften Allgemeinleiden verbunden, durch welches die Kranken geschwächt und an das Bett gefesselt werden; die Dauer der Krankheit beträgt gewöhnlich 8–14 Tage. Eine Desquamation der Epidermis beendet auch bei dieser Form gewöhnlich den Process. Nur selten zieht sich das Erythema nodosum Monate lang hin, indem, während die ersten Knoten mit einer Abschuppung der Epidermis verschwinden, neue Nachschübe auftreten.

§. 3. Therapie.

Die durch örtliche Reizung entstandenen Erytheme verlangen meist nur die Entfernung der Schädlichkeit, durch welche sie hervorgerufen wurden, um schnell zu verschwinden. Sind heftige brennende Schmerzen vorhanden, so verordnet man Umschläge mit Wasser oder Bleiwasser. Bei dem Erythema Intertrigo bestreut man, um die gegenseitige Reibung der einander zugekehrten Flächen zu verhüten, dieselben mit feinen Pulvern, unter denen die Semina Lycopodii mit einem Zusatz von Flores Zinci (Sem. Lycopod. ℥β, Flor. Zinc. ʒβ) die gebräuchlichsten sind, oder man legt zwischen dieselben mit Zinksalbe bestrichene Compressen und Charpiebäusche. Die durch das Aufliegen gerötheten Stellen schützt man am Besten durch kranzförmige mit Luft gefüllte Gummikissen. Sind Erytheme durch Benetzung mit scharfen Secreten entstanden, so schützt man die betreffenden Hautstellen durch einen Ueberzug mit Lippenpomade oder mit einem anderen Fett vor einem weiteren Contact mit der scharfen Flüssigkeit. – Das Erythema papulatum bedarf keiner besonderen Behandlung; nur wenn es mit heftigem Brennen verbunden ist, verordne man kalte Umschläge. – Bei dem Erythema nodosum muss das Fieber und der Kräftezustand der Kranken berücksichtigt werden; auch kann man Umschläge mit kaltem Wasser oder Aqua Goulardi auf die schmerzhaften Knoten in Anwendung bringen.

Kapitel IV.

Erysipelatöse Dermatitis, Erysipelas, Rose, Rothlauf.

§. 1. Pathogenese und Aetiologie.

Die erysipelatöse Dermatitis charakterisirt sich durch die sehr hochgradige Hyperaemie der Cutis, ferner durch ein massenhaftes in das Gewebe derselben, in das subcutane Bindegewebe und nicht selten auch zwischen Cutis und Epidermis gesetztes seröses Exsudat, ferner durch die geringe Tendenz der Entzündung in Eiterung und Abscessbildung überzugehen, und endlich durch die constante Betheiligung der benachbarten Lymphgefässe und Lymphdrüsen an der Entzündung. Nicht selten erfolgen im Verlaufe der erysipelatösen Dermatitis Gefässrupturen und Haemorrhagieen in die Haut und auf die freie Fläche derselben. In einzelnen Fällen steigert sich die entzündliche Ernährungsstörung zur Gangrän.

Die Behauptung, dass jeder auf die Haut ein wirkende Reiz bei einer gewissen Intensität eine erysipelatöse Dermatitis erzeuge, halte ich für unrichtig. Der Vergleich einer erysipelatösen mit einer durch ein Vesicator hervorgerufenen Hautentzündung scheint mir trotz der Blasenbildung, welche beiden gemeinsam sein kann, durchaus gegen die Identität beider Processe zu sprechen. Ebenso führen Verbrennungen, mechanische Verletzungen und andere örtlich einwirkende Schädlichkeiten keineswegs zu entzündlichen Ernährungsstörungen mit den Eigenthümlichkeiten eines Erysipelas, sondern entweder zu Blasenbildung ohne erhebliche Exsudation in die Cutis und das subcutane Gewebe, oder bei grösserer Intensität zu destructiven Vorgängen. — Für die meisten Fälle von erysipelatöser Dermatitis kann man es als erwiesen ansehen, dass sie durch das Uebergreifen einer Entzündung von der Wand entzündeter Lymphgefässe auf das umgebende Gewebe der Cutis entstanden sind. Hierher gehören zunächst die durch eine Verletzung der Haut mit gleichzeitiger Einimpfung eines scharfen (giftigen) Stoffes entstandenen Erysipele. Oft lässt sich gerade in diesen Fällen die Thatsache, dass das Gift zunächst in die Lymphgefässe aufgenommen und eine Entzündung ihrer Wände hervorgerufen hat, und dass die Dermatitis erst secundär entstanden ist, durch directe Beobachtung constatiren. Man bemerkt anfangs einen gerötheten Strang mit knotenförmigen Anschwellungen, und erst später stellt sich eine diffuse und gleichmässige Röthung und Schwellung der Haut ein. — Hieran schliessen sich die Erysipele, welche durch Resorption eines jauchigen die Lymphgefässe zur Entzündung reizenden Wundsecretes oder durch Resorption eines in Zersetzung begriffenen Abscessinhaltes entstehen. Ich will, um nicht zu weit in das Gebiet der Chirurgie überzugreifen, hier nur an die sogenannte Zahnrose erinnern. Diese stellt eine Dermatitis mit allen Eigenthümlichkeiten eines Erysipels dar, und die Annahme, dass sie durch Resorption von Flüssigkeit aus dem stinkenden Inhalt einer Parulis und durch ein Uebergreifen der dadurch entstehenden Lymphangitis auf das umgebende Hautgewebe entsteht, ist kaum zu bezweifeln. — Die Erfahrung, dass in manchen Spitälern sich zeitweise Erysipele zu den geringfügigsten Verwundungen, selbst zu Blutegelbissen gesellen, findet wohl am Einfachsten darin seine Erklärung, dass Stoffe, welche, von den Lymphgefässen resorbirt, dieselben zur Entzündung reizen, nicht gerade in die Haut eingeimpft sein oder sich durch Zersetzung eines Wundsecrets oder Abscesses gebildet haben müssen, sondern dass dieselben auch in der Luft, welche eine Wunde umgiebt, oder in den Verbandstücken, welche dieselbe bedecken, enthalten sein können.

Wenn ich aber auch die Entstehung zahlreicher Erysipele durch das Uebergreifen einer Entzündung von den Wänden der Lymphgefässe auf das Gewebe der Cutis für so gut als erwiesen halte, so glaube ich doch keineswegs, dass alle Fälle von Erysipelas in der gedachten Weise zu Stande kommen, und ich halte namentlich für das sogenannte Erysipelas verum s. exanthematicum eine solche Entstehung für unwahrscheinlich. Diese bei früher gesunden Individuen als eine primäre und idiopathische Erkrankung der Haut auftretende vorzugsweise das Gesicht und den Kopf befallende Dermatitis bildet ein Analogon zu der bei früher gesunden Individuen als eine primäre und idiopathische Erkrankung auftretenden Pneumonie, Pleuritis, Laryngitis, Bronchitis, Angina u. s. w. Es liegt keine Veranlassung vor, das Erysipelas verum s. exanthematicum den acuten Exanthemen zuzurechnen und dasselbe als eine Infectionskrankheit zu betrachten, und man kann sogar die grosse Neigung der wahren Rose, das einmal befallene Individuum wieder und wieder zu befallen, da die acuten Exantheme gerade das entgegengesetzte Verhalten zeigen, als einen Beweis gegen die Analogie der Rose mit dem Scharlach, den Masern, den Pocken und gegen die Annahme einer Entstehung der Rose durch Infection anführen. — Die Ursachen der exanthematischen Rose sind eben so dunkel als die Ursachen der Pneumonie und der übrigen oben aufgeführten Entzündungen. Oertlich einwirkende Schädlichkeiten sind hier wie dort gewöhnlich nicht nachzuweisen. Dasselbe gilt von den Erkältungen, von Diätfehlern und anderen krankmachenden Potenzen. Nur heftige Gemüthsaffecte scheinen namentlich bei solchen Individuen, welche bereits früher an Erysipelas gelitten haben, einen Einfluss auf die Entstehung der Krankheit zu haben. Am Häufigsten treten Erysipele wie Pneumonieen, Anginen und andere Entzündungen zu manchen Zeiten ohne nachweisbare Gelegenheitsursachen unter der Herrschaft eines sogenannten Genius epidemicus stationarius in cumulirter Weise auf. Ob es sich bei dieser räthselhaften Entstehung entzündlicher Krankheiten primär um eine Allgemeinerkrankung handelt, welche sich erst secundär in bestimmten Organen localisirt, oder von vorn herein um locale Ernährungsstörungen, lässt sich nicht entscheiden. — Auch in Betreff der Neigung, das einmal befallene Individuum leichter von Neuem zu befallen, als früher von der Krankheit verschonte Individuen, stimmt die erysipelatöse Entzündung der Haut mit der Pneumonie und mit der Entzündung anderer Organe überein. Die exanthematische Rose kommt am Häufigsten im mittleren Lebensalter vor, wird bei Weibern etwas häufiger als bei Männern beobachtet; in den warmen Jahreszeiten sind die Erkrankungsfälle zahlreicher als im Winter.

Wir müssen schliesslich erwähnen, dass es in der That eine Form des Erysipelas giebt, welche als Symptom einer Infectionskrankheit aufgefasst werden muss. Es ist dies das im Verlaufe der Septichaemie, in den späteren Stadien des Typhus oder bei ähnlichen schweren Erkrankungsprocessen als Theilerscheinung zahlreicher und ausgebreiteter Ernährungsstörungen vorkommende symptomatische Erysipelas.

§. 2. Symptome und Verlauf.

Die durch äussere Veranlassungen hervorgerufenen erysipelatösen Entzündungen gehören in das Bereich der Chirurgie. Die im Verlauf von Infectionskrankheiten vorkommenden symptomatischen Erysipele werden wir später besprechen und an dieser Stelle nur die Symptome und den Verlauf des Erysipelas verum s. exanthematicum schildern.

Den localen Erscheinungen gehen in vielen Fällen von wahrer Rose einige Stunden oder noch häufiger einige Tage lang Störungen des Allgemeinbefindens und ein mehr oder weniger heftiges Fieber voraus. Da dieses Prodromalstadium nicht constant ist, da in anderen Fällen die Störung des Allgemeinbefindens und das Fieber sich erst später zu den localen Symptomen hinzugesellen, so darf man die etwaigen Vorboten eines Erysipelas keineswegs dem Eruptionsfieber der acuten Exantheme zur Seite stellen, sondern muss sie als ein Analogon des fieberhaften Allgemeinleidens betrachten, welches oft auch dem Ausbruch eines heftigen Schnupfens oder dem Seitenstechen und dem Husten bei einer Pneumonie Stunden oder Tage lang vorausgeht. Das erste örtliche Symptom des sich entwickelnden Leidens ist meist ein Gefühl von Wärme, Spannung und Schmerz in der anfangs noch nicht gerötheten und geschwellten Haut. Schon zu dieser Zeit sind die benachbarten Lymphdrüsen häufig vergrössert und bei der Berührung schmerzhaft. Bald röthet sich auch die Haut und beginnt zu schwellen. Anfangs ist die Röthe fleckig und hell, wird aber bald diffus und dunkel. Die Anschwellung wächst und erreicht an den Stellen, an welchen die Haut nur durch sehr lockeres Bindegewebe an die tieferen Theile angeheftet ist, — daher bei der Gesichtsrose namentlich an den Augenlidern — frühzeitig einen hohen Grad. Durch die starke Spannung, welche sie erfährt, erscheint die Haut auffallend glatt und glänzend. Mit der Röthung und Schwellung wachsen auch die brennenden und spannenden Schmerzen an der leidenden Stelle. Fast niemals fehlt zu dieser Zeit ein heftiges in den Abendstunden exacerbirendes Fieber. Der Puls ist gewöhnlich voll, zeigt eine Frequenz von 100–120 Schlägen in der Minute, die Temperatur des Körpers ist bis auf 40° oder noch höher gesteigert, der Durst vermehrt, der Appetit geschwunden. Da bei der Gesichtsrose auch die der entzündeten Cutis benachbarte Schleimhaut der Mundhöhle und der Zunge in Mitleidenschaft gezogen wird, so sind die Erscheinungen eines heftigen Mundkatarrhs vorhanden: die Zunge ist dick belegt, bei heftigem Fieber trocken; die faulenden Epithelien, welche sie bedecken, verbreiten einen foetiden Geruch; der Geschmack ist pappig oder bitter (s. Bd. I. S. 388 sq.). Selbst wenn ausser diesen Symptomen auch dyspeptische Erscheinungen die Rose begleiten, ist man keineswegs zu dem Schlusse berechtigt, dass derselben ein saburrales oder biliöses Leiden zu Grunde liege, da Verdauungsstörungen bald mehr bald weniger ausgesprochen fast alle fieberhaften Krankheiten begleiten. Der Schlaf der Kranken ist unruhig und durch wüste Träume gestört; zuweilen stellen sich Delirien ein, welche nur selten von einem Leiden der Meningen, in den meisten Fällen von dem Fieber abhängen. Am zweiten oder dritten Tage pflegt die Anschwellung und Röthung der Haut den höchsten Grad zu erreichen. Bei der Gesichtsrose sind um diese Zeit die Kranken sehr entstellt und kaum zu erkennen. Sie vermögen die oedematös geschwellten und prominirenden Augenlider nicht zu öffnen. Meist ist die Epidermis hier und da zu kleineren Bläschen oder zu umfangreichen Blasen emporgehoben, während an anderen Stellen die Blasen schon geplatzt sind und der Inhalt derselben mit den Residuen der Epidermis zu gelben Borken eingetrocknet ist. Es ist überflüssig, für die aus dem Grade der Schwellung, aus dem Fehlen oder Vorhandensein von Blasen, aus der Grösse der letzteren und aus den Veränderungen ihres Inhaltes sich ergebenden unwichtigen Differenzen des Erysipelas besondere Namen aufzustellen und ein Erysipelas oedematosum, ein Erysipelas laevigatum s. erythematosum, ein Erysipelas miliare, vesiculosum, bullosum, crustosum zu unterscheiden. – Gewöhnlich am dritten oder vierten Tage wird die Röthe blasser, die Geschwulst sinkt, die Spannung der etwa noch vorhandenen Blasen lässt nach, ihr Inhalt wird theils resorbirt, theils zu Krusten eingetrocknet, die Schmerzen verlieren sich. Fast immer aber ist die erysipelatöse Entzündung, während sie an den zuerst befallenen Stellen bereits in der Abnahme begriffen ist, inzwischen auf benachbarte Stellen fortgeschritten und erreicht an diesen erst später ihre Akme. So leiden z. B. Kranke mit Erysipelas faciei oft gerade dann am Schwersten, wenn das Gesicht schon weniger entstellt ist und die Augen wieder geöffnet werden können, weil dann die Kopfhaut, welche wegen ihrer straffen Anheftung und ihrer geringen Dehnbarkeit sehr empfindlich gegen die entzündliche Spannung ist, von der Rose ergriffen wird. Abgesehen von der später zu besprechenden Wanderrose pflegt die Ausbreitung der Rose auf mässig umfangreiche Abschnitte der Hautoberfläche beschränkt zu bleiben, so dass die Gesichtsrose sich zwar fast immer über die Augen und die Ohren auf die behaarten Theile des Kopfes und einen Theil des Halses, aber nicht leicht von diesem weiter auf den Nacken und den Rumpf verbreitet. Dem entsprechend, und weil die Krankheit auch an der neu befallenen Stelle verläuft, pflegt die Gesammtdauer eines Erysipelas etwa acht Tage oder etwas mehr zu betragen. Eine grossblätterige Abschuppung der Epidermis auch an den Stellen, an welchen keine Blasen vorhanden waren, beendet den Process. Einige Zeit nach demselben verlieren die Kranken, wenn die Kopfhaut ergriffen war, constant die Haare, da diese durch ein gleichzeitig in die Haarbälge gesetztes Exsudat gelockert und von ihrer Matrix getrennt wurden. Eine bleibende Ernährungsstörung in den Haarbälgen hinterlässt die Rose nicht, und deshalb verliert sich die Kahlköpfigkeit, zu welcher sie führt, vollständig und in kurzer Zeit. – In den nicht eben häufigen Fällen, in welchen die erysipelatöse Dermatitis in Eiterung übergeht, bemerkt man an einer oder an mehreren meist nicht sehr umfangreichen Stellen, und zwar am Häufigsten in den Augenlidern und erst zu der Zeit, in welcher die Umgebung bereits abgeblasst und detumescirt ist, Fluctuation. Nach der künstlichen Eröffnung oder nach dem gewöhnlich erst spät erfolgenden spontanen Aufbruch des Abscesses entleert sich aus demselben meist ein gelber gutartiger Eiter, und die Heilung lässt nicht lange auf sich warten. – Eine durch Bluterguss bewirkte rothe Färbung des Blaseninhaltes ist zwar nicht immer von schlimmer Bedeutung, geht aber in manchen Fällen einer absoluten zu Gangrän führenden Stase in den Capillaren der entzündeten Hautstelle vorher. Bei dem Eintritt von Hautbrand, welcher bei den bösartigen symptomatischen Erysipelen nicht selten ist, bei dem Erysipelas verum s. exanthematicum aber nur ausnahmsweise beobachtet wird, färbt sich der Inhalt der Blasen schwärzlich, und der Boden derselben wird in einen grauen missfarbigen Schorf verwandelt; das Allgemeinbefinden des Kranken verändert sich; das Fieber wird asthenisch, die Temperatur sehr hoch, der Puls sehr klein und sehr frequent; es entwickelt sich eine schwere Prostration, in welcher das Leben erlöschen kann. Selbst im günstigsten Falle zieht sich das Erysipelas gangraenosum, weil sich der nach Abstossung der gangränösen Hautstellen zurückbleibende Substanzverlust nur sehr langsam ersetzt, bedeutend in die Länge. — Das Erysipelas complicirt sich zuweilen mit Bronchial- und Darmkatarrh, zuweilen mit hochgradiger Nierenhyperaemie und mit katarrhalischer oder crouposer Entzündung der Harnkanälchen. Wichtiger als diese Complicationen ist die nicht eben häufige aber sehr gefährliche Verbreitung der Entzündung von der Kopfhaut auf die Meningen. Es handelt sich bei dieser Complication nicht etwa um eine Metastase. Das sogenannte Zurücktreten der Rose ist die Folge und nicht die Ursache des schweren Krankheitszustandes und des bei einem üblen Ausgange eintretenden Collapsus.

Die Wanderrose, Erysipelas ambulans s. migrans, pflegt vorzugsweise die Extremitäten zu befallen und bei ihrer Verbreitung die Richtung gegen den Rumpf und gegen den Kopf zu nehmen. Gewöhnlich schreitet sie auf diesem Wege stetig vorwärts, so dass der Process, während er an der zuletzt erkrankten Stelle erlischt, in der unmittelbaren Nachbarschaft derselben beginnt. Weit seltener macht sie Sprünge in der Weise, dass zwischen den befallenen Stellen grössere oder kleinere Strecken der Haut frei bleiben. Die Hyperaemie und die Schwellung erreicht bei der Wanderrose gewöhnlich nicht einen so hohen Grad als bei der fixen Rose; während bei dieser die Röthung und Schwellung im Centrum am Stärksten ist und sich an der Peripherie allmälig verliert, ist bei der Wanderrose die an die gesunde noch nicht befallene Haut grenzende Stelle am Stärksten geröthet und geschwellt. Das Fieber, welches diese Form des Erysipelas begleitet, zeigt zwar gewöhnlich einen nur mässigen Grad; da indessen die Krankheit sich nicht selten Wochen oder selbst Monate lang hinzieht (während welcher Zeit die Rose auf ihrer Wanderung zuweilen umkehrt oder wohl selbst von Neuem zu ihrer ersten Ausgangsstelle zurück gelangt), so reicht auch der geringere

Grad des Fiebers aus, um die Kräfte der Kranken zu consumiren und sogar oft das Leben zu bedrohen.

§. 3. Therapie.

Gegen die Rose ist eine grosse Zahl von sogenannten sympathetischen Mitteln im Gebrauche; selbst verständige und aufgeklärte Menschen tragen oft allerhand Amulette, um sich vor der Rose zu schützen, und lassen, wenn sie trotz derselben nicht verschont bleiben, die Rose besprechen. Bei dem kurzen und cyklischen Verlaufe und dem fast immer günstigen Ausgange ist dabei für abergläubische Menschen fast jeder neue Fall von Erysipelas ein neuer Beleg für die Wirksamkeit der angewandten sympathetischen Curen. Da es unter diesen Umständen gewöhnlich doch nur eine verlorene Mühe ist und nur selten Dank einbringt, wenn man dem Aberglauben entgegenzutreten versucht, und da das Besprechen der Rose den Nutzen bringt, dass sich die Kranken im Vertrauen auf die Wirkung der angewandten Proceduren geduldig und ohne nach überflüssigen Medicamenten zu verlangen in ihre unangenehme Lage schicken, so halte ich es für gerathen, Laien, welche an sympathetische Mittel gegen die Rose glauben, ruhig gewähren zu lassen. Sie befinden sich dabei jedenfalls besser, als wenn ihnen der Arzt wegen der belegten Zunge und des fötiden Geruchs aus dem Munde, wie es vielfach geschieht, bei jeder Gesichtsrose ein Brechmittel verordnet, als wenn er die Entzündung mit inneren und äusseren Antiphlogisticis behandelt oder, um das Zurücktreten der Rose zu verhüten, Reizmittel auf die entzündete Hautstelle applicirt. Wenn es aber auch in der Mehrzahl der Fälle von Erysipelas gerathen ist, die Krankheit, welche man doch nicht abkürzen kann, und welche gewöhnlich auch ohne jede Behandlung einen günstigen Verlauf nimmt, sich selbst zu überlassen, oder allenfalls die kranke Stelle mit Watte einzuhüllen, so können doch Zufälle eintreten, durch welche therapeutische Eingriffe nothwendig werden. Bei sehr heftiger und schmerzhafter Spannung der Haut wird die äussere Anwendung der Kälte in der Form von Wasser- oder von Eisumschlägen von *Skoda* als sehr wirksam empfohlen. Da man aber mit dieser Verordnung bei den herrschenden Vorurtheilen leicht auf unbesiegbaren Widerstand stösst, und da jeder bei dieser Behandlung etwa eintretende üble Zufall von den Laien sicher mit dem eingeschlagenen Curverfahren in Verbindung gebracht wird, so halte ich es für empfehlenswerther, nicht etwa um sich selbst, sondern um die Kranken und ihre Angehörigen vor überflüssigen und verkehrten Gewissensscrupeln zu bewahren, statt der Kälte eine leichte Compression anzuwenden oder kleine Scarificationen in Anwendung zu bringen. Das Resultat ist dasselbe. Auch bei der nach einer Bestreichung der erysipelatös entzündeten Stelle mit Collodium eintretenden Compression lässt die schmerzhafte Spannung gewöhnlich schnell nach, und ebenso verliert sich dieselbe, wenn man mit der Lanzette kleine flache Einstiche gemacht hat, in kurzer Zeit. Auch die Anwendung des Höllensteins in Substanz, mit welchem man die kranke Stelle und ihre nächste Umgebung einige Male überstreicht, oder einer ziemlich concentrirten Lösung (Argent. nitr. ℈iv, Acid. nitr. gtt. viij, Aq. dest. ℥β), mit welcher man dieselbe bepinselt, scheint eine ähnliche Wirkung zu haben; doch kann ich über dieselbe aus eigener Erfahrung nicht urtheilen. Das eine Zeit lang vielfach empfohlene Umziehen der erysipelatös entzündeten Hautstellen mit Höllenstein, um eine Ausbreitung des Processes zu verhüten, hat sich nicht bewährt und ist in neuster Zeit mit Recht verlassen worden. — Eine besondere Rücksicht bei der Behandlung des Erysipelas verdient das Fieber, und zwar namentlich das (schleichende) Fieber von mässiger Intensität aber langer Dauer, welches die Wanderrose begleitet. Das Chinin und die Chininpräparate sind hier vorzugsweise an ihrem Platz. Ebenso passt neben einer nahrhaften Kost die Darreichung von Wein und starkem Bier. Wenn *Willan* der von *Williams* empfohlenen Behandlung des Erysipelas mit Portwein (täglich 4 bis 8 Unzen) das Wort redet und behauptet, dass der schlimmste Fall von Kopf- und Gesichtsrose, den er gesehen habe, durch Burton-Ale geheilt worden sei, so ist dies wohl nicht anders zu verstehen, als dass man in solchen Fällen, in welchen das Fieber den Kranken zu consumiren droht, dreiste Gaben von alkoholhaltigen Getränken zu reichen hat. — Die eintretenden Complicationen, namentlich die Meningitis, sind nach den früher aufgestellten Grundsätzen zu behandeln. Der Versuch, die etwa verschwundene Hautentzündung durch Vesicatore und andere Hautreize wieder hervorzurufen, verdient keine Empfehlung. — Etwaige Abscesse oder gangränöse Zerstörungen der Haut müssen nach den Regeln der Chirurgie behandelt werden.*)

*)Die Besprechung der phlegmonösen Hautentzündung sowie der Furunkel und Carbunkel überlassen wir den Lehrbüchern der Chirurgie.

Kapitel V.

Acute superficielle auf einzelne Herde beschränkte Dermatitis mit typischem Verlauf. Herpes.

§. 1. Pathogenese und Aetiologie.

Der Herpes schliesst sich dadurch sehr eng an das Erysipelas an, dass er wie dieses eine durch unbekannte Ursachen hervorgerufene acute Dermatitis darstellt; er unterscheidet sich aber von dem Erysipelas sowohl durch seine scharfe Begrenzung als durch den ausschliesslichen Sitz der Entzündung in den oberflächlichsten Hautschichten. *Hebra* definirt die verschiedenen Herpesarten als „eine Reihe acut und typisch verlaufender durch Exsudat bedingter Hautkrankheiten, bei denen sich das Exsudat in Gestalt von Tröpfchen unter der Epidermis ansammelt, dieselbe emporhebt, und niemals getrennt sondern immer gruppenweis stehende Bläschen bildet." Diese Bläschen sind von annähernd gleicher Form und Grösse, haben nur kurze Dauer, entstehen nicht alle gleichzeitig, sondern im Verlauf einiger Tage, so dass man gewöhnlich neben frischen Bläschen ältere bereits in der Rückbildung begriffene antrifft. — Sehr oft wird im Verlaufe von crouposen Pneumonieen, von Wechselfiebern und von anderen fieberhaften Krankheiten ein Aufschiessen von Herpesbläschen im Gesicht, namentlich an den Lippen beobachtet, welche man häufig auch als Hydroa febrilis bezeichnet; bei anderen Krankheiten, namentlich beim Typhus, kommt diese Erscheinung fast niemals vor. Seit alten Zeiten gilt das Auftreten eines Herpes im Gesiebt bei fieberhaften Krankheiten als ein für die Prognose günstiges Zeichen, vielleicht nur deshalb, weil die Krankheiten, bei welchen er ausschliesslich oder vorzugsweise beobachtet wird, häufiger mit Genesung enden, als diejenigen Krankheiten, bei welchen ein Herpes gar nicht oder doch nur selten vorkommt. Aber nicht nur im Verlauf anderer Krankheiten, sondern auch bei früher gesunden Individuen kommen ohne bekannte Veranlassung herpetische Ausschläge vor. Ueber das Verhalten des Herpes Zoster zur Intercostalneuralgie haben wir früher geredet. (Bd. II. S. 300.)

§. 2. Symptome und Verlauf.

Nach der Oertlichkeit, welche vom Herpes befallen wird, unterscheidet man zunächst einen Herpes labialis, welcher an den Lippen seinen Sitz hat und sich nicht selten auf die Schleimhaut des Mundes verbreitet; nehmen die

Bläschengruppen eine andere Stelle des Gesichtes, namentlich die Wangen oder die Augenlider ein, so spricht man von einem Herpes phlyctaenodes. *Hebra* schlägt vor, alle im Gesicht vorkommenden Formen mit dem gemeinschaftlichen Namen eines Herpes facialis zu bezeichnen. Ferner unterscheidet man einen Herpes praeputialis, welchen man, weil er nicht blos am Praeputium, sondern auch an anderen Stellen der äusseren Geschlechtstheile vorkommt, besser Herpes pudendalis nennt, und endlich den Herpes Zoster (Zona, Gürtelrose), welcher eine sehr eigenthümliche dem Verlaufe der Hautnerven entsprechende Verbreitung zeigt. Wenn der Herpes Zoster am Thorax auftritt, so bilden die Bläschengruppen einen ziemlich breiten oft hier und da unterbrochenen gürtelartigen Streifen, welcher, von einem bestimmten Wirbel ausgehend, der Richtung eines Intercostalraums folgend, immer nur auf einer Seite gegen das Sternum sich hinzieht. Hat der Herpes Zoster seinen Sitz am Nacken, so bildet er nicht nur ein halbes Halsband, sondern springt auch, dem Verlaufe der Nerven des Cervical- und Brachialplexus entsprechend, vom Rumpfe auf den Oberarm über; geht er von der Gegend der unteren Lendenwirbel aus, so verbreitet er sich in ähnlicher Weise auf den Oberschenkel. In ganz seltenen Fällen kommt der Herpes Zoster auch im Gesicht vor und umzieht dann gürtelförmig die eine Gesichtshälfte. — Bei allen Arten des Herpes beginnt die Affection mit dem Gefühl eines gewöhnlich nicht sehr heftigen brennenden Schmerzes an der betreffenden Hautstelle. Nach kurzer Zeit werden an derselben zahlreiche rothe Puncte sichtbar, welche zu einem unregelmässig gestalteten rothen Fleck confluiren und sich bald darauf, gewöhnlich am folgenden Tage, mit kleinen wasserhellen Bläschen bedecken. Der Inhalt der Bläschen, deren Grösse selten die einer Linse oder einer halben Erbse übertrifft, wird meist schon am zweiten oder dritten Tage molkig getrübt oder durch beigemischtes Blut röthlich gefärbt. Am dritten oder vierten Tage fangen die Bläschen an einzuschrumpfen, und in den nächstfolgenden Tagen vertrocknet ihr Inhalt und ihre Wandung zu bräunlichen Schorfen. Diese Schorfe werden etwa 10–14 Tage nach der ersten Eruption abgeworfen und hinterlassen für einige Zeit einen röthlich gefärbten von einer dünnen Epidermislage bedeckten Fleck. Die im Beginne des Herpes vorhandenen wenn auch nicht heftigen brennenden Schmerzen verlieren sich gewöhnlich schon zu der Zeit, in welcher die Bläschen einzuschrumpfen beginnen. Den Herpes Zoster begleitet zuweilen ein fieberhaftes Allgemeinleiden, und in seltenen Fällen geht ein solches der Eruption der Bläschen, wie das Allgemeinleiden bei der Rose der entzündlichen Infiltration der Cutis vorher. Die übrigen Formen des Herpes verlaufen ohne Fieber, oder das Fieber, von welchem sie begleitet sind, hängt wenigstens nicht von dem Herpes ab, sondern von dem Grundleiden, zu welchem der Herpes, namentlich der Herpes facialis, sich hinzugesellte. — Ausser den genannten Formen des Herpes unterscheidet man noch einen Herpes circinatus und einen Herpes Iris. Der Eintheilungsgrund, auf welchen man die Aufstellung dieser Species basirt, ist nicht wie bei den besprochenen Formen die befallene Localität, sondern die Gruppirung der Bläschen. Diese ist der Gruppirung der Knötchen beim Erythema circinatum und beim Erythema Iris durchaus analog. Bei dem Herpes circinatus schliessen die kreisförmig gestellten Bläschen (welche übrigens gewöhnlich kleiner sind, als bei den übrigen Formen des Herpes, und welche nach etwa 8–14tägigem Bestehen nicht immer mit Borkenbildung, sondern oft auch mit Resorption ihres Inhalts und darauf folgender Abschilferung enden) eine runde gesunde Hautstelle ein. Bei dem Herpes Iris sind im Centrum des Kreises oder auch im Centrum mehrerer concentrischer Kreise, deren Bläschen verschiedene Entwickelungs- oder Involutionsstadien zeigen, noch einzelne Bläschen vorhanden. Uebrigens bieten bei mehrfachen Eruptionen selten alle Bläschengruppen die Charaktere des Herpes Iris oder circinatum dar.

§. 3. Therapie.

Da die verschiedenen Arten des Herpes einen cyklischen Verlauf nehmen und nach kurzem Bestehen, ohne nachtheilige Folgen zu hinterlassen, verschwinden, und da auch die Schmerzen und Beschwerden, von welchen sie begleitet werden, sehr unbedeutend sind, so ist bei den herpetischen Ausschlägen ein exspectatives Verhalten angezeigt. Es genügt, die Bläschen und die nach dem Eintrocknen derselben zurückbleibenden Schorfe vor Reibung und anderen Insulten zu schützen. Bei dem Herpes Zoster, welcher der Reibung am Meisten exponirt ist, bedecke man die Eruptionen mit Watte und lasse diese wie bei der Anwendung derselben gegen Verbrennungen leichteren Grades liegen, ohne sie abzunehmen. Besonders dringend anzurathen ist ein exspectatives Verhalten bei dem Herpes praeputialis; ein spontanes Heilen der nach dem Platzen der Bläschen unter der Vorhaut zurückbleibenden Excoriationen giebt die beste Garantie, dass man sich in der Diagnose nicht geirrt habe, und dass in der That ein Herpes, kein Schanker, vorliegt. In frischen Fällen ist diese Diagnose zwar leicht, weil die Zahl der zu einer Gruppe vereinigten Bläschen für den Herpes charakteristisch ist und die unmittelbar nach dem Platzen zurückbleibenden Excoriationen durch ihre Gestalt erkennen lassen, dass sie aus einer Gruppe zahlreicher Bläschen hervorgegangen sind. Nach längerem Bestehen der Excoriationen, namentlich wenn dieselben von dem ängstlichen Patienten mit Höllenstein touchirt sind, ist aber die Diagnose schwieriger und wird oft erst durch die Beobachtung des Verlaufs gesichert. Heilen die Excoriationen, wenn man ein- bis zweimal täglich ein dünnes mit einfachem Wasser befeuchtetes Leinwandläppchen zwischen Vorhaut und Eichel legt, in wenigen Tagen oder doch im Verlauf einer Woche, so kann man mit Sicherheit einen Schanker ausschliessen.

Kapitel VI.

Acute superficielle Dermatitis mit Bildung von Quaddeln. Urticaria. Nesselsucht.

§. 1. Pathogenese und Aetiologie.

Bei der Urticaria bilden sich durch eine seröse Infiltration des Papillarkörpers an umschriebenen Stellen flache Erhebungen der Haut, deren Breite grösser ist als ihre geringe Höhe, und die als Quaddeln oder Pomphi bezeichnet werden. Das schnelle Auftreten und Verschwinden der Infiltration, durch welche Quaddeln entstehen, würde uns bestimmen, die Urticaria nicht zu den entzündlichen Ernährungsstörungen zu rechnen, sondern dieselbe als partielles Oedem der Haut mit einer allerdings sehr auffallenden und unerklärlichen Verbreitung und Begrenzung zu bezeichnen, wenn wir nicht den Ausdruck Dermatitis in dem vorliegenden Abschnitte zur Bezeichnung aller Exsudationsprocesse in der Haut benutzten, ohne Rücksicht darauf, ob dieselben mit oder ohne deutliche Entzündungserscheinungen auftreten und verlaufen. Dass wir die Urticaria, obgleich es Fälle giebt, in welchen Kranke Jahre lang an diesem Uebel leiden, zu den acuten Entzündungen der Haut rechnen, hat darin seinen Grund, dass es sich auch in solchen Fällen nicht eigentlich, um einen chronischen Process, sondern um sehr zahlreiche in kurzen Intervallen wiederkehrende Recidive eines acut verlaufenden Processes handelt. Die Ursachen der Quaddelbildung sind sehr mannigfach. Sie sind nur zum Theil bekannt, zum andern Theil völlig dunkel. Nach den verschiedenen Ursachen unterscheidet man verschiedene Arten von Urticaria: 1) Urticaria ab irritamentis externis. Hierher gehören die durch örtliche Reizung der Haut durch Berührung derselben mit Brennnesseln, mit den Blättern von Rhus Toxicodendron, mit den Haaren mancher

Raupen, mit einzelnen Mollusken, ferner die durch Flohstiche und Mückenstiche und endlich die bei manchen Menschen durch das Kratzen der Haut mit den Nägeln entstehenden Formen von Nesselsucht. 2) Urticaria ab ingestis. Diese Form entsteht bei einzelnen Individuen unmittelbar nachdem sie Erdbeeren oder nachdem sie Krebse, Muscheln oder Pilze oder gewisse andere ungewöhnliche Nahrungsmittel genossen haben. Dass in solchen Fällen ein scharfer Stoff in das Blut gelange und der Haut zugeführt eine Reizung derselben veranlasse, ist hypothetisch. Völlig räthselhaft ist es, dass die genannten Nahrungsmittel nur bei sehr wenigen Menschen und bei diesen gewöhnlich jedes Mal den Effect haben Urticaria hervorzurufen. Zu der Urticaria ab ingestis gehört auch die nach der Darreichung grosser Dosen von Copaivabalsam nicht eben selten beobachtete Quaddelbildung. 3) Urticaria febrilis s. Febris urticata. Die Ursachen dieser mit heftigem Fieber und mit gastrischen Störungen verbundenen Form, welche in ihrem Auftreten und ihrem Verlaufe die grösste Aehnlichkeit mit acuten Exanthemen hat, sind unbekannt. 4) Die Urticaria chronica. Auch die Ursachen dieser nicht eben häufigen Form sind uns dunkel. – Endlich wird von *Hebra* 5) eine Form der Urticaria erwähnt, welche unverkennbar mit Reizungszuständen des Uterus zusammenhängt und bei manchen Frauen während der Schwangerschaft, bei anderen während der Menstruation, bei noch anderen bei Erkrankungen des Uterus oder nach Einführung von Pessarien vorkommt.

§. 2. Symptome und Verlauf.

Die Quaddeln erheben sich stets auf einer durch Hyperaemie gerötheten Basis. Sie selbst aber sind häufig, vielleicht in solchen Fällen, in welchen das seröse Infiltrat die Gefässe des Papillarkörpers comprimirt, von weisser Farbe (Urticaria alba s. porcellanea). Sie stehen bald vereinzelt, bald so nahe bei einander, dass manche zusammenfliessen (Urticaria conferta); bald ist ferner die Dauer einer und derselben Quaddel eine sehr kurze (Urticaria evanida), bald halten sich die einmal entstandenen Quaddeln längere Zeit (Urticaria perstans). Sind die Quaddeln sehr gross und hart, so spricht man von einer Urticaria tuberosa, sind sie sehr klein, von einer Urticaria papulosa (Lichen urticatus); wird an einzelnen Stellen durch einen gleichzeitigen Erguss auf die freie Fläche die Epidermis zu Bläschen erhoben, von einer Urticaria vesiculosa. Alle Quaddeln sind mit einem sehr lästigen unwiderstehlich zum Kratzen auffordernden Jucken verbunden. Dieses Hautjucken und die objectiven Zeichen auf der Haut sind die einzigen Symptome aller Formen der Urticaria mit Ausnahme der Urticaria febrilis. Die Dauer der Krankheit ist meist auf einen oder einige Tage beschränkt. Nur die sogenannte Urticaria chronica wiederholt sich in kurzen Intervallen Wochen, Monate und Jahre lang, indem immer neue Eruptionen von Quaddeln erfolgen, ohne dass die einzelnen Quaddeln besonders lange Zeit bestehen blieben. Das die Urticaria febrilis begleitende und dieselbe zuweilen einleitende Fieber kann einen hohen Grad erreichen, so dass die Zunge trocken, der Schlaf sehr unruhig wird und selbst Delirien auftreten. Gesellen sich zu diesem Fieber heftiges Erbrechen und häufige Durchfälle, welche auf eine der Affection der äusseren Haut analoge Erkrankung der Darmschleimhaut zu deuten scheinen, so macht das Bild den Eindruck einer schweren Erkrankung. Indessen verliert sich das Exanthem sowie das Fieber und die gastrischen Erscheinungen schon nach wenigen Tagen, und es folgt eine schnelle Reconvalescenz. Eczema.

§. 3. Therapie.

Es wäre schon ein Gewinn, wenn man die Kranken bei der acuten sich nach kurzem Bestehen von selbst verlierenden Urticaria von dem Hautjucken befreien könnte, welches sie unerträglich plagt und ihnen oft Ruhe und Schlaf raubt. Aber die zu diesem Zwecke empfohlenen Palliativa, unter denen Waschungen der Haut, mit sehr verdünnten Säuren und Einreibungen mit Citronenscheiben den meisten Ruf haben, lassen häufig im Stich. Auch gegen die chronische Urticaria kennen wir keine wirksamen Mittel; wir müssen uns daher darauf beschränken, das etwa beeinträchtigte Allgemeinbefinden des Kranken durch diaetetische und medicamentöse Mittel zu retabliren, Verdauungsstörungen zu beseitigen und den Genuss von Speisen zu untersagen, nach welchen erfahrungsgemäss bei manchen Individuen Urticaria entsteht.

Kapitel VII.

Diffuse superficielle Dermatitis mit seröser Exsudation auf die freie Fläche und nicht typischem Verlauf. Eczēma.

§. 1. Pathogenese und Aetiologie.

Das Ekzem ist die bei Weitem häufigste Form der Dermatitis. Mit dem Herpes stimmt es darin überein, dass die entzündlichen Ernährungsstörungen auf die oberflächlichsten Schichten der Cutis beschränkt sind, und dass vorzugsweise eine seröse Exsudation auf die freie Fläche der Cutis erfolgt. Es unterscheidet sich aber von den Herpesarten einerseits durch die Neigung, sich in die Fläche auszubreiten, welche selbst bei wenig umfangreichen Ekzemen unverkennbar ist, und andererseits durch den atypischen nicht wie bei den herpetischen Eruptionen an bestimmte Zeiten gebundenen Verlauf. Man kann die Ekzeme als Analoga der Katarrhe betrachten. Wie die Ekzeme die häufigsten Erkrankungen der äusseren Haut, so sind Katarrhe die häufigsten Erkrankungen der Schleimhäute. Auch bei den Katarrhen handelt es sich mehr um eine Erkrankung der Oberfläche, als um eine Erkrankung des Parenchyms; auch sie sind mit reichlicher seröser Exsudation auf die freie Fläche verbunden; auch sie sind gewöhnlich über grössere Strecken verbreitet oder zeigen, wenn sie einen kleinen Umfang haben, die Tendenz sich in die Fläche auszubreiten.

Wenn wir das Ekzem als eine diffuse mit seröser Exsudation auf die freie Fläche verbundene Dermatitis bezeichnen, so ist es leicht verständlich, dass es bei den Ekzemen sehr häufig zur Bildung von Bläschen auf der Haut kommt; aber eben so einleuchtend ist es, dass die Bildung von Bläschen keineswegs ein constantes Symptom oder ein nothwendiges Desiderat der Ekzeme ist. Ist das auf die freie Fläche gesetzte Exsudat so reichlich, dass es kleine Tropfen bildet, und ist die Epidermis widerstandsfähig genug, um von dem Exsudat nicht sofort durchbrochen zu werden, so bilden sich Bläschen und es entsteht die Form des Ekzems, welche man Eczema simplex s. vesiculosum nennt. — der Inhalt einzelner Bläschen durch reichliche Beimischung jungen Zellen, von denen sich eine geringe Zahl in allen Bläschen findet, trübe, gelb, eiterartig, werden dadurch einzelne Bläschen zu Pusteln, so nennt man das Ekzem ein Eczema impetiginosum. — Ist das Exsudat nicht reichlich genug, um Tropfen zu bilden und um die Epidermis zu erheben oder zu durchbrechen, so trocknet es gewöhnlich nach kurzer Zeit ein;

die durch das Exsudat vom Papillarkörper getrennte Epidermis wird später abgestossen, und man sieht daher statt der Bläschen oder Pusteln nur trockene Schuppen, welche sich von der gerötheten Haut abheben, einen Zustand, welchen man früher, obgleich derselbe im Wesentlichen durchaus mit dem Ekzem übereinstimmt, einer anderen Kategorie der Hautkrankheiten zugerechnet und als Pityriasis rubra bezeichnet hat. Stösst endlich das Exsudat die Epidermis ab, und wird in Folge dessen die geröthete, nässende, ihrer schützenden Decke beraubte Oberfläche des Corium sichtbar, so nennt man das Ekzem ein Eczema rubrum („Salzfluss"). Sehr oft trocknen die nach Abstossung der Epidermis auf die freie Fläche gesetzten Exsudate zu Borken und Schorfen ein, welchen die früher vielfach als Tineae oder Crustae mucosae, granulatae, lacteae, serpiginosae u. s. w. bezeichneten nässenden Ekzeme ihren Namen verdankten.

Ekzematöse Hautentzündungen entstehen 1) in Folge directer Reize, von welchen die Haut getroffen wird. Durch Einwirkung einer zu hohen die normale Körpertemperatur übertreffenden Temperatur der Luft entsteht das Eczema caloricum, mit dem die Calori der Italiener und wahrscheinlich auch der Lichen tropicus identisch sind, durch Einwirkung der Sonnenstrahlen das Eczema solare; durch Einwirkung warmer Wasserbäder oder Mineralbäder entstehen die unter dem Namen der Badekrätze bekannten Ekzeme, durch Misshandlung der Haut mit kalten Umschlägen und kalten Douchen die „kritischen" Ausschläge der Hydropathen, durch Einwirkung von grauer Quecksilbersalbe das Eczema mercuriale. Man könnte die Zahl dieser Species noch beträchtlich vermehren, wenn man auch anderen durch vegetabilische und mineralische Irritantia, durch Parasiten, durch Druck und durch Kratzen entstandenen Ekzemen einen besondern Namen geben wollte. Die durch den Acarus scabiei hervorgerufene meist ekzematöse Dermatitis, die Krätze, werden wir in einem besonderen Kapitel besprechen. – Ekzeme werden 2) durch den gehemmten Abfluss des Venenblutes hervorgerufen. Da derartige Circulationsstörungen vorzugsweise an den unteren Extremitäten vorkommen, so werden diese auch am Häufigsten von denjenigen ekzematösen Entzündungen heimgesucht, welche Analoga zu den Katarrhen des Magens bei Compression der Pfortader und zu den Katarrhen des Mastdarms bei Stauungen in den Haemorrhoidalvenen bilden. – In vielen Fällen sind Ekzeme 3) dyskrasischen Ursprungs. Hierher gehören die sehr häufig bei scrophulösen und rhachitischen Individuen neben zahlreichen Ernährungsstörungen in anderen Organen, namentlich in den Drüsen und Schleimhäuten, vorkommenden Ekzeme, sowie vielleicht auch die, welche häufig die Chlorose und die mit Menstruationsanomalieen verbundenen Erkrankungen der Sexualorgane begleiten. — In den meisten Fällen entstehen Ekzeme 4) aus unbekannten Ursachen. Die Annahme, dass alle Ekzeme, für welche sich weder örtlich ein wirkende Schädlichkeiten noch Stauungen im Venensystem, noch allgemeine Anomalieen der Ernährung als Ursachen, nachweisen lassen, von einer sogenannten herpetischen Dyskrasie abhängen, ist namentlich in Folge der unermüdlichen Polemik von *Hebra* in neuerer Zeit mehr und mehr als unerwiesen und unberechtigt erkannt worden; auf der anderen Seite hat *Veiel* in Canstatt die Häufigkeit einer angeerbten Anlage zu Ekzemen ausser Zweifel gestellt.

§. 2. Symptome und Verlauf.

Die subjectiven Symptome der Ekzeme bestehen in der Empfindung von Jucken und in dem unwiderstehlichen Bedürfniss zu kratzen, Symptome, welche allen Hautkrankheiten gemein sind, bei denen der Papillarkörper leidet. — Die objectiven Symptome sind im vorigen Paragraphen bereits angedeutet. Wir haben gesehen, dass die Hautstelle, welche der Sitz der diffusen superficiellen atypisch verlaufenden Dermatitis ist, welche wir Ekzem nennen, bald mit kleinen Bläschen, bald mit Bläschen und untermischten Pusteln, bald mit Schuppen besetzt ist, dass sie in anderen Fällen eine rothe von der Epidermis entblösste nässende Fläche darstellt und in noch anderen Fällen mit Borken und Krusten bedeckt ist.

Gewöhnlich pflegt man ausser der Pityriasis rubra, welche man von den Ekzemen trennt, und ausser dem Eczema simples, rubrum und impetiginosum noch ein Eczema chronicum zu unterscheiden. Indessen abgesehen von dem Verstoss gegen die Logik, welcher darin liegt, wenn man den zuerst genannten Ekzemen eine Species anreibt, deren Aufstellung auf dem Verlauf, also auf einem ganz anderen Eintheilungsprinzip beruht, stellt es sich auch in praxi heraus, dass diese Eintheilung zu den grössten Inconvenienzen führt. Das chronische Ekzem, welchem man nur das acute Ekzem gegenüberstellen darf, verläuft wie dieses bald unter dem Bilde eines Eczema simplex, bald unter dem eines Eczema rubrum, eines Eczema impetiginosum, einer Pityriasis rubra. In sehr protrahirten Fällen, welche gewöhnlich dem Bilde eines Eczema rubrum entsprechen, gesellen sich zu den Erscheinungen auf der Oberfläche zuweilen Veränderungen im Parenchym der Cutis. Diese bestehen in den meisten Fällen in einer entzündlichen Hypertrophie des Corium, welche den Verdickungen der Magen- und der Bronchialschleimhaut bei chronischen Magen- und Bronchialkatarrhen analog ist, seltener in einer Atrophie der Cutis, zu welcher der Druck der ihr aufliegenden Borken und Krusten Veranlassung giebt.

Bei Weitem wichtiger als die Eintheilung der Ekzeme nach ihrer Form und ihrer Dauer ist eine dritte Eintheilung derselben, welcher man die verschiedene Verbreitung der Krankheit auf der Körperoberfläche zu Grunde legt. Man unterscheidet zunächst ein Eczema universale und ein Eczema partiale, darf aber den ersteren Ausdruck nicht buchstäblich nehmen, weil das Eczema universale zwar über einen grossen Theil der Haut verbreitet ist, aber doch nur selten die ganze Körperoberfläche einnimmt. — Das Eczema universale kommt weit weniger häufig zur Beobachtung, als das Eczema partiale. Es tritt entweder acut auf und verläuft dann gewöhnlich unter dem Bilde eines Eczema simplex oder einer Pityriasis rubra, seltener unter dem Bilde eines Eczema rubrum; oder es stellt ein chronisches Leiden dar, und nimmt dann an verschiedenen Hautstellen verschiedene Formen, namentlich aber die des Eczema rubrum, an, so dass man vorzugsweise von der Epidermis entblösste nässende Flächen und umfangreiche Borken antrifft. Das Eczema universale chronicum ist immer ein sehr lästiges und sehr hartnäckiges Uebel, wenn es auch nicht gerade das Leben bedroht und nicht einmal immer den allgemeinen Ernährungszustand der Kranken wesentlich beeinträchtigt.

Die partiellen Ekzeme haben ihren Sitz sehr häufig auf den behaarten Theilen des Kopfes. Selbst wenn sich an diesen Stellen im Anfange der Krankheit Bläschen bilden, werden dieselben leicht übersehen und frühzeitig zerkämmt oder zerkratzt. Zeigt das Eczema capillitii die Charaktere eines Eczema impetiginosum oder eines Eczema rubrum, so tritt ein starkes „Nässen“ des Ausschlages ein. Die Haare werden mit einander verklebt, und es bilden sich auf dem Kopfe bald flache und weiche, bald dicke und harte Borken (Grinde), welche man früher als Tinea favosa granulata bezeichnete. Ein derartiger mit Grinden besetzter Kopf ist ein sehr beliebter und für die Vermehrung geeigneter Aufenthalt von Läusen. Sehr oft schwellen bei den nässenden Ekzemen des Kopfes die Cervicaldrüsen an oder gehen in Vereiterung über. Ein ganz anderes Bild entsteht, wenn das ergossene Exsudat so spärlich ist, dass es weder Bläschen bildet, noch die Epidermis durchbricht. In solchen Fällen nimmt das Eczema capillitii die Form der Pityriasis rubra an, und man findet nicht nur auf der gerötheten Kopfhaut, sondern auch zwischen den Haaren und auf dem Rockkragen in grosser Zahl kleine weisse abgelöste Epidermisschuppen. Diesen Zustand nannte man früher Tinea furfuracea oder, wenn die mit getrocknetem Exsudat gemischten Epidermisschuppen dichte asbestartig glänzende Schichten bildeten, Tinea amiantacea. — Im Gesicht kommen Ekzeme sehr häufig und in allen Formen vor. Bei Kindern prävalirt das Eczema impetiginosum und das Eczema rubrum. Es befällt, ohne die übrigen Theile zu verschonen, vorzugsweise die Wangen und das Kinn, deren Oberfläche ein rothes und glänzendes Ansehen bekommt und, nachdem einige Bläschen und Pusteln aufgeschossen und zerplatzt sind, sich mit einer hellgelblichen Flüssigkeit überzieht. Später trocknet diese Flüssigkeit zu gelblichen Krusten ein. Entfernt man diese, ehe die Krankheit erloschen ist, so findet man unter denselben nicht eine junge Epidermis, sondern das entblösste nässende Corium. Das Eczema impetiginosum und rubrum faciei bezeichnete man früher als Porrigo larvalis, Tinea faciei, Crusta lactea, Crusta serpiginosa u. s. w. Nicht selten pflanzt sich das Eczema faciei auf den Gehörgang fort, und noch häufiger complicirt es sich mit Coryza, mit Ophthalmieen, mit Drüsenanschwellungen unter dem Kinn und am Halse. — In sehr zahlreichen Fällen ist das Ekzem des Gesichts auf die Ohren, die Augenbrauen, die Augenlider, namentlich die Winkel derselben, und vor Allem auf die Lippen beschränkt. Diese Stellen sind bald mit Bläschen besetzt, bald von der Epidermis entblösst und mit flüssigem Secret oder Borken bedeckt, bald leiden sie unter der Form einer umschriebenen Pityriasis rubra. — In der Umgebung der Brustwarzen wird vorzugsweise bei säugenden Frauen, aber auch bei solchen, welche nicht säugen, und selbst bei Kindern ein sehr hartnäckiges Eczema rubrum beobachtet. — Ebenso kommt ein partielles chronisches Ekzem in der Umgebung des Nabels am Häufigsten bei fetten Personen vor. — Eine besonders wichtige Form ist das Eczema pudendorum. Bei Männern befällt dasselbe hauptsächlich den Penis und den Hodensack, bei Frauen die Labia majora. Es verläuft bald acut und dann gewöhnlich als Eczema simplex, bald chronisch und dann gewöhnlich als ein sehr stark nässendes Eczema rubrum. Durch das unerträgliche Jucken, mit welchem es verbunden ist, kann es die Kranken fast zur Verzweiflung bringen. — Aehnlich verhält es sich mit dem Eczema ani, welches in der Umgebung des Afters und am Mittelfleisch vorkommt, nur dass diese Form weniger stark secernirt als das Eczema pudendorum. — Als Eczema marginatum beschreibt *Hebra* ein namentlich bei Schustern und bei Cavalleristen vorkommendes Ekzem, welches ursprünglich von der Stelle ausgeht, an welcher der Hodensack der inneren Schenkelfläche anliegt, sich aber von dort aus weit verbreitet und nach einiger Zeit gewöhnlich auch symmetrisch dieselbe Stelle der inneren Schenkelfläche an der entgegengesetzten Seite befällt. – Die an den Extremitäten vorkommenden Ekzeme betreffen am Häufigsten die Unterschenkel und bilden hier grosse, rothe, reichlich secernirende oder mit mehr oder weniger dicken Borken bedeckte Flächen, welche man vorzugsweise als Salzflüsse bezeichnet. – Werden die Gelenkbeugen von Ekzem befallen, so findet man dieselben häufig mit einer rauhen durch das eingetrocknete spärliche Exsudat verdickten spröden Epidermisdecke überzogen, welche bei der Bewegung der Gelenke leicht zerklüftet und dadurch zu schmerzhaften Schrunden führt. Ausserdem kommen in den Gelenkbeugen auch nässende Ekzeme vor. – Auffallend ist es, dass die Hände und Füsse fast immer gleichzeitig von Ekzemen befallen werden. Leidet dabei vorzugsweise die Dorsalseite, so verläuft das Ekzem unter der Form eines Eczema simplex mit Bläschenbildung und kann leicht mit Krätze verwechselt werden. Auf der Volarfläche dagegen kommt es seltener zu einer Bildung von Bläschen; es liegt vielmehr der gerötheten Cutis eine harte oft ziemlich dicke Lage eines eingetrockneten mit Epidermis gemischten Exsudates auf, und da sich diese Lage von den Handtellern und Fusssohlen der Kranken beständig in Form weisser Schuppen abstösst, so pflegt man das Ekzem der Handteller und Fusssohlen gewöhnlich als Psoriasis oder Pityriasis palmaris oder plantaris zu bezeichnen.

§. 3. Therapie.

Es wird bei der Behandlung der Ekzeme wie bei der Behandlung der Hautkrankheiten überhaupt vorzugsweise nach zwei Richtungen hin gesündigt. Ein Theil der Aerzte ist in dem Vorurtheile befangen, dass jede rein örtliche Behandlung eines Exanthems ein Verbrechen sei, weil man niemals wissen könne, ob nicht die „Unterdrückung“ des Ausschlages gefährliche Folgen nach sich ziehe. Sie verordnen in der gewiss meist grundlosen Furcht, dass dem Kranken die Beseitigung des Ausschlages durch locale Behandlung schaden könne, oft genug innerliche Medicamente, von denen es nicht zweifelhaft ist, dass sie dem Kranken schaden. Ein anderer Theil der Aerzte folgt blindlings *Hebra*'s Autorität, hält jede innere Cur für überflüssig und behandelt alle Exantheme ohne Ausnahme, selbst die, nach deren Auftreten wichtige Krankheiten innerer Organe verschwunden sind, nur mit äusserlichen Mitteln. *Hebra*'s Erfolge lassen keinen Zweifel übrig, dass in der bei Weitem grössten Zahl der Fälle für Individuen, welche eine kranke Haut haben, die directe Behandlung der kranken Haut entschieden den Vorzug verdient. Es werden bei diesem Verfahren nicht nur fast immer die Ernährungsstörungen der Haut am Sichersten und Schnellsten ausgeglichen, sondern es bringt auch eine äussere Behandlung den Kranken weit weniger leicht Schaden, als die früher üblichen inneren Curen mit starken Laxanzen, Metallpräparaten und anderen differenten Medicamenten; und endlich ist es in der That bis auf wenige Ausnahmen ein unbegründetes Vorurtheil, wenn man glaubt, dass Krankheiten anderer Art dadurch entstehen, dass man die Haut durch örtliche Mittel gesund gemacht hat. Auf der anderen Seite lässt sich aber auch nicht in Abrede stellen, dass die nur durch örtliche Mittel behandelten Exantheme sehr leicht Recidive machen, und dass es wirklich einzelne Fälle von Exanthemen giebt, bei welchen die Befürchtung, dass ihre durch örtliche Mittel erzielte Heilung Erkrankungen innerer Organe zur Folge haben könne, nicht unbegründet ist.

Zu denjenigen Exanthemen, bei welchen ich eine energische örtliche Therapie für unerlaubt oder doch für vermessen halte, gehören 1) die nässenden Ekzeme der Kopfhaut und des Gesichtes bei Kindern. Die Thatsache, dass nach dem Verschwinden derselben sich oft schnell Bronchialkatarrhe, Croup, Hydrocephalus entwickeln, sowie die Thatsache, dass zuweilen, wenn jene Ausschläge auftreten, langwierige Bronchialkatarrhe u. s. w. oft schnell verschwinden, ist nicht in Abrede zu stellen. Damit ist freilich noch nicht bewiesen, dass jene Krankheiten aufgetreten sind, weil die Exantheme verschwunden waren oder umgekehrt, dass Krankheiten innerer Organe verschwunden seien, weil sich die Exantheme eingestellt hatten, — aber auch das Gegentheil ist nicht erwiesen, und schon die Möglichkeit, dass der angedeutete Causalnexus existire, genügt, um eine örtliche Behandlung der nässenden Ekzeme der Kopfhaut und des Gesichtes bei Kindern zu contraindiciren. Will man gegen diese Auffassung einwenden, dass lange Zeit ähnliche Ansichten über die schädlichen Folgen einer äusseren Behandlung der Krätze geherrscht hätten, welche später widerlegt und als Vorurtheile erkannt worden seien, so gebe ich gern die Möglichkeit zu, dass die Zukunft auch die Furcht, die erwähnten Exantheme mit örtlichen Mitteln zu behandeln, als unbegründet erkennen lassen könne; bei dem heutigen Stand unseres Wissens ist dieselbe gerechtfertigt, und der Nachweis, dass andere Exantheme ungestraft durch eine nur äusserliche Behandlung geheilt werden, beweist Nichts für die in Rede stehende Form, da trotz der grössten äusseren Aehnlichkeit der Exantheme gewiss wesentliche Differenzen derselben in Bezug auf ihr Verhältniss zum Stoffwechsel und zur Ernährung des übrigen Körpers obwalten können. — Zu den Exanthemen, bei welchen eine örtliche Behandlung contraindicirt erscheint, gehören 2) alle diejenigen Ekzeme erwachsener Personen, welche anscheinend vicarirend für andere während des Auftretens der Ekzeme verschwundene Leiden entstanden sind. *Hebra* erwähnt zwar ausdrücklich, dass er auch solche Ekzeme ohne Nachtheil für die Kranken nur durch örtliche Mittel geheilt habe. Indessen trotz dieser Autorität fehlt mir der Muth, Ekzeme, während deren Entwicklung eine lange bestehende Ophthalmie, eine chronische Verdauungsstörung oder ein anderes ernsthaftes Leiden verschwunden ist, örtlich zu behandeln. — Eine örtliche Behandlung, wenigstens eine ausschliesslich örtliche Behandlung, ist endlich 3) bei Ekzemen, welche dyskrasischen Ursprungs sind, zu widerrathen. Für diejenigen Aerzte, welche alle Exantheme, deren Ursache sie nicht nachweisen können, von einer Dyskrasie ableiten, würden hiernach freilich wenig Exantheme übrig bleiben, die sie örtlich behandeln dürften. Aber es ist gerade das ein wesentlicher Fortschritt, welchen die Therapie der Hautkrankheiten in der Neuzeit gemacht hat, dass man nur solche Kranke, bei welchen ausser dem Exanthem noch andere Momente für die Dyskrasie sprechen, für dyskrasisch hält und einer antidyskrasischen Behandlung unterzieht. Für die syphilitischen Exantheme ist die Unzulässigkeit der localen Behandlung allgemein anerkannt; aber auch für die bei scrophulösen und rhachitischen Individuen vorkommenden Ekzeme, sowie für die, welche bei chlorotischen Mädchen auftreten und sich zu Krankheiten der Sexualorgane gesellen, ist ein ausschliesslich äusserliches Curverfahren unangemessen; die örtlich ein wirkenden Mittel sind zwar nicht schädlich, oder man hat sie nur zur Unterstützung einer allgemeinen, gegen das Grundleiden gerichteten Cur anzuwenden. Es ist indessen zu bemerken, dass nicht selten Exantheme, welche unverkennbar durch eine Dyskrasie hervorgerufen sind, nach dem Erlöschen der Dyskrasie, gleichsam selbstständig geworden, fortbestehen, bis sie durch eine energische örtliche Behandlung beseitigt werden. Dies gilt selbst von den ursprünglich durch Syphilis hervorgerufenen Exanthemen. Ich habe in Magdeburg einen Kaufmann gekannt, bei welchem sich neben anderweitigen syphilitischen Affectionen ein sehr entstellendes Exanthem im Gesicht und auf dem Kopf entwickelt hatte und Jahre lang fortbestand, nachdem alle andern Symptome der Lues verschwunden waren. Nachdem dieser Kranke die berühmtesten Aerzte consultirt und eine antisyphilitische Cur nach der anderen ohne allen Erfolg durchgemacht hatte, wurde er in wenigen Wochen durch einen Wundarzt zweiter Classe mit einer Salbe aus weissem Präcipitat und Plumbum carbonicum vollständig und für die Dauer von seinem Uebel befreit.

Die nässenden Kopfausschläge der Kinder, die anscheinend vicarirenden Ekzeme und diejenigen, deren dyskrasischer Ursprung sich nachweisen lässt, bilden eine sehr kleine Zahl gegenüber denjenigen Ekzemen, bei welchen der örtlichen Behandlung Nichts im Wege steht, und bei welchen durch dieselbe die glänzendsten Resultate erzielt werden. Unter den örtlichen Mitteln will ich vor Allem den weissen Präcipitat in Salbenform (Hydrarg. amidato-bichlorat. ʒj, Adip. suill. ℥j) und den Sublimat in schwacher Lösung (Hydrarg. bichlorat. gr. j-ij, Aq. destillat. ℥j) erwähnen, weil dieselben die Kranken weit weniger belästigen als Theersalben, Schmierseife und andere Mittel, und weil dieselben in einer grossen Zahl von Fällen vollständig ausreichen, um in kürzester Zeit selbst die hartnäckigsten Ekzeme zu beseitigen. Ich bin zwar nicht im Stande, für den günstigen Einfluss des weissen Präcipitats und des Sublimats auf die ekzematöse Dermatitis eine nur einigermaassen haltbare Erklärung zu geben, will aber daran erinnern, dass die rothe und weisse Präcipitatsalbe seit langer Zeit zu den aller wirksamsten Mitteln gegen die Conjunctivitis gerechnet werden. Diejenigen Ekzeme, gegen welche ich vorzugsweise die weisse Präcipitatsalbe angewandt habe, waren Ekzeme des Gesichts und der Kopfhaut von nicht zu grossem Umfang, namentlich, wenn sie noch nicht zu einer namhaften Verdickung des Corium geführt hatten. In solchen Fällen hat mich sowohl in der Klinik als in der Privatpraxis diese Behandlung fast nie im Stich gelassen, und ich habe bei derselben nicht nur Ekzeme, welche ein oder mehrere Jahre, sondern auch solche, welche achtzehn bis zwanzig Jahre bestanden hatten, in wenig Wochen verschwinden sehen. Während ich selbst aus Furcht, Mercurialismus hervorzurufen, Anstand genommen habe, die weisse Präcipitatsalbe bei sehr umfangreichen Ekzemen zu verordnen, habe ich mich doch bei einer eigenthümlichen Gelegenheit davon überzeugt, dass sie auch in solchen Fällen vortreffliche Dienste leistet und ohne Nachtheil ertragen wird. Ich hatte die Frau eines Superintendenten in der Nähe von Greifswald in wenig Wochen von einem seit Jahren bestehenden Ekzem der Ohren und der Kopfhaut durch weisse Präcipitatsalbe hergestellt. Nach einiger Zeit erzählte mir diese Dame, welche sich der Armen in der Diöcese ihres Mannes sehr menschenfreundlich annahm und denselben bei vorkommenden Krankheiten homoeopathische (!) Mittel zu verordnen pflegte, dass sie mir für mein Rezept nicht genug danken könne, da sie mit demselben eine grosse Zahl von sehr hartnäckigen und sehr ausgebreiteten Salzflüssen in kurzer Zeit radical curirt habe; die Kranken hatten nicht den geringsten Nachtheil von der schnellen Cur gehabt, und keiner hatte Speichelfluss bekommen. Vor

Recidiven ist man nach der Anwendung der weissen Präcipitatsalbe keineswegs sicher, und man thut gut, die Kranken auf die Wahrscheinlichkeit der Recidive aufmerksam zu machen und anzuordnen, dass die Cur sofort wieder aufgenommen werden solle, sobald von Neuem Spuren des Leidens bemerkt würden. Auch dafür, dass ein Ekzem um so leichter und schneller durch die örtliche Anwendung des Präcipitats beseitigt wird, je frischer und je weniger umfangreich es ist, und dass es deshalb sehr wichtig ist, die Kranken anzuhalten, genau auf dic crsten Spuren desselben Acht zu haben, kann ich ein schlagendes Beispiel anführen. Bei der Frau eines Offiziers in Magdeburg hatte ich ein chronisches Ekzem im Gesicht, gegen welches sie ohne Erfolg zu wiederholten Malen das Zittmann'sche Decoct, Arsenik, Jodkalium, Mercurialpräparate, Brunnen- und Badecuren angewandt hatte, in noch nicht vierzehn Tagen mit weisser Präcipitatsalbe beseitigt. Dieses Ekzem zeigte grosse Neigung, zu recidiviren. War der Mann der Kranken in Magdeburg anwesend, so untersuchte er täglich mit der Loupe das Gesicht derselben, bestrich eine etwa verdächtige Stelle mit der Salbe und schützte die Kranke dadurch sicher vor jeder irgend entstellenden Ausbreitung des Ekzems. War dagegen der Mann während der Herbstmanoeuvres längere Zeit von Magdeburg abwesend, so erreichte das Ekzem zuweilen grössere Ausdehnung, wich dann nur langsam der weissen Präcipitatsalbe oder veranlasste mich selbst, statt derselben die Sublimatlösung in Anwendung zu ziehen. — Eine zwei bis drei Mal täglich wiederholte Einreibung der kranken Stelle mit der weissen Präcipitatsalbe, oder eine eben so oft wiederholte Bepinselung derselben mit der Sublimatlösung ist gewöhnlich ausreichend. Dabei versteht es sich von selbst, dass man die etwa vorhandenen Borken abweichen und die Stelle vorsichtig abtrocknen lässt, ehe man die Einreibung oder Bepinselung vornimmt. — An die weisse Präcipitatsalbe und die Sublimatlösung schliessen sich, insofern sie gleichfalls hauptsächlich für die Behandlung nicht sehr umfangreicher und noch nicht mit hypertrophischer Verdickung des Corium verbundener Ekzeme passen, die Zink- und Bleipräparate an. Man verordnet hauptsächlich Lösungen von Zincum sulphuricum (ʒβ auf ℥vj Wasser) und Salben aus Zincum oxydatum und aus Plumbum carbonicum (ʒj auf ℥j. Fett), oder für Kranke, welche keine Salben vertragen, Pasten aus Flores Zinci mit Glycerin, oder Streupulver aus Flores Zinci mit Semina Lycopodii oder Amylum (Flor. Zinc. ʒj, Amyl. ℥j). — Bei sehr umfangreichen Ekzemen, namentlich beim Eczema universale, wird von *Hebra* sehr dringend die Anwendung der Regendouche empfohlen. Diese Empfehlung ist schon deshalb von grossem Werthe, weil es Kranke giebt, welche die nachher zu erwähnenden stark reizenden Mittel durchaus nicht vertragen. Nach *Hebra*'s Vorschrift soll die Regendouche täglich zwei bis drei Mal, jedes Mal zehn bis fünfzehn Minuten lang, in einem gewärmten Locale angewandt werden. Statt der kalten Douche kann man bei partiellen Ekzemen, welche reizende Mittel nicht vertragen, zumal in frischen Fällen, auch kalte Umschläge anwenden. — Je inveterirter die Ekzeme sind, und vor Allem, je mehr das Parenchym des Corium sich an der Oberflächenaffection betheiligt hat, je derber sich die Haut anfühlt, je weniger leicht sie sich zu einer Falte erheben lässt, um so häufiger wird es nöthig, diejenigen Mittel anzuwenden, welche, weil sie eine energische Modification in dem Ernährungszustände der Haut hervorrufen, in der Therapie fast aller inveterirter Hautkrankheiten eine grosse Rolle spielen. Die Erfahrung lehrt, dass unter den hierher gehörenden Mitteln die Schwefelpräparate für die Behandlung der Ekzeme am Wenigsten passen, dass sie nur in seltenen Fällen nützen, in den meisten Fällen geradezu schaden. Dagegen leisten die grüne Seife, der Theer und das Kali causticum bei veralteten mit starker Infiltration des Corium verbundenen Fällen von Ekzem die vorzüglichsten Dienste, und wir wollen daher die von *Hebra* für die Anwendung dieser Mittel gegebenen Vorschriften in Kurzem mittheilen. Die grüne Seife lässt man entweder ein bis zwei Mal täglich in die kranke Hautstelle einreiben und diese nach geschehener Einreibung durch Waschungen oder durch die Regendouche wieder entfernen, bis die brennenden Schmerzen, die Bläschen und Excoriationen, welche im Beginn der Cur entstehen, verschwunden sind; oder man bestreicht Flanelllappen mit grüner Seife und bedeckt mit diesen Umschlägen, welche zwei Mal täglich erneuert werden müssen, die kranke Hautstelle, bis sich auf derselben Excoriationen zeigen; dann lässt man die Umschläge, ohne sie frisch zu bestreichen, so lange liegen, bis die Excoriationen geheilt sind. Den Zeitpunkt, in welchem letzteres eintritt, in welchem also das nässende Ekzem in ein trocknes schuppiges verwandelt ist, bezeichnet *Hebra* als denjenigen, in welchem die Anwendung der grünen Seife mit der des Theers in der Form, einer alcoholischen Lösung zu vertauschen ist. Dieser Lösung (Pic. liquid., Alcohol. ana, oder Pic. liquid., Sapon. virid. ana ℥β, Alcohol. ℥j) bediene ich mich seit einigen Jahren ausschliesslich statt der Theersalben und des unvermischten Theeres, da sie allen Anforderungen entspricht, die weit bequemere Anwendung vor dem reinen Theer und den Theersalben voraus hat und sich weit leichter als diese von der Haut entfernen lässt. Die Einreibungen mit der Theerlösung sind so lange täglich ein Mal zu wiederholen, bis der sich bildende braune Belag nicht mehr nach kurzer Zeit abgestossen wird, sondern einige Tage lang haften bleibt, und bis nach der dahin erfolgenden Abstossung eine nicht mehr geröthete Hautstelle zum Vorschein kommt. So lange noch die Theerborke sich schnell abstösst und die unter derselben befindliche Haut geröthet erscheint, ist der Krankheitsprocess noch nicht beendet. — So wie es aber Ekzeme giebt, bei welchen die Anwendung der grünen Seife und des Theers sich verbietet, weil diese Mittel heftige Entzündungen hervorrufen, so giebt es auch Ekzeme, bei welchen zwar die gedachte Behandlung ertragen wird, bei welchen sie aber nicht zum gewünschten Ziele führt. Diese sind es, gegen welche die Anätzung der kranken Hautstelle mit einer concentrirten Lösung von Kali caustic. (ʒj auf ʒij Wasser) indicirt ist. Die Aetzungen dürfen nur ein Mal in der Woche vorgenommen werden. Man fährt bei denselben schnell mit einem Charpiepinsel, den man in die Lösung getaucht hat, über die kranke Stelle und lässt dieselbe dann sofort wegen der überaus heftigen Schmerzen, zu welchen diese Procedur führt, mit kalten Umschlägen bedecken. Selbst die inveterirtesten Ekzeme pflegen nach fünf- bis sechsmaliger Wiederholung der Kauterisation geheilt zu sein.

Es fragt sich schliesslich, ob man sich auch in solchen Fällen, in welchen die örtliche Behandlung der Ekzeme zwar die Kranken von ihrem Uebel befreit, sie aber nicht vor Recidiven schützt, auf eine ausschliesslich örtliche Behandlung beschränken, oder ob man in solchen Fällen, auch dann, wenn sich keine Dyskrasie nachweisen lässt, mit der örtlichen Behandlung eine allgemeine Behandlung verbinden solle. *Hebra* spricht sich entschieden gegen ein solches Verfahren aus, *Veiel* dagegen, welcher auf die örtliche Behandlung dasselbe Gewicht legt, wie *Hebra*, verbindet mit der örtlichen Behandlung auch bei nicht nachweisbarer Dyskrasie die Darreichung von abführenden Tisanen und von Jodkalium in steigenden Dosen. Die Erfolge in der Veiel'schen Anstalt sind sehr glänzend; dazu kommt, dass der Vorsteher einer Privatanstalt, in welche die meisten Kranken bei etwaigen Recidiven zurückkehren, Gelegenheit hat, das fernere Schicksal seiner Kranken zu controlliren. Ich halte es daher für gerechtfertigt, nicht bei allen Ekzemen, aber bei solchen, welche wiederholt recidivirt haben, mit der äusseren Behandlung die Darreichung von Jodkalium zu verbinden.

Kapitel VIII.

Diffuse superficielle Dermatitis mit Bildung kleiner Pusteln. Impetigo.

§. 1. Pathogenese und Aetiologie.

Bei der Impetigo wird wie beim Ekzem ein seröses Exsudat auf die Oberfläche des Corium ausgeschieden; gleichzeitig aber werden in reichlicher Menge junge Zellen gebildet und dem Serum beigemischt. Der Inhalt der bei der impetiginösen Dermatitis sich bildenden kleinen Bläschen ist in Folge dessen nicht wie beim Ekzem hell und durchsichtig, sondern trübe und gelblich, und wenn die Epidermisdecke durchbrochen wird, so ergiesst sich eine eiterige, später zu gelblichen und grünlichen Krusten eintrocknende Flüssigkeit. Da auch beim Ekzem dem serösen Inhalt der Bläschen stets eine geringe Zahl von jungen Zellen beigemischt ist, und da beim Eczema impetiginosum der Inhalt einzelner Bläschen sogar durch reichlichere Beimischung von jungen Zellen gelb und eiterartig erscheint, so ist leicht verständlich, dass zwischen dem Ekzem und der Impetigo sich keine scharfe Grenze ziehen lässt, dass es vielmehr Uebergangsformen giebt, welche man mit gleichem Rechte zu dem Ekzem wie zu der Impetigo rechnen kann. Dies gilt unter Anderen von den wiederholt erwähnten nässenden Kopfausschlägen der Kinder, welche bald als Eczema capitis oder faciei, bald als Impetigo (oder Porrigo) capitis und faciei bezeichnet werden. – Unter den Ursachen der Impetigo sind zunächst direct auf die Haut ein wirkende äussere Reize zu erwähnen. Je vulnerabler die Haut ist, um so leichter führen selbst unbedeutende Reize zu Exsudation und Zellenbildung auf ihrer Oberfläche. Bei manchen Menschen reicht schon die Application harziger Pflaster oder warmer Umschläge aus, um nach kurzer Zeit das Aufschiessen von Impetigopusteln zu bewirken. Diese Vulnerabilität der Haut findet man namentlich bei Leuten mit dünner Epidermis und hellem Teint, vor Allem aber bei scrophulösen Individuen. – Bei Letzteren kommt Impetigo sehr häufig auch ohne nachweisbar auf die Haut einwirkende Reize vor und gehört sogar neben den chronischen Katarrhen und den Drüsenanschwellungen zu den wichtigsten Symptomen der Scrophulose. – Endlich wird namentlich bei Kindern ohne nachweisbare Reizung der Haut, ohne scrophulose Diathese und ohne jede andere bekannte Ursache Impetigo beobachtet. Man pflegt in solchen keineswegs seltenen Fällen gewöhnlich anzunehmen, dass eine zu kräftige Nahrung, namentlich zu fette

Muttermilch, oder dass eine „Schärfe“ im Blute den Ausschlag hervorgerufen habe; doch lassen sich für diese Vermuthung keine haltbaren Gründe beibringen.

§. 2. Symptome und Verlauf.

Die Entzündung des Papillarkörpers, von welchem bei der Impetigo die Exsudation ausgeht, ist von dem Gefühl des Juckens und von dem Bedürfniss zu kratzen begleitet. Diese subjectiven Erscheinungen und der objective Nachweis kleiner zugespitzter Pusteln (Psydracia) auf geröthetem Grunde oder gelber und grünlicher Borken bilden meist die einzigen Symptome der Impetigo. Nur selten und nur bei einem ungewöhnlich heftigen Grade und einem acuten Verlaufe der impetiginösen Dermatitis wird ein leichtes Fieber und ein gestörtes Allgemeinbefinden beobachtet. Je nachdem die Eruption von Impetigopusteln auf einen kleinen Flächenraum beschränkt oder über grössere Abschnitte der Körperoberfläche verbreitet ist, unterscheidet man eine Impetigo figurata und eine Impetigo sparsa. Erstere kommt am Häufigsten im Gesicht, namentlich auf den Wangen, den Lippen, der Nase und auf dem behaarten Kopf, aber auch nicht gerade selten am Rumpfe und an den Extremitäten vor. Anfangs bemerkt man an rundlichen ovalen oder unregelmässigen Stellen von verschiedener Grösse rothe von einander getrennte oder confluirende Flecke. Ist die Röthung sehr intensiv, ist die Haut gespannt und glänzend, ist Fieber vorhanden, so entsteht die Form der Impetigo, welcher *Willan* den Namen der Impetigo erysipelatodes gegeben hat. Auf der gerötheten Basis entwickeln sich alsbald kleine gelbe Puncte, welche sich schnell bis etwa zum Umfange einer kleinen Linse vergrössern und sich um ein Geringes über das Niveau ihrer Umgebung erheben. Nach einigen Tagen oder noch früher platzen die Pusteln und entleeren ihren Inhalt, welcher zu gelben Krusten vertrocknet. Unter diesen besteht die Absonderung einer eiterigen Flüssigkeit fort und bewirkt eine allmälige Verdickung der Krusten, während an der Peripherie neue Pusteln aufschiessen. Entfernt man die Krusten, welche zuweilen eine namhafte Dicke erreichen (Impetigo scabida), so findet man anfangs unter denselben das entblösste mit einer eiterig-serösen Absonderung bedeckte Corium, gegen das Ende der Krankheit aber eine zarte junge Epidermisdecke, durch welche die Cutis roth hindurchscheint, und in welcher sich bei Bewegungen der kranken Theile leichte Risse bilden. Der Verlauf der Impetigo figurata ist gewöhnlich ein subacuter, so dass der Process in zwei bis drei Wochen mit der Abstossung der Krusten beendigt ist.

Indessen giebt es auch Fälle von chronischer Impetigo figurata, welche sich mehrere Monate oder, wenn auch nicht eben häufig, mehrere Jahre lang hinziehen. In den letzteren Fällen pflegt wie beim chronischen Ekzem das Parenchym des Corium sich an dem Process zu betheiligen und eine Verdickung und Induration zu erfahren. — Die Impetigo sparsa befällt vorzugsweise die Extremitäten und ist oft über ganze Glieder, zuweilen selbst über die ganze Körperoberfläche verbreitet. Die unter heftigem Jucken entstehende Röthung der Haut, das Aufschiessen und Platzen der Pusteln, die Bildung von Krusten und die allmälige Verdickung derselben, während sich neue Pusteln in ihrer Umgebung bilden, endlich das Abfallen der Krusten verhalten sich wie bei der vorigen Form, nur nimmt die Impetigo sparsa häufiger einen chronischen Verlauf und führt häufiger dadurch, dass die Zellenbildung nicht auf die Oberfläche des Corium beschränkt bleibt, sondern auch im Parenchym desselben vor sich geht, zu oberflächlicher Verschwärung.

§. 3. Therapie.

Viele Fälle von Impetigo bedürfen keiner therapeutischen Eingriffe, da sie nach wenig Wochen von selbst heilen. Man kann sich daher in frischen Fällen darauf beschränken, die Krusten von Zeit zu Zeit, wenn sie zu hart und dick werden, mit ungesalzener Butter oder einem anderen Fett zu erweichen und dann durch feuchte Umschläge abzulösen. Hat sich dagegen die Krankheit Wochen und Monate lang hingezogen, so passt ein exspectatives Verhalten nicht mehr, und man hat zu erwägen, ob nach den früher aufgestellten Grundsätzen (s. S. 443) ein allgemeines oder ein örtliches Curverfahren Platz greifen soll. Ersteres ist bei der Impetigo häufiger angezeigt als beim Ekzem, da grade die impetiginöse Form der Dermatitis in zahlreichen Fällen nur die Theilerscheinung einer allgemeinen Ernährungsanomalie oder die vereinzelte Aeusserung einer Dyskrasie ist. Für die örtliche Behandlung der Impetigo passen zwar im Allgemeinen dieselben Mittel, welche wir für die örtliche Behandlung der Ekzeme empfohlen haben; doch werden wegen der grösseren Intensität der Entzündung, welche sich schon durch die Eiterbildung verräth, stark reizende Mittel noch seltener gut ertragen als beim Ekzem. Der weisse Präcipitat, das Zincum oxydatum und Zincum sulphuricum, leichte Anätzungen mit Argentum nitricum verdienen in den meisten Fällen den Vorzug vor den Schwefelpräparaten, der Schmierseife und dem Theer.

Kapitel IX.

Dermatitis mit Bildung grosser isolirt stehender Pusteln, Ekthȳma.

§. 1. Pathogenese und Aetiologie.

Die Ekthymapusteln erheben sich zwar immer auf einer lebhaft gerötheten und durch Infiltration geschwellten Basis, aber trotz des höheren Grades der Entzündung bleibt auch bei dieser Form der Dermatitis die Bildung von Eiterzellen gewöhnlich auf die Oberfläche der Cutis beschränkt und greift nicht leicht auf das Parenchym derselben über. Nur im letzteren Falle führt Ekthyma zu Verschwärungen der Haut, welche, da der dadurch entstehende Substanzverlust durch junges später sich contrahirendes Bindegewebe ausgefüllt wird, Narben hinterlassen. – Ekthyma entsteht zunächst sehr häufig durch Einwirkung directer Reize auf die Haut. Hierher gehört der durch Brechweinsteinsalbe hervorgerufene pustulöse Ausschlag (Ecthyma antimoniale), ferner die auf den Händen und Armen der Maurer, der Schmiede und Schlosser durch den Kalk oder durch die abspringenden Partikelchen des glühenden Eisens, endlich die durch heftiges Kratzen bei Parasiten oder juckenden Ausschlägen entstehenden breiten Pusteln. – In anderen Fällen tritt Ekthyma, ohne dass nachweisbare Reize auf die Haut eingewirkt hätten, im Verlaufe acuter fieberhafter Krankheiten auf, eine Form, welche ein Analogon zu dem gewöhnlich als Hydroa febrilis bezeichneten Herpes bildet. – Endlich wird Ekthyma bei Menschen beobachtet, welche in dürftigen Verhältnissen leben und durch dieselben heruntergekommen oder durch andere Veranlassungen, durch Säfteverluste, durch schwere oder langwierige Krankheiten, durch den Aufenthalt in Gefängnissen oder schlechten Wohnungen kachektisch geworden sind, so wie auch bei Potatoren und bei scorbutischen Individuen (Ecthyma cachecticum). Ueber das Ecthyma syphiliticum werden wir später reden.

§. 2. Symptome und Verlauf.

Die Entzündung und Infiltration der Haut, welche der Bildung der Ekthymapusteln vorhergeht und dieselbe begleitet, ist gewöhnlich von stechenden Schmerzen und bei reizbaren Individuen auch wohl von Fieber begleitet. Die Ekthymapusteln sind fast nie sehr zahlreich; sie stehen isolirt, sind von einem breiten rothen Hofe umgeben und haben ihren Sitz am Häufigsten an den Extremitäten, am Gesäss, an der Brust, am Halse, weit seltener im Gesicht. Die Grösse einer solchen deutlich über das Niveau ihrer Umgebung hervorragenden halbkugelförmigen Pustel (Phlyzacium) übertrifft zuweilen die Grösse einer Erbse. Der Inhalt der Pusteln besteht aus einer gelben und eiterartigen, oft auch durch beigemischtes Blut röthlich gefärbten Flüssigkeit. Nach einigen Tagen trocknet der Inhalt der Pusteln ein, und es bilden sich runde bräunliche Schorfe, welche entweder flach bleiben und nach kurzer Zeit abfallen oder, wenn eine Eiterung unter ihnen fortbesteht, sich allmälig verdicken und längere Zeit anhalten. Im ersteren Falle hinterlässt der abgefallene Schorf einen rothen, von junger Epidermis bekleideten Fleck, im letzteren Falle ein meist seichtes, zuweilen aber auch ein tief in die Cutis eingreifendes Geschwür. — Der Verlauf des Ekthyma ist bald acut, bald chronisch. Bei dem acuten Verlaufe, welchen die durch äussere Veranlassung hervorgerufenen Formen und die im Verlaufe fieberhafter Krankheiten auftretende symptomatische Form zu nehmen pflegen, bleibt es meist bei einer einmaligen Eruption von Ekthymapusteln; die einzelnen Pusteln haben einen nur kurzen Bestand, die frühzeitig abfallenden Schorfe hinterlassen keine oder doch nur seichte Geschwüre. Bei chronischem Verlaufe, welcher dem Ecthyma cachecticum eigenthümlich ist, wiederholen sich die Eruptionen von Pusteln in kürzeren oder längeren Pausen, die Röthe des sie umgebenden Entzündungshofes ist oft livide, der Inhalt der Pusteln röthlich oder missfarbig (Ecthyma luridum); unter den dicken Schorfen, welche sich langsam bilden und spät abfallen, entwickeln sich zuweilen jauchende, tief in die Cutis eindringende Ulcerationen von grosser Hartnäckigkeit.

§. 3. Therapie.

Nur das Ecthyma cachecticum mit chronischem Verlaufe und mit der Neigung, Verschwärungen der Haut herbeizuführen, fordert eingreifende therapeutische Maassregeln. Man muss vor Allem durch Sorge für gesunde Luft, durch die Verordnung einer kräftigen Diaet, durch Darreichung von Wein und kräftigem Bier, von Eisen- und Chinapräparaten die Kachexie zu beseitigen suchen. Aeusserlich passt im Beginn der Krankheit, so lange heftige Entzündungserscheinungen vorhanden sind, die Application warmer Breiumschläge, später, wenn sich torpide Geschwüre bilden, eine mehr reizende Behandlung, namentlich das Betupfen der Geschwüre mit Höllenstein.

Kapitel X.

Superficielle Dermatitis mit Bildung isolirter grosser Blasen. Pemphigus. Pompholyx.

§. 1. Pathogenese und Aetiologie.

Beim Pemphigus bilden sich auf entzündlich gerötheten, aber nicht infiltrirten, von einander getrennten Hautstellen grosse mit hellem Serum gefüllte Blasen, welche Aehnlichkeit mit den nach der Application von Vesicatore oder nach einer Verbrühung der Haut entstandenen Blasen haben. Es fehlt uns jede annehmbare Erklärung dieses räthselhaften Vorganges; nur dass die Krankheit, wenn sie bei Neugebornen vorkommt, syphilitischen Ursprungs ist, und dass sie auch bei Erwachsenen nicht als ein selbstständiges Leiden der Haut, sondern als das Symptom einer freilich unbekannten Kachexie oder Dyskrasie angesehen werden muss, unterliegt wohl keinem Zweifel.

§. 2. Symptome und Verlauf.

Man unterscheidet einen Pemphigus acutus (Pompholyx benignus Willan, Febris bullosa) und einen Pemphigus chronicus (Pompholyx diutinus Willan). Die erste Form ist sehr selten. Sie wird von einem bald nur leichten, bald aber ziemlich schweren fieberhaften Allgemeinleiden, welches nur einige Tage lang den localen Erscheinungen vorherzugehen pflegt, begleitet. Die ersten Veränderungen, welche man auf der Haut bemerkt, bestehen in rothen kreisrunden, mit dem Gefühl von Jucken und Brennen auftretenden Flecken, welche namentlich den Rücken, den Bauch und die Extremitäten einnehmen. Nach wenigen Stunden schiesst im Centrum derselben ein kleines wasserhelles Bläschen auf, welches sich schnell vergrössert und nach kurzer Zeit den ganzen Fleck bedeckt oder doch nur einen schmalen Saum desselben frei lässt. Die Blasen sind rund oder oval, von der Grösse einer Erbse, einer Wallnuss, bis zu der eines Apfels; ihr Inhalt ist anfangs durchsichtig, später wird er trübe und molkig. Nach drei bis vier Tagen platzen die Blasen und hinterlassen eine excoriirte Stelle. Diese sondert einige Tage lang Serum ab und bedeckt sich dann mit einer dünnen Borke, unter welcher sich eine neue Epidermis bildet. Bleibt es bei einer einmaligen Eruption, so kann die Krankheit in acht bis vierzehn Tagen beendet sein; bilden sich aber Nachschübe, so zieht sich auch der acute Pemphigus drei bis vier Wochen lang hin. — Der chronische Pemphigus entwickelt sich entweder aus dem acuten, indem die Bildung der Blasen nach drei bis vier Wochen nicht aufhört, sondern Monate oder Jahre lang fortbesteht, oder er tritt anfangs als ein scheinbar leichtes und unbedeutendes Leiden ohne stürmische Erscheinungen auf. Während in solchen Fällen das Allgemeinbefinden der Kranken keine Störung erkennen lässt, bildet sich auf der Haut eine kleine Zahl von Blasen. Ehe diese verschwinden, bilden sich andere; auf diese folgen wiederum andere, und so wiederholen sich continuirlich frische Eruptionen, und man kann auf der Haut der Kranken meist alle Stadien des Pemphigus studiren. Wenn auch während des langwierigen Verlaufs des Pemphigus chronicus die Kranken gewöhnlich frei von Fieber sind, so stellt sich doch in allen Fällen gegen das Ende der Krankheit Fieber ein, durch welches die bis dahin langsam fortschreitende Erschöpfung und der Eintritt des Todes beschleunigt wird. — In anderen Fällen ist der Verlauf des Pemphigus chronicus intermittirend. Die Kranken bieten dann die Erscheinungen eines Pemphigus acutus dar und scheinen nach Verlauf weniger Wochen, weil die Blasenbildung aufgehört hat und die vorhandenen Blasen abgetrocknet sind, genesen zu sein; aber nach einigen Monaten oder nach noch längeren Intervallen wiederholt sich ein ähnlicher Anfall, und so recidivirt das Leiden oft sechs bis acht Mal, ehe es für die Dauer erlischt oder ehe es continuirlich wird und schliesslich zum Tode führt. — Eine wahrhaft grausenerregende Form des Pemphigus stellt der von *Cazenave* und *Hebra* beschriebene Pemphigus foliaceus dar. Bei diesem bilden sich nur wenige oder eine einzige Blase; sie sind nicht so straff gespannt als andere Pemphigusblasen, haben aber die Tendenz, sich in die Fläche auszubreiten. „Es schiebt sich beim Pemphigus foliaceus die Flüssigkeit unter der Epidermis immer weiter fort“, bis endlich die ganze Haut wie geschunden erscheint oder zum Theil mit einer dünnen braungelben Schwarte bedeckt ist. Diese Ausbreitung erreicht der Process meist erst im Verlauf eines Jahres. Während dieser Zeit verheilen mitunter einzelne Stellen der Haut vorübergehend, werden aber später von Neuem ergriffen. Die Krankheit endet immer mit dem Tode.

§. 3. Therapie.

Die Behandlung des Pemphigus kann nur eine symptomatische sein, da uns sowohl die Ursachen der Krankheit als die dem Hautleiden zu Grunde liegende Kachexie oder Dyskrasie trotz der verdienstlichen Arbeit von *Bamberger*, welcher im frisch gelassenen Harn, im Blute und in dem Inhalte der Blasen bei einem Pemphiguskranken Ammoniak nach wies, völlig dunkel sind. Wir müssen uns darauf beschränken, die Kräfte des Kranken so lange aufrecht zu erhalten, bis die Krankheit von selbst erlischt, oder müssen es wenigstens versuchen, die Erschöpfung und das tödtliche Ende so lange als möglich hinauszuschieben. Die diaetetischen und medicamentösen Vorschriften, welche sich von diesem Gesichtspunkte aus als nothwendig herausstellen, brauchen wir hier nicht näher zu erörtern. Es muss wie in allen ähnlichen Fällen Alles vermieden werden, was den Verbrauch beschleunigt, und reichlich zugeführt werden, was das Verbrauchte ersetzt und den Verbrauch verlangsamt. In Betreff der äussern Behandlung warnt *Hebra* eben so nachdrücklich vor dem Gebrauche aller Bäder und Salben, als er sich entschieden gegen die innere Darreichung jedes Specificum ausspricht. Er empfiehlt dagegen das Bestreuen der nässenden Stellen mit einem trocknen Pflanzenpulver, besonders mit Semina Lycopodii.

Kapitel XI.

Dermatitis mit Bildung isolirter flacher Blasen, aus denen dicke feste Borken entstehen. Rupia. Schmutzflechte.

§. 1. Pathogenese und Aetiologie.

Die Bildung isolirter Blasen hat die Rupia mit dem Pemphigus gemein. Während aber beim Pemphigus die Blasen frühzeitig platzen, halten sich die Rupiablasen länger. Ihr Inhalt wird eiterig, oft auch blutig, und vertrocknet nach einiger Zeit zu einem Schorf. Durch neue Exsudationen in der Tiefe wird der gebildete Schorf dicker, während sich an seiner Peripherie ein Blasenrand bildet, dessen Inhalt wie der der ersten Blase eintrocknet. Da der auf diese Weise entstehende Theil des Schorfes flacher ist als der ältere, so erscheinen die Schorfe bei Rupia in der Mitte dick, an der Peripherie flach, und haben Aehnlichkeit mit Austerschalen. In den meisten aber nicht in allen Fällen ist Rupia Symptom der constitutionellen Syphilis. Die Ursachen der nicht syphilitischen Rupia sind dunkel. Sie kommt wie das Ecthyma cachecticum am Häufigsten bei heruntergekommenen und kachektischen Individuen vor.

§. 2. Symptome und Verlauf.

Der gewöhnliche Sitz der nicht syphilitischen Rupia ist an den Extremitäten; die auf gerötheter Basis sich bildenden Blasen stehen isolirt, sind nicht straff gespannt; ihr anfangs heller Inhalt wird bald schmutzig gelb oder röthlich. Die aus denselben entstehenden Krusten sind von dunkler Farbe und nehmen bei längerem Bestehen das oben beschriebene Ansehen an. Je nachdem die Borken eine nur geringe oder eine beträchtliche Dicke zeigen, unterscheidet man Rupia simplex und Rupia prominens. Nach Entfernung der Borken trifft man auf eine excoriirte Stelle oder auf ein tiefes Geschwür, welche sich bald von Neuem mit einer Borke bedecken. Zuweilen kommt es bei Rupia nicht nur zur Verschwärung, sondern zu brandiger Zerstörung der Basis der Blasen (Rupia gangraenosa seu escharotica). Der Inhalt der Blasen ist in diesem Falle missfarbig und schwärzlich. Unter den Blasen oder unter den Schorfen findet man das Corium zerstört und in ein jauchiges mit Gewebsresten bedecktes schwer heilendes Geschwür verwandelt. – Während die Rupia simplex und prominens gewöhnlich mit Genesung und mit Hinterlassung einer flachen oft pigmentirten Narbe heilen, kann die Rupia gangraenosa durch Erschöpfung zum Tode führen oder das Ende der ohnehin erschöpften Kranken beschleunigen.

§. 3. Therapie.

Die Bekämpfung der vorhandenen Kachexie oder Dyskrasie ist die wichtigste Aufgabe bei der Behandlung der Rupia. Gelingt es dieselbe zu beseitigen, so bildet sich unter den Borken bald eine junge Epidermis, und die kranken Stellen vernarben. Gelingt es dagegen nicht die Constitution zu verbessern, so ist auch die örtliche Behandlung gewöhnlich erfolglos. Zur Unterstützung der Heilung kann man die Borken abweichen und Kataplasmen auflegen lassen. Die zurückbleibenden Geschwüre fordern eine reizende Behandlung, namentlich ein wiederholtes Touchiren mit Höllenstein.

Kapitel XII.

Chronische Dermatitis mit Infiltration des Corium und krankhafter Epidermisbildung. Psoriasis.

§. 1. Pathogenese und Aetiologie.

Bei der Psoriasis bildet sich kein so bedeutender Erguss auf die Oberfläche des Corium, dass die Epidermis zu Bläschen erhoben würde; es kommt vielmehr bei dieser in allen Fällen chronisch verlaufenden Form von Dermatitis nur zu einer Hyperaemie und zu einer Infiltration der Haut, bei welcher der Papillarkörper eine krankhafte Epidermis producirt, die, mit spärlichem vertrocknetem Exsudat gemischt, in grösseren Schuppen sich ablöst. — Die Aetiologie der Psoriasis ist völlig dunkel. Die überaus häufig bei allen Ständen vorkommende Krankheit kann nicht als der Ausdruck einer Dyskrasie betrachtet werden, denn sie befällt ganz gesunde Individuen und diese sogar vorzugsweise, während kranke und decrepide Subjecte gewöhnlich verschont bleiben. In manchen Familien ist die Psoriasis ein erbliches Leiden. Männer und Frauen werden von demselben etwa gleich häufig heimgesucht, Kinder in den ersten Lebensjahren und ganz alte Leute werden nur selten befallen.

§. 2. Symptome und Verlauf.

Die Erkrankung beginnt stets an nur wenig umfangreichen runden Stellen der Haut. Diese sind geröthet, ragen um ein Geringes über das Niveau ihrer Umgebung empor, sind unmittelbar nach ihrem Entstehen glatt und machen bisweilen den Eindruck, als sei die sie bedeckende Epidermis früher durch einen serösen Erguss abgehoben gewesen und nach der Entleerung der Flüssigkeit wieder zurückgesunken. Sehr bald bedecken sich die kleinen runden gerötheten und infiltrirten Hautstellen mit trocknen weissen Schuppen. Aus dieser Form der Psoriasis, der Psoriasis guttata, entstehen nach *Hebra*'s einfacher und sachgemässer Darstellung theils durch das Umsichgreifen des Processes, theils durch die Rückbildung desselben an den zuerst befallenen Stellen die übrigen Species der Psoriasis, welche man aufgestellt hat. Aus der Psoriasis guttata wird durch die Vergrösserung der kranken Stelle die Psoriasis nummularis, aus dieser, wenn in den mittleren älteren Partien des Erkrankungsherdes der Process sich zurückbildet und in Folge dessen die Schuppen dünner werden und abfallen, die Psoriasis scutellata, aus dieser wiederum, wenn im Centrum auch die Röthe geschwunden ist und die Haut ein gesundes Ansehen zeigt, die Psoriasis annulata (Lepra vulgaris Willan). Stossen derartige Kreise auf einander, so werden sie an der Berührungsstelle unterbrochen, und es bleiben schliesslich nur einzelne Segmente der Kreise übrig, wodurch die Form der Psoriasis entsteht, welche man Psoriasis gyrata nennt. Die Psoriasis conferta und diffusa endlich verdanken dem Confluiren zahlreicher Eruptionen ihre Entstehung. — Die Lieblingsstellen der Psoriasis sind die Streckseiten der Extremitäten, vor Allem aber die Knie und die Ellbogen. Es giebt zahlreiche Fälle, in welchen die Krankheit auf diese Stellen beschränkt bleibt, während am übrigen Körper sich keine Spur derselben vorfindet. Sowohl in diesen Fällen als auch in solchen, in welchen die Psoriasis weit verbreitet ist, wird häufig eine auffallend symmetrische Vertheilung der Eruptionen an beiden Körperhälften, welche übrigens auch bei anderen Hautkrankheiten, z. B. beim Ekzem, vorkommt, beobachtet. Zuweilen ist die Psoriasis auf die Augenlider, die Lippen, die Vorhaut, den Hodensack, die grossen Schamlippen beschränkt, und es lässt sich nichts dagegen einwenden, wenn man diese Formen als Psoriasis palpebrarum, labiorum, praeputii, scroti, pudendorum bezeichnet. Dagegen gehört sowohl die diffuse als die circumscripte Form der Psoriasis palmaris und plantaris nicht in jene Reihe. Die diffuse Form, bei welcher die gerötheten und infiltrirten Handteller und Fusssohlen mit trocknen Schuppen bedeckt sind, haben wir als ein Ekzem kennen gelernt; die circumscripte Form ist immer syphilitischen Ursprungs und wird erst später besprochen werden. — Der Umstand, dass der der Psoriasis zu Grunde liegende Process an der einmal befallenen Stelle gewöhnlich nicht lange fortdauert, ist nicht nur, wie wir oben besprochen haben, die Ursache der eigenthümlichen Figuration der Efflorescenzen, sondern erklärt auch die Erscheinung, dass die Psoriasis nur verhältnissmässig selten zu einer tieferen Degeneration der Cutis führt. Die Ausnahmefälle, in welchen der Process sich nicht frühzeitig erschöpft, und in welchen in Folge dessen die Haut beträchtlich verdickt, rigide und schrundig wird, pflegt man als Psoriasis inveterata zu bezeichnen. Sie betreffen namentlich die diffusen und unregelmässig verbreiteten Formen der Krankheit.

§. 3. Therapie.

So selten es auch gelingt, Kranke mit Psoriasis für die Dauer von ihrem Uebel zu befreien, so dankbar ist die Behandlung des in Rede stehenden Leidens, wenn es sich nur um eine zeitweilige Beseitigung desselben handelt. Die Bedenken, welche einer örtlichen Behandlung mancher Ekzeme und mancher Impetigines entgegenstehen, walten bei der Psoriasis nicht ob, da diese Krankheit niemals dyskrasischen Ursprungs ist oder vicariirend für anderweitige Leiden auftritt. Dazu kommt, dass eine energische örtliche Therapie bei der Psoriasis viel besser als bei den bisher besprochenen Hautkrankheiten ertragen wird. Jede Psoriasis muss örtlich und zwar mit energischen Mitteln behandelt werden. Statt der weissen Präcipitatsalbe, der Zink- und Bleipräparate, welche für die Beseitigung der Ekzeme und der Impetigines oft ausreichen und ebenso oft allein anwendbar sind, passen bei der Psoriasis die grüne Seife, der Theer, die Schwefelpräparate.

Man beginnt die Cur am Besten mit einigen Dampfbädern, in welchen man mit Seife und einer nicht zu scharfen Bürste die kranken Stellen möglichst von den ihnen aufliegenden Schuppen reinigen lässt. Fehlt die Gelegenheit zu Dampfbädern, so lässt man diese Procedur während anhaltender Warmwasserbäder vornehmen. Sind die Schuppen entfernt, so wende man drei bis sechs Tage lang Einreibungen oder Umschläge mit grüner Seife an, die man zwei Mal täglich erneuern lässt; am Besten ist es, wenn der Kranke während dieser Zeit in wollene Decken eingeschlagen in einem gut durchwärmten Zimmer im Bette liegt. Dann tritt eine etwa dreitägige Pause in der Cur ein, in welcher man die Einreibungen aussetzt oder die Umschläge liegen lässt, ohne sie frisch zu bestreichen. Nach Ablauf dieser Pause wird ein Dampfbad oder ein lange dauerndes warmes Bad genommen. Ist die Infiltration der Cutis noch nicht verschwunden, so wird dieselbe Cur noch einmal wiederholt. Findet man aber die kranken Stellen überall weich und geschmeidig, so kann man zum Gebrauche des Theers und der Theersalben übergehen. Wir haben bereits früher ausgesprochen, dass wir der Lösung von Theer und grüner Seife (ana ℥j) in Alcohol (℥ij) den Vorzug vor dem reinen Theer und den Theersalben geben. Ist von Anfang an eine nur mässige Infiltration der Cutis vorhanden, so kann man gleich nach Anwendung der Bäder und nach der Entfernung der Schuppen die kranken Stellen zwei bis drei Mal täglich mit der genannten Lösung bestreichen, da man auch bei diesem Verfahren fast immer in wenigen Wochen zum Ziele kommt. Aehnliche Erfolge, über welche ich aber aus eigener Erfahrung nicht zu urtheilen vermag, werden auch mit Jodquecksilbersalbe, mit Schwefel- und Jodschwefelseife erzielt. In neuester Zeit empfiehlt *Hebra* sehr dringend die Anwendung einer ziemlich concentrirten Lösung von Schwefelkalk gegen die Psoriasis (℞ Sulf. citrini ℔ ij, Calcis vivae ℔ j. Coque cum aquae fontis ℔ xxjv ad remanent. ℔ xij. Fluidum refrigeratum filtretur). *Hebra* lässt diese Lösung mittelst eines Flanelllappens in jede einzelne befallene Stelle so lange energisch einreiben, bis die Schuppen völlig entfernt sind und der Papillarkörper bloss liegt. Dann wird der Kranke in ein warmes Bad gesetzt, in welchem er eine Stunde lang bleibt. Nach dem Bade werden die kranken Stellen mit irgend einem Fette (Leberthran) oder auch mit Theersalbe eingerieben. Während die bisher besprochene Behandlungsweise mehr für ausgebreitete Eruptionen von Psoriasis passt, besitzen wir in der Einpinselung der kranken Stellen mit einer Sublimatlösung (ʒj auf ℥j Alcohol) ein vorzügliches Mittel für die Behandlung kleiner Efflorescenzen. Diese Einpinselungen gewähren den Vortheil, dass sie sehr wenig umständlich sind, verursachen aber so heftige Schmerzen, dass man sie nicht füglich bei grosser Verbreitung des Exanthems anwenden kann. — Wenn aber auch durch die örtliche Behandlung die Psoriasis am Schnellsten und Sichersten beseitigt wird, so lässt sich doch nicht leugnen, dass dieses Ziel auch durch die innerliche Darreichung von Arsenik erreicht werden kann. Angesichts dieser Thatsache, so wie der Erfahrung, dass die bisher besprochene Therapie durchaus nicht vor Recidiven der Psoriasis schützt, endlich in Berücksichtigung der notorischen Unschädlichkeit einer vorsichtig geleiteten Arsenikcur halten wir es für doctrinär und nicht in üebereinstimmung mit dem Interesse der Kranken, wenn man nur die eine oder die andere Cur verordnet, und nicht, wie es z. B. von *Veiel* geschieht, b e i d e C u r e n m i t e i n a n d e r v e r b i n d e t. Den Arsenik reicht man gewöhnlich in der Form der Solutio arsenicalis Fowleri; man beginnt mit 6 Tropfen pro die und steigt jeden fünften Tag um einen Tropfen, bis man auf etwa 30 Tropfen pro die angelangt ist. *Veiel* wendet fast ausschliesslich die Pilulae Asiaticae an, weil sich bei dieser Form die Dosis des Arseniks weit besser controlliren lasse, als bei der Darreichung desselben in Tropfenform. Sobald Druck in der Magengegend oder Thränen der Augen eintritt, muss die Cur für einige Tage ausgesetzt werden. Die Canthariden, die Antimonialpräparate, das Anthrakokali, die Theerpillen und andere früher gebräuchlichen Mittel sind in neuerer Zeit, weil sie sich als wirkungslos gegen die Psoriasis herausstellten, mit Recht verlassen worden. Dagegen kann man bei vollsaftigen und robusten Individuen neben der eigentlichen Cur eine schmale Kost und abführende Tisanen verordnen, da durch diese Verordnung, welche erfahrungsgemäss bei übertriebener Anwendung für sich allein die Psoriasis zu beseitigen im Stande ist, die Cur beschleunigt wird.

Kapitel XIII.

Dermatitis mit Bildung konischer meist in Gruppen stehender Knötchen. Lichen. Strophulus.

§. 1. Pathogenese und Aetiologie.

Bei dem Lichen oder — wie man dieselbe Krankheitsform zu bezeichnen pflegt, wenn sie Kinder befällt — bei dem Strophulus bemerkt man auf der Haut nicht mit Flüssigkeit gefüllte Bläschen, sondern solide Knötchen (Papulae). Das Exsudat, welches bei der in Rede stehenden Form der Dermatitis zu Stande kommt, wird somit nicht auf die freie Fläche abgesetzt, sondern infiltrirt die Cutis und bewirkt eine umschriebene Schwellung ihres Parenchyms. — Nur für einzelne Fälle von Lichen lassen sich äussere Reize von geringer Intensität, z. B. die Bisse von Parasiten, die Reibung der Haut durch grobe Wäsche, die Einwirkung des Schmutzes, der Einfluss höherer Temperaturgrade als veranlassende Ursachen nachweisen. In den meisten Fällen bleibt es unbekannt, durch welche Bedingungen zahlreiche kleine umschriebene Stellen der Cutis in jenen krankhaften Zustand, durch welchen die Lichenknoten entstehen, versetzt werden, während ihre nächste Umgebung verschont bleibt.

§. 2. Symptome und Verlauf.

Die etwa hirsekorngrossen konischen Knötchen, welche den Lichen charakterisiren, sind gewöhnlich etwas geröthet, zuweilen aber auch von normaler Farbe oder selbst blasser als ihre Umgebung; vielleicht werden in letzterem Falle die Gefässe, aus welchen ursprünglich die Exsudation erfolgt ist, später durch das Exsudat comprimirt. Diese Knötchen stehen meist in Gruppen bei einander und sind entweder auf einzelne Provinzen der Hautoberfläche beschränkt oder über grössere Strecken verbreitet. Bei leichteren Formen (Lichen simplex) haben die Knötchen, welche mit mässigem Jucken verbunden sind, in der Regel einen nur kurzen Bestand; sie verschwinden in etwa acht bis vierzehn Tagen, und nach erfolgter Abschuppung der Epidermisdecke der Knötchen ist meist die Krankheit beendet. Seltener nimmt der Lichen simplex einen chronischen Verlauf, indem nach dem Verschwinden der zuerst entstandenen Knötchen neue sich öfter wiederholende Eruptionen erfolgen. — Bei den schwereren Formen (Lichen agrius) ist das Aufschiessen der Knötchen zuweilen von Fieber und von Störungen des Allgemeinbefindens begleitet. Die Knötchen sind dann oft dicht gedrängt, stehen auf einer gerötheten Basis, sind selbst lebhaft geröthet und verursachen heftiges Jucken und Brennen. Leicht steigert sich die Entzündung, und es entwickelt sich dann nach einigen Tagen aus dem Lichen agrius ein Eczema rubrum. Auch diese Form kann acut verlaufen und in acht bis vierzehn Tagen mit Genesung enden; häufiger aber nimmt sie einen chronischen Verlauf. In diesen Fällen wird durch wiederholte Nachschübe von Knötchen die befallene Hautstelle zuweilen gleichmässig verdickt, rigide, rissig und mit trocknen Epidermisschuppen bedeckt, so dass das Bild dem einer Psoriasis sehr ähnlich wird.

§. 3. Therapie.

Die leichteren Formen des acut verlaufenden Lichen bedürfen keiner Behandlung. In prolongirten Fällen passt dasselbe Verfahren, welches wir für die Behandlung chronischer Ekzeme empfohlen haben. Bei besonders hartnäckigen Fällen kann man zur Darreichung von Arsenik schreiten. *Veiel* hält dasselbe bei allen Hautkrankheiten, bei welchen die Cutis infiltrirt ist, für besonders wirksam, während es bei anderen Formen weit weniger leiste. Bei Lichen agrius passt in frischen Fällen die Anwendung der Kälte und allenfalls die Darreichung von Laxanzen; dagegen verdienen die gleichfalls empfohlenen allgemeinen und örtlichen Blutentziehungen keine Anwendung. Die chronischen Fälle von Lichen agrius widerstehen häufig den eingreifendsten Curen. Bäder, Schmierseife, Theer, Schwefelpräparate, namentlich aber der innere Gebrauch des Arsenik sind gegen diese Formen die noch am Meisten zu empfehlenden Mittel.

Kapitel XIV.

Dermatitis mit Bildung zerstreuter, flacher, heftig juckender Knötchen. Prurigo.

§. 1. Pathogenese und Aetiologie.

Die flachen Knötchen, welche der Prurigo eigenthümlich sind, haben die Farbe der sie umgebenden Haut. Sie entleeren, wenn man sie ansticht, gewöhnlich ein Tröpfchen klarer Flüssigkeit, während aus Lichenknötchen, wenn man sie ansticht, ein Tröpfchen Blut hervordringt. Drückt man ein Prurigoknötchen seitlich zusammen, so bemerkt man, dass sich die Epidermis spannt, transparent wird, und dass ein wasserklares Fluidum hervortritt. Aus diesem Verhalten der Knötchen und aus den Erfolgen der Therapie gegen Prurigo schliesst *Hebra*, dass es sich bei dieser Krankheit um einen Erguss von Flüssigkeit in die tieferen Schichten der Epidermis handle, deren Menge gewöhnlich nicht beträchtlich genug sei, um ein Bläschen zu bilden, sondern nur ausreiche, um ein fühlbares, später auch sichtbares flaches Knötchen hervorzubringen. Mit dieser Hypothese, deren Richtigkeit sich freilich nicht durch directe pathologisch-anatomische Beobachtungen constatiren lässt, weil die erwähnten Veränderungen nach dem Tode verschwinden, stimmen auch die subjectiven Symptome, von welchen die Prurigo begleitet ist, namentlich das unerträgliche Jucken und der Verlauf der

Krankheit überein. Die durch Läuse, durch Milben, durch reizenden Staub und durch andere nachweisbare äussere Einflüsse entstehende Prurigo pflegt man trotz der Uebereinstimmung der Erscheinungen von den ohne bekannte Veranlassung entstehenden, sehr hartnäckigen, oft durch das ganze Leben fortbestehenden Formen der Krankheit, der „wahren" Prurigo zu trennen. Letztere ist bei der armen Bevölkerung sehr viel verbreiteter als in den wohlhabenden Ständen, so dass eine schlechte Hautpflege und eine dürftige Kost eine wichtige Rolle bei der Entstehung der Prurigo zu spielen scheinen. Die Krankheit kommt mit Ausnahme der ersten Kinderjahre in jedem Lebensalter vor; Männer leiden häufiger an derselben als Frauen.

§. 2. Symptome und Verlauf.

Nicht die zerstreut stehenden, flachen, oft sogar schwer aufzufindenden Knötchen, welche durch den Reiz, den sie auf die Hautpapillen ausüben, ein ebenso unerträgliches Jucken erzeugen, wie Bisse von Parasiten oder ein ganz leises Bestreichen der Hautoberfläche mit den Fingerspitzen oder mit fremden Körpern, bilden die hervorstechendsten objectiven Zeichen der Prurigo, sondern die Veränderungen, welche die Haut durch das heftige Kratzen erfährt. Beim Kratzen mit den Nägeln wird die Epidermisdecke von den flachen Knötchen abgerissen, es entstehen in Folge dessen kleine Blutungen, das ergossene Blut vertrocknet zu Krusten und die zahllosen kleinen, nach dem Verschwinden der Papeln fortbestehenden Blutkrusten sind es, welche auf der Haut von Pruriginösen besonders in die Augen fallen. Da Knötchen und zerkratzte Stellen auch durch die Bisse von Parasiten entstehen, so hat man bei diesem Befunde vor Allem festzustellen, ob es sich um Läuse oder Krätzmilben, oder ob es sich um Prurigo im engeren Sinne handelt. Grobe Irrthümer, namentlich die Verwechselung von Krätze mit Prurigo bei Individuen, bei welchen man nicht leicht Krätze vermuthet, kommen alltäglich vor. Einen wichtigen Anhalt für die Unterscheidung giebt die Oertlichkeit, an welcher sich die Knötchen und die zerkratzten Hautstellen in grösster Anzahl vorfinden. Bei der Prurigo trifft man dieselben nicht wie bei den Leibläusen vorzugsweise an den Stellen, an welchen das Hemd Falten bildet, am Hals, am Gürtel u. s. w., und ebensowenig vorzugsweise an dem Lieblingsaufenthalt der Krätzmilben, an den Beugeseiten der Glieder, zwischen den Fingern, am Bauche, sondern man findet die meisten Knötchen und zerkratzten Stellen an den Streckseiten der Glieder, besonders am Unterschenkel und — ein bei der Krätze niemals vorkommender

Befund — am Rücken mindestens ebensoviel als am Bauche. Noch wichtiger als die verschiedene Vertheilung der Knötchen und Excoriationen auf der Körperoberfläche ist für die Unterscheidung der Scabies und der Prurigo pedicularis von der „wahren" Prurigo der Nachweis von Milbengängen oder Milben, von Läusen und Nissen. Selbst wenn aber dieser Nachweis gelingt, ist bei langer Dauer und bei ungewöhnlicher Verbreitung des Hautjuckens an die Möglichkeit einer Complication zu denken, um so mehr, als dieselben Individuen, welche vorzugsweise an Prurigo leiden, auch besonders leicht Krätzmilben und Läuse auffangen. Die dunkle Pigmentirung der Haut, welche man bei Pruriginösen nach längerer Dauer der Krankheit vorfindet, ist Folge des Kratzens und kann nicht zur Diagnose benutzt werden, da sie auch fast immer auf der Haut von Leuten vorkommt, welche lange Zeit mit Ungeziefer behaftet waren. Niedere Grade der Prurigo pflegt man als Prurigo mitis, höhere Grade, bei welchen die Empfindung in der Haut Aehnlichkeit mit dem durch zahllose Ameisen hervorgerufenen unerträglichen Jucken und Brennen hat, als Prurigo formicans zu bezeichnen. Die auf die Umgebung des Afters beschränkte Prurigo ani, so wie die bei Frauen an den äussern Schamlippen und der Vulva, bei Männern am Penis und am Scrotum vorkommende Prurigo pudendorum bilden Uebergänge zu den Ekzemen. — Die, wie bereits erwähnt wurde, sehr hartnäckige Krankheit kann in gleicher Heftigkeit Monate und Jahre andauern, meist aber pflegt sie sich im Herbst und im Winter zu verschlimmern, im Frühjahr und Sommer Remissionen zu machen. Besonders quälend pflegt das Jucken am Abend und in der Nacht zu werden. Die anhaltende Unruhe und Qual, der oft Nacht für Nacht gestörte Schlaf bringt manche Individuen zur Verzweiflung und treibt sie selbst zum Selbstmord; bei anderen entwickeln sich Geistesstörungen. Dagegen pflegt die Körperernährung meist gar nicht oder doch erst spät zu leiden, und der etwa vorhandene frühzeitige Marasmus hängt weit häufiger von Complicationen oder von den dürftigen Verhältnissen der Kranken (Cachexia pauperum) als von der Prurigo selbst ab.

§. 3. Therapie.

Die radicale Heilung der Prurigo ist eine schwere Aufgabe, die nur selten gelöst wird. Dagegen gelingt es fast immer, eine zeitweise Erleichterung oder selbst eine vorübergehende vollkommene Euphorie herbeizuführen, wenn man durch hautreizende Mittel eine schnellere Abstossung und damit eine schnellere Regeneration der Epidermis herbeiführt. Bäder und Waschungen mit Kochsalz-, Kali- oder Sublimatlösungen, mit Kalkwasser, mit verdünnten Säuren, Einreibungen mit Schmierseife und Theersalbe, Dampfbäder verdienen daher den Vorzug vor den gleichfalls empfohlenen lauen Wasserbädern, vor Kleien-, Milch- und Gallertbädern. Als ein ganz sicheres wenn auch gleichfalls nur palliatives Mittel gegen Prurigo empfiehlt *Hebra* energische eine halbe Stunde lang fortgesetzte Abreibungen mit einem in die früher erwähnte Schwefelkalklösung eingetauchten Flanelllappen. Nach der Abreibung bringt man den Kranken in ein Bad, in welchem er mindestens eine Stunde lang verweilen muss. Zweckmässig ist es, auf das Bad eine Regendouche folgen zu lassen und den Körper mit Oel einzureiben. Schon nach dem ersten Bade soll grosse Erleichterung eintreten und nach einer achttägigen Anwendung das Jucken gewöhnlich gänzlich verschwunden sein. — Durch innere Mittel und eine zweckmässige Diaet müssen die etwa vorhandenen Complicationen bekämpft und der Ernährungszustand des Körpers, wenn derselbe leidet, so viel als möglich geregelt werden. Ausserdem hält *Veiel* das Arsenik für ein wahres Specificum gegen Prurigo, welches er niemals ohne Erfolg angewendet habe.

Kapitel XV.

Entzündung und Vereiterung der verstopften Talgdrüsen. Acne. Acne vulgaris. Acne disseminata.

§. 1. Pathogenese und Aetiologie.

Die Entzündung und Verschwärung der Talgdrüsen wird von *Bärensprung* mit vollem Recht den Entzündungen und Verschwärungen der Schleimhautfollikel an die Seite gestellt; in der That entsteht durch dieselben Vorgänge, durch die Verstopfung des Ausführungsganges, durch die Entzündung der Wand, durch den Durchbruch der Decke eines Follikels auf der äusseren Haut die Acne, auf den Schleimhäuten das folliculäre Geschwür. Wir werden später auf die Verstopfung der Talgdrüsen durch eingedicktes Sebum, auf welcher die Bildung der sogenannten Mitesser oder Comedonen beruht, noch einmal zurückkommen. Ein Comedo selbst ist noch keine Acne, sondern wird erst zur Acne, wenn sich der verstopfte Follikel entzündet. In den meisten Fällen führt diese Entzündung zur Eiterbildung, und es entstehen Acnepusteln; doch kommt es auch vor, dass die Entzündung sich zertheilt, und ebenso, dass sie nur zu einer langdauernden Infiltration und

Verdickung der Follikelwand, zu einem Acneknoten führt. – Nicht viele Menschen bleiben von der Acne vulgaris gänzlich verschont; die meisten aber leiden nur während der Jahre der Pubertätsentwickelung an leichten Graden dieses Uebels, und auch bei denjenigen Individuen, welche während einer längeren Reihe von Jahren von höheren Graden der Acne vulgaris heimgesucht werden, hat dieselbe niemals im frühen Kindesalter, sondern erst gegen die Zeit der Pubertätsentwickelung begonnen, und überdauert zwar das Jünglingsalter, aber zieht sich nur äusserst selten bis in das vorgerückte Mannesalter hin. Das männliche Geschlecht ist zwar mehr zur Acne disponirt als das weibliche, doch stellt sich zum Schrecken eitler Mütter auch bei ihren Töchtern gerade zu der Zeit, in welcher sie daran denken, sie demnächst in die Gesellschaft einzuführen, sehr oft „ein unreiner Teint" – der gebräuchliche Euphemismus für Acne und Comedonen – ein. Ein Zusammenhang zwischen der Entwickelung von Acne und den Vorgängen in der Geschlechtssphäre lässt sich daher wohl kaum in Abrede stellen. Laien gehen weiter und leiten lächerlicher Weise, je nachdem sie zum Pessimismus oder zum Optimismus neigen, die Entwickelung von Acne bald von geschlechtlichen Ausschweifungen und Onanie, bald von einem zu keuschen und enthaltsamen Leben (!) ab.

§. 2. Symptome und Verlauf.

Der häufigste Sitz der Acne ist im Gesicht, nächstdem auf dem Rücken, der Brust, dem Gesäss und an den Oberarmen. Der Process beginnt mit Röthung und Schwellung der circumscripten Hautstelle, in deren Mitte sich ein schwarzer Punct – der Comedo – befindet (Acne punctata). Die Anschwellung und Röthung erreicht langsam und bei geringer und fehlender Schmerzempfindung einen zuweilen ziemlich bedeutenden Grad (Acne indurata). Zertheilt sich die Entzündung, so detumescirt der Knoten; die durch die Entzündung gelockerte Epidermis schuppt sich ab; es bleibt nur einige Zeit ein rother etwas harter Fleck zurück; dann, verschwindet auch dieser. Geht die Entzündung in Eiterung über, so bildet sich auf der Höhe des Knötchens, eine kleine Pustel, die nach einiger Zeit platzt und einen gelben Schorf, hinterlässt. Nur selten verschwindet, bald nach der Bildung der Pustel oder dem Platzen derselben, das Knötchen, auf welchem die Pustel aufsitzt. Gewöhnlich detumescirt dasselbe nur langsam und allmälig. Endlich kommt es nicht selten vor, dass die Cutis sich im Umfange des entzündeten Follikels stärker an der Entzündung betheiligt, mit Exsudat infiltrirt, geschwellt, hart und dunkel geröthet wird. Die in solchen Fällen entstehende Hautentzündung hat grosse Aehnlichkeit mit der furunculösen Dermatitis. Sie kann in Zertheilung enden, wobei die runden flachen und breiten Erhebungen der Haut, in welche sich die Acneknötchen umgewandelt haben, allmälig detumesciren, sich abschuppen und langsam blass werden. Oft aber geht sie auch in Eiterung über. In solchen Fällen wird der aus seiner Umgebung gelöste Follikel wie der nekrotisirte Bindegewebspfropf bei einem Furunkel ausgestossen, und es bleibt eine Narbe zurück.

§. 3. Therapie.

Mit „Unreinigkeiten im Blute" hängt die Acne nicht zusammen, und die sogenannten „blutreinigenden" Holztränke und Laxanzen würden, selbst wenn sie ihre Namen mit Recht führten, nicht für die Behandlung der Acne passen. Es reicht aber nicht, aus, dass der Arzt diese Mittel nicht verordnet, sondern er muss auch seine Clienten, welche dieselben ganz gewöhnlich hinter seinem Rücken anwenden, vor diesem Unfug warnen. Auch anderer innerer Medicationen hat man sich zu enthalten, da sie Nichts nützen, und da äussere Mittel zu einer erfolgreichen Behandlung ausreichen. Waschungen der Acneknoten mit Aetzkali oder Sublimatlösung, mit Tinctura Benzoës, leisten oft gute Dienste. Sehr wirksam ist die *Veiel*'sche Behandlung, welche in einem energischen Bürsten der Acneknoten mit einer Zahnbürste und Kaliseife besteht. Am Meisten zu empfehlen ist die Anwendung der Schwefelpräparate; sie ist sehr verbreitet, da das Kummerfeld'sche Waschwasser (℞ Sulph. praec. ʒij, Camphor. gr. x, Gi. mimos. ℈j, Aq. Calc., Aq. Rosar. aa ℥ij) bei Laien mit Recht in gutem Rufe steht. Die Vorschrift für den Gebrauch des Kummerfeld'schen Waschwassers ist die, dass man dasselbe, nachdem man es gut umgeschüttelt hat, abends vor Schlafengehen auf die von Acne befallenen Hautstellen aufträgt und am nächsten Morgen den der Haut anhaftenden Schwefel trocken abreibt. Hebra lässt das Lac sulphuris mit gleichen Theilen Alcohol und Glycerin zu einer Paste machen und diese in die Acneknötchen einreiben, nachdem dieselben vorher intensiv mit Wässer und Seife abgewaschen sind. Auch diese Procedur wird gewöhnlich abends vorgenommen, und die Paste bleibt dann über Nacht auf den Acneknötchen liegen. Doch kann man auch bei Leuten, welche Zeit dazu haben, die Einreibungen morgens und abends vornehmen und die Paste beständig mit den Acneknötchen in Berührung lassen. Hat sich Eiter gebildet, so ist derselbe durch vorsichtige Einstiche zu entleeren. Ist die Entzündung stark, so lässt man am Besten warme Breiumschläge auflegen.

Kapitel XVI.

Entzündung und Vereiterung der Talgdrüsen und Haarbälge der Barthaare. Mentagra. Sykosis.

§. 1. Pathogenese und Aetiologie.

Bei der Sykosis sind die Talgdrüsen und die Haarbälge der starken Barthaare entzündet, aber auch das Cutisgewebe in der nächsten Umgebung der genannten Drüsen und Bälge nimmt an der Entzündung Theil unter der Form einer hochgradigen Hyperaemie, Infiltration und Anschwellung. Bei Frauen und Kindern, welche keinen Bart haben, kommt die Krankheit fast niemals vor, sondern nur bei erwachsenen Männern, und auch bei diesen gewöhnlich erst zu der Zeit, in welcher die Barthaare bereits eine gewisse Stärke erlangt haben. Stumpfe Rasirmesser, ungeschicktes Rasiren, der Reiz scharfer Seife, des Schnupftabakes, des Schmutzes scheinen in manchen Fällen das Uebel oder die Disposition zu demselben hervorzurufen. In den meisten Fällen sind die Ursachen desselben nicht nachzuweisen.

§. 2. Symptome und Verlauf.

Im Beginn der Krankheit bilden sich mit einem Gefühl von Hitze und Spannung zwischen den Haaren des Bartes, an den Lippen, am Kinn, an den Backen (in seltenen Fällen zwischen den Haaren der Augenbrauen und der Achselhöhle) rothe infiltrirte Knötchen von Linsen- bis Erbsengrösse. Nach einiger Zeit entstehen auf der Spitze dieser Knötchen Pusteln, welche stets von einem Haar durchbohrt sind. Die Pusteln bersten nach einigen Tagen und ergiessen ihren Inhalt, der alsbald zu bräunlichen Krusten vertrocknet. Unter den Krusten bestehen die Knoten fort, und auch nach dem Abfallen derselben verkleinern sie sich nur sehr langsam oder behalten ihre frühere Grösse. Während diese Eruptionen anfangs nur spärlich und zerstreut sind, mehren sie sich allmälig durch neue Nachschübe, bis die dicht gedrängten Knötchen und die gleichfalls infiltrirten Zwischenräume derselben der kranken Stelle das eigenthümlich feigenartige Ansehen verleihen, dem die Sykosis ihren Namen verdankt. Zuweilen ist die Sykosis nur auf einzelne Stellen von kleinem Umfange beschränkt; in anderen Fällen sind alle Stellen des

Gesichts, an welchen sich Barthaare finden, mit dunkelrothen Knoten, Pusteln und Grinden bedeckt. Die Krankheit hat eine unbegrenzte Dauer und besteht oft viele Jahre und selbst Jahrzehende lang, ohne zu erlöschen und ohne zu anderweitigen Degenerationen zu führen. Heilt die Krankheit, so werden gewöhnlich die früher kranken Stellen, weil die Haarbälge zerstört sind, nicht wieder mit Haaren bedeckt und zeigen ein narbiges Ansehen.

§. 3. Therapie.

Die Sykosis gehört zu den hartnäckigsten Hautkrankheiten und widersteht trotz der grossen Zahl der gegen sie empfohlenen Mittel sehr oft jeder noch so eingreifenden Behandlung. *Hebra* erklärt sowohl den inneren Gebrauch des Arsenik, der Jod- und Mercurialpräparate, als die äussere Anwendung der weissen und rothen Präcipitatsalbe, der Schmierseife, des Kali causticum und anderer Mittel für gänzlich unwirksam. In einzelnen Fällen erzielte er durch Aetzungen der einzelnen Knoten mit concentrirter Salpetersäure Heilung; das grösste Lob aber spendet er der Behandlung der Sykosis mit der im vorigen Kapitel erwähnten Paste aus Schwefel, Glycerin und Alcohol. Dieselbe wird morgens und abends aufgetragen, nachdem zuvor die die Pusteln durchbohrenden Haare mit einer Cilienpincette ausgezogen sind. In etwa 14 Tagen soll bei dieser Behandlung die Heilung eintreten. *Hebra* bemerkt ausdrücklich, „dass keine wenn auch noch so intensive Sykosis dieser Behandlung widerstehe". *Veiel* behandelt die Sykosis gleichfalls mit günstigem Erfolg; doch ist seine Methode, welche in längere Zeit fortgesetzter Application von Kataplasmen, Ausreissen sämmtlicher Haare im Bereiche der kranken Stelle vermittelst aufgeklebter Pflasterstreifen und dann sofortigem Aetzen der enthaarten Stelle mit concentrirter Essigsäure besteht, über alle Maassen schmerzhaft.

Kapitel XVII.

Chronische Entzündung der Talgdrüsen im Gesicht mit Gefässerweiterung und Bindegewebswucherung in ihrer Umgebung. Acne rosacea. Gutta rosacea. Kupferrose.

§. 1. Pathogenese und Aetiologie.

Bei der Acne rosacea sind die Talgdrüsen des Gesichts, namentlich die der Nase, der Sitz einer chronischen Entzündung. Diese Entzündung zeigt weit weniger Neigung in Vereiterung überzugehen als die Entzündung der Talgdrüsen bei der Acne vulgaris und bei der Sykosis, ist dagegen constant mit einer entzündlichen Hypertrophie des Bindegewebes und namentlich mit einer beträchtlichen Erweiterung der Gefässe in der Umgebung der kranken Drüsen complicirt. — Acne rosacea kommt zwar vorzugsweise bei Trinkern, namentlich bei Wein- und Branntweintrinkern, vor, indessen keineswegs so ausschliesslich, dass man aus der Entwickelung der Acne rosacea allein den Schluss, dass das befallene Individuum dem Trunk ergeben sei, zu machen berechtigt ist. Sehr oft werden Frauen in den klimakterischen Jahren, auch wenn sie niemals Wein, Bier oder Branntwein geniessen, von dem bei dem herrschenden Vorurtheil besonders unangenehmen Leiden heimgesucht. Auch jüngere Frauen, namentlich wenn sie an Menstruationsstörungen leiden, bekommen häufig Acne rosacea.

§. 2. Symptome und Verlauf.

Die Krankheit beginnt mit einer dunklen, kupferfarbenen, durch varicöse Erweiterung kleiner Gefässe bedingten Röthung einzelner Stellen im Gesicht. Auf den blaurothen Stellen entstehen später Acneknoten, welche, selbst wenn sich an ihrer Spitze eine Pustel bildet, nicht wieder kleiner werden, sondern im Gegentheil sich allmälig vergrössern. Dadurch, dass neue Knoten hinzukommen, und dass im Gewebe der Cutis eine hochgradige Bindegewebswucherung eintritt, entstehen sehr hässliche Entstellungen. Die angeschwollene unförmliche Nase, der gewöhnliche Sitz der Acne rosacea, ist bei hohen Graden des Uebels von blaurother Farbe und mit grösseren und kleineren Höckern und Knollen besetzt. Oft leiden in ähnlicher Weise auch die Stirn und die Wangen, und in manchen Fällen ist der Process über das ganze Gesicht verbreitet.

§. 3. Therapie.

Bei der ersten Entwickelung einer Acne rosacea ist der Genuss von Spirituosen streng zu untersagen; etwaige Menstruationsstörungen sind nach den früher gegebenen Vorschriften zu behandeln. Dabei empfiehlt es sich, um eine Compression der erweiterten Gefässe zu erzielen, die gerötheten Stellen mit Collodium zu bestreichen. In Fällen, in welchen dies nicht vertragen wird, wandte *Veiel* mit Erfolg concentrirtes Bleiwasser mit einem Zusatz von weisser Sigelerde und einer Spur von Campher an. Haben sich Acneknötchen entwickelt, so passen auch für die Behandlung der Acne rosacea die

Schwefelpräparate; doch wende man statt der für die Behandlung der Acne vulgaris und der Sykosis empfohlenen Paste lieber das Kummerfeld'sche Waschwasser oder eine Schüttelmixtur von Lac sulphuris mit Wasser oder Alcohol an. Bei inveterirten Fällen bleibt meist jede Behandlung erfolglos.

VI. Haemorrhagieen der Haut. Purpura.

§. 1. Pathogenese und Aetiologie.

Alle Haemorrhagieen der Haut entstehen durch Continuitätsstörungen der Gefässwände; niemals transsudirt Blut durch die unverletzte Wand eines Gefässes. Tritt das Blut in das Parenchym der Cutis aus, so dass die Interstitien der Gewebselemente mit Blut erfüllt sind, ohne dass die Haut durch den Bluterguss geschwellt ist, so entstehen rothe, bläuliche oder schwärzliche Flecke — Purpura. Sind die Purpuraflecke klein und rundlich, so nennt man sie gewöhnlich Petechien, sind sie länglich und striemenartig, Vibices, sind sie diffus und unregelmässig gestaltet, Ekchymomata. Schwillt durch einen umschriebenen Erguss einer etwas grösseren Menge von Blut die Haut zu kleinen Knötchen an, so entsteht der Lichen lividus (*Willan*) oder die Purpura papulosa (*Hebra*), bilden sich durch diffuse Blutergüsse breitere flache Anschwellungen der Haut, welche Aehnlichkeit mit Quaddeln haben, die Purpura urticans. In manchen Fällen wird durch einen Bluterguss die Epidermis vom Papillarkörper getrennt und zu einer Blase erhoben, Purpura bullosa, in noch anderen durchbricht das ergossene Blut die Epidermis und fliesst frei nach Aussen ab. — Bei dem sogenannten Blutschwitzen tritt das Blut zwar aus den Poren der Haut hervor; da aber mit demselben kein Schweiss gemischt ist, und da überhaupt diese Blutung mit der Schweisssecretion Nichts gemein hat, so ist die obige Bezeichnung unpassend.

Haemorrhagieen der Haut sind 1) Folgen äusserer Verletzung. Unter den traumatischen Haemorrhagieen sind die durch Flohstiche entstandenen insofern von Wichtigkeit, als unerfahrene Aerzte durch dieselben nicht selten irregeführt und zur Diagnose einer schweren Bluterkrankung verleitet werden. Unmittelbar nach einem Flohstich bemerkt man einen Roseolafleck oder eine Quaddel, in deren Mitte die kleine dunkelrothe Wunde, das Stigma, sich befindet. Bei Individuen mit fibrinarmem Blute bildet sich aber ausserdem in der Umgebung der durch den Flohstich bewirkten Wunde eine kleine Haemorrhagie im Cutisgewebe, ähnlich der weit erheblicheren Haemorrhagie, welche sich bei denselben Individuen in der Umgebung von Blutegelstichen bildet. Die kleinen von Flohstichen zurückbleibenden Haemorrhagieen sind noch sichtbar, wenn die Wunde nicht mehr zu erkennen ist, so dass das Stigma zwar für die Unterscheidung einer Roseola und Urticaria pulicosa von anderen Purpura- und Urticaria-Formen, aber nicht zur Unterscheidung der Purpura pulicosa von anderen Petechien benutzt werden kann. Ausser dem Nachweis von Flöhen und frischen Flohstichen giebt oft nur die Berücksichtigung der Localität, an welcher sich die Purpuraflecke finden, einen Anhalt für die richtige Deutung derselben. Flöhe halten sich vorzugsweise an Stellen auf, an welchen sie sich zwischen den Falten des Hemdes verkriechen können. Findet man daher die Gegend des Halses, der Schultern, bei Frauen die Stellen, welche den Rockbändern entsprechen, mit Petechien bedeckt, während an den übrigen Körperstellen, namentlich an denen, welche nackt getragen werden, sich wenig oder gar keine Petechien zeigen, so kann man schliessen, dass man mit den Residuen von Flohstichen zu thun habe. Haemorrhagieen der Haut entstehen 2) in Folge von Rupturen der Gefässe bei übermässiger Füllung derselben. So sieht man nicht selten das Gesicht nach heftigem Husten oder stürmischem Erbrechen mit Purpuraflecken bedeckt, oder man findet an den unteren Extremitäten bei gehemmtem Abfluss des Blutes aus denselben neben varicöser Erweiterung der Venen Purpuraflecke. Selbst durch hochgradige Fluxionen scheinen zuweilen Gefässrupturen in der Haut zu entstehen; wenigstens beschreiben englische Aerzte unter dem Namen Purpura simplex eine Form, welche bei jugendlichen, im Uebrigen gesunden und robusten Individuen namentlich dann auftritt, wenn sie reichlich Spirituosen zugeführt haben. Endlich hängen Blutungen der Haut am Häufigsten 3) von Ernährungsstörungen der Gefässwände ab. Hierher gehört die Purpura senilis, welche Theilerscheinung des Marasmus senilis ist, ferner die Purpura, welche im Verlauf schwerer Blutkrankheiten, des Typhus, der Pocken, der Masern, des Skorbut vorkommt, und die, welche das wichtigste Symptom des Morbus maculosus Werlhoffii ist. Wahrscheinlich ist hierher auch die mit rheumatischen Schmerzen complicirte nur an den unteren Extremitäten beobachtete Purpura oder Peliosus rheumatica zu rechnen.

§. 2. Symptome und Verlauf.

Die durch Haemorrhagie entstandenen rothen Flecke unterscheiden sich von den durch Gefässüberfüllung entstandenen dadurch, dass sie bei einem Druck mit dem Finger nicht, wie diese, blass werden und verschwinden. Sie haben bald eine kurze, bald eine längere Dauer und zeigen auch in Bezug auf ihren Sitz und ihre Grösse mannichfache Moditicationen, welche aber, wie die subjectiven Erscheinungen, von welchen sie begleitet sind, vorzugsweise von dem Grundleiden oder von etwaigen Complicationen abhängen. Wir müssen daher in Betreff der ausführlichen Symptomatologie der meisten Haemorrhagieen auf diejenigen Kapitel verweisen, in welchen der Typhus, die Pocken, dic Mascrn, der Skorbut, der Morbus maculosus Werlhoffii abgehandelt werden, und wollen hier nur wenige Worte über die Peliosis rheumatica hinzufügen. — Diese von *Schönlein* zuerst genauer beobachtete und als ein eigenthümliches Leiden erkannte Krankheit findet sich hauptsächlich bei jugendlichen Individuen mit zarter Haut, welche schon früher an rheumatischen Affectionen gelitten haben. Sie ist gewöhnlich mit Fiebererscheinungen verbunden. Schmerzen in den unteren Extremitäten, namentlich in den Unterschenkeln, machen die Kranken zuerst auf ihr Leiden aufmerksam. Bei der Untersuchung der schmerzhaften Stellen findet man dieselben durch ein geringes Oedem mässig angeschwollen und mit rothen Flecken von Hirsekorn- bis Linsengrösse besetzt. Diese Flecken sind anfangs hellroth und verschwinden unter dem Fingerdruck, beruhen also zu dieser Zeit auf partieller Hyperaemie. Später nehmen sie eine schmutzig-braune Färbung an und weichen nicht mehr dem Fingerdruck, ein Beweis, dass das Blut aus den Gefässen ausgetreten und in das Hautgewebe ergossen ist. Gewöhnlich wiederholen sich stossweise ähnliche Eruptionen von Flecken mehrere Male, so dass die Krankheit meist eine Dauer von mehreren Wochen hat, obgleich die zuerst entstandenen Flecke sich bei horizontaler Lage der Kranken nach 4 bis 8 Tagen verlieren. In manchen Fällen zieht sich die Krankheit durch oft wiederholte Recidive Monate lang hin.

§. 3. Therapie.

Bei der Behandlung der Haemorrhagieen der Haut muss vorzugsweise auf die etwa vorhandene Constitutionsanomalie Rücksicht genommen werden. Ausserdem verordnet man gewöhnlich, wie bei fast allen anderen Blutungen, den inneren Gebrauch von Mineral- und Pflanzensäuren und lässt auch die Purpuraflecken mit verdünnten Säuren, namentlich mit einer Mischung von Wasser und Essig, waschen. Die Wirksamkeit dieser Verordnungen ist sehr problematisch. Für die Behandlung der Peliosis rheumatica ist es eine wichtige Regel, dass man die Kranken bis zum Verschwinden der Flecke und auch einige Zeit nach dem Verschwinden derselben ohne Unterbrechung eine horizontale Lage im Bett einnehmen lasse.

VII. Neubildungen in der Haut.

Von den Neubildungen in der Haut überlassen wir die Besprechung der meisten, namentlich die Besprechung der Carcinome, Sarkome und Epitheliome, den Lehrbüchern der Chirurgie und beschränken uns auf eine kurze Besprechung der unter dem Namen Lupus bekannten, nur der äusseren Haut und der Schleimhaut der Nase, des Mundes und des Rachens eigenthümlichen Neubildung.

Kapitel XVIII.

Lupus. Fressende Flechte.

§. 1. Pathogenese und Aetiologie.

Als die primären und für den Lupus charakteristischen Veränderungen findet man im Gewebe der Cutis Herde von der Grösse eines Hirsekorns bis zu der einer halben Erbse, welche aus Zellen und freien Kernen bestehen und häufig entartete, mit concentrischen Lagen von Drüsenepithel gefüllte Haarbälge oder Talgdrüsen einschliessen. Bei ihrer allmäligen Vergrösserung erreichen diese Herde schliesslich die Oberfläche der Cutis. Die Epidermis wird abgestossen, und es entstehen Geschwüre, deren Basis aus den zerfallenden, mit Lupuselementen durchsetzten Fasern des Corium bestehen (Lupus exedens). In anderen Fällen erweichen die Herde, ohne dass sie an die Oberfläche gelangen. Ihr Inhalt wird (nach fettigem Zerfall?) resorbirt, und es bleibt eine eingezogene Narbe zurück, der kein Geschwür vorherging (Lupus non exedens). Die bösartige, keiner weiteren Organisation fähige Neubildung von Zellen und Kernen führt aber durch den Reiz, den sie auf das Cutisgewebe ausübt, sehr oft gleichzeitig theils zu Eiterbildung in der nächsten Umgebung der Herde, theils zur Entwickelung junger Bindegewebselemente zwischen den Fasern des Corium in zuweilen grösserer Ausbreitung. Je nachdem der eine oder der andere dieser Vorgänge prävalirt, entstehen

Modificationen in den Erscheinungen und im Verlauf des Lupus, welchen die einzelnen Species desselben ihre Namen verdanken. — Die Aetiologie des Lupus ist vollkommen dunkel. Zwar kommt die Krankheit sehr häufig bei scrophulösen Individuen vor, aber eine grosse Zahl exquisit scrophulöser Individuen bleibt von Lupus verschont, während viele Andere, welche niemals an Scropheln litten und bis dahin ganz gesund erschienen, an Lupus erkranken. Aehnlich verhält es sich mit der Syphilis congenita. (Niemals ist Lupus cin Symptom acquirirter Syphilis.) Es ist nicht zu leugnen, dass Lupus ziemlich häufig bei Individuen vorkommt, bei welchen der Verdacht oder die Gewissheit vorhanden ist, dass sie an ererbter Syphilis leiden; aber auf der anderen Seite steht es fest, dass derartige Individuen in der Mehrzahl der Fälle von Lupus verschont bleiben. Die Aufstellung eines Lupus scrophulosus, syphiliticus und idiopathicus ist demnach nicht gerechtfertigt. Statistische Zusammenstellungen über das Vorkommen des Lupus in den verschiedenen Lebensaltern, bei den verschiedenen Geschlechtern und bei den verschiedenen Ständen haben ergeben, dass die Krankheit selten vor dem zehnten und noch seltener nach dem vierzigsten Lebensjahre, dagegen am Häufigsten zwischen dem zehnten und zwanzigsten vorkommt, ferner, dass beide Geschlechter etwa gleich häufig oder Frauen etwas häufiger als Männer von Lupus befallen werden, und endlich, dass die Krankheit in den wohlhabenderen Klassen seltener ist, als bei der armen Bevölkerung.

§. 2. Symptome und Verlauf.

Der häufigste Sitz des Lupus ist das Gesicht und vor Allem die Nase. Doch kommt derselbe auch an anderen Stellen, am Halse, an den Schultern, auf der Brust und an den Extremitäten, namentlich oberhalb der Gelenke vor. Die ersten Symptome des Lupus werden häufig übersehen, oder es wird denselben wenigstens eine zu geringe Bedeutung beigelegt. Sie bestehen in der schmerzlosen Entwickelung kleiner umschriebener braunrother Flecken oder Knötchen (Lupus maculosus und tuberculosus), welche bei einer ziemlich bedeutenden Härte auffallend vulnerabel und mürbe sind, so dass sie sehr leicht bluten, und dass man schon bei einem mässigen Drucke mit einem Höllensteinstück tief in sie eindringen kann. In diesem Stadium kann die Krankheit längere Zeit, selbst mehrere Jahre hindurch verharren, ehe sie weitere Fortschritte macht; nur in seltenen Fällen nimmt der Lupus einen subacuten Verlauf, so dass er innerhalb weniger Wochen umfangreiche Zerstörungen anrichtet. — Bei dem Fortschreiten des lupösen Prozesses entsteht ein verschiedenes Bild. In manchen Fällen mehren sich die Flecken oder Knötchen, werden grösser, verschmelzen mit einander, ihre Oberfläche erscheint gespannt und glänzend und ist mit abgestossenen Epidermisschuppen bedeckt (Lupus exfoliativus). Im weiteren Verlaufe schmilzt, während sich die Abschilferung der Epidermis beständig wiederholt, die Härte der Flecken und Knötchen, und die kranken Hautstellen, welche früher über ihre Umgebung hervorragten oder sich mit derselben in einem Niveau befanden, sinken allmälig ein, legen sich fest an die unter ihnen liegenden Theile an, werden bei fortschreitender Heilung retrahirt und in weisse, harte und glänzende Narben verwandelt. Einen Lupus, welcher den geschilderten Verlauf nimmt, und bei welchem ohne Geschwürsbildung eine oft sehr umfangreiche Umwandlung des normalen Cutisgewebes in Narbengewebe stattfindet, nennt man Lupus non exedens; derselbe ist nach dem Obigen mit dem Lupus exfoliativus identisch. Abgesehen von der Entstellung durch die Narben selbst kann auch bei dieser Form das Gesicht durch Verengerung oder Erweiterung der Nasenlöcher, durch Ektropien, zu welchen die Narbenretraction Veranlassung giebt, bedeutend verunstaltet werden. — In anderen Fällen von Lupus ist der Beginn der Krankheit zwar dem der vorigen Form sehr ähnlich, es bilden sich gleichfalls braunrothe Flecken und Knötchen, auf denen sich die Epidermis beständig in trockenen Schuppen abstösst; nach kürzerem oder längerem Bestehen dieses Zustandes aber werden die einzelnen Knötchen grösser, die Maculae werden in Papulae umgewandelt, es kommen neue Knötchen hinzu, und während die umgebende Haut stärker hyperämisch, roth und glänzend wird, tritt auf der Höhe der Knötchen eine superficielle Ulceration ein, deren Product schnell zu Krusten vertrocknet. Diese Krusten werden durch neue Absonderung an ihrer Basis allmälig dicker und breiter; entfernt man sie gewaltsam, so entsteht eine kleine Blutung, und man bemerkt, dass der mittlere Theil derselben mehr oder weniger tief in einen Substanzverlust der Haut eingebettet ist. Dieser Verlauf des Lupus charakterisirt diejenige Form, welche man als Lupus exedens oder exulcerans oder auch wohl als Lupus rodens, Herpes rodens s. exedens s. esthiomenos bezeichnet. Zuweilen bildet sich ein Lupus exedens aus einer Pustel, ohne dass man zuvor einen rothbraunen Fleck oder ein rothbraunes Knötchen bemerkt hat. In solchen Fällen kann man im Beginn des Leidens den Lupus leicht mit einer einfachen Impetigo verwechseln und wird erst durch den Substanzverlust in der Cutis, welchen man unter dem gebildeten Schorfe entdeckt, auf seinen Irrthum aufmerksam. Es ist praktisch, nach *Biett* eine oberflächlich zerstörende und eine tiefer zerstörende Form des ulcerativen Lupus zu unterscheiden. Jene Form pflegt sich oft über grössere Strecken zu verbreiten und kommt nicht nur im Gesicht, sondern auch auf den Schultern und an den übrigen oben erwähnten Stellen der Hautoberfläche vor. Erlischt der Process an der zuerst befallenen Stelle unter Hinterlassung von Narben – welche grosse Aehnlichkeit mit den gerippten und gegitterten Brandnarben haben – während er sich auf die Peripherie der vernarbten Stelle verbreitet, so spricht man von einem Lupus serpiginosus. Die tiefer zerstörende Form des Lupus exedens kommt fast ausschliesslich an den Nasenflügeln und an der Nasenspitze vor. Sie ist mit bedeutender Schwellung und Hyperaemie des vorderen Theils der Nase verbunden. Die Schorfe, welche sich auf den tief liegenden Knoten bilden, werden entsprechend der in die Tiefe dringenden Zerstörung sehr dick. Unter den sich immer wieder erneuernden Schorfen werden zuweilen in wenigen Wochen, häufiger im Verlauf von Monaten und Jahren die Haut, das subcutane Gewebe, die Knorpel und selbst die Knochen der Nase zerstört. In manchen Fällen beginnt der Process nicht in den äusseren Bedeckungen der Nase, sondern auf der Schleimhaut derselben, und richtet im Innern der Nase grosse Verwüstungen an, zerstört selbst das Septum, bevor die Ulceration auf der äussern Haut bemerkt wird. Wir haben endlich noch den Verlauf des Lupus hypertrophicus zu besprechen, derjenigen Form, welche sich durch eine oft excessive Wucherung von Bindegewebselementen in der Cutis und im subcutanen Gewebe auszeichnet. Der Lupus hypertrophicus kommt zwar vorzugsweise im Gesicht vor, aber auch nicht gerade selten an anderen Hautstellen. Ich habe denselben gleichzeitig im Gesicht und an den Extremitäten angetroffen. Anfangs bemerkt man zahlreiche grössere und kleinere Knoten, welche mit abschilfernder Epidermis bedeckt sind, und von denen gewöhnlich nur einzelne, namentlich die, welche an der Nase, sitzen, exulceriren. Durch neu sich bildende Knoten, durch das Wachsen der zuerst entstandenen, durch die Hypertrophie des Bindegewebes der Cutis und des subcutanen Gewebes zwischen den Knoten und unter denselben wandeln sich die isolirten Knoten allmälig in eine diffuse und oft ziemlich gleichmässige Anschwellung der Haut um. Die Oberfläche der angeschwollenen Hautstellen ist roth, glänzend, prall gespannt; hier und da bemerkt man auf derselben einzelne dunkler geröthete und mit dichteren Epidermisschuppen bedeckte Stellen. Auch der Lupus hyperthrophicus zeigt die Tendenz, an der zuerst befallenen Stelle zu erlöschen, während sich der Process auf die Umgebung ausbreitet. Es bilden sich dann durch narbige Retraction des im Corium neugebildeten Bindegewebes weissliche harte

Stränge, welche die geschwellte und geröthete Hautstelle netzförmig durchziehen. In dem oben erwähnten Falle von Lupus hyperthrophicus war das ganze Gesicht in ein derbes, schwieliges, von varicösen Gefässen durchzogenes Narbengewebe verwandelt und furchtbar entstellt. Die Augenlider waren nach Aussen umgestülpt, die Nasenlöcher erweitert, während der Process an den Ohren erst frisch begonnen hatte. — Die beschriebenen Formen des Lupus schliessen sich keinesweges gegenseitig aus, sondern sind im Gegentheil gewöhnlich in der Weise mit einander complicirt, dass die eine oder die andere Form vorherrscht, während sich auch Andeutungen der übrigen Formen vorfinden.

§. 3. Therapie.

Die Therapie des Lupus schliesst eine doppelte Aufgabe ein. Wir müssen die Herde von Kernen und Zellen, welche zwischen den Fasern der Cutis eingebettet sind, beseitigen, weil sonst die langsame Ausstossung oder der allmälige Zerfall der Neubildung zu ausgebreiteten Zerstörungen der Haut führt; und wir müssen zweitens der ferneren Bildung ähnlicher Herde im Gewebe der Cutis vorzubeugen suchen. In Betreff des ersten Punktes stimmen zwar alle Chirurgen und Dermatologen darin vollkommen überein, dass die Lupusknoten entfernt oder zerstört werden müssen; aber die Ansichten gehen darüber weit aus einander, durch welche Mittel oder durch welche Methoden dieses Ziel am Sichersten und am Vortheilhaftesten erreicht werde. Es liegt ausserhalb meiner Aufgabe, auf diese rein chirurgische Streitfrage näher einzugehen und mich darüber auszusprechen, ob ich dem Messer, dem Glüheisen oder den Aetzmitteln, und ob ich unter den letzteren dem Argentum nitricum, dem Kali causticum, der Salpetersäure, dem Arsenik, dem Quecksilberjodür oder dem Chlorzink den Vorzug gebe. Es scheint mir übrigens oft viel weniger darauf anzukommen, dass dieses oder jenes Aetzmittel angewandt werde, als vielmehr darauf, dass der Arzt, welcher ein bestimmtes Mittel anwendet, eine möglichst ausgebreitete Erfahrung über die Wirkungsweise gerade dieses Mittels besitze. Beschränkte und völlig ungebildete Chirurgen kommen nicht selten in den Ruf, mit ungewöhnlichem Glücke Krebse und fressende Flechten zu heilen, weil sie im Besitz eines sehr wirksamen Geheimmittels seien. Es wäre falsch, wenn man behaupten wollte, dass solchen Gerüchten jeder Boden fehlte. Derartige Individuen, sogenannte Krebsdoctoren, welche tagtäglich bei zahlreichen Kranken mit einem und demselben Aetzmittel operiren, wissen dasselbe zuletzt geschickter zu gebrauchen und dem vorliegenden Falle besser anzupassen, als ausgezeichnete Chirurgen. Man kann ihnen Kranke, bei welchen man die Anwendung eines Aetzmittels für indicirt hält, mit voller Zuversicht anvertrauen; — aber kauft der Staat ihnen ihr Geheimniss ab, so hat, selbst wenn sie ehrlich zu Werke gehen, die Wissenschaft keinen Vortheil, und andere Aerzte, welche mit demselben Mittel operiren, haben weit weniger günstige Erfolge, als die früheren Besitzer. — Weit schwieriger, als die Erfüllung der ersten Aufgabe, ist die Erfüllung der zweiten. Wir kennen leider kein Mittel, welches in allen Fällen das Wiederauftreten von Lupusknötchen in der Umgebung der zerstörten Stellen oder in der Narbe eines spontan oder durch Kunsthülfe geheilten Lupus verhütete. Selbst darüber ist man nicht einig, ob der Lupus neben der Entfernung der Knötchen eine innere Behandlung fordere, oder ob er durch äussere Mittel zu behandeln sei, welche eine Umstimmung in der Ernährung der gefährdeten Hautstelle herbeizuführen verspreche. Unter den inneren Mitteln geniessen das Jodkalium mit oder ohne Zusatz von Jod, namentlich aber der Leberthran, welchen man gegen Lupus in enormen Dosen, bis zu 25 Esslöffeln pro die, angewendet hat, das meiste Vertrauen. Bei schlecht ernährten Subjecten, auch wenn sie nicht scrophulös sind, verdient nach den gemachten Erfahrungen die Darreichung dieser Mittel, namentlich die des Leberthrans in grossen, wenn auch nicht so übertriebenen Dosen — etwa 6 Löffel pro die — versucht zu werden. Dagegen habe ich in frischen Fällen bei robusten und vollsaftigen Individuen, wenn der Lupus schnelle Fortschritte machte, von der Anwendung des Zittmann'schen Decoctes überraschende Erfolge beobachtet. Tritt während dieser Cur und einige Zeit nach derselben ein Stillstand der Krankheit ein, recrudescirt dieselbe aber, nachdem mehrere Wochen oder Monate seit der Beendigung der Cur verstrichen sind, so muss man dieselbe wiederholen. — Unter den äusseren Mitteln, welche man angewendet hat, um den Ernährungszustand der Haut zu modificiren und um neue Eruptionen zu verhüten, sind namentlich Jodschwefel-, Jodkalium- und Jodquecksilbersalben, endlich das Oleum cadinum zu erwähnen.

VIII. Parasiten der Haut.

Es giebt einzelne Hautkrankheiten, bei welchen die Bildung mikroskopischer Pilze constant beobachtet wird, während bei anderen Hautkrankheiten eine Pilzbildung zwar in einzelnen Fällen vorkommt, gewöhnlich aber vermisst wird. Zu jenen gehören der Favus, die Pityriasis versicolor, der Herpes tondens. Nur das constante Vorkommen von Pilzen und vor Allem die gelingende Uebertragung der Hautkrankheit durch Uebertragung der Pilze von einem Individuum auf das andere können den Beweis liefern, dass die Pilzbildung die primäre und wesentliche Anomalie bei solchen Krankheiten sei. Da bei den genannten Krankheiten in allen Fällen Pilze gefunden werden, und da bei ihnen die Uebertragung der Krankheit durch die Uebertragung der Pilze wiederholt gelungen ist, so kann man über die parasitische Natur derselben nicht zweifelhaft sein. An die Besprechung des Favus, der Pityriasis versicolor, des Herpes tondens werden wir die Besprechung der Krätze anschliessen, da auch bei dieser Krankheit die Veränderungen in der Haut durch einen Parasiten und zwar einen thierischen Parasiten hervorgerufen werden.[*]

Kapitel XIX.

Favus. Porrigo favosa, lupinosa. Erbgrind.

§. 1. Pathogenese und Aetiologie.

Durch *Schönlein* ist zuerst nachgewiesen worden, dass die vorzugsweise auf dem behaarten Theile des Kopfes vorkommenden strohgelben, trockenen Krusten, welche man früher Porrigo oder Tinea favosa und lupinosa nannte und für das Product einer dyskrasischen pustulösen Hautentzündung hielt, aus einem Convolut von Pilzsporen und Thallusfäden bestehen. Die Uebertragung von Favusmassen auf die Haut eines gesunden Individuums führt zwar, da sich die Sporen nicht leicht implantiren, bei Weitem nicht in allen Fällen zur Entwickelung eines Favus; indessen sind diejenigen Fälle, in welchen es gelang, in der gedachten Weise bei einem gesunden Individuum einen Favus hervorzurufen, zahlreich genug, um keine Zweifel darüber bestehen zu lassen, dass die Pilzbildung nicht ein zufälliges Accidens, sondern das wesentliche Moment der in Rede stehenden Hautkrankheit bildet. Woher die Keime kommen, welche auf die Haut eines mit Favus befallenen Individuums gelangt sind, ist zwar im concreten Falle gewöhnlich nicht

[*] Der Acarus folliculorum ist ein überaus häufig vorkommender Parasit. Man trifft ihn bei den meisten Menschen an und findet ihn leicht, wenn man mit einem Messerrücken die Nase abkratzt. Da der Acarus folliculorum keinerlei Anomalieen in der Haut und in den Follikeln hervorruft, sondern ein völlig unschädlicher Bewohner derselben ist, so hat derselbe kein eigentlich pathologisches Interesse, und wir können uns eine nähere Beschreibung des Parasiten und eine Aufzählung der über seine naturwissenschaftliche Bedeutung aufgestellten Hypothesen ersparen.

nachzuweisen; doch glauben wir, dass es überhaupt bei der zahllosen Menge der verschiedensten Pilzkeime, welche in der Atmosphäre verbreitet sind, an einer Gelegenheit zur Aufnahme von Pilzen nicht fehlt, und dass dieselbe überall zu Stande kommt, wo die Bedingungen für die Implantation und das Wachsen der Keime günstig sind. Die Ansichten darüber, ob die Favuspilze eine besondere, nur auf der Haut vorkommende und daselbst immer in derselben Weise sich entwickelnde Species seien, sind getheilt. Nach *Remak*'s Beobachtungen treiben auch die auf einen Apfel übertragenen Sporen Keime. *Hebra* neigt sich der Ansicht zu, dass die Formverschiedenheiten der auf Pilzbildung beruhenden Hautkrankheiten nicht von specifischer Verschiedenheit der Pilze, sondern von verschiedenen Entwickelungsstadien derselben und dem dadurch bedingten Ueberwiegen von Sporen oder von Fäden, so wie von dem verschiedenen Sitz der Pilze in der Epidermis oder in den Haaren abhangen. Unreinlichkeit scheint die günstigste Bedingung für die Implantation und das Wachsen der Favuskeime abzugeben; wenigstens ist die Krankheit unter dem Proletariat, dessen Mitglieder sich oft nicht sorgfältig kämmen und reinigen, weit verbreiteter als in den wohlhabenden Ständen, in welchen das Vorkommen von Favus zu den Ausnahmen gehört.

§. 2. Symptome und Verlauf.

Der Favus wird fast ausschliesslich auf den behaarten Theilen des Kopfes und nur in sehr seltenen Fällen an anderen Stellen beobachtet. Bei der ersten Entwickelung des Leidens bemerkt man an den kranken Hautstellen kleine abgelöste Epidermisschüppchen, welche von Haaren durchbohrt werden, und unter welchen sich kaum stecknadelknopfgrosse, gelbe, in die Haut etwas eingesenkte Körperchen finden. Letztere bestehen aus Pilzsporen, welche sich in der trichterförmigen Mündung der Haarbälge entwickelt und die Epidermis in der Umgebung der Haare emporgehoben haben. Sind die Favuskörperchen sehr zahlreich, so stossen sie bei ihrer Ausbreitung zusammen, verschmelzen mit einander und bilden schliesslich eine zusammenhängende oft über den ganzen Kopf verbreitete Schimmeldecke (Favus confertus s. confluens). Werden dagegen die einzelnen Favusefflorescenzen nicht von benachbarten Efflorescenzen in ihrem Wachsen beeinträchtigt, so entstehen höchst charakteristische runde schüssel- oder krebssteinförmige Borken, welche, mit ihrer unteren convexen Fläche in eine Grube der atrophirten Cutis eingebettet, auf ihrer oberen Fläche etwas aufgeworfene Ränder und eine centrale Depression zeigen (Favus scutiformis). Die dicken schwefelgelben trocknen Favusborken bestehen aus einer structurlosen Kapsel, welche der darunter liegenden dünnen Epidermislage sehr fest anhaftet, aus Pilzfäden und aus zahllosen zum Theil perlschnurartig an einander gereihten Sporen. Indem die Pilze auch auf die Haarbälge und auf die Haare selbst überwuchern, wird das normale Wachsen der letzteren beeinträchtigt; sie erscheinen trocken, entfärbt, dünn, brechen leicht ab und gehen aus. Sitzt ein Favus auf einer nicht behaarten Körperstelle, so löst er sich nach einem mehrwöchentlichen Bestehen aus seinem Bette los, fällt ab, und die Krankheit ist beendet. Anders verhält es sich auf den behaarten Stellen des Kopfes. Auch dort haben die einzelnen Favusefflorescenzen eine beschränkte Dauer, aber die Schorfe haften fester an, und die in ihnen enthaltenen Pilzelemente stecken die Umgebung an. Fallen die Schorfe endlich ab, so gleicht sich die Atrophie der Haut, welche durch den Druck derselben entstanden ist, nicht wieder aus. Es wachsen an der früher kranken Stelle gewöhnlich keine neuen Haare, der vorzugsweise atrophirte Papillarkörper bildet eine nur dünne Epidermislage, und so bleiben auf dem Kopfe gewöhnlich für das ganze Leben kahle glatte deprimirte Stellen zurück, in deren Umgebung sich oft noch später entstandene Favusborken befinden. Die Entwickelung der Favuspilze, das Kratzen, zu welchen dieselbe oder die gleichzeitig vorhandenen Läuse verleiten, rufen nicht selten ekzematöse und impetiginöse Entzündungen der Kopfhaut hervor. Bei dieser Complication findet man neben den Favusborken andere Borken, welche durch das eingetrocknete bei den genannten Entzündungen abgesetzte Exsudat entstanden sind. Die letzteren sind leicht von den Favusborken zu unterscheiden. Während man unter diesen vertiefte aber von einer dünnen Epidermislage bekleidete Hautstellen findet, trifft man unter jenen auf eine excoriirte Fläche.

§. 3. Therapie.

So schwierig es ist, einen Favus künstlich zur Entwickelung zu bringen, ebenso schwierig ist es, einen auf den behaarten Theil des Kopfes eingenisteten Favus zu zerstören und seinem weiteren Umsichgreifen Einhalt zu thun. Da, wie wir erwähnten, die Pilzbildung auch auf die Haarbälge und Haare übergreift, so muss man nicht nur die Borken ablösen, sondern auch alle im Bereich des Favus befindlichen Haare entfernen. Ersteres wird am Besten dadurch erreicht, dass man die Borken so oft mit reichlichen Mengen von Fett durchtränkt, bis sie völlig erweicht sind, dann den Kopf eine Zeit lang mit Kataplasmen bedecken lässt und ihn endlich täglich mehrere

Male mit Seife und einer weichen Bürste sorgfältig reinigt. Zur Entfernung der kranken Haare ist die früher allgemein übliche Methode, bei welcher man den Kopf mit einer sogenannten Pechkappe bedeckte und diese, nachdem die Haare fest an dieselbe angeklebt waren, gewaltsam abriss, ebenso grausam als unsicher. Weit besser ist es, mit einer Cilienpincette die kranken Haare einzeln auszuziehen. Nur in den ersten Tagen ist diese Procedur langwierig und mühsam; schon nach einigen Sessionen reicht es aus, wenn man täglich eine Viertelstunde auf dieselbe verwenden lässt. Die kranken Haare unterscheiden sich von den gesunden, abgesehen von der oben erwähnten Trockenheit, Glanzlosigkeit und Entfärbung, dadurch, dass sie sich weit leichter und schmerzloser ausziehen lassen, als gesunde Haare. Mit dem täglichen Abbürsten und dem täglichen Depiliren muss man mehrere Monate lang fortfahren, wenn man hoffen will, einen Favus gründlich zu heilen. So langwierig und umständlich diese Cur auch ist, so ist sie doch die einzige, welche Erfolg verspricht; die übrigen Mittel, welchen ein günstiger Einfluss auf die Heilung der Krankheit vindicirt ist, helfen Nichts, wenn sie nicht in Verbindung mit dem angeführten Verfahren angewendet werden. Wendet man dieses aber gleichzeitig an, so fragt sich immer, welches von beiden Mitteln geholfen hat. Selbst die berühmten Favuscuren der Gebrüder *Mahon* in Paris, welche Natron carbonicum und Kalk in Salbenform in den Kopf einreiben und Kohlenpulver auf denselben aufstreuen lassen, scheinen vorzugsweise durch die sehr sorgfältige Depilation herbeigeführt zu werden.

Kapitel XX.

Herpes tondens.

§. 1. Pathogenese und Aetiologie.

Der Herpes tondens beruht auf der Entwickelung von Pilzsporen in den Wurzeln der Haare (daher Rhizophytalopecia genannt), welche, in den Schaft hineinwuchernd, diesen in so hohem Grade brüchig machen, dass alle von der Krankheit befallenen Haare einige Linien oberhalb ihres Austrittes oder nach innerhalb der Haut abbrechen. Die Krankheit ist sehr ansteckend; sie wird auch von Thieren, bei welchen sie gleichfalls vorkommt, auf Menschen übertragen; am Häufigsten scheint der gemeinschaftliche Gebrauch von Kämmen die Ansteckung zu vermitteln. *Hebra* sah Herpes tondens bei einer grossen Zahl von Individuen nach einer lange fortgesetzten Anwendung von Umschlägen auftreten und hält es deshalb für nicht unwahrscheinlich, dass Schimmelpilze, auf die Haut übertragen, dort einen Herpes tondens bilden und unter Umständen sich zu Favus entwickeln können.

§. 2. Symptome und Verlauf.

Bei einem Herpes tondens, welcher seinen Sitz auf den behaarten Theilen des Kopfes hat, bemerkt man runde Flecke von der Grösse eines Groschens bis zu der eines Thalers, welche nicht wie bei der Alopecia circumscripta ganz kahl, sondern mit kurzen Haaren bedeckt und einer Tonsur so ähnlich sind, dass die Krankheit den Namen Herpes tondens seu tonsurans mit vollem Rechte führt. Die Kopfhaut zwischen den kurzen Haaren ist mit trockenen Schuppen bedeckt. Bei der mikroskopischen Untersuchung findet man die Haarwurzeln zerfasert, wie einen Besen, und zwischen den Fasern eine zahllose Menge von Pilzsporen, die sich rosenkranzförmig in den Schaft verbreiten. Dieselben Pilzsporen trifft man auch in den Epidermisschuppen. Der an nicht behaarten Körperstellen vorkommende Herpes tondens ist dem gewöhnlichen Herpes circinatus so ähnlich, dass man nur aus dem gelingenden oder fehlschlagenden Nachweis von Pilzsporen beide Krankheitsformen von einander unterscheiden kann. Der Herpes tondens geht auch ohne ärztliche Behandlung dadurch, dass sich die Pilzbildung erschöpft, dass die kranken Haare ausfallen und die kranken Epidermisschuppen sich abstossen, schliesslich in Genesung über. Auf den behaarten Theilen des Kopfes tritt dieser Ausgang erst nach langem Bestehen ein, während auf den nicht behaarten Körperstellen die Krankheit eine nur kurze Dauer hat.

§. 3. Therapie.

Bei der Behandlung des Herpes tondens ist die Depilation noch dringender indicirt, als bei der Behandlung des Favus; aber sie ist wegen der Brüchigkeit der Haare nicht leicht auszuführen. Daneben empfehlen sich Waschungen mit einer Sublimatlösung (gr.j:℥j), namentlich aber energische Waschungen mit Kaliseife und Wasser oder Alkohol.

Kapitel XXI.

Pityriasis versicolor.

§. 1. Pathogenese und Aetiologie.

Eichstedt in Greifswald hat zuerst nachgewiesen, das die Pityriasis versicolor, welche man früher häufig mit Anomalieen der Leberfunction in Verbindung brachte, auf einer Pilzbildung in den Epidermislamellen beruht. Bei der Pityriasis versicolor überwiegen die Pilzfäden über die Sporen. Das sehr häufig beobachtete Vorkommen der Krankheit bei Brustkranken beweist, dass auf der Haut solcher Individuen häufig günstige Bedingungen für die Implantation und das Wachsen der Parasiten vorhanden sind. Uebrigens ist die Pityriasis versicolor eine überaus verbreitete Krankheit und kommt auch bei ganz gesunden Menschen vor.

§. 2. Symptome und Verlauf.

Der häufigste Sitz der Pityriasis versicolor ist am Halse, am Rücken, auf der Brust, an den Armen; niemals habe ich dieselbe sich vom Halse auf das Gesicht verbreiten sehen. In frischen Fällen sieht man an den befallenen Hautstellen kleine, runde, gelbe, sich leicht abschilfernde Flecke; in länger bestehenden Fällen haben sich die Flecke vergrössert, sind zusammengeflossen und bilden unregelmässige Figuren, welche oft sehr umfangreiche Strecken der Haut bedecken. Die gelben Flecke lassen sich leicht mit dem Fingernagel abkratzen und unterscheiden sich dadurch, so wie durch ihren Sitz und vor Allem durch den Nachweis der Pilzelemente vom Chloasma uterinum und von Sommersprossen. Die Pityriasis versicolor ruft leichtes Jucken hervor, pflegt während des Sommers – vielleicht in Folge stärkeren Schwitzens – sich zwar etwas zu bessern, verschwindet aber, wenn sie nicht zweckmässig behandelt wird, fast niemals von selbst.

§. 3. Therapie.

Ich habe früher die Pityriasis versicolor stets mit einer Mischung von Kali carbonicum (ʒvj) mit Liquor Hydr. nitric. oxydul. (ʒiij) und Aqua Rosm. (℥vj) behandelt und, wenn ich diese Mischung, welche man wohl umschütteln muss, damit das in derselben gebildete Quecksilberoxydul nicht am Boden der Flasche bleibe, morgens und abends auf die Pityriasisflecke einreiben liess, fast jede Pityriasis in acht bis zehn Tagen verschwinden sehen.

In neuerer Zeit habe ich mich überzeugt, dass zweimal täglich wiederholte Einreibungen mit grüner Seife noch schneller zum Ziele führen.

Kapitel XXII.

Krätze. Scabies.

§. 1. Pathogenese und Aetiologie.

Die Krätze ist eine vielgestaltete, mit Bildung von Knötchen, Bläschen und Pusteln verlaufende Dermatitis, welche durch einen thierischen Parasiten, die Krätzmilbe, Acarus scabiei oder Sarcoptes hominis, hervorgerufen wird. Dieser etwa $\frac{1}{6}'''$ lange und $\frac{1}{7}'''$ breite Parasit ist mit unbewaffneten Augen als ein rundliches, weisses Körperchen erkennbar. Bei ausreichender Vergrösserung erscheint er von Schildkrötenform; sein gewölbter Rücken zeigt parallele, bogenförmige Querstreifen und ist mit kürzeren oder längeren Dornen besetzt; die erwachsene Milbe hat acht gegliederte konische Füsse, von welchen die vorderen Paare mit Haftscheiben versehen sind, während die hinteren Paare in lange Borsten enden. Die junge Milbe hat nur sechs Füsse, zwei Paar Vorderfusse und ein Paar Hinterfüsse. Zwischen den Vorderfussen tritt der an seiner unteren Fläche mit zwei hornigen durch einen Spalt getrennten Kiefern versehene Kopf hervor. Das befruchtete Weibchen, welches etwas grösser als das weit seltenere Männchen ist, gräbt sich zwischen die Lamellen der Epidermis ein und bildet Gänge, welche mehrere Linien und zuweilen selbst über einen Zoll lang werden. In diesen Gängen findet man Eier in den verschiedenen Entwickelungsstadien, schwärzliche Faeces und die von den Milben bei ihren Häutungen abgeworfenen Hüllen. Die Männchen graben nur kurze Gänge und sind deshalb schwer zu finden. Die Eier reifen in etwa acht bis zehn Tagen. Die aus den gesprengten Eischaalen ausgeschlüpften Milben verlassen den Milbengang der Mutter und graben sich in der Nähe desselben ein. Nachdem sie sich gehäutet und acht Beine bekommen haben, scheinen sie namentlich während der Nacht, wenn die Haut durch das Bett gewärmt ist, sich auf die Oberhaut zu begeben und sich zu begatten (?). Gelangt ein befruchtetes Weibchen von der Haut eines Individuums auf die eines anderen, so wird letzteres mit der Krätze angesteckt. Das Schlafen mit einem Krätzkranken in einem gemeinschaftlichen Bett ist daher besonders gefährlich. Da aber auch während des Tages befruchtete Weibchen, welche aus ihren Gängen herausgekratzt sind, sich auf der Oberfläche der

Haut vorfinden können, so kann auch schon der Händedruck eines Krätzigen die Krankheit übertragen. Sehr oft geschieht die Ansteckung durch die in die Kleidungsstücke gelangten Milben. Werden diese nicht getödtet, während ein mit Krätze behaftetes Individuum der erfolgreichsten Cur unterworfen wird, so wird dasselbe nach Beendigung der Cur nicht selten durch seine eigenen Kleider von Neuem angesteckt. Die genauere Kenntniss der Lebensweise der Krätzmilben, durch welche die älteren irrthümlichen Ansichten über die Aetiologie der Krätze vollständig widerlegt sind, verdanken wir den schönen Beobachtungen von *Eichstedt.*

§. 2. Symptome und Verlauf.

Das Symptom, durch welches man wohl immer zuerst auf die Krätze aufmerksam wird, ist das heftige Jucken, welches namentlich in der Bettwärme an den Stellen entsteht, welche der Lieblingsaufenthalt der Krätzmilben sind, nämlich zwischen den Fingern, in den Gelenkbeugen, an den Geschlechtstheilen und zwischen den Hinterbacken. Es scheint fast, als ob nicht nur der Biss der Parasiten, sondern auch ein von ihnen abgesonderter scharfer Saft die Hautreize und das Jucken hervorrufe. Die objectiven Symptome, welche am Meisten in die Augen fallen, sind Knötchen, Bläschen und Pusteln, welche in grösserer oder geringerer Anzahl an den erwähnten Stellen, und nur bei kleinen Kindern, deren Gesicht man oft tief in Betten vergräbt, auch ausnahmsweise im Gesicht sich finden. Die Knötchen, Bläschen und Pusteln entsprechen nicht etwa verschiedenen Formen (Scabies papulosa, vesiculosa und pustulosa), sondern verschiedenen Graden der durch die Milben und vielleicht vor Allem durch das Kratzen hervorgerufenen Dermatitis. Bei Kindern und bei anderen Individuen mit sehr vulnerabler Haut steigert sich die Dermatitis am Leichtesten zur Eiterung und Pustelbildung (fette Krätze). Weit charakteristischer für die Krätze, als die Knötchen, Bläschen und Pusteln, welche häufig zerkratzt und in blutige Schorfe verwandelt werden, sind die bei einiger Aufmerksamkeit und Uebung nicht schwer aufzufindenden Milbengänge. Diese stellen punktirte, geschlängelte oder gezackte Striche dar, welche das Ansehen von geheilten Nadelritzen haben. An ihrem Anfange, also an der Stelle, an welcher die Milbe sich eingegraben hat, sieht man häufig ein Bläschen, seltener eine Papel oder eine Pustel, an ihrem Ende einen etwas grösseren schwärzlichen oder weissen Punct, welcher der Stelle entspricht, bis zu welcher die Milbe vorgedrungen ist. Am Häufigsten findet man die Gänge zwischen den Fingern, an der inneren Fläche der Handgelenke und der Vorderarme und namentlich auch am Penis. Man muss, um die Milbe zu fangen, mit einer Nadel in den Anfang des Ganges eindringen und sie vorsichtig bis zum Ende desselben vorschieben, indem man dabei die Decke des Ganges trennt. Der kleine, weisse, bei genauer Besichtigung langsam seine Stelle wechselnde Punct, welchen man nach dieser Procedur gewöhnlich auf der Nadelspitze vorfindet, ist die Milbe. Nicht eben selten sieht man in derselben ein Ei, welches bei einem leichten Druck mit dem Deckgläschen aus ihrem Körper hervortritt. — Die am Penis vorkommenden Gänge sind constant mit einer Infiltration und Röthung der unter ihnen befindlichen Hautstellen verbunden. Bei einer excessiven Vermehrung der Milben können dieselben statt einzelner Efflorescenzen eine diffuse ekzematöse Dermatitis hervorrufen, bei welcher die sich bildenden Borken von einer Legion von Milben bewohnt werden. Diesen bei uns seltener, in Norwegen, wie es scheint, häufig vorkommenden Grad der Krätze nennt man norwegische Krätze oder Borkenkrätze. — Die Krätze heilt niemals, wenn sie sich selbst überlassen bleibt, ist aber eine der Therapie sehr zugängliche und deshalb gutartige Krankheit. An die zahllosen „Krätzmetastasen", welche durch das unvorsichtige „Vertreiben" der Krätze entstanden sein sollen, glaubt in unseren Tagen kein gebildeter Arzt. Selbst Homoeopathen vom reinsten Wasser verordnen trotz der Anathematha, welche *Hahnemann* gegen die Unterdrückung der Krätze durch eine örtliche Behandlung schleuderte, Schwefel und grüne Seife, ohne zu befürchten, ihrem Patienten durch diese Behandlung zu schaden. So ungefährlich und so leicht zu heilen aber auch die Krätze ist, so gefürchtet ist sie bei den sogenannten gebildeten Ständen; denn sie gilt für eine plebejische und schimpfliche Krankheit. Dieses Vorurtheil ist so gross, dass der Ausspruch des Arztes, der vorliegende Hautausschlag sei leichter zu heilen und gefahrloser als irgend ein anderer, das Entsetzen über die Entdeckung, dass derselbe die Krätze sei, nicht zu mindern vermag.

§. 3. Therapie.

Die einzige Aufgabe bei der Behandlung der Krätze besteht darin, dass man die Milben und Eier von der Haut eines Krätzkranken und aus seinen Kleidern entfernt. Gelingt es, diese Aufgabe zu erfüllen, so heilen auch die Efflorescenzen, welche den Parasiten und dem durch sie verschuldeten Kratzen ihre Entstehung verdanken. Es giebt zahlreiche Methoden, durch welche die Krätze sicher geheilt wird; indessen macht man an eine empfehlenswerthe

Methode den Anspruch, dass sie die Heilung möglichst schnell herbeiführe, dass sie mit möglichst wenig Beschwerden für den Kranken verbunden sei, und dass sie möglichst geringe Kosten verursache. Die gegen die Krätze gebräuchlichsten Mittel sind die grüne Seife und der Schwefel. Wendet man die grüne Seife allein an, so müssen mindestens zweimal täglich alle nur irgend verdächtigen Stellen der Haut mit derselben eingerieben werden, bis sich eine ziemlich bedeutende ekzematöse Dermatitis entwickelt. Bei der auf diese folgenden Abschuppung der Epidermis werden auch die Milben und Eier, da sich die Milbengänge niemals bis auf die Cutis erstrecken, abgestossen. Diese Cur ist sehr sicher, dauert aber 6–8 Tage. Der Kranke darf sich während derselben nicht waschen, darf auch nicht die Wäsche wechseln und muss bei einer Temperatur von 18–20° R. das Zimmer hüten. Erst am sechsten oder achten Tage darf er ein Bad nehmen, welches die Cur beendet. Für die Privatpraxis eignet sich dieselbe nicht, da sie den meisten Kranken zu langwierig und zu widerwärtig ist. Etwas schneller kommt man zum Ziele, wenn man zwei Theile grüner Seife mit einem Theile gepulvertem Schwefel vermischen und diese Mischung in ähnlicher Weise wie die reine Seife einreiben lässt. Auch bei der englischen Methode wird eine Mischung von grüner Seife und Schwefel mit anderweitigen Zusätzen angewendet. Die Cur beginnt mit einem warmen Bade, nach welchem der Kranke bei einer Zimmertemperatur von 25–28° R. in wollene Decken eingepackt wird und in diesen zwei- bis dreimal 24 Stunden verbleiben muss. Nach 12 Stunden wird die erste, nach weiteren 12 Stunden die zweite und nach wiederum 12 Stunden die dritte Portion einer Salbe, welche aus Schwefel (℥j), Helleborus albus (ʒij), Nitrum (gr. x), Kaliseife (℥j) und Fett (℥iij) besteht, in alle verdächtigen Stellen eingerieben. Zwölf Stunden nach der letzten Einreibung wird zum Schluss der Cur ein Bad genommen. Auch diese Methode, obgleich sie schnell zum Ziele führt, ist für die Privatpraxis nicht geeignet, weil sie sehr unbequem und widerwärtig ist, und weil die Kranken sich schwer entschliessen, nur für die Krätzcur zwei wollene Decken anzuschaffen. Noch weniger passen für die Privatpraxis die besonders von *Hebra* empfohlenen Salben, welche neben grüner Seife und Schwefel noch Theer und Kreide enthalten. Am Meisten geeignet für Privatkranke sind einfache aus Schwefel (℥β) und Fett (℥j) bereitete Salben, sowie die *Helmerich*'sche Salbe, welche aus Kali carbonicum (ʒij), Schwefelblumen (℥β) und Fett (℥ij) besteht. Man lässt mit diesen Salben, nachdem man einige warme Bäder vorausgeschickt hat, zwei bis drei Mal täglich den ganzen Körper mit Ausnahme des Gesichts, oder doch alle Stellen, an welchen sich Efflorescenzen und Milbengänge finden, einreiben. In längstens 8–14 Tagen wird auch bei diesem Verfahren die Krätze sicher geheilt. Die *Helmerich*'sche Salbe findet auch bei der Hardy'schen Schnellcur Anwendung. Diese besteht aus einer eine halbe Stunde dauernden Einreibung von grüner Seife, aus einem Bade von einstündiger Dauer, in welchem das Reiben fortgesetzt wird, und aus einer auf das Bad folgenden halbstündigen Einreibung des ganzen Körpers mit *Helmerich*'scher Salbe. Die Cur ist in wenigen Stunden beendet. Sie ist sehr oft erfolgreich, aber nicht ganz sicher. Allen bisher genannten Methoden wäre die Behandlung der Krätze mit der oft erwähnten Schwefelkalklösung als die einfachste, reinlichste, wohlfeilste vorzuziehen, wenn sie nicht bei Leuten mit reizbarer Haut zuweilen heftige und langdauernde Ekzeme hervorriefe. Die Vorschrift für die Anwendung der Schwefelkalklösung, wie sie in der Belgischen Armee eingeführt ist, ist folgende: Halbstündige Einreibung des ganzen Körpers mit grüner Seife; hierauf ein halbstündiges Bad, nach dem Bade halbstündige Einreibung mit der Schwefelkalklösung und schliesslich ein zweites halbstündiges Bad. In zwei Stunden ist die Cur beendet. – Die Milben und Eier, welche in den Kleidungsstücken sitzen, werden am Sichersten dadurch getödtet, dass man die Kleidungsstücke einer Temperatur aussetzt, bei welcher das Eiweiss gerinnt. Die Wäsche muss ausgekocht, die Tuchkleider müssen in einen sogenannten Krätzeofen gebracht oder einer Bettfederreinigungsanstalt, wie sie in allen grösseren Städten existiren, zum „Kesseln" übergeben werden.

IX. Secretionsanomalieen der Haut.

Auf der Hautoberfläche findet bekanntlich eine gasförmige, eine wässerige und eine fettige Absonderung statt. Es unterliegt keinem Zweifel, dass die Quantität und Qualität dieser Absonderungen unter gewissen Bedingungen Abweichungen von der Norm erfährt; aber diese Abweichungen selbst, sowie die Bedingungen, durch welche sie hervorgerufen werden, sind uns nur zum kleinsten Theil bekannt.

Die gasförmige Absonderung, namentlich die Ausscheidung von Wassergas, die Ausdünstung der Haut, wird in fieberhaften Krankheiten, bei welchen die Hautoberfläche eine sehr hohe Temperatur annimmt, anscheinend aus rein physikalischen Gründen, sehr bedeutend vermehrt. Wägt man einen Kranken, der ein heftiges Fieber überstanden hat, so findet man denselben auffallend leichter, als vor seiner Krankheit; und zieht man, unter Berücksichtigung des Gewichtes der aufgenommenen Substanzen, von dem Gewichtsverlust das Gewicht der Fäces, der Sputa, des Urins ab, welche während der Krankheit entleert wurden, so stellt sich heraus, dass die Quantität der Ausscheidung durch die Haut (und die Lungen) in hohem Grade die Norm überstieg. Es ist bekannt, dass mit der vermehrten Ausdünstung keineswegs immer eine vermehrte Schweisssecretion verbunden ist, dass im Gegentheil die Haut, während sie am Stärksten ausdünstet, gewöhnlich trocken ist. Eine reichliche Zufuhr von wässeriger Flüssigkeit steigert die Ausdünstung der Haut zu einem hohen Grade. Ein Candidat der Medicin von athletischer Gestalt, der eines pathologisch-physiologischen Experimentes wegen während längerer Zeit dieselben Mengen an Speisen und Getränken zu sich nahm, welche zwei an Diabetes leidende Kranke zuführten, hatte zwar eine sehr bedeutend vermehrte Urinsecretion; aber wenn man die tägliche Zufuhr berechnete und die täglichen Ausgaben durch Harn und Stuhlentleerung sowie die Gewichtszunahme des Körpers von dem Gewicht der zugeführten Speisen und Getränke abzog, so stellte sich heraus, dass die Ausdünstung durch Haut und Lungen sehr bedeutend gesteigert worden war. Stärkere Schweisse waren nicht eingetreten. Es ist sehr wahrscheinlich, dass es ausser den angeführten Bedingungen noch andere giebt, durch welche gleichfalls die Hautausdünstung vermehrt wird. — Eine Verminderung der Hautausdünstung mag öfter vorkommen, z. B. bei niederer Temperatur oder starkem Wassergehalt der Luft; aber sie ist durch genaue Wägungen bisher nur bei Kranken, die an Diabetes mellitus litten, constatirt worden. — Ueber die qualitativen Abweichungen der Hautausdünstung von der Norm wissen wir nichts Sicheres und können höchstens vermuthen, dass bei fieberhaften Krankheiten die Ausdünstung der Haut nicht nur vermehrt, sondern auch in ihrer Zusammensetzung verändert sei. Auf eine solche Veränderung scheint auch der eigenthümliche Geruch zu deuten, welchen die Ausdünstung der Kranken bei den acuten Exanthemen zeigt.

Die Schweissabsonderung wird bei den meisten Menschen, wenn sie gewissen Einflüssen ausgesetzt werden, bedeutend vermehrt. Gesunde sowohl als auch an chronischen nicht fieberhaften Krankheiten leidende Menschen, welche vor und nach einem künstlich hervorgerufenen starken Schwitzen genau gewogen wurden, verloren zuweilen in wenigen Stunden vier bis fünf Pfund an Gewicht. Die Bedingungen, durch welche die Schweissabsonderung vermehrt wird, sind keineswegs genau bekannt. Gesunde Menschen z. B. pflegen stark zu schwitzen, wenn man sie mit einer dichten Decke zudeckt und ihnen reichlich Getränk zuführt; in den meisten fieberhaften Krankheiten schwitzen die Kranken nicht, wenn man sie genau in derselben Weise behandelt, während es wiederum andere fieberhafte Krankheiten giebt (nicht nur der räthselhafte Sudor Anglicus des Mittelalters, sondern auch zahlreiche Fälle von Pneumonie, Rheumatismus acutus u. s. w.), welche in ihrem ganzen Verlaufe von starken Schweissen begleitet sind. Dass die Schweisssecretion ebenso wie die Speichelsecretion vom Nervensystem abhängig ist, ergiebt sich schon aus dem Einfluss, welchen Gemüthsbewegungen auf die Schweissproduction ausüben. Manche Menschen schwitzen leichter und stärker als andere. Eine excessiv gesteigerte Neigung zum Schwitzen nennt man Hyperidrosis. Sie hängt zum grössten Theil von unbekannten Einflüssen ab, wird aber zum anderen Theil unverkennbar durch wiederholtes absichtlich herbeigeführtes starkes Schwitzen hervorgerufen. *Bärensprung* erwähnt mehrere Fälle von Hyperidrosis, welche in der genannten Weise entstanden waren. Ich selbst beobachtete die oben erwähnte Schweissabsonderung niemals im Beginn einer Schwitzcur, sondern nur bei solchen Individuen, welche schon längere Zeit hindurch täglich diaphoretischen Proceduren unterworfen worden waren, und kann daher bestätigen, dass starkes Schwitzen die Neigung zur Schweissabsonderung vermehrt. — Kann der in den Schweissdrüsen producirte Schweiss nicht abfliessen, weil die Ausführungsgänge der Schweissdrüsen verstopft sind oder weil sie nicht ausreichen, den producirten Schweiss abzuführen, so tritt der Schweiss unter die Epidermis in der Umgebung der Schweissdrüsen und erhebt dieselbe zu kleinen wasserhellen mit einer sauer reagirenden Flüssigkeit gefüllten Bläschen, welche man Sudamina, Miliariabläschen, Frieselbläschen nennt. Eine Verstopfung der Ausführungsgänge der Schweissdrüsen kommt hauptsächlich dann vor, wenn längere Zeit hindurch, z. B. in den ersten Wochen des Typhus, die Schweissabsonderung sistirt war. Je nachdem die Miliariabläschen auf einer normal gefärbten Cutis oder auf einer durch Hyperaemie oder durch Haemorrhagie gerötheten Basis sitzen, unterscheidet man eine Miliaria alba und eine Miliaria rubra. Der Ausbruch von Miliaria hat auf den Verlauf der Krankheit nicht den geringsten Einfluss und begleitet ebenso häufig kritische Schweisse, als solche, welche sich bei einer schlimmen Wendung der Krankheit und selbst als sogenannte Todesschweisse während der Agonie einstellen. Bei den Frieselfiebern des Mittelalters waren die heftigen Schweisse wohl schwerlich kritischer Natur, sondern traten gerade bei bösartigem Verlaufe auf; daher galt auch die Frieselbildung für ein Zeichen mali ominis. — Weit häufiger, als eine allgemeine Hyperidrosis, ist die auf die Handteller, die Fusssohlen, die Achselhöhlen, die Umgebung der Genitalien und des Afters beschränkte partielle Hyperidrosis. Die bei vielen Menschen vorkommenden „schweissigen Hände und Füsse“ pflegen auffallend kühl zu sein; der widerwärtige Geruch, welchen die Fuss- und Achselschweisse verbreiten, scheint nicht auf der Absonderung eines mit übelriechenden Substanzen vermischten Schweisses, sondern auf der Bildung von übelriechenden Zersetzungsproducten des Schweisses, des Hauttalges und der durch den Schweiss macerirten Epidermis zu beruhen. *Hebra* geht aber sicher zu weit, wenn er behauptet, dass derartige Zersetzungen erst in der mit Schweiss durchtränkten Fussbekleidung gebildet würden, und dass Leute, von denen man zu sagen pflege, dass sie an stinkenden Füssen leiden, im Grunde an stinkenden Stiefeln litten. Man hielt die stinkenden Fuss- und Achselschweisse früher fast allgemein für wohlthätige Ausscheidungen aus dem Körper, glaubte, dass man sie pflegen und hegen müsse, und leitete zahlreiche Krankheiten, vor Allem Krankheiten des Rückenmarks, von unterdrückten Fussschweissen ab. Beide Annahmen sind in neuerer Zeit als unbegründete Vorurtheile erkannt worden. Die Fussschweisse sind keineswegs leicht zu unterdrücken, und das Verschwinden derselben beim Auftreten anderweitiger Krankheiten ist nicht die Ursache, sondern die Folge dieser Krankheiten. Bei langwierigen und erschöpfenden Leiden, welche nicht mit chronischem Fieber verbunden sind, hat wahrscheinlich die Beschränkung des Schweisses, also auch die des Fussschweisses, dieselbe Ursache, auf welcher auch die Beschränkung aller anderen Secretionen zu beruhen scheint, nämlich die Verminderung des Materials für die Production; dagegen scheint die Unterdrückung des Fussschweisses bei Rückenmarksleiden von einer abnormen Innervation abzuhängen, da auch bei Hemiplegieen sehr häufig die gelähmte Seite trocken bleibt, während sich der übrige Körper mit Schweiss bedeckt. Man kann Menschen, welche an reichlichen und übelriechenden Fuss- und Achselschweissen leiden, ohne jede Besorgniss den fleissigen Gebrauch kalter Bäder und kalter Waschungen verordnen und bei den Waschungen statt des Wassers verdünnten aromatischen Essig anwenden lassen. Jedenfalls müssen die Strümpfe und die Stiefel sehr häufig gewechselt werden. Wird die Epidermis durch die Maceration weich und schmierig, stösst sie sich oberflächlich ab, so dass das Rete Malpighii blossliegt und dem Kranken das Gehen beschwerlich und schmerzhaft wird, so empfiehlt *Hebra* als ein vortreffliches Mittel, die Fusssohlen und Zehen einige Tage lang morgens und abends mit einer Mischung aus gleichen Theilen Emplastr. diachyl. comp. und Oleum Lini, welche man vorher flüssig gemacht hat, zu bestreichen, und dann mit einem Leinwandlappen zu bedecken. Bei diesem Verfahren bilde sich nicht nur nach Abstossung der alten erweichten Epidermis eine neue feste Epidermislage, sondern es werde auch für längere Zeit eine Abnahme der Schweisssecretion erzielt. – Eine Verminderung der Schweissabsonderung kann, wie wir früher erwähnten, Theilerscheinung des Marasmus senilis sein. In anderen Fällen beruht sie, wie gleichfalls angedeutet wurde, unverkennbar auf gestörter Innervation, in anderen hängt sie von einer Erkrankung der Haut, z. B. einer Psoriasis oder Ichthyosis ab; endlich aber giebt es Fälle von Anidrosis und selbst einzelne Fälle von halbseitiger Anidrosis, deren Ursachen völlig dunkel sind. Unter den qualitativen Veränderungen des Schweisses ist das Vorkommen von Gallenfarbstoff im Schweisse ikterischer Kranken, von welchem die gelbe Färbung ihrer Wäsche abhängt, die bekannteste. *Bärensprung* ist indessen der Ansicht, dass nicht die Schweissflüssigkeit, sondern die beigemischten Epithelialzellen die Träger des Gallenfarbstoffs seien. Andere Stoffe, welche zuweilen im Schweiss auftreten und gleichfalls die Wäsche färben, sind in Bezug auf ihre Zusammensetzung und auf ihren Ursprung noch nicht bekannt. In einzelnen Fällen sind von zuverlässigen Beobachtern bei unterdrückter Harnsecretion Harnstoffkrystalle auf der Haut aufgefunden worden.

Die Talgsecretion ist bei manchen Individuen so bedeutend vermehrt, dass ihre Haut namentlich im Gesicht und ihre Haare beständig glänzen, als wären sie frisch mit Fett oder Pomade eingerieben; bei anderen Individuen ist dagegen die Talgsecretion so bedeutend vermindert, dass ihre Haut und ihre Haare, wenn nicht die mangelnde Hautschmiere durch Pomade ersetzt wird, beständig glanzlos, spröde und trocken erscheinen. Jener Zustand kommt vorzugsweise bei solchen Personen vor, bei welchen die Fettproduction im ganzen Körper gesteigert ist, dieser bei solchen, welche überhaupt wenig Fett produciren oder durch erschöpfende Krankheiten abgemagert sind. – Sehr häufig beobachtet man qualitative Veränderungen der Talgsecretion, welche darin bestehen, dass der producirte Hauttalg bei der Temperatur der Körperoberfläche nicht flüssig bleibt, sondern eine festere Consistenz annimmt. *Bärensprung* glaubt, dass die vermehrte Consistenz des Hauttalgs theils auf einem Ueberwiegen der festen Fette, theils auf der Beimischung einer grösseren Menge abgestossenen Drüsenepithels beruhe. Die vermehrte Consistenz des Hauttalgs ist gewöhnlich mit einer gesteigerten Production desselben complicirt, so dass der Name Seborrhöe für denjenigen Zustand, bei welchem sich Borken von trocknem Sebum auf der Haut bilden, einigermaassen gerechtfertigt ist. Am Häufigsten wird die Seborrhöe auf dem Kopfe von Säuglingen beobachtet; daselbst bildet der eingedickte, durch beigemischten Staub meist bräunlich gefärbte Talg, den ein Aberglaube zu entfernen verbietet, nicht selten fast liniendicke blättrige Borken. Erst im Verlaufe des zweiten Lebensjahres werden diese Talgborken gewöhnlich durch den reichlicheren Haarwuchs von der Kopfhaut abgehoben, zerfallen dann zu einzelnen Schuppen und werden als solche abgekämmt. – Auch zahlreiche Fälle von sogenannter Pityriasis capitis, bei welcher weisse Schuppen theils der Kopfhaut anhaften, theils an den Haaren kleben bleiben, theils auf die Kleider herabfallen, beruhen auf Seborrhöe. Die mikroskopische Untersuchung, welche nachweist, dass die Schuppen sehr zahlreiche Fettkugeln enthalten, schützt am Besten vor einer Verwechslung dieser Form der Seborrhöe mit einem trockenen Eczema capillitii. – Endlich kommen dicke, gewöhnlich durch Staub braungefärbte Sebumschwarten, welche an ihrer Oberfläche in zahlreiche Felder abgetheilt sind (Ichthyosis sebacea *Rayer*), auch an der Wange, an der Nase, an den Augenlidern, an den Ohren, an den Brustwarzen und an anderen Hautstellen vor, an welchen zahlreiche Talgdrüsen münden und eine reichliche Lanugo das Abfallen der Krusten verhindert. Die abnorme Talgabsonderung kann in solchen Fällen mit so grosser Schnelligkeit vor sich gehen, dass die abgelösten Schwarten schon nach wenig Tagen von Neuem gebildet sind und die Kranken – meist weibliche Individuen, welche unregelmässig menstruirt sind – in hohem Grade entstellen. Dicke, feste Sebumschwarten muss man mit einem flüssigen Fett erweichen und sie dann vorsichtig, weil die unter ihnen liegende Epidermis sehr empfindlich ist, abheben. Regelmässige Waschungen mit Seife und warmem Wasser oder starkem Spiritus verhüten am Besten die Bildung neuer Schwarten, ohne die Production des abnorm beschaffenen Hauttalgs zu verhindern. Gegen die Seborrhoea capillitii empfehlen die Haarkünstler abends Waschungen mit Honey-water, morgens Einreibungen des Kopfes mit Makassar-Oel. Diese Verordnung ist ganz rationell; denn das alkoholhaltige Honey-water löst die trocknen Schuppen auf, und die Beimischung des flüssigen Makassar-Oels zu dem consistenten Hauttalg verhütet das Vertrocknen desselben zu neuen Schuppen. Statt des Honey-waters kann man freilich jede andere alkoholhaltige Flüssigkeit (Franzbranntwein, verdünnte Eau de Cologne) und statt des Makassar-Oels jedes andere Oel anwenden. Bei der Behandlung der *Rayer*'schen Ichthyosis sebacea müssen vor Allem die gewöhnlich vorhandenen Anomalieen der Sexualorgane berücksichtigt werden, weil die Erfahrung lehrt, dass sich mit der Beseitigung dieser Anomalieen sehr oft die Neigung zu einer krankhaften Talgproduction verliert. Durch örtliche Mittel wird auch in diesen Fällen nur die Anhäufung, aber nicht die Production des abnormen Secretes verhütet. – Fliesst der consistente Hauttalg nicht aus dem Follikel ab, sondern erstarrt er im Innern desselben zu einer ähnlichen festen Masse wie diejenige, welche bei der Seborrhöe die beschriebenen derben Schwarten auf der freien Oberfläche bildet, so entstehen Mitesser, Comedonen, Hautgries, Milium, und Grützbeutel, Atheromata. Bei einem Comedo ist der Ausführungsgang des Follikels durch starres von beigemischtem Staube schwärzlich gefärbtes Sebum verstopft. Drückt man den ausgedehnten Follikel zusammen, so nimmt sein Inhalt, während er durch den engen Ausführungsgang hindurchgepresst wird, wie jeder Brei, den man durch ein Sieb drückt, eine wurstförmige Gestalt an. Unter Milium versteht man durch festen Talg zu Hirsekorngrösse ausgedehnte Follikel, welche mit Epidermis bedeckt sind, und deshalb keinen schwarzen Punct in ihrer Mitte zeigen. Atherome nennt man endlich die durch eingedickten Hauttalg zu Haselnuss-, Wallnuss- oder Taubenei-Grösse ausgedehnten Talgdrüsen. Es ist leicht verständlich, dass eine Talgdrüse bei dieser excessiven Ausdehnung mit dem Haarbalge, mit dem sie gemeinschaftlich mündet, verschmolzen ist. Bei der Behandlung der Comedonen sind wir gleichfalls darauf beschränkt, das angesammelte Product zu entfernen, da wir kein Mittel besitzen, um die Production desselben zu verhüten. Bei Leuten, welche eitel genug sind, um sich einer etwas unbequemen Procedur behufs der zeitweisen Befreiung von ihren Comedonen zu unterwerfen, wende ich das nachfolgende von *Richter* empfohlene Verfahren an und habe durch dasselbe in allen Fällen einen sehr günstigen, wenn auch nicht sehr schnellen Erfolg erzielt. Man lässt einen Brei von Roggenmehl, Honig und liefe bereiten, wartet ab, bis derselbe gährt und trägt den gährenden Brei abends vor Schlafengehen auf alle Stellen des Gesichts auf, an welchen Comedonen sitzen. Am anderen Morgen drückt man nur die Comedonen, welche augenscheinlich gelockert und etwas emporgehoben sind, nicht mit dem Nagel oder einem Uhrschlüssel, sondern durch einen leichten seitlichen Druck mit den Fingern vorsichtig aus. Dieses Verfahren muss einige Wochen lang fortgesetzt werden. Die günstige Wirkung der Schwefelpräparate haben wir bei der Besprechung der Acne erwähnt. Für die Behandlung des Milium empfiehlt *Hebra* die Epidermisdecke durch Bähungen mit einer nicht zu concentrirten Kalilösung (ʒj auf 1 Pfd. Wasser) oder mit grüner Seife, welche man auf einen Flanelllappen aufstreicht, abzulösen. Die Behandlung des Atheroms besteht in der Spaltung und Exstirpation des entarteten Follikels.

Krankheiten der Bewegungsorgane.

Wir besprechen in dem vorliegenden Abschnitte der leichteren Uebersicht wegen alle in das Bereich der inneren Medicin gehörenden Erkrankungen der Gelenke, der Knochen und der Muskeln, mögen dieselben als idiopathische Leiden der genannten Organe auftreten oder das hervorstechendste Symptom einer Allgemeinerkrankung, einer Kachexie oder Dyskrasie sein.

Rheumatismus

Die Reihe krankhafter Processe, welche man früher mit dem gemeinschaftlichen Namen des Rheumatismus bezeichnete, ist zwar im Verlaufe der Zeit kleiner geworden; man hat aus derselben alle krankhaften Vorgänge in den Schleimhäuten und in den parenchymatösen Organen, welche vormals als rheumatische Affectionen aufgeführt wurden, ausgeschieden, und man ist auch davon zurückgekommen, diejenigen Entzündungen der Pleurablätter, des Herzbeutels, des Peritonaeum, welche man von Erkältungen ableitete oder für welche man keine Ursache auffinden konnte, als rheumatische Pleuritis, Perikarditis, Peritonitis zu bezeichnen; aber noch immer ist die Zahl der zur Kategorie des Rheumatismus gerechneten Krankheitsvorgänge und die Verschiedenartigkeit derselben gross genug, um eine präcise Erklärung des Begriffes Rheumatismus unmöglich zu machen.

Als gemeinschaftliche Charaktere der noch heutzutage allgemein zum Rheumatismus gerechneten Krankheitsformen kann man etwa folgende aufführen: 1) den Sitz des Leidens in den fibrösen Gebilden, den Gelenkapparaten, den Aponeurosen, den Sehnenscheiden, dem Neurilem, dem Periost, oder in den Muskeln und Sehnen; 2) die Schmerzhaftigkeit des Leidens, welche gewiss in vielen, wahrscheinlich in allen Fällen, von entzündlichen Ernährungsstörungen abhängt; 3) das Fehlen traumatischer Ursachen und eine gewisse Selbstständigkeit das Leidens, d. h. die Unabhängigkeit desselben von anderweitigen acuten und chronischen Krankheitsprocessen. Ich glaube, dass der sub 3. gebrauchte negative Ausdruck bezeichnender ist, als ein an seine Stelle gesetzter positiver Ausdruck, in welchem die Abhängigkeit der rheumatischen Affectionen von Erkältungen und von atmosphärischen Einflüssen behauptet würde. So häufig auch Erkältungen und atmosphärische Einflüsse zu Rheumatismus führen, so wenig ist erwiesen, dass sie die einzige Ursache desselben sind; man bezeichnet aber thatsächlich in praxi alle mit Schmerzen verbundenen entzündlichen Erkrankungen der genannten Gebilde, welche nicht secundär und sympathisch, sondern primär und idiopathisch auftreten, wenn sie nicht traumatischen Ursprungs sind, als rheumatische Affectionen, gleichviel ob man eine Erkältung als Ursache der Krankheit nachweisen kann oder nicht. Zu den Charakteren einer rheumatischen Affection rechnet man gewöhnlich auch das Missverhältniss zwischen den oft sehr schweren subjectiven Erscheinungen und den oft sehr unbedeutenden anatomischen Veränderungen, sowie die Neigung der Erkrankung, von der zuerst befallenen Stelle auf andere Theile von analoger Structur und Function überzuspringen. Indessen scheint die verhältnissmässig grosse Schmerzhaftigkeit rheumatischer Leiden weniger durch die Art als vielmehr durch den Sitz der Erkrankung bedingt zu sein; wenigstens sind auch traumatische, gichtische und anderweitige Entzündungen ganz mässigen Grades, wenn sie die fibrösen Gebilde befallen, mit sehr heftigen Schmerzen verbunden; und was die Flüchtigkeit der rheumatischen Affectionen, ihre Tendenz, von einer Stelle auf die andere überzuspringen, betrifft, so ist auch diese keineswegs charakteristisch, da Niemand Anstand nehmen wird, ein idiopathisches schmerzhaftes Gelenkleiden, welches diese Flüchtigkeit nicht zeigt, welches vielmehr Jahre lang auf ein und dasselbe Gelenk beschränkt bleibt, zu den rheumatischen Affectionen zu rechnen.

Kapitel I.

Acuter Gelenkrheumatismus. Rheumatismus articulorum acutus. Rheumarthritis acuta. Fliegende Gicht. Hitziges Gliederweh.

§. 1. Pathogenese und Aetiologie.

Bei dem acuten Gelenkrheumatismus werden die Synovialkapseln einer grösseren oder kleineren Zahl von Gelenken der Sitz entzündlicher Ernährungsstörungen. Der einfache Name Polyarthritis acuta würde für die in Rede stehende Krankheit durchaus genügen, wenn es nicht eine secundäre im Verlauf von Infectionskrankheiten auftretende Polyarthritis acuta gäbe, von welcher der acute Gelenkrheumatismus als Polyarthritis acuta rheumatica seu idiopathica getrennt werden muss. Die Entzündung der Synovialkapsel erreicht bei dem acuten Gelenkrheumatismus in der Mehrzahl der Fälle keinen hohen Grad. Das in die Gelenkhöhle gesetzte Exsudat ist meist weder sehr massenhaft noch sehr fibrinreich, noch enthält es grössere Mengen von Eiterzellen. Die äusserlich sichtbare Anschwellung der befallenen Theile hängt zum grössten Theil von dem entzündlichen Oedem des Bindegewebes in der Umgebung des Gelenkes ab. Aber dieser geringe Grad der Entzündung und die erwähnte Beschaffenheit des Exsudats ist keineswegs eine constante Eigenthümlichkeit der Polyarthritis rheumatica acuta; vielmehr giebt es Fälle dieser Art, bei welchen die Entzündung einen weit höheren Grad erreicht und in welchen ein fibrinreiches oder eiteriges Exsudat abgesetzt wird.

Die Disposition für den acuten Gelenkrheumatismus ist bei verschiedenen Individuen sehr ungleich, ohne dass wir wissen, von welchen besonderen Eigentümlichkeiten diese Ungleichheit abhängt. Manchen Menschen scheint eine grössere Anlage zu acutem Gelenkrheumatismus angeboren zu sein. Besonders leicht erkranken Individuen, welche schon einmal oder zu wiederholten Malen Attaquen der Krankheit überstanden haben. Im frühsten Kindesalter und ebenso im Greisenalter kommt der acute Gelenkrheumatismus sehr selten vor; am Häufigsten wird derselbe bei Personen beobachtet, welche zwischen dem fünfzehnten und vierzigsten Lebensjahre stehen. Die Zahl der befallenen Männer ist der der befallenen Frauen gleich oder etwas grösser. Bei robusten und vollsaftigen Menschen scheint die Disposition grösser zu sein als bei schwächlichen und blutarmen Individuen. – Unter den Gelegenheitsursachen des acuten Gelenkrheumatismus spielen vorübergehende Erkältungen, sowohl plötzliche Durchnässung des erhitzten Körpers als die Einwirkung der trocknen Zugluft und ebenso der länger dauernde Aufenthalt in feuchten Wohnungen und feuchten Arbeitslocalen unverkennbar eine wichtige Rolle. Die arbeitenden Klassen, welche diesen Schädlichkeiten vorzugsweise exponirt sind, werden gewiss gerade deshalb mehr als die wohlhabenden Stände von acutem Gelenkrheumatismus heimgesucht. In der Mehrzahl der Fälle lassen sich die veranlassenden Ursachen nicht nachweisen. Die Krankheit ist über die ganze Erde verbreitet, kommt aber in den gemässigten Breiten häufiger vor als in den Polargegenden und in den Tropen. Zu manchen Zeiten, welche namentlich in die Winter- und Frühlingsmonate zu fallen pflegen, häufen sich die Erkrankungen so, dass die grosse Zahl der Fälle an eine epidemische Verbreitung erinnern kann. Im Sommer und im Herbst tritt die Krankheit meist nur vereinzelt auf.

§. 2. Anatomischer Befund.

Man hat nicht häufig Gelegenheit, die Leichen von Individuen zu untersuchen, welche während des Bestehens eines acuten Gelenkrheumatismus gestorben sind. Die in solchen Fällen beobachteten Veränderungen der Gelenke sind oft sehr unbedeutend und beschränken sich auf eine mässige Hyperaemie der Synovialkapsel und auf eine geringe Vermehrung und eine leichte flockige Trübung der Synovia. In manchen Fällen fehlen sogar auch diese Residuen des während des Lebens unzweifelhaft vorhandenen entzündlichen Processes, und das Resultat der Untersuchung an der Leiche ist ebenso ein fast negatives, wie in den meisten Fällen von erysipelatöser Dermatitis. Auf der anderen Seite findet man zuweilen bei der Obduction die Synovialkapseln einzelner Gelenke durch hochgradige Hyperaemie und Ekchymosirung dunkel geröthet, aufgelockert und gewulstet, die Gelenkhöhle erweitert und mit eiteriger Flüssigkeit erfüllt, selbst die benachbarten Knochenenden injicirt und mit Blutextravasaten durchsetzt. Das im Herzen und in den grossen Gefässen enthaltene Blut zeigt in allen frischen Fällen sehr reichliche Faserstoffabscheidungen. Ausserdem finden sich sehr oft die anatomischen Veränderungen, welche den verschiedenen Complicationen des Gelenkrheumatismus, namentlich der Perikarditis, der Endokarditis und Myokarditis angehören.

§. 3. Symptome und Verlauf.

In manchen Fällen gehen dem Ausbruch der Krankheit einige Tage lang Vorboten voraus, welche in einem allgemeinen Unbehagen und in einem Gefühl von schmerzhafter Abgeschlagenheit der Glieder bestehen. In anderen Fällen fehlen diese Vorboten, und die Krankheit beginnt unerwartet und plötzlich. — Es ist nicht gerade häufig, dass der Ausbruch der Krankheit selbst durch einen heftigen Schüttelfrost angezeigt wird, wie wir ihn als Anfangssymptom der Pneumonie und mancher anderer entzündlicher Krankheiten kennen gelernt haben. Gewöhnlich stellt sich nur ein leichtes, in den ersten Tagen öfter sich wiederholendes Frösteln ein, in anderen Fällen fehlt auch dieses, und es ist von Anfang an das subjective Hitzegefühl vorhanden, welches sonst erst auf die Frostanfälle folgt. — Gleichzeitig mit den Fiebererscheinungen oder bald nach dem Eintritt derselben klagen die Kranken über Schmerzen in einem oder gewöhnlich in mehreren Gelenken, welche anfangs mässig sind, aber schnell und stetig heftiger werden und in kurzer Zeit eine bedeutende Höhe erreichen. So lange die Kranken keinen Versuch machen, die befallenen Gelenke zu bewegen, und so lange man dieselben nicht berührt, ist der Schmerz erträglich; aber jeder Versuch das Gelenk zu gebrauchen und jeder leise Druck, welchen man auf dasselbe ausübt, in schweren Fällen schon der Druck eines leichten Federbettes, steigern die Schmerzen zu einer so excessiven Höhe, dass die Kranken oft wimmern und schreien, bis sie wieder einige Zeit in ruhiger und bequemer Lage zugebracht haben und vor jedem Insult geschützt gewesen sind. Untersucht man die befallenen Gelenke, so findet man dieselben bald nur mässig, bald aber beträchtlich angeschwollen. Die Geschwulst, welche, wie bereits erwähnt wurde, nur zum Theil von dem Erguss in die Gelenkkapsel, zum Theil aber von dem Oedem der Haut und des subcutanen Gewebes abhängt, ist gewöhnlich auch auf eine kurze Strecke der benachbarten Theile des Gliedes ausgebreitet, und es hat bei oberflächlicher Betrachtung den Anschein, als ob die Enden der Knochen aufgetrieben seien. Die Haut, von welcher die angeschwollenen Gelenke bedeckt sind, ist entweder von normaler Farbe, oder leicht und nur ausnahmsweise dunkel geröthet. Der Grad der Anschwellung und die Heftigkeit der Schmerzen stehen nicht immer in geradem Verhältniss: oft sind die Schmerzen sehr heftig, während man die Anschwellung kaum bemerkt. Die grossen Gelenke, namentlich die Knie-, Fuss-, Hand-, Ellbogen- und Schultergelenke werden am Häufigsten befallen; aber auch die kleinen Gelenke, namentlich die der Finger, das Sternoclaviculargelenk, die Gelenke der Wirbelsäule bleiben keineswegs verschont. Nur ausnahmsweise werden die Gelenke der Zehen befallen. Zuweilen wird auch die Symphysis ossium pubis ergriffen. In nicht gerade seltenen Fällen breitet sich der Process auch auf die den entzündeten Gelenken benachbarten Muskeln und Fascien aus. — Die Zahl der befallenen Gelenke ist verschieden. Schon im Beginn der Krankheit pflegt nur selten ein einziges Gelenk ergriffen zu werden; weit häufiger entwickelt sich der Process gleichzeitig in zwei oder drei, zuweilen auch in einer noch grösseren Zahl von Gelenken. Im weiteren Verlaufe der Krankheit ist es die Regel, dass neue anfangs verschont gebliebene Gelenke ergriffen werden, und dass die Krankheitserscheinungen in diesen ihre Höhe erreichen, während sie in den zuerst befallenen Gelenken bereits in der Abnahme begriffen oder völlig verschwunden sind. Verlieren sich in den zuerst erkrankten Gelenken Schmerzen und Geschwulst nur langsam, während sie sich in anderen entwickeln, so kann die Zahl der gleichzeitig leidenden Gelenke sehr gross und der Zustand des Kranken überaus hülflos und kläglich sein. Solche Kranken sind zuweilen nicht im Stande, selbstständig irgend eine Bewegung auszuführen. Sie können die Lage, welche sie einmal eingenommen haben, oder in welche man sie gebracht hat, nicht willkürlich wechseln, sie fürchten sich vor jeder noch so vorsichtig ausgeführten passiven Bewegung, wenn sie wegen der Harn- und Stuhlentleerung und wegen der Zufuhr von Speisen und Getränken nöthig wird. Selbst die leiseste Erschütterung des Bettes vermehrt ihre Schmerzen und ruft Wimmern und Klagen hervor. Diese grosse Verbreitung und Heftigkeit der Erscheinungen ist aber nicht häufig. In der Mehrzahl der Fälle sind gleichzeitig zwei oder drei Gelenke oder doch eine nur mässige Zahl derselben der Sitz sehr heftiger Schmerzen, während die übrigen Gelenke frei oder noch etwas steif sind und nur bei stärkerer Bewegung schmerzen, zuweilen auch Crepitation zeigen. — Das fast in allen Fällen schon den Anfang der Krankheit begleitende zuweilen den örtlichen Erscheinungen vorhergehende und nur ausnahmsweise sich erst später zu denselben hinzugesellende Fieber zeigt gewöhnlich eine der Heftigkeit und Ausbreitung der localen Erscheinungen entsprechende Höhe und alle Charaktere eines entzündlichen sthenischen Fiebers. Die Körpertemperatur erreicht selten den hohen Grad, welchen wir bei Infectionskrankheiten beobachten, übersteigt vielmehr in den meisten Fällen nur um 1–2° die Norm und erreicht nur ausnahmsweise 40–40°,5 C. Der Puls zeigt eine vermehrte Frequenz, gewöhnlich 90–100 Schläge in der Minute, und ist dabei meist voll und weich. Nur in denjenigen Fällen, in welchen die Temperatur zu einer ungewöhnlichen Höhe steigt, wird auch die Pulsfrequenz auf 120–130 Schläge in der Minute gesteigert. Am Herzen hört man in zahlreichen Fällen, auch in solchen, in welchen keine Complication mit Karditis vorliegt, blasende Geräusche, sogenannte Blutgeräusche. Die Respiration ist beschleunigt. Die Haut ist fast immer mit sehr profusen stark sauer riechenden Schweissen bedeckt, welche keineswegs von kritischer Bedeutung sind, sondern im Stadium incrementi und auf der Akme der Krankheit eben so heftig zu sein pflegen als im Stadium decrementi. Sehr oft findet man auf der Haut der Kranken zahlreiche Sudamina bald in der Form einer Miliaria alba, bald in der einer Miliaria rubra. Wir haben früher darauf aufmerksam gemacht, dass diese Form mit der Schweissproduction zusammenhängt und ohne alle prognostische Bedeutung ist. Der sehr bedeutende Wasserverlust, welchen der Körper theils durch die bei dem heftigen Fieber beträchtlich gesteigerte Verdunstung, theils durch die profuse Schweissabsonderung erfährt, erklärt nicht nur den heftigen Durst der Kranken, sondern auch die sehr sparsame Urinsecretion. Es werden oft nur 300 – 400 C. C. Urin in 24 Stunden entleert. Da die Harnstoffproduction nicht vermindert, sondern im Gegentheil wegen des beschleunigten Stoffumsatzes vermehrt ist, so zeigt der concentrirte Urin ein ungewöhnlich hohes specifisches Gewicht; und da die Menge des Wassers, welches er enthält, nicht ausreicht, um die harnsauren Salze bei einer etwas niederen Temperatur gelöst zu erhalten, so bilden sich, sobald der Urin erkaltet, reichliche Sedimente jener Salze. Diese erscheinen durch den gleichfalls massenhaften Farbstoff, welchen der Urin enthält, und welcher sich mit den Salzen niederschlägt, noch dunkler geröthet als sonst. Ein sehr reichliches Sediment von harnsauren Salzen lässt nicht in allen Fällen darauf schliessen, dass die in 24 Stunden abgesonderte Menge der Harnsäure vermehrt sei; wenigstens erreichte in zwei Fällen, in welchen *F. Hoppe* die Güte hatte, den äusserst dicken sehr stark sedimentirenden Harn zweier auf der Greifswalder Klinik an acutem Gelenkrheumatismus behandelter Kranken zu untersuchen, die 24stündige Menge der Harnsäure nur eben die Norm. Wenn man einen derartigen Urin vielfach als fast pathognostisch für den acuten Gelenkrheumatismus bezeichnet, so ist man dazu einigermaassen berechtigt; denn fast bei keiner Krankheit ist neben einer starken Verdunstung auch der Wasserverlust durch vermehrte Schweisssecretion so bedeutend gesteigert und daher der Urin so concentrirt, wie bei dem acuten Gelenkrheumatismus. — Unter den Complicationen des acuten Gelenkrheumatismus sind namentlich die mit Endokarditis, Myokarditis und Perikarditis zu erwähnen. Wir haben bei der Besprechung der Herzkrankheiten (Bd. I. S. 296, 310 und 353) ausführlich erörtert, dass die Häufigkeit dieser Complicationen namentlich von *Bouillaud* bedeutend übertrieben worden ist. Es scheint, dass *Bouillaud* auch die oben erwähnten „Blutgeräusche“, welche wahrscheinlich einer abnormen Spannung und den in Folge derselben eintretenden unregelmässigen Schwingungen der Klappen- und Gefässwände ihre Entstehung verdanken, von entzündlichen Ernährungsstörungen ableitete. Wir haben gesehen, dass nach *Bamberger*'s Zusammenstellungen die Complication mit Endokarditis bei etwa 20 Procent, die Complication mit Perikarditis bei etwa 14 Procent der an acutem Gelenkrheumatismus leidenden Kranken vorkommen, während die Myokarditis weit seltener ist. Je grösser die Zahl der befallenen Gelenke, um so grösser ist nach *Bamberger*'s Beobachtungen die Neigung zu complicirenden Entzündungen des Herzens und des Herzbeutels. Dass es sich in den hierher gehörenden Fällen in der That um Complicationen und nicht etwa um Metastasen handelt, ergiebt sich schon daraus, dass die Affection der Gelenke, wenn sich irgend eine Form von Karditis entwickelt, gewöhnlich in derselben Weise fortbesteht wie früher. Auch in Betreff der Symptome und des Verlaufes der Herzentzündungen müssen wir auf das früher Gesagte verweisen und wollen hier nur noch einmal darauf aufmerksam machen, dass in zahlreichen Fällen alle subjectiven Symptome fehlen und die Complicationen nur durch die physikalische Untersuchung erkannt werden können. Weit seltener als die verschiedenen Formen der Karditis compliciren Pleuritis, Pneumonie und noch seltener Meningitis cerebralis und Meningitis spinalis den acuten Gelenkrheumatismus. In protrahirten Fällen kann die Verjauchung der Gelenke zu Septichaemie führen; doch gehören solche Fälle, weil jener Ausgang bei der idiopathischen Arthritis nur ausnahmsweise vorkommt, zu den grössten Seltenheiten.

Die Krankheit hat keinen cyklischen Verlauf und dauert mit wechselnder Intensität in leichteren Fällen 8–14 Tage, in schwereren viele Wochen. In den Morgenstunden pflegen die Schmerzen und das Fieber zu remittiren, in den Abendstunden zu exacerbiren; doch pflegen diese Schwankungen keinen annähernd regelmässigen Typus zu zeigen. Es kommt häufig vor, dass Fälle, welche im Anfange der Krankheit sehr leicht und gutartig erschienen, im weiteren Verlaufe eine grosse Hartnäckigkeit und Bösartigkeit annehmen; ebenso, dass inmitten einer wesentlichen Besserung, welche die Hoffnung auf eine nahe bevorstehende Genesung erweckt, plötzlich das Fieber und die localen Erscheinungen von Neuem sich verschlimmern und sich zu einer früher nicht erreichten Höhe steigern.

In Betreff der Ausgänge des acuten Gelenkrheumatismus ist besonders zu berücksichtigen, dass nicht nur die leichten Fälle, bei welchen eine kleine Zahl von Gelenken ergriffen wird und die Intensität der örtlichen Erscheinungen wie die Intensität des Fiebers gering bleiben, in vollständige Genesung enden können, sondern dass der Ausgang in Genesung auch für die schweren Fälle, bei welchen zahlreiche Gelenke ergriffen werden, bei welchen die Schmerzen und Anschwellungen derselben einen hohen Grad erreichen, und bei welchen die heftigen Localerscheinungen von einem entsprechenden Fieber begleitet sind, die Regel bildet. Aber auch im günstigsten Falle erfolgt die Genesung nicht mit einer plötzlichen Defervescenz der Krankheitserscheinungen, sondern mit einer allmäligen und nicht immer stetigen Abnahme derselben. Trotz ihres tückischen Verlaufs und trotz der Häufigkeit ihrer Complicationen mit Entzündungen der wichtigsten Organe ist ein tödtlicher Ausgang der Krankheit selten. Er tritt fast nur ein, wenn die hinzutretenden Herzentzündungen sehr complicirter Art, von ungewöhnlicher Heftigkeit und mit Entzündungen der Lunge und der Pleura complicirt sind, obwohl auch in solchen Fällen oft wider alles Erwarten Genesung erfolgt. Ausserdem tritt zuweilen der Tod, ohne dass sich Complicationen hinzugesellt haben, unter den Erscheinungen eines plötzlichen Collapsus ein, nachdem kurze Zeit Delirien, Koma und andere Symptome einer schwer gestörten Innervation vorhergegangen sind. Bei der Obduction solcher Fälle lassen sich fast niemals Veränderungen in den Centralorganen des Nervensystems nachweisen, und man hat deshalb angenommen, dass sie auf einer freilich unerklärten Intoxication des Blutes beruhen. Bevor indessen nicht durch genaue Temperaturbestimmungen ausgeschlossen ist, dass in den genannten Fällen das Fieber und die Steigerung der Körpertemperatur zu einer Höhe, bei welcher das Leben erlischt, den tödtlichen Ausgang herbeigeführt haben, scheint mir jene Hypothese nicht berechtigt zu sein, namentlich da constatirt ist, dass bei dem acuten Gelenkrheumatismus die gewöhnlich nur mässig gesteigerte Körpertemperatur in selteneren Fällen eine sehr beträchtliche Steigerung erfahren kann. Ein sehr häufiger Ausgang des acuten Gelenkrheumatismus ist der in unvollständige Genesung. In zahlreichen Fällen verlieren sich zwar das Fieber, die heftigen Schmerzen und die Anschwellungen der meisten Gelenke, aber in einzelnen Gelenken bleibt ein chronischer Rheumatismus zurück, welcher eine grosse Hartnäckigkeit zeigt und sich oft niemals wieder gänzlich verliert. Noch häufiger kommt es vor, dass die Kranken zwar den acuten Gelenkrheumatismus und seine Complicationen überstehen, aber während der Krankheit Klappenfehler acquiriren, welche niemals geheilt werden, und an welchen sie frühzeitig zu Grunde gehen. Nach längerer Dauer der Krankheit, zumal wenn das Fieber heftig war, sind die Reconvalescenten gewöhnlich in hohem Grade anaemisch, und man hört bei ihnen Aftergeräusche am Herzen und in den grossen Gefässen, welche bei ungenauer Untersuchung und bei nicht hinlänglicher Würdigung des Gesammtbefindens zu Verwechselungen mit Klappenfehlern führen können.

§. 4. Therapie.

Man hat gegen den acuten Gelenkrheumatismus den gesammten antiphlogistischen Heilapparat, namentlich allgemeine und örtliche Blutentziehungen, Kali und Natron nitricum, Tartarus stibiatus in refracta dosi angewandt, und man hat vielfach behauptet, dass man durch die energische Antiphlogose den Verlauf der Krankheit abzukürzen und die Complicationen derselben zu verhüten im Stande sei. Aus dem, was wir über den sehr schwankenden Verlauf und die sehr verschiedene Dauer der Krankheit gesagt haben, ergiebt sich, dass für jene Behauptungen ein genügender Beweis sehr schwer zu führen sein würde. Auf der andern Seite sprachen die Thatsachen, dass die Krankheit sich oft genug trotz jener Behandlung viele Wochen lang hinzog, und dass ebenso trotz jener Behandlung sich oft genug Herzleiden entwickelten, gegen die Unfehlbarkeit der energischen Antiphlogose selbst für den Fall, dass sie auf einzelne Fälle einen günstigen Einfluss haben sollte. Mit Recht ist man daher in neuerer Zeit bei der Behandlung des acuten Gelenkrheumatismus von den Blutentziehungen coup sur coup, von der Darreichung der früher üblichen sehr grossen und selbst gefährlichen Dosen des Salpeter, sowie von der systematischen Anwendung des Tartarus stibiatus zurückgekommen, und bedient sich anderer Mittel, welche vielleicht ebenso unsicher sind, aber jedenfalls weniger leicht Schaden bringen. Nur das Natron nitricum in mässigen Dosen (ʒij : ℥vj, 2stündl. einen Esslöffel) hat in der Therapie des acuten Gelenkrheumatismus seine Stellung behauptet und wird von den meisten Aerzten, ohne dass sie übrigens Grosses von demselben erwarten, wie fast in allen Fällen von Pneumonie und von anderen fieberhaften Entzündungen, so auch im Beginn dieser Krankheit angewendet. Da der kubische Salpeter in kleinen Dosen wohl schwerlich Schaden bringt, da die Möglichkeit seiner antiphlogistischen Wirkung nicht widerlegt werden kann, da wir endlich auch kein anderes Mittel kennen, welches den acuten Gelenkrheumatismus sicher coupirte oder seinen Verlauf sicher abkürzte, so lässt sich gegen die in Rede stehende Verordnung nichts einwenden. Es ist unthunlich, den Kranken überhaupt keine Arznei zu verordnen, und wenn man den Grundsatz „Remedium anceps melius quam nullum" nur nicht auf solche zweifelhafte Mittel ausdehnt, welche dem Kranken wesentlich schaden können, so darf man denselben gelten lassen. Die ausser dem Natron nitricum gebräuchlichsten Mittel sind das Colchicum (Tinct. oder Vin. sem. Colchici ℥β, Tinct. Opii croc. ʒβ, 3stündl. 15–20 Tropfen), der Citronensaft (3mal tägl. ℥β), das Jodkalium (ʒβ–ʒj mit Morph. acet. gr. β–gr. j in 3–4 Unzen Wasser gelöst, während des Tages zu verbrauchen), das Chinin und die Narcotica, namentlich das Opium und Morphium. Specielle Indicationen für die Darreichung des Colchicum, des Citronensaftes und des Jodkalium, welche in einzelnen Fällen einen günstigen Erfolg zu haben scheinen, in den meisten Fällen aber sicher ohne allen Einfluss auf den Verlauf der Krankheit bleiben, aufzustellen, ist aus den bisher gemachten Erfahrungen nicht möglich. In sehr hartnäckigen wiederholt recidivirenden Fällen wird man auch zu diesen Mitteln greifen, so gering die Aussicht auf wesentliche Erfolge sein mag. — Was das Chinin anbetrifft, so ist dasselbe zwar ebenso wenig ein Specificum gegen den acuten Gelenkrheumatismus, wie gegen die Pneumonie, den Typhus und gegen viele andere Krankheiten, in deren Therapie es dessenungeachtet eine wichtige Rolle spielt. Aber es ist eines der kräftigsten Antipyretica und verdient deshalb in solchen Fällen, in welchen das Fieber einen ungewöhnlich hohen Grad erreicht, auch gegen den Rheumatismus acutus in Anwendung gebracht zu werden. Man pflegt die Kranken während eines Tages einen Scrupel bis eine halbe Drachme Chinin verbrauchen zu lassen, und man thut Recht, so grosse Dosen zu verordnen, da auch nach meinen Erfahrungen nur von der Anwendung sehr grosser Dosen dieses Mittels mit Sicherheit ein wesentlicher Einfluss auf die Körpertemperatur und die Pulsfrequenz erwartet werden kann. – Von den Narcoticis kann man die meisten gewiss entbehren, das Opium und das Morphium dagegen sind nicht nur unschätzbare Mittel, um die Beschwerden der Kranken zu mässigen, sondern es scheint auch, als ob bei der Darreichung derselben die Entzündungserscheinungen in den befallenen Gelenken eine geringere Intensität erreichten. Ob sie den Verlauf der Krankheit abkürzen, wie von manchen Beobachtern behauptet wird, wage ich nicht zu entscheiden; dass aber grosse Dosen Opium oder Morphium selbst bei heftigem Fieber gut ertragen werden, kann ich durchaus bestätigen. In allen Fällen, in welchen die Schmerzen die Nachtruhe stören, empfiehlt es sich, den Kranken abends 1 Gran Opium oder $\frac{1}{4}$ Gran Morphium nehmen zu lassen, und in solchen Fällen, in welchen die Schmerzen eine ungewöhnliche Heftigkeit zeigen, kann man eine solche Dose alle zwei Stunden reichen, bis Erleichterung eintritt. – Unter den äusseren Mitteln werden warme und kalte Umschläge, Blutegel, Vesicatore, sowie zahlreiche narkotische und reizende Waschungen und Einreibungen empfohlen. Diese Mittel haben, wie schon die grosse Zahl derselben schliessen lässt, bei wiederholter Anwendung weit weniger geleistet, als ihre Empfehler von ihnen rühmen; wir müssen eingestehen, dass auch die äusseren Mittel gewöhnlich ohne allen Einfluss auf den Verlauf der Krankheit bleiben und höchstens eine palliative Wirkung haben. Kein beschäftigter Arzt wird in Abrede stellen, dass häufig genug Fälle von acutem Gelenkrheumatismus, welche mit dem Beginn der Krankheit zur Behandlung kommen, 3 bis 6 Wochen lang oder auch noch länger jeder äusseren wie jeder inneren Behandlung trotzen.

In Fällen von mässiger Intensität empfiehlt es sich, die leidenden Gelenke mit Watte zu umwickeln; bei sehr heftigen Schmerzen passen, zumal da Eis- und Kaltwasser-Umschläge bei den Laien für schlechte „Antirrheumatica“ gelten und deshalb leicht unregelmässig angewendet werden, schnell verdunstende kalt machende Einreibungen. Das von *Wunderlich* empfohlene Elaylchlorür (ʒβ bis ʒj sanft eingerieben) ist ein vortreffliches Palliativum; aber Einreibungen mit Aether, welche ich in der Greifswalder Klinik aus Sparsamkeitsrücksichten als Surrogat für das Elaylchlorür anwendete, leisten dieselben Dienste. Oertliche Blutentziehungen sind auf diejenigen Fälle zu beschränken, in welchen ein einzelnes Gelenk längere Zeit hindurch beträchtlich geschwollen und schmerzhaft bleibt. Verlieren sich nach wiederholten Blutentziehungen die Schmerzen und die Geschwulst nicht, bleiben sie in dem einen Gelenke fixirt, nachdem sie in den übrigen verschwunden sind, so bedecke man ein solches Gelenk mit Vesikatoren oder bepinsele die Haut mit Jodtinctur. — Bei der Diaet des Kranken muss zur rechten Zeit auf die von dem Fieber drohende Erschöpfung Rücksicht genommen werden. Heisse Getränke sind zu verbieten, weil sie unnütz die Schweisssecretion vermehren. Auch das Zimmer darf nicht zu warm gehalten werden, aber die Temperatur desselben muss gleichmässig sein. — Die Complicationen sind nach den anderweitig aufgestellten Regeln zu behandeln.

Kapitel II.

Chronischer Gelenkrheumatismus. Rheumatismus articulorum chronicus. Rheumarthritis chronica.

§. 1. Pathogenese und Aetiologie.

Mit dem Namen des chronischen Gelenkrheumatismus bezeichnet man eine chronische idiopathische Gelenkentzündung, welche meist nur ein einzelnes oder eine geringe Zahl von Gelenken ergreift, welche weit seltener als der acute Gelenkrheumatismus von einem Gelenk auf das andere überspringt und trotz ihrer langen Dauer zu verhältnissmässig geringen anatomischen Veränderungen führt. Es ist allgemein gebräuchlich, chronische Gelenkentzündungen, wenn sie zu Vereiterung des Gelenks und zu Caries der Gelenkenden führen, nicht mehr dem chronischen Gelenkrheumatismus zuzuzählen, sondern als chronische Gelenkentzündung κατ᾽ ἐξοχήν zu bezeichnen und sie eben so wie die Arthrokace und den Tumor albus der Chirurgie zu überweisen. Die chronische deformirende Gelenkentzündung werden wir im nächsten Kapitel besprechen. — Der chronische Gelenkrheumatismus entwickelt sich in vielen Fällen aus einem acuten in der Weise, dass ein oder mehrere Gelenke, nachdem der Process in den übrigen abgelaufen ist, nicht zur Norm zurückkehren, sondern der Sitz dauernder Störungen bleiben. In anderen Fällen tritt er von vorn herein unter dem Bilde einer chronischen Erkrankung auf. — Sehr häufig ist eine ausgesprochene Prädisposition für den chronischen Gelenkrheumatismus angeboren; auf der anderen Seite gibt es zahlreiche Fälle, in welchen eine solche Prädisposition unverkennbar acquirirt ist. Unter den prädisponirenden Momenten sind vor Allem überstandene Anfälle von acutem Gelenkrheumatismus zu erwähnen, da nach diesen sehr häufig eine ausgesprochene Anlage für den chronischen Gelenkrheumatismus, welche früher nicht vorhanden war, zurückbleibt. Dasselbe gilt von einmal oder noch mehr von wiederholt überstandenen Anfällen des chronischen Gelenkrheumatismus, da auch diese gewöhnlich eine sogenannte rheumatische Disposition hinterlassen. Die häufigsten Gelegenheitsursachen sind Erkältungen, namentlich aber der dauernde Aufenthalt in kalten, feuchten und der Zugluft ausgesetzten Localen. So leiden z. B. fast alle alten Waschfrauen an chronischem Gelenkrheumatismus. In vielen Fällen lassen sich die veranlassenden Ursachen nicht nachweisen.

§. 2. Anatomischer Befund.

In den verhältnissmässig seltenen Fällen, in welchen man Gelegenheit hat, Gelenke, welche der Sitz eines chronischen Gelenkrheumatismus waren, anatomisch zu untersuchen, findet man gewöhnlich die Synovialkapsel und den Bänderapparat der Gelenke verdickt, die Gelenkzotten hypertrophirt und nicht selten fettig entartet, die Gelenkknorpel aufgelockert und filzig, die mehr oder weniger reichlich vorhandene Synovia getrübt.

§. 3. Symptome und Verlauf.

Der chronische Gelenkrheumatismus tritt unter zwei verschiedenen Formen auf. Bei der ersten Form sind einzelne Gelenke längere Zeit, oft mehrere Monate oder Jahre hindurch, der Sitz beständiger Schmerzen. Diese werden durch einen Druck auf die kranken Gelenke, besonders aber durch active oder passive Bewegungen derselben in hohem Grade verschlimmert und bilden meist auch ausserdem heftige Paroxysmen, welche scheinbar spontan namentlich in den Abendstunden auftreten. Legt man die Hand auf die Gelenke, während man dieselben bewegt, so fühlt man oft ein deutliches Knacken oder Crepitiren. Zuweilen sind die Gelenke bedeutend geschwellt; aber die Anschwellung beruht nicht wie bei dem acuten Gelenkrheumatismus theilweise auf einem entzündlichen Oedem des subcutanen Bindegewebes, sondern ausschliesslich auf der vermehrten Ansammlung von Synovia im Innern des Gelenkes und auf der Verdickung der Gelenkkapsel und des Bänderapparates. In anderen Fällen fehlt die Anschwellung, weil kein erheblicher Erguss in der Gelenkhöhle vorhanden ist, oder die Anschwellung des

Gelenks ist nur eine scheinbare: das Gelenk tritt mehr hervor, weil die Muskeln längs der Diaphysen der kranken Glieder, welche anhaltend geschont wurden, atrophirt sind. Bei sehr langem Bestehen dieser Form entwickeln sich leicht falsche unvollständige Ankylosen; dagegen führt dieselbe selten zur Entwickelung eines Tumor albus oder einer Arthrokace. — Die zweite Form des chronischen Gelenkrheumatismus besteht im Grunde aus einer Reihe sehr oft und in sehr kurzen Pausen wiederkehrender leichter Anfälle des acuten Gelenkrheumatismus, in welchen immer nur ein oder einzelne Gelenke ergriffen werden. Individuen, welche an dieser vagen Form des chronischen Gelenkrheumatismus leiden, werden oft nach jedem Umschlag des Wetters, nach jedem Zugwind, dem sie sich aussetzen, und ebenso oft, ohne dass man eine derartige Ursache nachweisen kann, in kurzen Zwischenräumen „rheumatisch afficirt". Bald leidet dieses, bald jenes Gelenk; es ist leicht geschwellt, gegen Druck sehr empfindlich, besonders schmerzhaft aber, wenn man es bewegt. Das wohl immer vorhandene mässige Fieber verräth sich durch eine dauernde Pulsfrequenz, durch das beständige Schwitzen, durch den auffallend dicken oft sedimentirenden Harn, so wie endlich durch die sich allmählig einstellende Mattigkeit und Abmagerung der Kranken. Auch diese Form des chronischen Gelenkrheumatismus ist sehr hartnäckig und bleibt einmal eingewurzelt oft während des ganzen Lebens bestehen. Sehr oft complicirt sie sich mit Muskelrheumatismus, nicht selten auch mit denjenigen Formen von Neuralgieen und Lähmungen, welche man als rheumatische zu bezeichnen pflegt. (Bd. II. S. 281 und S. 327.)

§. 4. Therapie.

Die auf einzelne Gelenke fixirte Form des chronischen Gelenkrheumatismus fordert vorzugsweise eine örtliche, der vage chronische Gelenkrheumatismus dagegen vorzugsweise eine allgemeine Behandlung. — Für die örtliche Behandlung empfehlen sich in frischen Fällen vor Allem locale Blutentziehungen durch Blutegel oder blutige Schröpfköpfe. Dieselben müssen, wenn ein befriedigender Erfolg eintreten soll, in nicht zu langen Pausen mehrere Male wiederholt werden, leisten aber dann auch die vorzüglichsten Dienste und können durch kein anderes Mittel ersetzt werden. Auch in eingewurzelten Fällen thut man gut, die Cur mit der Application von Blutegeln oder blutigen Schröpfköpfen zu beginnen, es müsste denn das Allgemeinbefinden der Kranken Blutentziehungen überhaupt contraindiciren. Von dem Erfolg der ersten Blutentziehung muss es abhängen, ob man dieselben auch in solchen Fällen wiederholt, oder ob man statt dessen zu den ableitenden Mitteln übergeht. Unter letzteren sind solche, welche die Haut rothen oder eine superficielle Entzündung derselben hervorrufen, denen vorzuziehen, welche durch ihre flüchtige Beschaffenheit für die Nasenschleimhaut sehr empfindlich sind, aber in der äusseren Haut weder sichtbare Veränderungen noch besondere Sensationen hervorrufen. So ketzerisch es klingen mag, so müssen wir uns doch dahin aussprechen, dass der Opodeldok, das Linimentum volatile, der Campherspiritus, und dass ebenso wie diese übelriechenden Mittel auch die wohlriechenden wie die Mixtura oleoso-balsamica in den Fällen, in welchen sie nützen, vorzugsweise der Manipulation des Reibens ihre Wirksamkeit verdanken. Wir können uns bei diesem Ausspruch unter Anderem auf die Thatsache stützen, dass der Gebrauch der genannten Mittel in neuerer Zeit auch bei Laien, bei welchen ihre Anwendung gegen alle rheumatischen Leiden vor Zeiten selbstverständlich war, mehr und mehr abgekommen und durch Einreibungen von Franzbranntwein mit Salz verdrängt ist. Die Application von Sinapismen und die Einreibung von Senfspiritus, durch welche die Haut flüchtig geröthet wird, haben in manchen Fällen unverkennbar einen palliativen Nutzen und können bei consequent fortgesetzter Anwendung auch eine bleibende Besserung herbeiführen. Einreibungen mit Veratrin und mit Chloroform bewirken jedenfalls eigenthümliche Empfindungen in der Haut, welche einigermassen für eine derivatorische Wirksamkeit derselben sprechen. In leichteren Fällen habe ich mit anscheinend günstigem Erfolge sehr oft eine Lösung von Veratrin (gr. vj-x) in Chloroform (℥β) und Mixt. oleoso-balsamic. (℥ij) angewendet. Weit energischer als die Rubefacientia wirken die Vesicantia, an welche sich die Bepinselung der Haut mit Jodtinctur anschliesst, da bei derselben gleichfalls die Epidermis abgestossen und, wenn unverdünnte Jodtinctur angewandt wurde, sehr oft zu Blasen emporgehoben wird. In sehr hartnäckigen Fällen müssen die von der Epidermis entblössten Hautstellen eine Zeit lang in Eiterung erhalten werden, wenn ein befriedigender Erfolg eintreten soll. Für das kräftigste Derivans, welches ich selbst über die gleichfalls gegen fixen Gelenkrheumatismus empfohlene Anwendung des Ferrum candens und der Moxen stelle, halte ich die Application einer kräftigen Douche auf die das kranke Gelenk bedeckende Hautstelle. Man kann sich leicht davon überzeugen, dass eine energische Douche eine mehrere Stunden lang anhaltende Hauthyperaemie hinterlässt. Ueber die Wirkung der Dampfdouche habe ich keine eigene Erfahrung. Ausser den bisher erwähnten örtlichen Mitteln, an welche sich die sehr gebräuchliche Anwendung harziger und narkotischer

Pflaster, die Application von Gichtpapier, von Thierfellen, von Watte, von roher Wolle, von sogenannter Waldwolle und von anderen Mitteln anschliesst, mit welchen man theils eine Derivation auf die Haut, theils die Erhaltung einer gleichmässigen Temperatur derselben bezweckt, werden auch solche Mittel örtlich angewandt, von welchen man erwartet, dass sie resorbirt werden und in Folge dessen günstig auf den Verlauf des rheumatischen Processes ein wirken. Unter diesen Mitteln sind vorzugsweise die Jod- und Quecksilbersalben zu nennen. So wenig ich im Allgemeinen bei diesen Affectionen den Einreibungen mit grauer Quecksilbersalbe das Wort reden mag, so entschieden muss ich rathen, in veralteten Fällen von fixem Gelenkrheumatismus, bei welchen Blutentziehungen und Ableitungen erfolglos geblieben sind, consequente Einreibungen von Unguentum Kal. jodat. oder von Ungt. Hydrarg. ciner. mit Zusatz von Kal. jodat (Эj:℥β) anzuwenden. Bei dem Gebrauch der letzteren Salbe wird gleichzeitig eine leichte Derivation auf die Haut hervorgebracht, da nach einigen Tagen eine ekzematöse Entzündung der eingeriebenen Hautstelle entsteht.

Für die allgemeine Behandlung, welche bei der vagen Form des Rheumatismus chronicus in den Vordergrund treten und bei der fixen Form desselben die örtliche Behandlung unterstützen muss, verdient die systematische Anwendung warmer Bäder das meiste Vertrauen. Es giebt — das wird kein Arzt leugnen, welcher eine etwas grössere Erfahrung hat — zahlreiche Personen, welche von langjährigen rheumatischen Leiden, die bis dahin allen therapeutischen Maassregeln widerstanden, durch eine einmalige oder eine wiederholte Badecur in Aachen, in Warmbrunn, in Töplitz, in Wiesbaden, in Baden-Baden, in Rheme, in Wildbad, in Pfäfers vollständig hergestellt wurden. Der Umstand, dass Thermen von sehr verschiedener chemischer Zusammensetzung, und dass ebenso Thermen, deren Wasser sich gerade durch den geringen Gehalt an mineralischen Bestandteilen auszeichnen, mit Recht in einem vorzüglichen Ruf gegen chronische Rheumatismen stehen, spricht hinlänglich dafür, dass es bei der Behandlung des chronischen Rheumatismus viel mehr auf das Baden in warmem Wasser, als auf das Baden in dieser oder jener Lösung ankommt. In gut eingerichteten mit zweckmässigen Badeanstalten versehenen Krankenhäusern werden bei dem chronischen Rheumatismus eben so günstige Erfolge erzielt als in Aachen, Töplitz und Wildbad, eine Behauptung, für welche ich aus der Greifswalder Klinik zwar nicht zahlreiche aber äusserst frappante Beispiele anführen kann. In der Privatpraxis ist eine im eigenen Hause mit der durchaus notwendigen Vorsicht und Gewissenhaftigkeit ausgeführte Badecur schwer durchzusetzen, und man thut gewöhnlich besser, Privatkranke, deren Verhältnisse es irgend gestatten, in eine der genannten Thermen zu schicken. Eine Temperatur der Bäder von 28–30° R genügt und ist vielleicht sehr hohen Temperaturen vorzuziehen; wenigstens leisten russische Dampfbäder beim chronischen Rheumatismus nach meinen Erfahrungen weit weniger, als warme Wasserbäder. Auch an anderen Orten werden ähnliche Erfahrungen gemacht. Die Errichtung eines russischen Dampfbades an einem Platze, an welchem früher ein solches nicht bestanden hat, rentirt gewöhnlich im ersten und im zweiten Jahre vorzüglich, da fast alle Kranke mit chronischem Rheumatismus sich zu den Dampfbädern drängen und Heilung von denselben erwarten; aber im dritten und vierten Jahre hat die Zahl der Besucher gewöhnlich bedeutend abgenommen, und gewiss nicht deshalb, weil inzwischen die Rheumatiker geheilt, sondern deshalb, weil ihre Erwartungen getäuscht sind. Es scheint, zumal nach den Erfahrungen in Wildbad, in Leuk und an anderen Orten, zweckmässig zu sein, die Dauer der einzelnen Bäder allmälig auszudehnen und die Kranken gegen das Ende der Cur eine Stunde lang oder noch länger im Bade verbleiben zu lassen. Ueberaus wichtig ist es, dass die Kranken nach dem Baden auf das Sorgfältigste vor Erkältung geschützt werden, und es ist sehr zu empfehlen, dass man dieselben nach dem Bade eine Zeit lang in wollenen Decken schwitzen lasse. Man lässt gewöhnlich hinter einander nur 28 bis 30 warme Bäder nehmen, und es scheint in der That, als ob es zweckmässig sei, diese Zahl nicht bedeutend zu überschreiten und lieber bei nicht genügendem Erfolge einige Monate später eine Cur von gleicher Ausdehnung wiederholen zu lassen. In Kaltwasserheilanstalten werden Kranke mit chronischem Rheumatismus, namentlich wenn das Uebel nicht mehr frisch ist, sondern schon lange Zeit bestanden hat, gewöhnlich nicht geheilt. Ich kenne eine nicht kleine Zahl derartiger Kranker, welche nach einem mehrmonatlichen Aufenthalt in einer Kaltwasserheilanstalt kränker als vor ihrem Eintritt die Anstalt verliessen. In frischen Fällen scheint dagegen die Hydrotherapie zuweilen einen günstigen Einfluss zu haben. — Unter den „antirrheumatischen“ Medicamenten steht die Tinctura Semin. Colchic. (℥β) mit einem Zusatz von Extract. Aconit. (ʒβ) und von Tinct. Opii (ʒβ), viermal täglich 15–20 Tropfen, in grossem Rufe und bildet wohl überhaupt die gebräuchlichste Verordnung gegen den chronischen Gelenkrheumatismus. Wir wissen leider bis jetzt noch nicht, in welchen Fällen das Colchicum, dem gewiss nicht jede Wirksamkeit abgesprochen werden darf, angezeigt ist, und in welchen Fällen wir Nichts von demselben zu hoffen haben. Die Tinctura Guajaci volatilis und die Antimonialia, welche früher gleichfalls in dem Rufe standen, sehr wirksame Antirrheumatica zu sein, werden in neuerer Zeit nur selten angewendet. In einzelnen Fällen von chronischem Gelenkrheumatismus, und zwar, wie es scheint, vorzugsweise in solchen, bei welchen namentlich der Bänderapparat der Gelenke leidet, leistet das Jodkalium in grossen Dosen (Эj–Ʒj pro die) vortreffliche Dienste. Die Besserung pflegt mit dem Eintritt einer leichten Jodintoxication zusammenzufallen, und es ist rathsam, mit der Dosis so lange zu steigen, bis ein Jodschnupfen oder ein Jodexanthem bemerkt wird. — Das Regimen der Kranken muss in frischen Fällen und bei jugendlichen Individuen ein anderes sein, als in veralteten Fällen und bei Leuten in höherem Lebensalter. Während sich dort namentlich nach eingetretener Besserung eine vorsichtige Abhärtung durch kalte Waschungen, durch kalte Fluss- und Seebäder, durch regelmässige bei jedem Wetter vorzunehmende Spaziergänge empfiehlt, muss hier vor allen Gelegenheiten zu Erkältungen gewarnt, der Gebrauch der Fluss- und Seebäder verboten und das Tragen von Flanell auf blossem Leibe empfohlen werden. Nicht streng genug kann man darauf bestehen, dass ein etwa dumpfes und feuchtes Schlafzimmer gegen das gewöhnlich weit gesunder gelegene und trockene „Putzzimmer“ vertauscht werde.

Kapitel III.

Deformirende Gelenkentzündung. Arthritis deformans. Arthritis nodosa. Arthritis pauperum. Arthrite chronique sèche.

§. 1. Pathogenese und Aetiologie.

Mit dem Namen Arthritis deformans bezeichnet man diejenige Form von Gelenkentzündung, bei welcher nicht nur die Synovialkapsel und der Bänderapparat der Gelenke die Erscheinung einer chronischen ohne alle Tendenz zur Eiterbildung verlaufenden Entzündung, sondern gleichzeitig auch die Gelenkknorpel und die Gelenkenden der Knochen eigenthümliche für diese Form der Arthrophlogose charakteristische Veränderungen darbieten. Letztere bestehen vorzugsweise in einer Usur der Gelenkknorpel und der Gelenkflächen der Knochen und in einer centralen Osteoporose der Epiphysen, neben welcher eine Wucherung von Knochensubstanz an der Peripherie derselben einhergeht. — Die Arthritis deformans wird von manchen Autoren als eine besondere Form des chronischen Gelenkrheumatismus angesehen, von anderen streng von den rheumatischen Affectionen getrennt. Bei der grossen Elasticität des Begriffes Rheumatismus ist die eine Auffassung eben so berechtigt wie die andere. Dass sich nicht immer Erkältungen oder der Aufenthalt in feuchten und der Zugluft ausgesetzten Localen als Ursachen der Erkrankung nachweisen lassen, hat jedenfalls die Arthritis deformans mit der im vorigen Kapitel besprochenen allgemein als rheumatische Gelenkentzündung bezeichneten Form gemein. Das Kindesalter zeigt eine vollständige Immunität gegen die Arthritis deformans. Vereinzelte Fälle derselben werden schon zur Zeit der Pubertätsentwickelung beobachtet. Am Häufigsten ist die Krankheit zwischen dem zwanzigsten und vierzigsten Jahre; doch kommt sie auch noch in späterer Zeit und selbst in hohem Alter vor. Frauen erkranken häufiger an Arthritis deformans als Männer. Bei der ärmeren Bevölkerung ist die Krankheit so viel häufiger als bei den wohlhabenden Klassen, dass man ihr deshalb den Namen Arthritis pauperum gegeben hat. Ob die schlechten und feuchten Wohnungen, ob der Mangel an gesunder Nahrung, oder ob andere Schädlichkeiten, welchen die ärmeren Klassen mehr ausgesetzt sind als die wohlhabenden, diesem Verhalten zu Grunde liegen, ist nicht zu entscheiden.

§. 2. Anatomischer Befund.

Bei der anatomischen Untersuchung der angeschwollenen und missgestalteten Gelenke findet man die Gelenkkapsel beträchtlich verdickt und mit zottigen Wucherungen besetzt. Die Gelenkhöhle enthält eine sehr geringe Menge von Synovia (daher Arthrite chronique sèche). Die Gelenkknorpel sind faserig zerfallen, zuweilen verknöchert, in vorgeschrittenen Fällen durch allmälige Usur gänzlich geschwunden, so dass sich die unteren Enden der Knochen berühren und glatte Schliffflächen zeigen. Die centralen Theile der Epiphysen erscheinen in Folge einer entzündlichen Atrophie porös, während ihr Umfang durch Bildung von Osteophyten ziemlich gleichmässig oder unter der Form warziger und zackiger Vorsprünge eine beträchtliche Zunahme erfahren hat.

§. 3. Symptome und Verlauf.

Die Arthritis deformans geht weit seltener als die im vorigen Kapitel besprochene chronische Gelenkentzündung aus dem acuten Gelenkrheumatismus hervor; sie entwickelt sich vielmehr in fast allen Fällen allmählig und erreicht langsam ihre Höhe. In ihrem Verlaufe wird zwar zuweilen ein Stillstand, aber niemals ein Rückschritt oder eine Wiederausgleichung der entstandenen Deformitäten beobachtet. Im Beginn der Krankheit klagen die Kranken über Schmerzen in den befallenen Gelenken, welche gewöhnlich von geringer Intensität, zuweilen aber so heftig sind, dass sie den Kranken den Schlaf rauben. Die Schmerzen werden durch äusseren Druck und noch mehr durch Bewegungen der Gelenke, bei welchen die aufgelegte Hand fast immer ein deutliches Knacken oder Crepitation wahrnimmt, vermehrt. Die kranken Gelenke erscheinen beträchtlich dicker, die sie bedeckende Haut ist von normaler Farbe oder blass geröthet. Die beschriebenen Veränderungen befallen am Häufigsten die Gelenke der Hände und Füsse, namentlich die der Finger, der Zehen, der Metacarpal- und Metatarsalknochen, können aber auch alle übrigen Gelenke des Körpers und selbst die der Wirbelsäule ergreifen. Derartige Fälle, in welchen die Kranken schliesslich Jahre lang fast bewegungslos im Bette liegen oder während des Tages auf dem Lehnstuhl sitzen und abends in das Bett getragen werden, findet man fast in jedem grossen Armenhause. Laien pflegen diesen Zustand als „Contractsein durch Gicht (!)“ zu bezeichnen. Höchst auffallend ist das fast immer beobachtete symmetrische Auftreten und Fortschreiten der Krankheit an beiden Körperhälften. Fast niemals wird anfangs nur die eine Hand und später erst die andere ergriffen, vielmehr beginnt der Process in der Regel gleichzeitig in beiden Händen, greift gleichzeitig auf beide Füsse über u. s. w. An den kranken Gelenken, namentlich an denen der Finger, bilden sich in fast allen Fällen höchst charakteristische Subluxationen, welche in dem Breiterwerden der Epiphysen, über welche die Sehnen hinweglaufen, in dem Untergange der Gelenkknorpel und in der Abschleifung der knöchernen Gelenkflächen kaum eine ausreichende Erklärung finden. Die Phalangen befinden sich fast immer gegen die Metacarpalknochen nicht nur in einer krankhaften Flexion, sondern sind gleichzeitig nach der Ulnarseite hin abgewichen, und die Finger liegen in Folge dessen dachziegelartig übereinander. An den Phalangen selbst wechseln zuweilen Subluxationen in flectirter und in extendirter Stellung an den einzelnen Gelenken ab. Bei dieser überaus langwierigen Krankheit können die Kranken ein hohes Alter erreichen. Auffallend ist es, dass trotz der langen Dauer nur äusserst selten vollständige Ankylosen entstehen. — Der beschriebene Process kommt auf das Hüftgelenk beschränkt vor und führt dann entweder zu einer beträchtlichen Abschleifung des Gelenkkopfes oder zur Bildung massenhafter stalaktitischer Osteophyten an der Peripherie desselben. Diese Krankheit, welche den Namen des Malum coxae senile führt, gehört in das Bereich der Chirurgie.

§. 4. Therapie.

So wenig Hoffnung vorhanden ist, die einmal entstandenen Deformitäten durch irgend ein Curverfahren rückgängig zu machen, so wenig kann ich denjenigen Autoren beistimmen, welche die Therapie der Arthritis deformans als eine völlig verzweifelte bezeichnen. Die Bewegungsstörungen hängen gewöhnlich keineswegs ausschliesslich von den Deformitäten, sondern zu einem nicht kleinen Theil auch von den noch fortbestehenden Entzündungserscheinungen ab. Auf letztere aber haben diejenigen Mittel, welche wir in erster Reihe gegen den chronischen Gelenkrheumatismus empfohlen haben, namentlich die warmen Bäder und das Aufpinseln von Jodtinctur wenigstens in vielen Fällen einen sehr günstigen Einfluss. Während jeder Saison werden in Töplitz und in Wildbad, wie ich mich selbst überzeugt habe, und gewiss auch an den übrigen Badeorten, welche im vorigen Kapitel genannt wurden, einzelne Kranke mit Arthritis deformans so wesentlich gebessert, dass sie den Rollstuhl verlassen können und nach Beendigung ihrer Cur zuweilen im Stande sind, andere Kranke im Rollstuhl in das Bad zu fahren.

Kapitel IV.

Muskelrheumatismus. Rheumatismus muscularis.

§. 1. Pathogenese und Aetiologie.

Zu dem Muskelrheumatismus werden allgemein nicht nur die rheumatischen Affectionen der Muskeln selbst, sondern auch die der Fascien, des Periosts und anderer fibröser Gebilde mit Ausschluss der Gelenkapparate gerechnet. Die Veränderungen, welche die genannten Gebilde bei rheumatischen Affectionen erfahren, sind nicht genau bekannt. Der negative Befund bei den meisten Obductionen scheint mit grosser Wahrscheinlichkeit dafür zu sprechen, dass jene anatomischen Veränderungen gewöhnlich zu denen gehören, welche in der Leiche geringe Spuren hinterlassen oder schwer zu constatiren sind, dass sie nämlich in Hyperaemie und spärlichen serösen Exsudationen bestehen. In einzelnen Fällen scheint der rheumatische Process indessen nicht auf dieser Stufe stehen zu bleiben, sondern zu entzündlichen Wucherungen von Bindegewebe zu führen. *Froriep* und *Virchow* fanden in den Muskeln Stellen, in welchen die Muskelbündel durch schwieliges Bindegewebe ersetzt waren (rheumatische Schwielen), und *Vogel* beobachtete in mehreren Fällen von chronischem Rheumatismus am Neurilem der entsprechenden Nerven Verdickungen und Verwachsungen. Diese Fälle sind gegenüber denen, in welchen sich keine Veränderungen auffinden liessen, so selten, dass es gewagt ist, auf dieselben eine bestimmte Definition der rheumatischen Affectionen zu basiren. Selbst wenn man annehmen will, dass Hyperaemie und seröse Exsudationen, und dass in schweren Fällen eine entzündliche Bindegewebswucherung den rheumatischen Affectionen zu Grunde liegen, so bleibt es doch unbestimmt, ob die in den Muskeln verlaufenden sensiblen Nerven durch die Veränderungen in den Muskelfasern und im Sarkolemma, oder ob sie durch gleichzeitige Veränderung in ihrem Neurilem in krankhafte Erregung versetzt werden. Im letzteren Falle würde der Gelenkrheumatismus eine sogenannte rheumatische Neuralgie der kleinen sich im Muskel verzweigenden Nerven sein. In Betreff der Aetiologie des Muskelrheumatismus können wir auf das verweisen, was wir über die Aetiologie des acuten und chronischen Gelenkrheumatismus gesagt haben, um so mehr, da der Muskelrheumatismus sehr oft mit dem Gelenkrheumatismus complicirt ist. Erkältungen sind gewiss die häufigsten Ursachen des Muskelrheumatismus; aber schon das oft blitzschnelle Entstehen mancher Formen, z. B. der Lumbago, spricht mit grösster Wahrscheinlichkeit dafür, dass ausser der Erkältung noch andere Ursachen, namentlich Zerrung oder Ermüdung der Muskeln u. s. w. der Krankheit zu Grunde liegen können.

§. 2. Symptome und Verlauf.

Das wichtigste und meist das einzige Symptom des Muskelrheumatismus bilden die gewöhnlich als ziehend oder reissend bezeichneten Schmerzen. Bewegungen der afficirten Gebilde, sowie Verschiebungen ihrer Fasern steigern diese Schmerzen, während ein gleichmässiger Druck dieselben zu milden pflegt. Zuweilen gesellt sich zu den Schmerzen das Unvermögen, die kranken Muskeln zu verkürzen und active Bewegungen mit denselben auszuführen. Die Haut, welche die rheumatisch afficirten Stellen bedeckt, erscheint weder geröthet und geschwellt, noch fühlt sie sich wärmer an als ihre Umgebung. In den Abendstunden pflegen die Beschwerden zu exacerbiren, in den Morgenstunden zu remittiren; Kälte und Feuchtigkeit wirken meist nachtheilig, trockene Wärme vortheilhaft auf dieselben ein. Doch kommt es auch vor, dass die Bettwärme die rheumatischen Schmerzen vermehrt. Bald ist der Muskelrheumatismus ein „vager“, d. h. die Schmerzen verschwinden an einer Stelle, während sie an einer anderen auftreten, bald bleibt er auf bestimmte Muskeln, Fascien u. s. w. „fixirt“. In den meisten Fällen ist der Muskelrheumatismus ein acutes Leiden, welches nach kurzem Bestehen spurlos verschwindet, in seltenen Fällen dagegen ist er ein chronisches Leiden, und zwar kann sowohl der vage als auch der fixe Rheumatismus in gleicher Weise wie der vage und fixe Gelenkrheumatismus chronisch werden. — Nach der verschiedenen Localisation des Rheumatismus unterscheidet man zahlreiche zum Theil mit besonderen Namen belegte Formen des Muskelrheumatismus. Sind die Musculi frontales, occipitates, temporales, die Galea aponeurotica oder das Periost des Schädels rheumatisch afficirt, so spricht man von einer Cephalalgia rheumatica. Man muss es sich zur strengen Regel machen, mit diesem Namen keinen Missbrauch zu treiben und im concreten Falle, ehe man die Diagnose auf eine Cephalalgia rheumatica stellt, genau zu ermitteln, ob in der That dic obcn genannten Gebilde der Sitz des Schmerzes sind, ob eine Verschiebung ihrer Fasern oder eine Contraction ihrer Muskelfibrillen den Schmerz vermehrt, und ob endlich die Affection auch eine primäre und idiopathische ist. Am Leichtesten kann der Rheumatismus capitis mit Neuralgieen und mit syphilitischer Periostitis verwechselt werden. Es ist eine sehr verbreitete Unsitte, die zahlreichen Fälle von heftigem und hartnäckigem Kopfschmerz, dessen eigentlichen Grund man nicht entdecken kann, von einer rheumatischen Affection des Kopfes abzuleiten. Laien, welche zwischen Rheumatismus und Gicht keinen grossen Unterschied machen, pflegen alle hartnäckigen Kopfschmerzen als Kopfgicht zu bezeichnen. — Sind die Muskeln des Halses und des Nackens rheumatisch afficirt, so sind die Bewegungen des Kopfes sehr schmerzhaft; die Kranken fürchten dieselben und vermeiden sie, es entsteht ein „ steifer Hals“, eine Affection, welche in vielen Fällen mit Angina faucium complizirt ist. Werden die Hals- und Nackenmuskeln nur auf der einen Seite von Rheumatismus befallen, so wird der Kopf anhaltend auf die Seite geneigt, es entsteht ein „ schiefer Hals“. Eine Torticollis rheumatica, diese gewöhnlich leichte sich nach wenigen Tagen verlierende Affection zieht sich in einzelnen Fällen, welche indessen kaum von der früher (Bd. II. S. 320) beschriebenen spastischen Form der Torticollis zu unterscheiden sind, in die Länge, und kann dann zu einer bleibenden Verkürzung der Muskeln führen. — Der Rheumatismus pectoris oder die Pleurodynia rheumatica hat ihren Sitz vorzugsweise im Pectoralis major und in den Intercostalmuskeln. Im ersteren Falle sind die Bewegungen des Oberarms nach Vorn und die Verschiebung der betroffenen Muskelfasern schmerzhaft, im zweiten Falle die Respirationsbewegungen, namentlich das Husten und das Niesen, sowie die Beugung des Thorax nach der Seite. Meist sind derartige Kranke wegen des Hindernisses beim Athmen der Ansicht, dass die Schmerzen tiefer sitzen, und dass die Lungen oder das Brustfell krank seien; und da die Verschiebung der Haut, der Fascia superficialis und der Muskelfasern der Pectorales die Schmerzen nicht vermehrt, so könnte auch der Arzt getäuscht werden, wenn nicht die Verschiebung der Intercostalmuskeln mit den Fingerspitzen in der Richtung von Vorn nach Hinten die Schmerzen zum Unerträglichen steigerte, während der gleichmässige Druck der aufgelegten Hand sie gewöhnlich mässigt, und wenn nicht das Fehlen des Hustens und namentlich die physikalische Untersuchung der Brust hinlänglichen Anhalt für die Diagnose gäben. — Der Rheumatismus des Rückens und namentlich der Rheumatismus der Schulter, die Omodynia rheumatica, gehören zu den am Häufigsten vorkommenden Formen des Muskelrheumatismus; sie werden leicht an der behinderten Bewegung des Schulterblatts und des Oberarms, sowie an den heftigen Schmerzen, welche bei Verschiebung der Fasern des Cucullaris, des Latissimus dorsi, des Deltoides eintreten, oder, wenn die tieferen Schichten der Rückenmuskeln leiden, an der steifen Haltung der Kranken und den heftigen Schmerzen, über welche sie beim Bücken klagen, erkannt. — Schmerzhafte Affectionen der Bauchmuskeln kommen hauptsächlich nach starken Anstrengungen derselben beim Husten vor und können wegen ihrer oft bedeutenden Intensität leicht den Verdacht einer schwereren Erkrankung erwecken. Das Verhalten der Schmerzen bei einem gleichmässigen Druck auf die Bauchdecken und bei einer Verschiebung ihrer Muskelfasern schützt am Besten vor Irrthümern. Ausgezeichnet durch seine Heftigkeit und seine oft überraschend schnelle Entstehung ist der Rheumatismus der Lendenmuskeln und der Fascia lumbo-dorsalis, die Lumbago rheumatica. Nicht selten vermögen die Kranken, welche sich noch vor wenig Minuten frei und ungenirt bewegen konnten, plötzlich von ihrem Stuhle nicht oder doch nur unter den heftigsten Schmerzen aufzustehen. Auch wenn sie sich zu Bette legen oder das Bett verlassen, oder wenn sie sich nur im Bette aufrichten wollen, endlich ebenso bei der Intention, irgend eine andere Bewegung auszuführen, bei welcher der untere Abschnitt der Wirbelsäule betheiligt ist, verziehen sie das Gesicht, schreien auf und machen wunderliche Anstalten, um die schmerzenden Theile zu schonen und ohne Betheiligung derselben ihr Ziel zu erreichen. Daher kommt es, dass Kranke, welche an diesem „Hexenschuss" leiden, nicht nur Bedauern erwecken, sondern oft gleichzeitig einen komischen Eindruck machen. — Endlich können alle Muskeln der Extremitäten einzeln oder in Gruppen vom Rheumatismus befallen werden, wobei bald diese, bald jene Bewegung der Glieder schmerzhaft oder unmöglich wird.

§. 3. Therapie.

Für die Therapie des Muskelrheumatismus gelten dieselben Principien, welche wir für die Therapie des chronischen Gelenkrheumatismus aufgestellt haben, d. h. bei der fixen Form muss eine mehr örtliche Behandlung, bei der vagen Form eine mehr allgemeine Behandlung eintreten. Da aber der Muskelrheumatismus gewöhnlich ein leichteres und weniger hartnäckiges Leiden ist, als der Gelenkrheumatismus, so kommt man bei der Behandlung desselben in den meisten Fällen auch mit weniger eingreifenden Maassregeln aus. Für die örtliche Behandlung sind locale Blutentziehungen und zwar wo möglich durch Schröpfköpfe am Meisten zu empfehlen. Eine ganz ähnliche Wirkung wie die Schröpfköpfe hat selbstverständlich der sogenannte Lebenswecker, dessen Erfolge gegen rheumatische Leiden lächerlicher Weise vor einiger Zeit selbst von Aerzten als ein Mirakel ausposaunt wurden. Von den reizenden Einreibungen, den Synapismen, den Vesicantien, den Pflastern, dem Gichtpapier, den Thierfellen, welche eine ausgebreitete Anwendung auch bei dem Rheumatismus muscularis finden, gilt dasselbe, was wir über ihre Wirksamkeit gegen den Gelenkrheumatismus gesagt haben. Vielleicht eines der wirksamsten aber freilich auch der schmerzhaftesten Rubefacientia ist die elektrische Bürste. Auch das Streichen und Kneten der schmerzhaften Muskeln, eine Procedur, in welcher manche alte Frauen, sogenannte Streichfrauen, eine besondere Virtuosität besitzen, gehört zu den sehr wirksamen örtlichen Behandlungsweisen des Muskelrheumatismus. – Bei der allgemeinen Behandlung verdient ein diaphoretisches Verfahren das meiste Vertrauen. Nur selten und nur bei eingewurzelten und dann meist mit chronischem Gelenkrheumatismus complicirten Fällen ist indessen eine systematische Badecur erforderlich; gewöhnlich genügt es durch die Darreichung einiger Tassen Fliederthee oder eines andern warmen Getränkes und durch dichte Bedeckung des Körpers einmal oder einige Male einen reichlichen Schweiss hervorzurufen, um den Muskelrheumatismus zu bessern oder zu heben. In frischen Fällen schafft zuweilen ein Dampfbad augenblickliche Erleichterung, und wenn ich auch mich gegen die wiederholte Anwendung von Dampfbädern bei chronischem Gelenkrheumatismus ausgesprochen habe, so kann ich den einmaligen oder zweimaligen Gebrauch eines Dampfbades bei frischem Muskelrheumatismus nur dringend empfehlen.

Kapitel V.

Gicht. Podagra. Arthritis. La goutte.

§. 1. Pathogenese und Aetiologie.

Es giebt kaum eine Krankheit, welche bei ihrem ersten Auftreten in allen Fällen eine so überraschende Gleichmässigkeit der Symptome darbietet und dadurch so bestimmt als eine besondere Art der Erkrankung charakterisirt ist wie die Gicht. Veraltete Fälle können freilich in ihren Erscheinungen Aehnlichkeit mit anderen Krankheitsprocessen, namentlich mit rheumatischen haben; aber es bedarf auch in solchen Fällen nur der Berücksichtigung des Anfanges der Krankheit, um ein Identificiren oder eine Verwechselung der Gicht mit dem Rheumatismus unmöglich zu machen. Obgleich es aber feststeht, dass die Gicht eine eigenthümliche Art der Erkrankung darstellt, und obgleich man sogar in dem Blute von Gichtkranken (*Garrod*) constante chemische Veränderungen und in den Producten gichtischer Entzündungen Anhäufungen der dem Blute im Uebermaass beigemischten Substanz, der Harnsäure, nachgewiesen hat, so fehlt uns dennoch jede nähere Einsicht in die Pathogenese dieser Krankheit. Wir wissen weder, ob bei der Gicht die „harnsaure Diathese“ die primäre und wesentliche Anomalie ist, und ob nicht mit derselben andere und wichtigere Abweichungen in der Blutmischung verbunden sind, noch kennen wir die Störungen des Stoffwechsels, durch welche ein constantes Product des normalen Stoffwechsels, die Harnsäure, in krankhaftem Uebermaass gebildet wird, oder wissen, wenn es etwa sich nur um eine Retention und nicht um eine excessive Production der Harnsäure handeln sollte, welche Hindernisse der Ausscheidung dieser Substanz entgegenstehen. — Etwas genauer sind die entfernteren Ursachen der Gicht bekannt. Es ist zunächst statistisch nachgewiesen, dass eine erbliche Anlage zur Gicht die wichtigste Rolle in der Aetiologie derselben spielt. Ist diese erbliche Anlage vorhanden, so reicht ein geringes Maass der im Folgenden aufzuführenden Schädlichkeiten aus, um die Krankheit zum Ausbruch zu bringen, während Individuen ohne erbliche Anlage zur Gicht, selbst wenn sie sich in maassloser Weise denselben Schädlichkeiten exponiren, nur selten an der Gicht erkranken. Im Kindesalter kommt die Gicht gar nicht vor; bei Frauen ist sie weit seltener als bei Männern; bei letzteren tritt sie meist erst nach dem dreissigsten Lebensjahre auf; bei der ärmeren Bevölkerung kommt die Krankheit so selten vor, dass ein Podagrist im Spital eine rarissima avis ist; unter den wohlhabenden Klassen befällt sie vorzugsweise Leute, welche den Freuden der Tafel ergeben sind, regelmässig Wein oder Bier trinken und sich bei dieser Lebensweise wenig Bewegung machen. Alle diese Data machen es wahrscheinlich, dass nächst der erblichen Anlage eine im Verhältniss zum Verbrauch übermässige Zufuhr von Nahrung als das wichtigste aetiologische Moment der Gicht angesehen werden muss. Im Kindesalter, bei Frauen, bei Handarbeitern und Proletariern gehört dieses Missverhältniss zu den Ausnahmen; aber auch im Mannesalter, in welchem dasselbe bei den wohlhabenden Ständen keineswegs selten ist, bleiben diejenigen Individuen, welche die Unsitte nicht theilen, mehr zu essen und zu trinken als für den Ersatz der verbrauchten Körperbestandtheile nothwendig ist, von der Gicht verschont. Dass sich bei der erwähnten Lebensweise eine grössere Menge von Harnsäure bilde, weil so viel stickstoffhaltige Bestandteile des Körpers umgesetzt würden, dass der durch die Respiration zugeführte Sauerstoff nicht ausreiche, um durch weitere Oxydation der Harnsäure dieselbe in Harnstoff überzuführen, und dass diese vermehrte Bildung von Harnsäure und ihre Anhäufung im Blute unter der Form von Gicht in die Erscheinung trete, müssen wir, so plausibel es klingen mag, vorläufig als eine willkürliche durch keine Thatsachen gestützte Hypothese zurückweisen. Verhielte sich die Sache so einfach, so müsste es von Gichtkranken wimmeln, während doch nur ein kleiner Theil der Schlemmer und Gourmands der Gicht verfällt.

§. 2. Anatomischer Befund.

In den Leichen von Individuen, welche nur einen oder nur wenige Anfälle von Gicht überstanden haben, lassen sich häufig keine pathognostischen Residuen der Gicht nachweisen; dagegen hinterlassen mehrfach wiederholte Anfälle der acuten Gicht und namentlich eine während längerer Zeit bestehende chronische Gicht gewöhnlich höchst eigenthümliche Veränderungen. Man findet nämlich in solchen Fällen sowohl im Innern der Gelenke, als auch in ihrer Umgebung ausser den anatomischen Veränderungen einer chronischen Entzündung Ablagerungen kreideähnlicher Massen, welche vorzugsweise aus harnsaurem Natron und harnsaurem Kalk bestehen. Diese Massen bekleiden bald als ein mörtelartiger weicher Brei die innere Fläche der Synovialkapsel, bald liegen sie dem Gelenkknorpel als harte Incrustationen von drüsiger Gestalt auf, bald findet man die Gelenke wie mit erstarrtem Gyps ausgegossen und in Folge dessen ankylotisch. Auf der äusseren Fläche der Gelenkkapsel und an den Gelenkbändern, sowie in dem das Gelenk umgebenden Bindegewebe und in den Schleimbeuteln bilden die gichtischen Ablagerungen anfangs weiche, später fest werdende Knoten (Tophi). Aehnliche Ablagerungen sind bei einzelnen Individuen auch an anderen Stellen, namentlich in der Haut, beobachtet worden.

§. 3. Symptome und Verlauf.

Die meisten Arthritiker haben längere Zeit bevor der erste Podagraanfall eintritt in ihrer äusseren Erscheinung und in ihrem subjectiven Befinden anderweitige Folgen einer üppigen Lebensweise dargeboten. Gewöhnlich sind sie fettleibig geworden; ihr Gesicht, namentlich ihre Nase, hat sich durch Entwickelung varicöser Gefässe geröthet; es haben sich Haemorrhoiden eingestellt, ohne dass man diese und ähnliche Erscheinungen, welche selbstverständlich bei verschiedenen Individuen in mannichfachen Combinationen und Modificationen vorkommen, als Vorboten der Gicht bezeichnen dürfte. — Ausser den genannten Erscheinungen gehen aber dem ersten wie den späteren Gichtanfällen in der Regel wirkliche Vorboten unter der Form eines Allgemeinleidens, der Arthritis imperfecta oder des Status arthriticus vorher. Die Kranken fühlen sich abgespannt, haben unruhigen Schlaf; ihr Appetit ist vermindert, ihre Verdauung gestört; sie klagen über Herzklopfen und Beengung, haben starke Schweisse und lassen oft einen dicken sedimentirenden Harn. Leichtsinnige Kranke legen auf die „Mahnungen", welche vielleicht auf einer durch abnorme Ernährung bewirkten abnormen Function der verschiedenen Organe beruhen, gewöhnlich kein grosses Gewicht, verschweigen sie dem Arzte und leben in der bisherigen Weise weiter. Der Gichtanfall selbst kommt daher trotz der Vorboten fast immer unerwartet und beschleicht die Kranken recht eigentlich wie der Dieb in der Nacht. Nachdem ein solcher Kranker sich am Abend ohne Ahnung der bevorstehenden Katastrophe zu Bette gelegt hat und ruhig eingeschlafen ist, wird er, gewöhnlich bald nach Mitternacht, durch einen heftigen brennenden und bohrenden Schmerz in dem Gelenke zwischen dem Metatarsalknochen und der ersten Phalanx der einen grossen Zehe aufgeweckt. Der Schmerz steigert sich schnell zu einer unerträglichen Höhe. Es ist dem Kranken, als ob das befallene Gelenk in einen Schraubstock gespannt wäre; er wimmert und schreit, wirft sich im Bett umher; oft zittert das Bein oder der ganze Körper vor Schmerz. Sehr bald nach dem Eintritt des Schmerzes beginnt die Haut, welche das kranke Gelenk bedeckt, sich zu röthen und anzuschwellen, und es gesellt sich ein intensives Fieber mit vollem wogendem

Pulse, trockener Haut, lebhaftem Durste, concentrirtem Harn, grosser psychischer Gereiztheit hinzu. Gegen Morgen tritt Remission ein, und im Verlauf des folgenden Tages pflegt der Zustand des Kranken erträglich zu sein, obwohl die Schmerzen nicht gänzlich verschwunden sind, und obwohl der Ballen der kranken Zehe sich stärker geschwellt, glänzend und sehr intensiv geröthet, auch das ganze Bein leicht oedematös angeschwollen zeigt. In der nächsten Nacht wiederholt sich die Scene der verflossenen Nacht mit gleicher oder etwas geringerer Heftigkeit; der auf dieselbe folgende Tag bringt von Neuem Erleichterung, und so wechseln leidliche Tage mit schlimmen Nächten, bis ungefähr nach Ablauf einer Woche, selten – wenigstens beim ersten Anfall – erst später der Kranke für dieses Mal von seinen Leiden befreit ist. Am Ballen der grossen Zehe, welcher der Sitz des Podagra war, erfolgt, nachdem Röthe und Anschwellung sich allmälig verloren haben, eine Abschuppung der Haut und damit die Rückkehr zum normalen Zustande. Dauernde Gichtknoten bleiben vom ersten Podagraanfall fast niemals zurück. Es kommt nicht häufig vor, dass die Gicht bei ihrem ersten Auftreten andere Gelenke als das erste Gelenk der grossen Zehe befällt, oder mit anderen Worten, dass der erste Gichtanfall nicht ein Podagra, sondern ein Chiragra, ein Gonagra, ein Omagra ist. – Nachdem die Kranken sich von ihren Schmerzen und ihren schlaflosen Nächten erholt haben, pflegen sie sich wohler und leichter als vor dem Anfalle zu fühlen, und so ist es gekommen, dass man den Gichtanfällen vielfach eine kritische Bedeutung zugeschrieben und behauptet hat, dass während derselben eine Materia peccans aus dem Körper ausgeschieden werde. Es ist kein Grund vorhanden, für die Erklärung der Euphorie, welche auf den Gichtanfall folgt, zu einer so wenig begründeten Hypothese seine Zuflucht zu nehmen. Der Gichtanfall versetzt die Kranken unter Bedingungen, welche denen, durch welche sie hauptsächlich krank geworden sind, gerade entgegengesetzt sind. Durch das Fieber wird der Umsatz der Körperbestandtheile in hohem Grade gesteigert, während für das Verbrauchte dem Körper ein nur sehr ungenügender Ersatz zugeführt wird; auch die Schlaflosigkeit und die Schmerzen scheinen die Consumption zu vermehren oder den Ersatz zu hindern; das Missverhältniss zwischen Zufuhr und Verbrauch, welches wir als das wichtigste aetiologische Moment der Gicht bezeichnet haben, und welches auch den Complicationen der Gicht, der Fettleibigkeit, den Haemorrhoiden u. s. w. zu Grunde liegt, wird somit durch den Gichtanfall und das ihn begleitende Fieber mehr als ausgeglichen, und in diesem Umstand liegt die einfache Erklärung des Wohlbefindens, welches auf den Gichtanfall folgt. – Wenn nicht

Schmerzen und Leiden, welche spurlos vorübergegangen sind, schnell vergessen zu werden pflegten, so würde der erste Gichtanfall oft auch der letzte sein. Gewöhnlich aber kehren die meisten Arthritiker, nachdem sie kaum ein Vierteljahr lang die gefassten guten Vorsätze durchgeführt und die Vorschriften des Arztes befolgt haben, allmälig zu ihren früheren Gewohnheiten zurück; es folgt auf den ersten Anfall ein zweiter, auf diesen ein dritter und so fort eine ganze Reihe von Anfällen, welche in ihrem Verlaufe mehr oder weniger mit dem ersten übereinstimmen. Anfangs dauern die Intervalle zwischen den einzelnen Anfällen ein oder mehrere Jahre, später treten in einem Jahre mehrere Anfälle ein. Wenn die Pausen kürzer werden, pflegen die Anfälle mehr und mehr von dem ersten Typus abzuweichen; auch die freien Intervalle bleiben dann weniger rein, und damit ist der Uebergang von der bisher beschriebenen regulären zur irregulären, von der acuten zur chronischen, von der tonischen zur atonischen Gicht gegeben.

Als chronische Gicht pflegt man diejenige Form der irregulären Gicht zu bezeichnen, bei welcher den Anfällen längere Zeit hindurch Vorboten, namentlich dyspeptische Erscheinungen vorhergehen, bei welcher die Anfälle selbst mit weniger heftigen Schmerzen und mit geringerem Fieber verbunden sind, aber Wochen und Monate lang andauern, und bei welcher während der Anfälle nicht selten mehrere Gelenke gleichzeitig oder nach einander ergriffen werden; auch bilden sich vorzugsweise bei der chronischen Gicht die in §. 2. beschriebenen Ablagerungen von harnsauren Salzen in die Gelenke und in die Umgebung derselben. Die Geschwulst und die Röthe, welche bei den Anfällen der acuten Gicht meist schon am zweiten Tage ihre Höhe erreicht haben, entwickeln sich bei der chronischen Gicht weit langsamer; die Röthe wird gewöhnlich nicht so intensiv, die Geschwulst mehr diffus und von oedematöser Beschaffenheit. Nach Beendigung des Anfalls verliert sich die Geschwulst nicht wie nach einem Anfall der acuten Gicht mit einer Abschuppung der Epidermis, sondern sie bleibt längere Zeit bestehen, fühlt sich anfangs weich und teigig an, später bemerkt man in derselben kleinere und grössere feste Körperchen, und schliesslich bleibt ein harter Tophus zurück. Ein solcher ist im Verhältniss zu der Geschwulst, deren Residuen er darstellt, klein, wächst aber bei wiederholten Anfällen durch neue Auflagerungen und kann dadurch einen beträchtlichen Umfang erreichen. — Durch die Ablagerungen im Innern der Gelenke, durch umfangreiche Tophi, sowie durch die entzündlichen Veränderungen in der Gelenkkapsel und im Bänderapparat, zu welcher die fortdauernde Reizung dieser Gebilde durch die abgelagerten Massen Veranlassung giebt, bleiben allmälig auch ausserhalb der

Gichtanfälle die betroffenen Gelenke schmerzhaft, schwer beweglich und deform. Die Kranken können oft nur mühsam mit Hülfe eines Stockes gehen und sind auch im Gebrauch der Hände oder der Arme, wenn diese befallen waren, beschränkt. In einzelnen Fällen führen die Concremente durch den Reiz, welchen sie auf das umgebende Gewebe ausüben, zu phlegmonösen Entzündungen. Es bilden sich im Umfange der Gelenke Abscesse, und nicht selten sind dem aus denselben entleerten Eiter mörtelartige Massen oder feste Concremente beigemischt. – In demselben Maasse, in welchem bei der chronischen Gicht allmälig die Functionen der Glieder dauernd beeinträchtigt werden, entwickelt sich bei denselben auch ein dauerndes allgemeines Siechthum. Die Körperfülle der Kranken verliert sich, ihre Muskelkräfte schwinden, ihre Verdauung wird gestört; sie leiden an Magensäure, an Flatulenz, an unregelmässigem Stuhlgang; dazu gesellen sich häufig Störungen der Circulation und fast in allen Fällen ein hoher Grad von Reizbarkeit und Verstimmung. Man pflegt die zahlreichen Functions- und Ernährungsstörungen, welche sich im Verlaufe der chronischen Gicht einstellen, von der Anomalie der Blutmischung, der gichtischen Dyskrasie abzuleiten; doch ist es auch möglich, dass ein schleichendes nur durch Temperaturmessungen zu erkennendes Fieber die chronische Gicht begleitet und die allgemeine Kachexie verschuldet. – Die chronische Gicht entwickelt sich zwar, wie wir oben erwähnten, in der Regel aus der acuten, nachdem die Constitution der Kranken durch zahlreiche Anfälle derselben oder durch eine schwächende Behandlungsweise gelitten hat; aber es giebt auch Fälle, in welchen die chronische Gicht primär auftritt.

Als atonische und anomale Gicht pflegt man diejenige Form der Gicht zu bezeichnen, bei welcher sich keine eigentlichen Gichtanfälle ausbilden, oder bei welcher nach der hergebrachten Auffassung, wie der Name „atonische" Gicht andeutet, der geschwächte Organismus gewissermaassen nicht im Stande ist, normale Gichtanfälle hervorzubringen. Es ist in früheren Zeiten mit der Diagnose der atonischen oder anomalen Gicht viel Missbrauch getrieben worden, aber auf der andern Seite geht man in neuerer Zeit gewiss zu weit, wenn man vielfach alle bei Gichtkranken vorkommenden und zum Theil von höchst auffallenden Erscheinungen begleiteten Krankheitsformen als zufällige Complicationen der Gicht, welche mit derselben in keinem directen Zusammenhange ständen, bezeichnet. – Nicht selten wird zunächst bei Individuen, welche vor Zeiten an Anfällen der regulären acuten Gicht gelitten haben, ein Zustand beobachtet, welchen man als atonische Gicht zu bezeichnen vollauf berechtigt ist. Bei derartigen Kranken ist ein dauerndes constitutionelles Leiden vorhanden, welches sich vorzugsweise durch eine hochgradige allgemeine Hyperaesthesie, durch Muskelschwäche, durch dyspeptische Erscheinungen und meist auch durch eine sehr vermehrte Schweissproduction und eine dicke trübe Beschaffenheit des Urins verräth. Zu diesem Allgemeinleiden gesellen sich bei den unbedeutendsten Veranlassungen, z. B. wenn die Kranken leichte Diaetfehler begehen, Gemüthsbewegungen haben, wenn sie sich Erkältungen aussetzen, wenn die Witterung umschlägt, und ebenso oft, ohne dass sich derartige Gelegenheitsursachen nachweisen lassen, Schmerzen in dem einen oder anderen Gelenke, welche sehr heftig sind und an einen sich ausbildenden Gichtanfall erinnern. Neben diesen Schmerzen entwickelt sich aber eine nur mässige Röthe und eine nur unbedeutende Anschwellung, und diese Erscheinungen verschwinden schon nach wenigen Stunden wieder; in anderen Fällen bleiben Röthe und Schwellung überhaupt aus, und die sehr heftigen Schmerzen bilden die einzigen Andeutungen des Gichtanfalls. Wenn schon früher vorhandene normale Gichtanfälle die richtige Auffassung eines derartigen keineswegs seltenen Krankheitszustandes erleichtern, so stellen intercurrent auftretende Anfälle von acuter Gicht die Diagnose desselben als atonische Gicht ausser allen Zweifel. Weit schwieriger ist die richtige Auffassung des geschilderten Symptomencomplexes und die Unterscheidung desselben von einem chronischen vagen Rheumatismus, wenn eigentliche Gichtanfälle weder vorhergegangen sind noch intercurrent auftreten. Dass die in Rede stehende Form der atonischen Gicht zuweilen auch primär vorkommt, scheint mir nicht zweifelhaft zu sein, und ich glaube, dass man dieselbe in solchen Fällen, in welchen sich eine erbliche Anlage zur Gicht und ein der Krankheit vorhergegangenes üppiges Leben constatiren lässt, in welchen die zuweilen mit leichter Röthung und Anschwellung verbundenen schmerzhaften Affectionen vorzugsweise an den kleinen Gelenken der Füsse und der Hände auftreten, und in welchen neben den Schmerzanfällen eine ausgesprochene Kachexie vorhanden ist, diagnosticiren muss, auch wenn keine normalen Gichtanfälle vorhergegangen sind. Ich habe derartige Fälle beobachtet, in welchen die Diagnose ex juvantibus et nocentibus eine wichtige Bestätigung erfuhr. Nicht nur hatten die Kranken selbst bemerkt, dass sie sich Erkältungen ungestraft aussetzen durften, während die Rückkehr zu einer unvorsichtigen Diaet und zum Genuss von Wein und Bier ihren Zustand jedesmal verschlimmerte, sondern es blieben auch bei ihnen antirrheumatische Curen ohne allen Erfolg, während durch ein den Stoffwechsel beschleunigendes Curverfahren gründliche und dauernde Besserungen sowohl der localen Erscheinungen als der allgemeinen Kachexie erzielt wurde. — Wie bei der atonischen Gicht äusserst schmerzhafte und zuweilen mit Röthung und Schwellung verbundene, aber sehr schnell vorübergehende Gelenkaffectionen auftreten, so scheinen bei derselben auch in seltenen Fällen schmerzhafte, mit hochgradiger Hyperaemie verbundene aber gleichfalls schnell vorübergehende Affectionen innerer Organe vorzukommen. Es ist, wie wir bereits angedeutet haben, nicht fraglich, dass man früher vielfach Haemorrhagieen und Gefässverstopfungen im Gehirn, welche durch die bei gichtkranken Individuen nicht selten vorkommende Arteriitis deformans bedingt waren, und dass man zahlreiche Zufälle, welche von gleichzeitig vorhandenen Herz-, Leber- oder Nierenleiden oder von anderen Complicationen der Gicht abhingen, als anomale Gicht gedeutet hat. Aber abgesehen von diesen Fällen bleibt eine nicht kleine Zahl von Fällen übrig, welche von durchaus zuverlässigen mit allen Hülfsmitteln der heutigen Diagnostik ausgerüsteten Beobachtern nicht auf eine Complication zurückgeführt werden konnten, sondern in der That als anomale innere Gicht (Arthritis metastatica, retrograda) im Sinne der älteren Aerzte aufgefasst werden mussten. Die wichtigsten Formen von anomaler innerer Gicht, welche man beobachtet hat, sind: 1) die Gicht des Magens: sie tritt unter den Erscheinungen einer ungewöhnlich hochgradigen Kardialgie auf, welche mit stürmischem Erbrechen und häufig auch mit Blutbrechen verbunden ist; 2) die Gicht des Gehirns: sie kann alle Symptome einer foudroyanten Apoplexie darbieten, während sie in anderen Fällen mit Schwindel, heftigem Kopfschmerz und stürmischen Delirien beginnt, auf welche alsbald Betäubung und Sopor folgen; 3) die Gicht des Herzens: sie führt zu unregelmässigen und unkräftigen Herzactionen und in Folge der dadurch gestörten Circulation zu Anfällen von heftiger Dyspnoe oder von schweren Ohnmachten; endlich werden auch Gichtmetastasen auf das Rückenmark, welche zu plötzlich auftretender Paraplegie führten, und Gichtmetastasen auf die Lungen, welche unter der Form asthmatischer Anfälle auftreten, beschrieben. Alle diese Formen der anomalen inneren Gicht zeichnen sich durch das plötzliche Auftreten, durch den stürmischen Verlauf, und in Fällen, welche eine günstige Wendung nehmen, durch das schnelle und spurlose Verschwinden der Krankheitserscheinungen aus. Fällt das erste Auftreten der geschilderten Symptome genau mit dem Verschwinden einer peripherischen Affection zusammen, und stellen sich umgekehrt Symptome der peripherischen Gicht ein, während die Kardialgie verschwindet, während der bewusstlose Kranke zu sich kommt, während die Herzpalpitationen und die Dyspnoe sich verlieren, so ist man berechtigt, an eine anomale innere Gicht zu denken; und lassen sich in solchen Fällen andere Krankheitsvorgänge im Magen, im Gehirn, im Herzen mit grosser Wahrscheinlichkeit ausschliessen, so gewinnt diese Diagnose selbst einen gewissen Grad von Sicherheit. In fast allen anderen Fällen erhebt sich die Diagnose einer anomalen inneren Gicht kaum über eine unsichere Vermuthung. Tritt z. B. im Verlaufe der Gicht plötzlich ein Schlaganfall ein, so klärt fast immer erst die Section den Zweifel auf, ob ein Bluterguss im Gehirn oder ein Anfall von anomaler Gicht des Gehirns vorliege.

Der Verlauf der Gicht ist langwierig und tückisch. Der Ausgang in dauernde Genesung, welcher im Ganzen selten ist, würde häufiger sein, wenn die Kranken, ehe die Krankheit eingewurzelt ist, sich zu einer vollständigen Aenderung ihrer Lebensweise entschliessen könnten. Auch der Tod ist ein seltener Ausgang der Gicht und erfolgt fast nur in heftigen Anfällen von anomaler innerer Gicht. Die meisten Gichtkranken sterben an Complicationen oder an intercurrenten Krankheiten.

§. 4. Therapie.

Wenn wir nächst der erblichen Anlage das Missverhältniss zwischen Zufuhr und Verbrauch als das wichtigste aetiologische Moment der Gicht bezeichnet haben, so fordert die Indicatio causalis ein Verfahren, weiches dieses Missverständniss ausgleicht, indem es die Zufuhr beschränkt und den Verbrauch steigert. Im Verlauf der Gicht, namentlich wenn die Krankheit nach längerem Bestehen aus der regulären in die irreguläre Form übergegangen ist, tritt freilich ein Zeitpunct ein, in welchem der Ernährungszustand des Kranken eine Beschränkung der Zufuhr nicht mehr gestattet, und in welchem auch der Verbrauch nur mit grosser Vorsicht gesteigert werden darf; aber in allen frischen Fällen von regulärer Gicht, und bei allen Kranken, deren Allgemeinbefinden und deren Ernährungszustand das Fortbestehen des erwähnten Missverhältnisses andeutet, ist nur von der Erfüllung jener Aufgabe Besserung und Heilung zu erwarten. — Es ist hiernach leicht verständlich, dass bei der Behandlung der Gicht das Receptverschreiben in den Hintergrund treten und die Regulirung der Lebensweise die wichtigste Rolle spielen muss. Zunächst ist es nothwendig, dass man dem Kranken in möglichst präciser Form die Quantität und Qualität der Speisen, welche er geniessen soll, vorschreibe. Ein Arthritiker muss schon deshalb genau wissen, was er essen darf und wie viel er essen darf, weil er, obgleich er auch dann noch oft genug gegen das Gebot verstösst, weniger leicht grobe Excesse begeht, als wenn er seine Sünden mit Unkenntniss entschuldigen kann. Wie viele Kranke giebt es, welche sich bei einer Uebertretung der ihnen gemachten Vorschriften weit weniger vor den nachtheiligen Folgen des Fehltritts als vor den Vorwürfen ihres Arztes fürchten! Jede Theilnahme an Gastereien muss dem Arthritiker streng untersagt werden, auch wenn er verspricht, sich bei denselben mässig zu halten. Am Besten ist es, dass er sich bei seinen Mahlzeiten vorzugsweise an vegetabilische Substanzen, an Suppe, Gemüse, Obst u. s. w. hält, und dass er nur einmal am Tage Fleisch isst. Der Genuss von Bier und Wein verlangsamt den Stoffwechsel und ist aus diesem Grunde für Gichtkranke schädlich. Jedermann kann an sich selbst beobachten, dass er weit weniger zu essen braucht, wenn er neben den Speisen Wein und Bier geniesst, und ebenso, dass er bei dem mässigen Genuss von Wein und Bier schwere Strapazen besser erträgt, als ohne denselben. Individuen, welche nur einigermaassen zur Fettproduction disponirt sind, bekommen bei regelmässiger und reichlicher Zufuhr von Wein und Bier ein starkes Fettpolster, und die meisten Menschen haben bei dieser Lebensweise so lange ein geröthetes Gesicht und strotzend gefüllte Adern, bis ihre Verdauung beeinträchtigt wird, oder bis sich andere für die Oekonomie des Körpers nachtheilige Folgen entwickelt haben. Diese Erwägung sowie die Thatsache, dass bei Individuen, welche weder Wein noch Bier trinken, das Vorkommen von Gicht zu den grössten Ausnahmen gehört, fordern das Verbot jener Getränke oder resp. Vorschriften für eine allmälige Entwöhnung von denselben (s. unten). — Aehnlich verhält es sich mit dem Genuss von Kaffee und von Thee. So wenig eigentlich nahrhafte Bestandteile in diesen Getränken enthalten sind, und so wenig daher der Genuss derselben zu denjenigen Momenten gerechnet werden kann, durch welche die Zufuhr wesentlich vermehrt wird, ebensowenig lässt sich in Abrede stellen, dass der Genuss von Kaffee und von Thee einen ähnlichen Einfluss auf den Stoffwechsel hat, wie der Genuss von Wein und Bier, dass er die Kräfte conservirt, das Nahrungsbedürfniss verringert, dass er den Verbrauch der Körperbestandtheile beschränkt und deshalb für Arthritiker schädlich ist. — In entgegengesetzter Weise wie die Zufuhr von Wein und Bier, von Kaffee und Thee, wirkt die Zufuhr grösserer Quantitäten von Wasser auf den Stoffwechsel ein. Niemand fühlt nach dem reichlichen Genuss von Wasser ein geringeres Bedürfniss nach Nahrungsaufnahme, Niemand wird durch denselben leistungsfähiger für starke Strapazen oder bekommt durch ein lange fortgesetztes übermässiges Wassertrinken einen Fettbauch und ein rothes Gesicht; dagegen hat es sich herausgestellt, dass die 24stündige Harnstoffmenge bei einer reichlichen Wasserzufuhr grösser ist, als sie unter sonst gleichen Verhältnissen ohne diese Wasserzufuhr sein würde; und da die Harnstoftvermehrung bei reichlichem Wassergenuss nicht vorübergehend, sondern dauernd beobachtet wird, so sind wir zu dem Schlusse berechtigt, dass das reichliche Wassertrinken den Stoffwechsel beschleunigt, den Verbrauch der Körperbestandtheile vermehrt und deshalb für Gichtkranke ebenso vorteilhaft ist, als das Trinken von Wein und Bier, von Kaffee und Thee nachtheilig auf sie einwirkt. – Da endlich auch durch Muskelaction der Stoffwechsel beschleunigt, der Verbrauch der Körperbestandtheile vermehrt wird, so ist es leicht verständlich, dass ein faules und bequemes Leben für Gichtkranke nachtheilig ist, und dass fleissige Körperbewegung eine wichtige Rolle in der Therapie der Gicht spielt. Wir würden uns auf diese theoretischen Raisonnements nicht eingelassen haben, wenn nicht gerade bei der Therapie der Gicht die Theorie mit der Praxis in vollkommenem Einklang stände. Dieselben Regeln, welche wir für die Behandlung der Gicht aus den bisher bekannten Thatsachen über die Einwirkung verschiedener Substanzen auf den Stoffwechsel deduciren konnten, haben sich seit langer Zeit am Krankenbett als die besten bewährt. Ich will als Beispiel dieser Uebereinstimmung nur an das von *Cadet de Vaux* empfohlene Curverfahren erinnern, bei welchem die Kranken alle halbe Stunde ein Glas lauwarmes Wasser trinken mussten. – Einen Uebergang von den diaetetischen zu den medicamentösen Verordnungen bilden gewissermaassen die Brunnencuren, welche gegen die Gicht fast in grösserem Ansehen stehen, als gegen irgend eine andere Krankheit. Die als antiarthritisch renommirtesten Quellen sind die von Carlsbad, Marienbad, Kissingen, Wiesbaden, Homburg, Vichy u. s. w. Es scheint, dass der günstige Einfluss der genannten Mineralwasser gleichfalls darauf beruht, dass sie der Plethora entgegenwirken, welche sich bei einem Missverhältniss zwischen Zufuhr und Verbrauch im Körper entwickelt, mag die Plethora allein in einer Hypertrophie des Blutes, d. h. in einer Vermehrung seiner zelligen Elemente und in einer grösseren Dichtigkeit der Intercellularsubsubstanz (des Blutserum), oder mag sie in einer mit diesem Zustande verbundenen absoluten Vermehrung des im Körper enthaltenen Blutes bestehen. Höchst interessant ist es, dass der schon lange bekannte heilsame Einfluss jener natürlichen Salzlösungen auf plethorische Zustände, welcher die Wirksamkeit des einfachen Wassers auf dieselben bedeutend übertrifft, mit den Beobachtungen von *C. Schmidt* und *Vogel* übereinstimmt, nach welchen der Eiweissgehalt des Blutserum und der Salzgehalt desselben in umgekehrtem Verhältniss zu einander stehen. Ich wage nicht zu entscheiden, welche der genannten Quellen bei der Behandlung der Gicht den Vorzug vor den anderen verdiene, ob etwa die Salzlösung, aus welcher das Wiesbadener Wasser besteht, die Plethora schneller und gründlicher beseitige, als das Carlsbader Wasser, oder ob es sich umgekehrt verhalte. Ebenso enthalte ich mich jedes Urtheils darüber, ob die Zufuhr jener Salzlösungen nicht nur auf die Plethora, sondern auch auf diejenige Anomalie des Stoffwechsels, welche bei einzelnen plethorischen Individuen gerade Gicht erzeugt, günstig einwirke. Auch die Frage endlich, ob bei einer besondern Eigenthümlichkeit des vorliegenden Falles eine Brunnencur in Kissingen, bei einer anderen eine Brunnencur in Carlsbad, Wiesbaden, Homburg oder Vichy den Vorzug verdiene, und worin die Eigenthümlichkeit des Falles bestehe, welche vorzugsweise die eine oder die andere Cur indicirt, ist bei dem heutigen Stand der Wissenschaft nicht zu entscheiden. Es kann nicht in Abrede gestellt werden, dass in neuerer Zeit sogar die consequente curmässige Anwendung des sogenannten Bullrich'schen Salzes den weltberühmten Curen an jenen Plätzen nicht ohne Erfolg Concurrenz macht, eine Thatsache, welche wenigstens gegen die angeblichen latenten Eigenschaften und Vorzüglichkeiten der natürlichen Salzlösungen schwer in das Gewicht fällt. So vorzügliche Dienste in frischen Fällen von regulärer Gicht das bisher besprochene Verfahren leistet, wenn es mit Vorsicht und Besonnenheit instituirt wird, so schwer strafen sich oft die übertriebene Beschränkung der Nahrungszufuhr, die plötzliche vollkommene Entziehung der seit vielen Jahren regelmässig getrunkenen Spirituosen, sowie alle anderen in unvorsichtiger und übereilter Weise angewandten depotenzirenden Maassregeln. Oft wird durch derartige Uebertreibungen und Uebereilungen der Kranke zwar von Anfällen der acuten Gicht befreit, aber er verfällt dafür der irregulären, chronischen oder atonischen Gicht, ein Tausch, bei welchem er sicher nicht gewinnt. Sobald bei Arthritikern die Zeichen einer allgemeinen Kachexie sich einzustellen beginnen, wird ihre Krankheit durch Fortsetzung eines schwächenden Curverfahrens verschlimmert; man muss ihnen dann eine nahrhafte Kost verordnen und ihnen selbst den Genuss von etwas Wein erlauben. Aber auch in Betreff des dann indicirten stärkenden Curverfahrens ist vor Uebertreibungen zu warnen. Wenn es auch in diesem Stadium der Krankheit nicht mehr erlaubt ist, die Zufuhr zu beschränken, so ist es doch noch immer anzurathen, den Umsatz mit Vorsicht anzuregen. Man darf die Kranken unter keiner Bedingung sich einer trägen Ruhe hingeben lassen, sondern muss dafür sorgen, dass sie sich so viel Bewegung machen, als ihre Kräfte erlauben; man darf ihnen ferner nicht grössere Mengen von Wein gestatten, als für eine leichte Stärkung und Erfrischung ausreicht, und man thut immer noch besser, sie die eisenhaltigen alkalisch-salinischen Quellen, wie Eger, Kissingen, Wiesbaden, oder die indifferenten Thermen gebrauchen zu lassen, als ihnen die eigentlichen Stahlquellen oder einfache Eisenpräparate zu verordnen. Vorzügliche Dienste leisten in diesem Stadium der Krankheit die mit den Trinkcuren verbundenen Badecuren, und es steht vor Allem Wildbad in wohlverdientem grossem Rufe gegen die irreguläre chronische und atonische Gicht.

Für die Erfüllung der Indicatio morbi lassen sich keine Regeln geben, da wir die Gicht, welche eine eigenthümliche zum grössten Theil dunkle Krankheit ist, weder durch ein sogenanntes rationelles Verfahren, noch durch ein Specificum direct zu heilen im Stande sind. Bei den meisten Aerzten des vorigen Jahrhunderts, welche im Ganzen eine hohe Meinung von dem Erfolge therapeutischer Eingriffe hatten, galt die Gicht für ein Noli me tangere, und auch heute kann nicht genug vor der ungerechtfertigten und nachtheiligen Anwendung von Arzneien gegen die Gicht gewarnt werden.

Zu den Aufgaben der Indicatio symptomatica gehört es vor Allem, den Gichtanfall abzukürzen und ihn für die Kranken möglichst erträglich zu machen; denn die Annahme, dass der Gichtanfall gehegt und gepflegt werden müsse, weil er einen wohlthätigen depuratorischen Einfluss auf den Organismus ausübe, ist mit vollem Recht verlassen. Die Erfahrung hat gelehrt, dass die Antiphlogose bei der gichtischen Entzündung weder die Schmerzen wesentlich erleichtert, noch den Verlauf des Anfalls abkürzt. Vor Allem aber hat sich herausgestellt, dass durch eine unzeitige Antiphlogose, namentlich durch allgemeine und örtliche Blutentziehungen und durch starke salinische Purganzen, dem Uebergang der regulären acuten Gicht in die irreguläre chronische und atonische Gicht Vorschub geleistet wird. Auch die Anwendung der Kälte, sowie die Application von warmen und narkotischen Umschlägen auf die schmerzhaften Gelenke ist zu widerrathen. Eine ausgedehnte Anwendung gegen die Anfälle der acuten wie der chronischen Gicht verdienen dagegen die Narkotica und vor Allem das Colchicum. Auf welcher Eigenschaft des Colchicum seine Wirksamkeit gegen die Gichtanfälle beruht, ist bisher noch nicht ermittelt. Dass es vorzugsweise durch seine diuretischen Kräfte wirke und die angesammelte Harnsäure aus dem Körper entferne, ist durch *Garrod* widerlegt. Man verordnet gewöhnlich täglich viermal 20–30 Tropfen der Tinctura oder des Vinum Seminum Colchici. Grössere Dosen, bei welchen Leibschmerzen und Durchfall entstehen, leisten nicht mehr als die angeführten kleineren Dosen. Neben der Darreichung von Colchicum empfiehlt es sich, während des Anfalls dem befallenen Gliede eine erhöhte Lage zu geben und es mit Watte oder Wolle zu bedecken, sowie den Kranken auf eine knappe Diaet zu setzen. Das Colchicum auch nach Beendigung des Anfalls fortgebrauchen zu lassen, hat sich nicht bewährt. — Bleiben nach den Anfällen Bewegungsstörungen zurück, so sind Badecuren in Wildbad, Töplitz, Wiesbaden indicirt. — Bilden sich an den von der Gicht befallenen Gelenke Abscesse, so müssen Kataplasmen angewendet werden, und führen die Abscesse zu Geschwüren, so müssen die Umschläge wo möglich so lange fortgesetzt werden, bis die Geschwüre geheilt sind. — Für die Behandlung der Anfälle von anomaler innerer Gicht lassen sich keine bestimmten Regeln aufstellen. Die Anwendung von Blutentziehungen führt leicht zu einem gefährlichen Collapsus, und ein reizendes Verfahren ist wegen der drohenden Paralyse gewöhnlich besser am Platze. Ist, während das Gehirn, der Magen, das Herz befallen wurde, eine peripherische Affection verschwunden, so mag man immerhin den früher befallenen Theil mit reizenden und blasenziehenden Mitteln bedecken, obwohl von einem solchen Verfahren gewiss nur selten ein günstiger Erfolg zu erwarten ist.

Kapitel VI.

Rhachitis. Englische Krankheit. Doppelte Glieder.

§. 1. Pathogenese und Aetiologie.

Die wesentlichen Veränderungen, welche die Knochen bei der Rhachitis erleiden, bestehen darin, dass 1) die Wucherungen der Epiphysenknorpel und des Periosts, durch welche das normale Wachsen der Knochen in die Länge und in die Dicke eingeleitet wird, eine krankhafte Ausdehnung erreichen, und dass 2) die durch jene Wucherungen entstandenen knorpligen und fibrösen Gebilde unvollständiger und später als bei dem normalen Knochenwachsthum ossificiren. Es handelt sich demnach bei der Rhachitis nicht wie man früher annahm um ein krankhaftes Weichwerden von Gebilden, welche früher hart waren, sondern um ein abnormes Weichbleiben von Gebilden, welche unter normalen Verhältnissen durch Ablagerung von Kalksalzen hart geworden sein würden. Damit steht die Thatsache, dass rhachitische Knochen leichter als vor der Entstehung der Krankheit sich biegen lassen und einknicken, keineswegs im Widerspruch. Die Markhöhle vergrössert sich in rhachitischen Knochen in derselben Weise wie in gesunden

Knochen; während aber bei gesunden Knochen die Neubildung fester Knochensubstanz an der Peripherie über die Resorption von fester Knochensubstanz im Innern überwiegt, so dass trotz der letztem die Widerstandsfähigkeit des Knochens wächst, wird bei rhachitischen Knochen die Resorption fester Knochensubstanz im Innern nicht durch eine entsprechende Neubildung von fester Knochensubstanz an der Peripherie ausgeglichen, und in Folge dessen muss die Widerstandsfähigkeit rhachitischer Knochen abnehmen. — Die excessive Wucherung der Epiphysenknorpel und des Periosts, mit welcher die Rhachitis beginnt, wird von manchen Seiten als entzündliche Ernährungsstörung aufgefasst. Der grosse Blutreichthum und die auffallende Durchfeuchtung der betreffenden Theile, die Schmerzen, von welchen der erste Anfang der Krankheit begleitet ist, so wie die vielfachen Analogieen, welche jene Wucherungen mit anderweitigen notorisch entzündlichen Ernährungsstörungen darbieten, unterstützen diese Auffassung; auf der anderen Seite aber sprechen die aetiologischen Momente, der Verlauf und der constante Ausgang der Rhachitis gegen dieselbe. — Die zögernde Verknöcherung der neugebildeten Knorpelelemente und der fibrösen Wucherungen des Periosts sucht man vielfach daraus zu erklären, dass sich bei rhachitischen Kindern die mit der Nahrung aufgenommenen Kalksalze nicht in die terminalen und peripherischen Verknöcherungsschichten der Knochen ablagern könnten, weil sie durch die im Blute der Kranken befindliche Milchsäure gelöst erhalten und mit dem Harn aus dem Körper ausgeschieden würden. Ein Theil der angestellten Harnanalysen ist dieser Erklärung günstig, indem sich bei denselben ergab, dass der Harn rhachitischer Kinder nicht selten ausserordentlich reich an Milchsäure sei und das 4–6fache Quantum des im normalen Kinderharn enthaltenen phosphorsauren Kalks enthalte. Ebenso kann man die Erfahrung, dass vorzugsweise Kinder, welche an langwierigen Dyspepsieen leiden, der Rhachitis verfallen, für diese Auffassung benutzen. Bei den im Magen dieser Kinder erfolgenden stürmischen Zersetzungen bilden sich massenhaft saure Producte und namentlich Milchsäure, und es wäre möglich, dass die Resorption derselben und ihre Anwesenheit im Blute den phosphorsauren Kalk gelöst erhielte, und dass durch seine Ausscheidung mit dem Harn dem Blute das Material zur Bildung von Knochensubstanz entzogen würde. Indessen auch diese Hypothese ist nicht stichhaltig: die Vermehrung der Milchsäure und des phosphorsauren Kalks im Harn rhachitischer Kinder ist nicht constant. Die Rhachitis entwickelt sich nicht selten, ohne dass Verdauungsstörungen und Säurebildung vorhergegangen sind, und die Wucherungen der Epiphysenknorpel und des

Periosts, welche ein eben so wichtiges Moment der Rhachitis bilden, als die verzögerte Ablagerung von Kalksalzen, lassen sich nicht aus der Ausscheidung des phosphorsauren Kalks durch den Harn erklären. *Virchow*, dem wir die wichtigsten Aufklärungen über die Histologie der rhachitischen Knochen und über die Pathogenese der Rhachitis verdanken, bemerkt, dass die verminderte Zufuhr von Kalksalzen als Ursache der verzögerten Ossification fast noch wahrscheinlicher sei, als die vermehrte Ausscheidung derselben durch den Harn. Er crinnert an die immer wieder auftauchenden Anpreisungen des kohlensauren und des phosphorsauren Kalks als Heilmittel der Rhachitis und macht namentlich darauf aufmerksam, dass bei den dyspeptischen Zuständen der Kinder, welche der Rhachitis voranzugehen pflegen, mit der verminderten Aufnahme der Albuminate auch die Aufnahme der für das normale Knochenwachsthum erforderlichen Erdsalze vermindert sei, da diese zum grossen Theil als Bestandtheile der Albuminate dem Körper zugeführt werden. *Virchow* selbst verhehlt sich nicht, dass auch diese Auffassung problematisch ist. Es bleibt bei derselben unerklärlich, weshalb durch die gestörte Zufuhr von Ernährungsmaterial die Knochen mehr als andere Theile betroffen weiden; es steht derselben ferner entgegen, dass die Rhachitis nicht ausschliesslich bei Kindern vorkommt, welche an Dyspepsie gelitten haben, sondern auch bei sonst wohlgenährten Kindern, und es liegt endlich auf der Hand, dass die beschränkte Zufuhr von Ernährungsmaterial nicht ausreicht, um auch die Wucherungen der Epiphysenknorpel und des Periosts zu erklären. Nach dieser Auseinandersetzung scheint mir die Ansicht derjenigen Autoren, welche als das Grundleiden der Rhachitis eine der entzündlichen nahe stehende Ernährungsstörung der Epiphysenknorpel und des Periosts ansehen, die annehmbarste zu sein. Wir beobachten auch in anderen Gebilden, in der äusseren Haut, in den Schleimhäuten u. s. w. oft genug diffuse Ernährungsstörungen (Exantheme, Katarrhe), deren nächste Ursachen wir nicht nachweisen können. Diese kommen wie die Rhachitis vorzugsweise, aber, ebenfalls wie die Rhachitis, nicht ausschliesslich bei schlecht ernährten kachektischen Individuen vor und sind zudem häufig mit Rhachitis complicirt. Dass auf der Höhe der Krankheit die gestörten Circulationsverhältnisse in den krankhaft wuchernden Gebilden die Ablagerung von Kalksalzen in dieselben hindern, kann, wie Virchow treffend bemerkt, nach den Erfahrungen bei der Periostitis nicht überraschen. Endlich können die massenhaften Ausscheidungen von phosphorsaurem Kalk durch den Urin eben so gut die Folgen als die Ursachen der nicht zu Stande kommenden Ablagerung von Kalksalzen in die osteoiden Gebilde sein. —

Die Rhachitis ist eine Krankheit des Kindesalters, und es ist fraglich, ob die seltenen als Rhachitis Erwachsener und als fötale Rhachitis beschriebenen Fälle wirklich der Rhachitis zugezählt werden dürfen. Am Häufigsten wird die Krankheit von der zweiten Hälfte des ersten Lebensjahres bis gegen die Zeit des Zahn Wechsels beobachtet; in den ersten Monaten des Lebens und nach dem siebenten Lebensjahre kommt sie seltener vor. In manchen Familien scheint die Anlage zur Rhachitis erblich zu sein. Eine unzweckmässige Ernährung der Kinder ist ohne Frage die häufigste Gelegenheitsursache der Rhachitis. Auch halten wir es für nicht zweifelhaft, dass die in Folge der unzweckmässigen Ernährung entstehenden Magen- und Darmkatarrhe den Ausbruch der Krankheit wesentlich begünstigen, so wenig wir auch die Ansicht, dass dies in Folge der Resorption von Milchsäure geschehe, für erwiesen halten. Das Vorkommen der Rhachitis bei gutgenährten Kindern mit ungestörter Verdauung, spricht dafür, dass es ausser den angeführten noch andere uns unbekannte Gelegenheitsursachen der Rhachitis giebt.

§. 2. Anatomischer Befund.

Wir verweisen in Betreff der histologischen Details, welche sich bei der Untersuchung rhachitischer Knochen ergeben haben, auf die Arbeiten von *Virchow*, *Kölliker* und *H. Mayer*. *Virchow* resumirt die im Verlauf der Rhachitis an den Epiphysenknorpeln beobachteten Veränderungen in der nachstehenden Weise: 1) Zurückbleiben der Ossificationslinie bei relativer Vergrösserung der präparatorischen Wucherungslinie des Knorpels; 2) Vorrücken der Markraumbildung in die Ossificationslinie oder noch über dieselbe hinaus bei Fortdauer der Knorpelwucherung; 3) Bildung faseriger Markräume, osteoide Umbildung der Umgebungen derselben sowie entfernterer Stellen ohne Kalkablagerung. – Die an den Diaphysen im Verlauf der Rhachitis beobachteten Vorgänge fasst *Virchow* folgendermaassen zusammen: 1) Grössere Dicke der Periostwucherung bei fortdauernder Differenzirung der Substanz in Areolen und Balkennetz; 2) mangelhafte Ossification der Balkennetze bei Fortbestehen der tiefen Lage compacter Rinde; 3) theilweise Knorpelbildung in den Areolen.

Die plumpe Beschaffenheit der rhachitischen Knochen und die Anschwellung der Epiphysen erklären sich zur Genüge aus den Wucherungen des Periosts und der Epiphysenknorpel. Dass die Epiphysen nur verdickt und nicht auch gleichzeitig verlängert sind, hat nach *Virchow* nicht etwa darin seinen Grund, dass die Wucherung vorzugsweise nach der Breite geschieht, sondern darin, dass die weiche Wucherungsschicht durch die Last der auf sie drückenden Theile und durch Muskelaction zusammengepresst wird und seitlich ausweicht. Die Verkrümmungen der rhachitischen Knochen beruhen zum Theil auf Verbiegungen, zum Theil auf Knickungen derselben. Die Verbiegungen kommen vorzugsweise an den Epiphysen und an den knorpeligen Verbindungsstellen solcher Knochen, welche keine eigentlichen Epiphysen haben, die Knickungen dagegen vorzugsweise an den Diaphysen vor. An den langen Röhrenknochen der Extremitäten hat es oft den Anschein, als ob sich die Epiphysen an den Diaphysen verschoben hätten. Durch die Verbiegung der hinteren Enden der Rippen auf einer Körperhälfte entsteht nicht selten eine Asymmetrie, ein Schiefwerden des Thorax. In vielen Fällen werden die Verbindungsstellen der vordern Rippenenden mit den Rippenknorpeln nach Innen eingebogen, während gleichzeitig das Sternum mit dem Sternalende der Rippenknorpel nach Vorn geschoben wird. Diese Deformität, das Pectus carinatum s. gallinaceum erklärt sich aus der weichen Beschaffenheit der erwähnten Stellen, durch welche sie die Fähigkeit verloren haben, dem äusseren Luftdruck bei der Erweiterung des Thorax Widerstand zu leisten. Jede Stelle der Rippen, an welcher ein nachgiebiges Band dem festen Knochen substituirt wäre, würde bei der Inspiration einsinken. Durch die Verbiegung der oberen und unteren Enden der einzelnen Wirbel entstehen Verkrümmungen der Wirbelsäule, durch die Verbiegung der Beckenknochen an ihren Verbindungsstellen bilden sich Beckendeformitäten, und zwar am Häufigsten die sogenannte rhachitische Form mit Verkürzung des geraden Durchmessers, zuweilen aber auch, wenn die Einbiegungen nicht an den Verbindungsstellen des Kreuzbeins mit dem Hüftbein, sondern an denen des Schaambeins mit dem Sitzbein und dem Hüftbein stattfinden, die Kartenherzform. Bei den Knickungen ist der Knochen an der convexen Seite nur verbogen, an der concaven Seite dagegen wirklich gebrochen. Die Markhöhle eines eingeknickten Knochens ist wie das Lumen eines eingeknickten Federkiels an der Knickungsstelle beträchtlich verengt und wird später durch Calluswucherung völlig geschlossen. Auch totale Fracturen sind an den rhachitischen Knochen nicht selten, zeichnen sich aber von Fracturen gesunder Knochen dadurch aus, dass sie fast niemals mit Verletzungen des Periosts, welches von der fracturirten compacten Knochensubstanz durch eine weiche unvollständig verknöcherte Schicht getrennt ist, verbunden sind. — Die Nähte des Schädels, welche den Epiphysen der Röhrenknochen entsprechen, verknöchern auffallend spät, und man findet daher bei rhachitischen Kindern nicht selten im zweiten und dritten Lebensjahre die noch offenen

Fontanellen so auffallend gross, dass man an einen chronischen Hydrocephalus zu denken verleitet werden kann. Die Knochen des Schädels und des Gesichts, welche den Diaphysen der Röhrenknochen entsprechen, erleiden ähnliche Veränderungen wie diese; es bilden sich an ihnen namentlich in der Nähe der Ränder unvollständig verknöchernde Wucherungen des Periosts, welche dem Schädel und dem Gesicht ein deformes Ansehen geben. Ausser diesen Verdickungen wird bei der Rhachitis aber auch eine partielle Verdünnung der Schädelknochen (*Elsässer*'s weicher Hinterkopf, Craniotabes) beobachtet. Diese Verdünnung, bei welcher schliesslich die Dura mater und das Pericranium sich berühren können, entsteht durch das allmälige Schwinden des Schädeldaches unter dem Druck des sich vergrössernden Gehirns, mit welchem die Neubildung von fester Knochensubstanz an der Oberfläche des Schädels nicht gleichen Schritt hält. Derartige häufige Lücken im Schädel werden am Häufigsten am Hinterhauptbein, seltener am Scheitelbein und am Stirnbein beobachtet; sie finden sich hauptsächlich an solchen Stellen, an welchen auch unter normalen Verhältnissen den Hirnwindungen entsprechende Impressiones digitatae vorkommen. — Eine der Craniotabes analoge Erscheinung wird auch an dem Unterkiefer beobachtet, indem die vorderen Wände der Alveolen nicht selten von den Milchzähnen perforirt werden. Heilt die Rhachitis, so detumesciren die angeschwollenen Gelenkenden; die Knochen werden fest, während die Verkrümmungen der Glieder nur zum kleinsten Theile ausgeglichen werden; die Verknöcherung der knorpeligen Wucherungen der Epiphysen erfolgt nach Ablauf der Krankheit oft frühzeitiger und vollständiger, als es für das Längenwachsthum der Knochen, für welche das Knorpligbleiben der Epiphysen durchaus nothwendig ist, wünschenswerth wäre. Individuen, welche an ausgebreiteter Rhachitis gelitten haben, bleiben wahrscheinlich deshalb gewöhnlich auffallend zuweilen bis zum Zwerghaften klein. Sind nur einzelne Knochen rhachitisch gewesen, während andere verschont geblieben sind, so entsteht nach Ablauf der Krankheit durch das ungleiche Wachsen der verschiedenen Knochen ein auffallendes Missverhältniss. Von grösserer Bedeutung für den Organismus als das Kurzbleiben der Extremitäten ist die Verkümmerung des rhachitischen Thorax und des rhachitischen Beckens, welche gleichfalls in dem langsamen Wachsen der Thorax- und Beckenknochen nach abgelaufener Rhachitis ihren Grund hat. Da die Nähte und Fontanellen des Schädels sehr lange offen bleiben, und da das wachsende Gehirn, so Lange die Nähte nicht geschlossen sind, eine Verkümmerung des Schädels unmöglich macht, bleibt der Schädel nicht im Wachsen zurück, und wir beobachten bei früher rhachitischen Individuen sehr oft eine hässliche Entstellung, welche darin besteht, dass ein im Verhältniss zu dem verkümmerten Körper unförmlich grosser Schädel das kleine Gesicht überragt.

§. 3. Symptome und Verlauf.

Den der Rhachitis angehörenden Symptomen gehen, wenn sich die Krankheit in den ersten Lebensmonaten entwickelt, so häufig die Erscheinungen eines chronischen Darmkatarrhs mit anfangs grünen und schleimigen, später copiosen und wässrigen Entleerungen (Bd. I. S. 560 ff.) vorher, dass es fast gerechtfertigt erscheinen kann, jene Form des chronischen Darmkatarrhs, die „Diarrhoea ablactatorum", den „Gährungsdurchfall der Kinder", zu den Vorboten der Rhachitis zu rechnen. Der Umstand indessen, dass zahlreiche Fälle jenes chronischen Darmkatarrhs nicht in Rhachitis übergehen, sondern theils ohne Complicationen bleiben, theils zu anderweitigen Ernährungsstörungen führen, macht sowohl diese Auffassung als noch mehr die von *Stiebel*, nach welcher die Kakotrophie das erste, die Muskelatrophie das zweite und das Knochenleiden erst das dritte Stadium der Rhachitis ist, bedenklich. Lassen sich, nachdem die ersteren Zustände längere Zeit hindurch bestanden haben, weder während des Lebens noch bei der Obduction Veränderungen an den Knochen nachweisen, so ist es doch wohl kaum gestattet, die vorliegende Krankheit als Rhachitis zu bezeichnen. Das erste Symptom, durch welches sich ein Zutreten der Rhachitis zu den Gährungsdurchfällen und zu der von diesen abhängenden Paedatrophie verräth, sind die Schmerzen, welche die Kinder unverkennbar empfinden, wenn sie selbst den Versuch machen, ihre Glieder zu bewegen, oder wenn dieselben von Anderen bewegt werden. Höchst naturgetreu schildert *Stiebel*, wie die Kinder, denen es sonst die grösste Lust war, ihre Glieder zu regen und die Zehen in den Mund zu stecken, dann daliegen, die dünnen Beine steif und gerade von sich gestreckt, wie sie augenscheinlich keine Bewegung wagen, wie sie bei jeder Wendung aufschreien und aus Furcht, dass man sie aus dem Bett nehmen und herumtragen werde, selbst wenn sich ihnen Personen nahen, über welche sie sich sonst gefreut haben, zu weinen anfangen. Zu diesen Erscheinungen gesellen sich Auftreibungen der Epiphysen, welche am Meisten an den Gelenken in die Augen fallen, welche nicht von dicken Weichtheilen bedeckt sind, und welche nicht, wie die Kniee und Ellbogen, schon unter normalen Verhältnissen stark hervortreten, nämlich an den unteren Epiphysen des Radius und der Ulna, sowie an den Verbindungsstellen der Rippen mit ihren Knorpeln. Die Anschwellung der Sternalenden der Rippen pflegt man als rhachitischen Rosenkranz zu bezeichnen. Entwickelt sich die Rhachitis in der beschriebenen Weise aus einer Diarrhoea ablactatorum, fällt also ihr Anfang in eine Zeit, in welcher die Kinder noch nicht auftreten, so bleiben dieselben sehr oft, selbst wenn die Krankheit Jahre lang andauert, von allen Verkrümmungen der Extremitäten verschont. Schon daraus folgt, dass die Verbiegungen und Einknickungen rhachitischer Knochen hauptsächlich durch den Druck des auf denselben lastenden Körpers und durch den Zug der Muskeln bewirkt werden. Für die Entstehung des Pectus carinatum haben wir eine andere Erklärung gegeben, und die Thatsache, dass bei Kindern, welche im ersten Lebensjahre rhachitisch werden, aber trotzdem gerade Beine behalten, sich sehr gewöhnlich ein Pectus carinatum ausbildet, steht mit jener Erklärung durchaus im Einklang. Dieselben Kinder, welche im ersten Lebensjahre von der Rhachitis befallen werden, sind es auch, bei welchen sich während der langen Rückenlage wahrscheinlich durch den Druck, welchen das Gehirn auf die innere Fläche des Schädels, und wohl ebenso durch den Druck, welchen das Bett auf die äussere Fläche desselben ausübt, am Häufigsten Craniotabes entwickelt. Es steht dahin, ob das Drehen mit dem Kopf, das Dünnwerden der Haare am Hinterkopf, der unruhige Schlaf, die Anfälle von Spasmus glottidis, von Eklampsie und anderen Erscheinungen anomaler Gehirnfunction, welche nicht selten bei derartigen Kindern beobachtet werden, als die Folgen der Craniotabes, oder als concomitirende Erscheinungen derselben angesehen werden müssen. Ein vorsichtiger Druck auf die weichen Stellen des Kopfes wird von vielen Kindern gut ertragen, ruft aber bei anderen convulsivische Anfälle hervor. Wir müssen ferner erwähnen, dass ein chronischer Bronchialkatarrh die häufigste Complication der Rhachitis im ersten Lebensjahre bildet, so dass ein Fehlen desselben zu den Ausnahmen gehört (Bd. I. S. 69). Die Zähne brechen bei den in Rede stehenden Kranken fast immer sehr spät und nicht selten auch unregelmässig hervor, und es geschieht häufig genug, dass die Kinder das erste Lebensjahr überschritten haben, ehe man einen Zahn in ihrem Munde bemerkt. – Endlich ist es keine Frage, dass rhachitische Kinder, welche ihre Krankheit in den ersten Lebensmonaten acquirirt haben, gewöhnlich durch ihre klugen Antworten und ihr aufmerksames und verständiges Wesen sich vor anderen Kindern gleichen Alters auszeichnen; indessen müssen wir Anstand nehmen, diese frühzeitige geistige Entwickelung rhachitischer Kinder trotz der grossen Köpfe derselben von einer Hypertrophie des Gehirns abzuleiten, da wir dieselbe auch bei anderen Kindern wahrnehmen, welche durch irgend ein Gebrechen an das Bett gefesselt sind und, von dem kindischen Verkehr mit ihren Gespielen ferngehalten, beständig mit verständigen und erwachsenen Menschen umgehen. Dazu kommt, dass der Contrast zwischen der körperlichen Unbehülflichkeit und der geistigen Entwickelung diese letztere vorgeschrittener erscheinen lässt, als sie es wirklich ist, und dass man Kinder, welche im dritten Lebensjahre noch nicht laufen können, gewöhnlich für jünger hält als sie sind. – Geht die Krankheit in Genesung über, so pflegt sich dies zuerst durch die Abnahme der oft excessiven Magerkeit zu verrathen. Die schlotternde Haut wird durch die Glieder wieder ausgefüllt, das runzelige und alte Gesicht geglättet, während der hervorgetriebene Leib an Umfang verliert. Allmälig fangen die Kinder an, sich im Bett aufrecht hinzusetzen und sich mit Spielen zu beschäftigen. Gerade zu dieser Zeit aber ist grosse Gefahr vorhanden, dass sich bei ihnen Verbiegungen der oberen und unteren Wirbelenden und damit bleibende Verkrümmungen der Wirbelsäule entwickeln. Ebenso kommen gerade in der beginnenden Reconvalescenz, wenn die Kinder zu früh versuchen aus dem Bette aufzustehen und, sich an den Möbeln festhaltend, im Zimmer herum zu laufen, am Häufigsten Verbiegungen und Einknickungen der Extremitäten zu Stande. – In manchen Puncten von dem bisher Geschilderten abweichend ist das Bild der Rhachitis, wenn sie bei älteren Kindern auftritt. Bei diesen pflegen keineswegs die Symptome eines chronischen Darmkatarrhs und einer allgemeinen Abmagerung den Erscheinungen der Rhachitis vorherzugehen; die Kinder haben oft eine anscheinend normale Verdauung und sind gut ernährt, wenn sich die Krankheit entwickelt. Ebenso fehlen bei ihnen gewöhnlich die Schmerzen, welche bei kleineren Kindern durch alle activen und passiven Bewegungen hervorgerufen werden. Nur wenn sie ungeschickt auftreten, pflegen sie über Schmerzen zu klagen, und bei Anstrengungen pflegen sie leicht zu ermüden. Endlich bleiben bei Kindern, welche im zweiten oder dritten Lebensjahre oder noch später an Rhachitis erkranken, gewöhnlich anfangs die Rippen und die Wirbel verschont, und die sich zuerst bildenden Deformitäten betreffen die Extremitäten. An diesen kommt es zu Verbiegungen und Knickungen, deren Richtung nicht immer die gleiche ist. Bald stellen sie eine Steigerung der normalen Krümmung der Knochen dar, bald haben sie eine entgegengesetzte Richtung, Verschiedenheiten, deren Ursachen sich gewöhnlich dem Nachweis entziehen. Nicht selten sind die Oberschenkel nach Aussen, die Unterschenkel nach Innen gekrümmt; die Kinder bekommen einen ungeschickten und watschligen Gang. Es dauert meist längere Zeit, zuweilen viele Jahre lang, ehe sich die Krankheit über das Skelett verbreitet. Dabei beobachtet man häufig, aber nicht so constant als es von *Guerrin* angegeben ist, dass die Verbreitung mit einer gewissen Regelmässigkeit geschieht, indem zuerst die Unterschenkel, dann die Oberschenkel, später die Vorderarme, die Oberarme und zuletzt die Knochen des Rumpfes befallen werden. — Selbst wenn es gelingt, der Krankheit frühzeitig Einhalt zu thun, pflegen die untersetzte Statur, die plumpe Beschaffenheit der Glieder, sowie leichte Krümmungen, welche namentlich an den unteren Extremitäten zurückgeblieben sind, während des ganzen Lebens an die in der Kindheit entstandene Rhachitis zu erinnern; in schweren Fällen bleiben sehr entstellende und nicht selten für die Functionen des Körpers nachtheilige Verkrümmungen und Verkürzungen der Knochen zurück.

§. 4. Therapie.

Die Indicatio causalis fordert in denjenigen Fällen, in welchen sich die Rhachitis aus einem chronischen Darmkatarrh und einer Paedatrophie entwickelt, die früher (Bd. I. S. 486 ff.) besprochenen Maassregeln. Wir haben es damals als eine schwer zu lösende Aufgabe bezeichnet, die im Darmkanal der Kinder stattfindenden stürmischen Zersetzungsprocesse, durch welche die Durchfälle hervorgerufen werden, zu unterbrechen, und müssen den Umstand, dass wir bei der Behandlung jener Durchfälle oft gar nicht oder doch erst spät reüssiren, auch als die wesentliche Ursache der oft langsamen und unvollständigen therapeutischen Erfolge bei der Rhachitis bezeichnen. Gelingt es frühzeitig und vollständig den Darmkatarrh zu curiren und die Ernährung des Kindes zu verbessern, so verschwinden auch die rhachitischen Erscheinungen, welche sich unter dem Einfluss jener Störungen entwickelt haben, fast immer in kurzer Zeit, und die Kinder bleiben, wenn die Krankheit frühzeitig erkannt wurde, vor dauernden Folgen der Rhachitis bewahrt. Bei der Behandlung der Gährungsdurchfälle pflegt man, wenn dieselben mit Rhachitis complicirt sind, dem verminderten Absatz von Kalksalzen in die osteoiden Gebilde so weit Rechnung zu tragen, dass man unter den angewandten Antacidis dem kohlensauren Kalk unter der Form der Conchae praeparatae den Vorzug vor dem sonst üblichen kohlensauren Kali oder Natron giebt. — In denjenigen Fällen, in welchen die Rhachitis auftritt, ohne dass wir einen chronischen Darmkatarrh oder eine andere Störung der Körperernährung als Ursache derselben nachweisen können, sind wir ausser Stande, der Indicatio causalis zu genügen.

Der Indicatio morbi wird durch die Zufuhr von kohlensaurem und phosphorsaurem Kalk nicht entsprochen, denn das Fehlen der Knochenerde in den Knochen ist nicht die wesentliche Anomalie bei der Rhachitis. Sobald die Ernährungsstörung in den Epiphysenknorpeln und dem Periost ihr Ende erreicht hat, bleibt die Verknöcherung der Wucherungen nicht aus, wird vielmehr oft genug excessiv, selbst wenn kein anderes Material für die Verknöcherung als die mit der gewöhnlichen Nahrung aufgenommenen Kalksalze dem Körper zugeführt werden. Auch dic bitteren und tonischen Mittel sowie die Rubia tinctorum haben den Erwartungen, welche man theoretisirend an ihre Anwendung knüpfte, nicht entsprochen und sind hauptsächlich von dem Leberthran verdrängt worden, welcher in fast allen Fällen, in welchen er ertragen wird, und diese sind die bei Weitem häufigsten, — die vorzüglichsten Dienste leistet. Auf welchen Eigenschaften des Leberthrans seine anscheinend specifische Wirksamkeit gegen die Rhachitis beruht, ist uns unbekannt. Auch die Soolbäder haben unverkennbar einen günstigen Einfluss auf den Verlauf der Rhachitis und verdienen namentlich in solchen Fällen angewandt zu werden, in welchen rhachitische Kinder sich im Allgemeinen in einem befriedigenden Ernährungszustand befinden oder sogar einen mässigen Fettreichthum erkennen lassen. Die auch in der Behandlung der Scrophulose eingebürgerte Diaet, welche in der Beschränkung der Zufuhr von vegetabilischer Nahrung und in der Darreichung einer vorzugsweise animalischen Kost besteht, ist für die glückliche Behandlung der Rhachitis von grosser Wichtigkeit. Vor Allem zu empfehlen sind zweimal täglich dargereichte mässige Portionen von feingeschabtem rohem Rindfleisch, zu welchen man die Kinder zweckmässig einen Kinderlöffel voll Tokayer oder Malaga trinken lässt. Endlich trage man dafür Sorge, dass rhachitische Kinder nicht in feuchten und dumpfen Zimmern gehalten werden, sondern so viel als möglich sich in der frischen Luft aufhalten.

Die Aufgabe der Indicatio symptomatica ist es, rhachitische Kinder vor Verkrümmungen ihrer Knochen zu behüten und die entstandenen Verkrümmungen zu redressiren. Das Erstere ist weit leichter zu erreichen, als das Letztere; die Maassregeln, durch welche es erreicht werden kann, bestehen nach dem, was wir über die Entstehung der Verbiegungen und der Knickungen gesagt haben, darin, dass man die weichen und widerstandslosen Knochen vor dem Druck des auf ihnen lastenden Körpers, vor starkem Muskelzug und vor von Aussen einwirkenden Gewalten sorgsam bewahrt. Rhachitische Kinder dürfen nicht auf Federbetten, sondern müssen auf einer Matraze schlafen. Auf das Material, mit welchem die Matraze gefüllt ist, kommt weniger an, als auf die Sorgfalt, mit welcher sie gearbeitet ist, da hauptsächlich von dieser die gleichmässige Füllung der Matraze und die ebene Beschaffenheit ihrer Oberfläche abhängt. Hohe Kopfkissen müssen verboten werden. Kleine Kinder müssen in einem flachen Korbe von der Wärterin in das Freie getragen, grössere in einem bequemen mit einer Matraze versehenen Wagen in das Freie gefahren werden. Das lange Aufrechtsitzen im Bett ist, bis die Knochen consolidirt sind, streng zu verbieten, noch mehr das zu frühzeitige Aufstehen und Herumlaufen auf den biegsamen und fragilen Beinchen. Haben sich dennoch Verkrümmungen gebildet, so übergebe man die Kinder einer zuverlässigen orthopaedischen Anstalt, d. h. einer solchen, in welcher die thatsächlichen Erfolge nach beendeter Cur einigermaassen den vor der Cur ausgesprochenen Verheissungen und den während der Cur umgelaufenen Berichten entsprechen. Anstalten, in welchen nicht einseitig und mit besonderer Vorliebe diese oder jene moderne Richtung eingehalten, sondern alle Hülfsmittel der Orthopaedie benutzt werden, und in welchen namentlich das Allgemeinbefinden der Kranken die nothwendige Berücksichtigung findet, verdienen selbstverständlich vor anderen den Vorzug.

Kapitel VII.

Osteomalacie.

§. 1. Pathogenese und Aetiologie.

Bei der Osteomalacie werden Knochen, welche hart waren, weich, weil die Kalksalze, denen sie ihre Härte verdankten, aufgelöst und resorbirt werden. Schon aus dieser Erklärung der Osteomalacie ergiebt sich die Verschiedenheit derselben von der Rachitis, bei welcher die Kalksalze nicht aus den Knochen verschwinden, sondern gar nicht in die Knochen abgelagert werden. — Die nächsten Ursachen der Auflösung und Resorption der Knochensalze bei der Osteomalacie sind dunkel. Die Hypothese, dass diesen Vorgängen das Auftreten einer Säure im Gewebe der Knochen zu Grunde liege, durch welche der phosphorsaure Kalk aufgelöst werde, wird durch *Virchow* widerlegt, welcher die aus frischen osteomalacischen Knochen ausfliessenden Gallerte von stark alkalischer Reaction fand. *Virchow*'s Annahme, dass die Osteomalacie vielleicht den parenchymatösen Entzündungen anzureihen sei, bei welchen kein interstitielles Exsudat gesetzt wird, sondern die entzündlichen Ernährungsstörungen an den das kranke Organ constituirenden Gewebselementen selbst vor sich gehen, hat Vieles für sich. Die Rarefaction, die porose, spongiose oder areoläre Beschaffenheit der osteomalacischen Knochen, welche den Veränderungen der Knochen bei einer notorischen Osteitis völlig analog sind, die häufige Entstehung der Krankheit im Puerperium, ihr gewöhnlicher Ausgang von dem bei der Entbindung insultirten Becken, endlich die heftigen Schmerzen, von welchen die Osteomalacie begleitet ist, sprechen mit grosser Wahrscheinlichkeit für die entzündliche Natur der Krankheit. — Die Osteomalacie ist eine seltene Krankheit; sie ist bisher fast nur bei Frauen beobachtet worden. Dic vcranlassenden Ursachen sind unbekannt; nur so viel wissen wir, dass die ersten Zeichen derselben in den meisten Fällen einige Zeit nach einem Wochenbett bemerkt werden, so dass die Schwangerschaft, die Entbindung oder das Puerperium in der Aetiologie der Osteomalacie unzweifelhaft eine wichtige Rolle spielen.

§. 2. Anatomischer Befund.

Die osteomalacischen Knochen erfahren einen sehr hohen Grad von Osteoporose; in der spongiosen Substanz wird das Balkengewebe spärlich und verschwindet, die Markräume fliessen in Folge dessen zusammen und tragen in den Röhrenknochen zur Vergrösserung der Markhöhlen bei; auch in der compacten Rindensubstanz vergrössern sich die Gefässkanäle und bilden Areolen, welche zusammenfliessen und auch die Rindensubstanz in ein weitmaschiges, spongioses Gewebe verwandeln. Bei dem höchsten Grade der Krankheit besteht schliesslich der weiche, biegsame, sich leicht schneidende Knochen nur noch aus Periost und Mark mit spärlichen feinen Knochenbalken. Das Knochenmark erscheint in frischen Fällen der Osteomalacie von dunkler braunrother Farbe, in den späteren Stadien ist es gelb und äusserst fettreich. — Es giebt Fälle von Osteomalacie, in welchen die Krankheit auf einzelne Knochen, namentlich auf das Becken und die Wirbelsäule beschränkt bleibt; in anderen Fällen breitet sich die Krankheit fast über das ganze Skelett aus, verschont aber auch dann fast immer die Knochen des Schädels. — Durch die weiche und nachgiebige Beschaffenheit der Knochen entstehen bei der Osteomalacie Verkrümmungen des Rumpfes und der Glieder, welche oft einen sehr hohen und wahrhaft entsetzlichen Grad erreichen. Durch das Gewicht des Kopfes wird der Halstheil der Wirbelsäule zuweilen winklig zusammengebogen; die oft sehr beträchtliche Verkrümmung der Pars thoracica und der Rippen kann den Thorax nicht nur sehr verunstalten, sondern auch seine Capacität wesentlich beeinträchtigen. Das Becken wird durch die Oberschenkel fast immer seitlich zusammengedrückt, und zwar nicht selten bis zu dem Grade, dass sich die horizontalen Schambeinäste berühren und schnabelförmig hervorragen. Auch das Kreuzbein wird gewöhnlich in die Beckenhöhle hineingebogen. Die Verkrümmungen der Extremitäten erreichten in einzelnen Fällen einen so hohen Grad, dass die Füsse schliesslich aufwärts gerichtet waren. Endlich wurde die constante Verkürzung der Körperlänge in einzelnen Fällen so bedeutend, dass Frauen von stattlicher Grösse während der Krankheit zu Zwerggestalten einschrumpften.

§. 3. Symptome und Verlauf.

Die ersten Symptome der Osteomalacie sind bohrende und reissende Schmerzen, deren Sitz die Kranken oft selbst in die Knochen verlegen. Ruhige Lage pflegt diese Schmerzen zu mildern, Bewegungen pflegen dieselben zu vermehren. In manchen aber nicht in allen Fällen sind diese Schmerzen, welche gewöhnlich anfangs für rheumatische gehalten werden, von einem remittirenden oder intermittirenden Fieber begleitet. In dem Harn der Kranken sollen sich nach mehrfachen Beobachtungen reichliche Sedimente von phosphorsaurem Kalk bilden, und wo diese ausbleiben, nach dem Tode Nierensteine gefunden werden, welche aus phosphorsaurem Kalk bestehen. Ebenso sollen auch durch die Speicheldrüsen und durch die Haut Kalksalze ausgeschieden werden. Allmälig wird der Gang der Kranken unsicher und schwankend, und nach einiger Zeit wird jede Bewegung so schmerzhaft, dass die meisten Kranken sich scheuen das Bett zu verlassen. Zu diesen Schmerzen gesellen sich in mannichfachen durch zufällige Ereignisse bedingten Combinationen und Modificationen die Verkrümmungen und Deformitäten des Rumpfes und der Glieder, von welchen wir oben geredet haben. Zuweilen contrastirt lange Zeit hindurch der gute Ernährungszustand mit den Schmerzen und den Deformitäten, in anderen Fällen wird dagegen das Allgemeinbefinden frühzeitig beeinträchtigt, und die Kranken zeigen ein elendes kachektisches Aussehen. Die Osteomalacie endete in keinem der bisher bekannt gewordenen Fälle in Genesung; der Tod aber trat in den meisten Fällen erst nach mehrjährigen schweren Leiden in Folge von Erschöpfung oder von Störungen der Respiration und Circulation ein.

§. 4. Therapie.

Die gegen die Osteomalacie theoretisch empfohlenen Mittel: Calomel mit Opium, Phosphorsäure, Kalkwasser, Leberthran, Eisen haben sich in praxi nicht bewährt, und wir sind bis jetzt der unheilbaren Krankheit gegenüber lediglich auf die Prophylaxis bedeutenderer Verkrümmungen angewiesen.

Kapitel VIII.

Progressive Muskelatrophie. Atrophie musculaire graisseuse progressive. Paralyse musculaire progressive atrophique.

§. 1. Pathogenese und Aetiologie.

Die Ansichten waren getheilt, ob es sich bei der progressiven Muskelatrophie um eine Erkrankung der Nervenwurzeln mit consecutiver Atrophie der gelähmten Muskeln oder um eine primäre Erkrankung der Muskeln handle. Diese Differenz war namentlich dadurch entstanden, dass von einzelnen Beobachtern bei der Obduction von Kranken, welche an progressiver Muskelatrophie gestorben waren, grobe anatomische Veränderungen in den vorderen Wurzeln der Spinalnerven gefunden wurden, während andere Beobachter weder in den Centralorganen noch in den peripherischen Nerven irgend welche Anomalieen entdecken konnten. Es ist daher nicht unwahrscheinlich, dass bis vor Kurzem unter dem gemeinschaftlichen Namen der progressiven Muskelatrophie Krankheitsformen zusammengefasst wurden, welche trotz einer gewissen äusseren Aehnlichkeit nicht zusammengehörten, weil sie einen verschiedenartigen Ursprung hatten. Seit man aber fast allgemein sich dahin geeinigt hat, das Fortbestehen der Erregbarkeit in den atrophischen Muskeln, so lange noch musculäre Elemente in denselben erhalten sind, als das pathognostische Zeichen einer progressiven Muskelatrophie anzusehen, ist diesem Uebelstand abgeholfen, und die Differenz über die Natur der Krankheit ist zu Gunsten derjenigen Autoren entschieden, welche die progressive Muskelatrophie für ein primäres Muskelleiden halten. Bei jeder Entartung peripherischer Nerven erlischt nämlich, wie wir früher erörtert haben, die Erregbarkeit derselben sehr frühzeitig, und da die Nerven von der Stelle an, an welcher sie aus dem Gehirn oder Rückenmark hervortreten, in diesem Sinne peripherisch sind, so kann die progressive Muskelatrophie, bei welcher die Nerven und Muskeln ihre Erregbarkeit bewahren, bis der Muskel untergegangen ist, unmöglich von einer Entartung der vorderen

Rückenmarkswurzeln abhängen. Noch eher wäre es bei dem Fortbestehen der contractilen Erregbarkeit der schwindenden Muskeln möglich, dass eine centrale auf kleine Herde im Gehirn oder Rückenmark beschränkte Erkrankung der progressiven Muskelatrophie zu Grunde läge; indessen auch diese Annahme wird durch den Grad der Atrophie, welche bei keiner anderen cerebralen oder spinalen Lähmung sich auch nur annähernd so schnell und so hochgradig in den gelähmten Muskeln entwickelt, zur Genüge widerlegt. Eine Zusammenstellung der bisherigen Beobachtungen ergiebt, dass die progressive Muskelatrophie bei allen Ständen vorkommt, dass sie Männer häufiger als Frauen befällt, dass die Anlage für dieselbe in einer Reihe von Fällen angeboren ist, endlich, dass die Krankheit in einzelnen Fällen anscheinend nach übermässigen Anstrengungen der Muskeln, in anderen nach Erkältungen entsteht, während in den meisten Fällen sich keine Gelegenheitsursachen nachweisen lassen.

§. 2. Anatomischer Befund.

Die atrophischen Muskelbündel haben nicht nur beträchtlich an Volumen abgenommen, sondern erscheinen auch blass und gelblich verfärbt. In noch einigermaassen frischen Fällen findet man in ein und demselben Muskel atrophirte und entartete Muskelbündel neben anderen, welche ihren Umfang und ihr normales Ansehen bewahrt haben; in den späteren Stadien der Krankheit ist dagegen die Atrophie und die fettige Degeneration oft über den ganzen Muskel verbreitet. Bei der mikroskopischen Untersuchung ergiebt sich, dass der Process mit einem Erblassen der Muskelfibrillen und einem Verschwinden ihrer Querstreifung beginnt, dass später feinkörnige Fetttröpfchen im Centrum der Fibrillen auftreten, und dass endlich, nachdem die Fibrillen zu Grunde gegangen sind, das leere Sarkolemma zusammenfällt und nur hie und da vereinzelte Fetttröpfchen einschliesst.

§. 3. Symptome und Verlauf.

Das erste Symptom der progressiven Muskelatrophie ist ein ohne Schmerzen und ohne sonstige Beschwerden sich entwickelndes allmälig wachsendes Schwächegefühl in einzelnen Muskeln oder in einzelnen Muskelgruppen, neben welchem eine deutlich sichtbare und stetig zunehmende Abmagerung derselben einhergeht. Nicht alle Muskeln bilden gleich häufig den Ausgangspunct für die Krankheit; in den meisten Fällen werden vielmehr zuerst die

Muskeln der einen Hand oder der einen Schulter, zuweilen auch die Muskeln des Halses und des Nackens, selten die des Gesichts zuerst befallen. Die Leistungsfähigkeit und der Umfang der Muskeln, deren Abnahme auch im weiteren Verlaufe der Krankheit gleichen Schritt hält, werden schliesslich in so hohem Grade verringert, dass die von den kranken Muskeln abhängenden Bewegungen gänzlich ausfallen oder doch nur in schwachen Andeutungen ausgeführt werden können, und dass man an den Stellen, an welchen früher ein Muskelbauch hervortrat, später eine ganz flache oder selbst eingesunkene Stelle bemerkt. Am Frappantesten ist das Verschwinden des Daumenballens, das Einsinken der Räume zwischen den Mittelhandknochen, die Abflachung der Schulter, endlich das Hervorspringen der Dornfortsätze der Wirbelsäule, wenn die Hals- und Nackenmuskeln geschwunden sind. In den schwachen und atrophischen Muskeln bemerkt man constant, namentlich wenn man die sie bedeckende Haut anbläst oder dieselbe sonst der momentanen Einwirkung der Kälte aussetzt, ein eigenthümliches fibrilläres Zucken, welches keinen Einfluss auf die Ansatzpuncte der Muskeln ausübt und daher keine Bewegung in den entsprechenden Gelenken hervorruft. Gewöhnlich giebt man an, dass die Erregbarkeit der sensiblen Hautnerven normal und nur die der sensiblen Muskelnerven („die elektromusculäre Sensibilität" der Elektrotherapeuten) vermindert sei; ich habe indess zwei Fälle beobachtet, welche nach allen übrigen Symptomen der progressiven Muskelatrophie angehörten, in welchen die Erregbarkeit der Hautnerven sehr bedeutend herabgesetzt war. Ein sehr wichtiges und pathognostisches Symptom ist das bereits erwähnte Verhalten der kranken Muskeln und der in sie eintretenden motorischen Nerven gegen den inducirten Strom; erst wenn ein Muskel völlig geschwunden ist, gelingt es nicht mehr, denselben in Contraction zu versetzen; bis dahin erfolgen Contractionen, welche mit der Stärke des Stroms und mit der Menge der noch erhaltenen Muskelsubstanz durchaus im Einklange stehen. In manchen Fällen bleibt die progressive Muskelatrophie auf einzelne Provinzen des Körpers beschränkt, in anderen verbreitet sie sich allmälig über den grössten Theil aller von Cerebrospinalnerven versehenen Muskeln, verschont dagegen constant die Muskeln des Herzens, des Darmtractus und der Blase. Die letztere Form ist eine entsetzliche Krankheit; die von derselben befallenen Individuen verlieren im Verlaufe derselben, während sie gesunden Appetit behalten, während ihre Verdauung regelmässig ist, während die Sinne ihre Schärfe bewahren, während auch die geistigen Functionen so ungestört von Statten gehen, dass die Kranken ihr jammervolles Loos in seinem vollen Umfange zu übersehen und zu beurtheilen im

Stande sind, den Gebrauch eines Gliedes nach dem andern. In vorgeschrittenen Fällen sind die Kranken nicht im Stande zu gehen oder ihre Lage zu ändern; sie müssen gefüttert werden, denn ihre Arme hängen schlaff und unbrauchbar am Körper herab; das Mienenspiel hat aufgehört, der Speichel läuft aus dem Munde, die Sprache ist undeutlich, die Zunge vermag auch die in den Mund gebrachten Bissen nicht mehr in den Pharynx zu bringen. Endlich nach jahrelangen Leiden gehen die Kranken zu Grunde, weil endlich auch die der Deglutition und der Respiration vorstehenden Muskeln von der Atrophie befallen werden und ihren Dienst versagen. Ein intercurrentes an sich vielleicht unbedeutendes Leiden der Respirationsorgane ist für die Kranken gefährlich und beschleunigt gewöhnlich ihr Ende, da es ihnen wegen der Lähmung der Bauchmuskeln unmöglich ist, das in den Bronchien sich ansammelnde Secret durch Husten zu entfernen.

§. 4. Therapie.

Bei derjenigen Form der progressiven Muskelatrophie, welche gewöhnlich nach übermässigen Anstrengungen entstanden ist und auf einzelne Provinzen des Körpers beschränkt bleibt, wird nicht selten durch die methodische Anwendung des inducirten Stromes den Fortschritten der Krankheit Einhalt gethan und selbst die Ernährung der abgemagerten Muskeln gebessert. Aber es gehört grosse Ausdauer und unermüdliche Geduld dazu, wenn dieses Ziel erreicht werden soll. Gegen die allmälig von Muskel zu Muskel sich verbreitende Form der Krankheit sind alle bis jetzt angewendeten Mittel, auch die methodische Faradisation, erfolglos geblieben.

Constitutionelle Krankheiten

Ich habe die in den folgenden Abschnitten zu besprechenden Krankheiten im Gegensatz zu den bisher besprochenen Organkrankheiten als constitutionelle Krankheiten bezeichnet, weil mir dieser Name wegen seiner grösseren Allgemeinheit vor der Bezeichnung derselben als Dyskrasieen und Kachexieen oder als Krankheiten des Blutes, wie ich sie anfangs zu nennen die Absicht hatte, den Vorzug zu verdienen scheint. – Ich werde zuerst die acuten Infectionskrankheiten, dann die chronischen Infectionskrankheiten und schliesslich die allgemeinen Ernährungsanomalieen, welche nicht von einer Infection abhängen, besprechen und mich dabei auf diejenigen Krankheitsformen beschränken, welche in unseren Gegenden vorkommen. In Betreff der exotischen Krankheiten, welche ich nicht aus eigener Anschauung kenne, bei deren Schilderung ich mich daher ausschliesslich an die Darstellung anderer Autoren hatte halten müssen, verweise ich auf die vortrefflichen Arbeiten von *Griesinger* und von Hirsch, in welchen eine eben so gedrängte als vollständige Besprechung jener Krankheiten vorliegt.

Erster Abschnitt.
Acute Infectionskrankheiten.

Kapitel I.

Masern. Morbilli. Rubeola. Rougeole.

§. 1. Pathogenese und Aetiologie.

Die Masern sind eine rein contagiöse Krankheit. Es scheint keinem Zweifel zu unterliegen, dass niemals ein Mensch an den Masern erkrankt, ohne durch einen Maserkranken angesteckt worden zu sein. Man hat gegen diese Behauptung eingewendet, dass die Masern bei ihrem ersten Auftreten nicht wohl durch Ansteckung entstanden sein könnten, weil zu jener Zeit noch kein Masernkranker vorhanden gewesen sei, der andere hätte anstecken können, und behauptet, dass wenn die Masern ein Mal autochthon entstanden seien, kein Grund vorliege, die Möglichkeit einer sich in der heutigen Zeit wiederholenden autochthonen Entstehung zu läugnen. Dergleichen Raisonnements sind müssig. Ueber die erste Entstehung der Masern wissen wir Nichts, und die Thatsache, welche an allen Orten constatirt werden kann, an welchen es überhaupt möglich ist, das Auftreten und die Verbreitung einer Krankheit genau zu verfolgen, dass nämlich die Masern niemals vorkommen, ohne dass eine Einschleppung stattgefunden hätte, berechtigt uns zu dem Schlusse, dass es sich auch in den Fällen, in welchen es unmöglich ist diesen directen Nachweis zu führen, in gleicher Weise verhalte. Mit der Syphilis steht es nicht anders: wir wissen, dass dieselbe heutzutage nur durch Uebertragung fortgepflanzt wird; die Frage, auf welche Weise die erste Syphilis entstanden sei, liegt ausserhalb des Kreises der naturwissenschaftlichen Forschung. — Der inficirende Stoff, welcher die Masern hervorbringt, das Maserngift, ist weder chemisch noch mikroskopisch nachgewiesen. Wir wissen nicht einmal genau, ob dasselbe eine organische oder anorganische Substanz ist, und die Hypothese, dass die Ansteckung auf einer Uebertragung kleiner bisher der directen Beobachtung sich entziehender pflanzlicher oder thierischer Organismen beruhe, ist nur deshalb allen übrigen Hypothesen vorzuziehen, weil sie sich besser den Thatsachen anschliesst als alle anderen. Wir wollen von den zur Unterstützung dieser Hypothese beigebrachten Gründen nur einige anführen. Die Incubationszeit, d. h. die Tage oder Wochen, welche zwischen der Ansteckung und dem Ausbruch der Krankheit liegen, spricht dagegen, dass eine durch ihre chemischen oder physikalischen Eigenschaften für den Organismus schädliche Substanz die Ansteckung vermittle. Würde eine solche übertragen, so würden die schädlichen Wirkungen derselben sofort oder doch nach kurzer Zeit zu Tage treten, und der inficirte Körper könnte nicht 8–14 Tage frei von allen Zeichen einer Störung bleiben, bis diese dann plötzlich in grosser Heftigkeit ausbrächen. Sind es aber mikroskopische Organismen, durch welche ein Masernkranker einen Gesunden inficirt, so ist die Incubationszeit weit leichter verständlich; denn es liegt nahe anzunehmen, dass jene Organismen in zu geringer Zahl übertragen werden, um dem Körper Nachtheil zu bringen, dass sie aber in dem inficirten Körper sich vermehren, und unmittelbar nachdem dieser Process innerhalb einer gesetzmässigen Zeit (der Incubationszeit) vollendet ist, ihren nachtheiligen Einfluss entfalten. Ein Moment, welches am Entschiedensten dafür spricht, dass das Maserngift ein organisirtes Gift sei, ist die Reproduction desselben im Körper des inficirten Kranken. So wurden z. B. in der von *Panum* beobachteten Epidemie auf den Faröern durch einen eingeschleppten Fall von Masern zunächst die Angehörigen des Kranken, durch diese andere Bewohner jener Inseln und endlich im Verlaufe von 7 Monaten von einer Bevölkerung von 7782 Einwohnern 6000 Einwohner angesteckt. — Es steht fest, dass das Blut, die Thränen und das

Secret der Luftwege Träger des Masercontagiums sind; denn die mit diesen Flüssigkeiten vorgenommenen Impfungen haben in einer grossen Zahl von Fällen bei bisher gesunden Individuen Masern zum Ausbruch gebracht. Da aber die meisten Erkrankungen bei Individuen beobachtet werden, welche weder mit dem Blute noch mit den Secreten eines Masernkranken in directe Berührung gekommen sind, sondern sich nur in der Nähe des Kranken befunden haben, so kann man nicht zweifeln, dass das Contagium auch in der Ausdünstung der Haut oder der Lunge von Masernkranken enthalten sei. Durch einige sehr schlagende Beobachtungen von *Panum* steht es fest, dass dieses in der Luft enthaltene Contagium durch den Körper und die Kleider gesunder Individuen, welche sich in der Nähe von Masernkranken aufgehalten haben und selbst nicht erkranken, Meilen weit durch Wind und Wetter fortgeführt werden kann, ohne seine Wirksamkeit zu verlieren. — Die Dauer der Incubationszeit beträgt etwa 12–14 Tage, in einzelnen, namentlich in solchen Fällen, in welchen die angesteckten Individuen bereits an einer anderen Krankheit leiden, scheint sie sich länger hinzuziehen. — Die Frage, in welchem Stadium die Masern anstecken, lässt sich nach den bisherigen Erfahrungen dahin beantworten, dass sie die grösste Ansteckungsfähigkeit besitzen, so lange der Ausschlag besteht, dass im Stadium der Abschuppung wahrscheinlich keine Ansteckung erfolgt, dass dagegen zahlreiche Thatsachen für die Ansteckung im Prodromalstadium sprechen. Die unter den Laien verbreitete Ansicht, dass die Masern im Stadium der Abschuppung am Ansteckendsten seien, beruht auf der Nichtberücksichtigung der Incubationszeit. Das von seinem Bruder oder seiner Schwester angesteckte Kind erkrankt allerdings, während jenes sich abschuppt, ist aber angesteckt, als das Exanthem in der Blüthestand, oder vielleicht schon ehe es ausbrach. Beweisend für die Ansteckung im Prodromalstadium ist die enorme Verbreitung, welche die Masern durch die Schulen erfahren. Man pflegt mit grosser Strenge darauf zu halten, dass Kinder, bei welchen die Abschuppung noch nicht beendet, und solche, bei welchen ein verdächtiges Exanthem ausgebrochen ist, aus der Schule fortbleiben, duldet aber, dass Kinder mit Schnupfen und Husten neben gesunden Kindern auf der Schulbank sitzen. Würde nur durch jene die Krankheit übertragen, so wäre die Thatsache unerklärlich, dass während einer herrschenden Masernepidemie sehr oft die eine Schule fast ganz entvölkert wird, während die Kinder, welche andere Schulen besuchen, von der Krankheit verschont bleiben. — Die Disposition für die Masern ist sehr verbreitet. Fast alle Menschen werden einmal in ihrem Leben von den Masern befallen; aber mit dem einmaligen Befallenwerden erlischt auch fast ohne Ausnahme für das übrige Leben die Anlage zu neuer Erkrankung an den Masern. Da in bevölkerten Gegenden ziemlich häufig Masern herrschen, so werden die meisten Menschen schon in ihrer Kindheit von den Masern befallen und haben, wenn sie erwachsen sind, die Disposition für die Masern verloren. Nur in diesem Sinne kann man die Masern als eine Kinderkrankheit bezeichnen; denn in solchen Gegenden, welche vom Verkehr isolirt sind und deshalb selten von den Masern heimgesucht werden, stellt es sich deutlich heraus, dass Kinder nicht mehr disponirt sind als Erwachsene. Die schon erwähnte von *Panum* beobachtete Epidemie auf den Faröern war seit 65 Jahren die erste, welche auf jenen isolirten Inseln vorgekommen war; dem entsprechend wurden fast alle Einwohner, welche das 65. Jahr noch nicht überschritten oder nicht etwa im Auslande die Krankheit überstanden hatten, von derselben befallen, mochten sie jung oder alt sein. Kinder, welche das erste Lebensjahr noch nicht erreicht haben, bleiben in Masernepidemieen häufig verschont, ebenso Individuen, welche bereits in das eigentliche Greisenalter eingetreten sind. Acute und chronische Krankheiten sowie die Schwangerschaft und das Wochenbett schützen vor den Masern nicht; doch beobachtet man nicht selten, wie bereits oben angedeutet wurde, dass die Masern erst zum Ausbruch kommen, wenn eine acute Krankheit, während deren Verlauf die Ansteckung erfolgte, abgelaufen ist. — Die Masern treten in mehr oder weniger ausgebreiteten Epidemieen auf; die Ausbreitung der Epidemie wird vorzugsweise von dem Zeitraum, welcher seit der letzten Epidemie verstrichen ist, und von der davon abhängigen Zahl der noch nicht durchmaserten Individuen bedingt. Auch für diese Thatsache liefert die Epidemie auf den Faröern ein lehrreiches Beispiel. Aber auch die Witterungsverhältnisse scheinen auf die Ausbreitung der Epidemieen zu influiren, da die meisten und grössten Masernepidemieen in die Winter- und Herbstmonate oder in kalte und feuchte Sommer fallen. Einer grösseren Verbreitung der Krankheit pflegt eine grössere Intensität der einzelnen Erkrankungen zu entsprechen, und auf der Höhe der Epidemie pflegen die bösartigsten Fälle vorzukommen.

§. 2. Anatomischer Befund.

Das normale Exanthem der Masern ist nach dem Tode verschwunden, und nur die Haemorrhagieen in das Gewebe der Cutis, von welchen dasselbe in manchen Fällen begleitet ist, lassen sich noch in der Leiche erkennen. Die anatomischen Veränderungen, welche während des Lebens auf der Haut der Masernkranken wahrgenommen werden, bestehen in dem Aufschiessen zahlreicher, rundlicher, linsengrosser rother Flecke, welche etwas über das Niveau ihrer Umgebung emporragen und in ihrer Mitte meist mit einer kleinen Papel besetzt sind. An manchen Stellen confluiren mehrere Flecke und bilden unregelmässige annähernd halbmondförmige Plaques, an andern Stellen stehen die Flecke isolirt. Zwischen den Flecken hat die Cutis eine normale Farbe; im Gesicht erscheint sie gewöhnlich in mässigem Grade oedematös geschwellt. Die Papeln auf den Masernflecken entstehen nach *G. Simon*, obgleich sie vorzugsweise an den Stellen ihren Sitz haben, an welchen Haare aus der Haut hervortreten, nicht durch Anschwellung der Haarbälge oder der Talgdrüsen, sondern durch Ansammlung kleiner Mengen entzündlichen Exsudats an circumscripten Stellen der Haut. — Zuweilen zeigen die Masernflecke eine ungewöhnlich grosse Tendenz zum Confluiren (Morbilli confluentes); doch wird auch in solchen Fällen die diffuse Röthe nicht gleichmässig, sondern behält ein ungleichförmiges fleckiges Ansehen. — Dass bei den meisten Masernflecken, welche längere Zeit bestehen, ein ganz geringer Blutaustritt in die Cutis die Hyperaemie complicirt, scheint daraus zu folgen, dass solche Flecke sich unter dem Fingerdruck nur langsam und unvollständig entfärben, und dass sie nach ihrem Verschwinden gewöhnlich für einige Zeit schmutzig bräunliche Stellen hinterlassen. In manchen Fällen nehmen die Masernflecke durch ein stärkeres Extravasat in die Cutis eine dunkle blutrothe Färbung an, und man bemerkt in diesen Fällen zuweilen auch zwischen den Masernflecken Petechien in der Cutis (Morbilli petechiales, Rubeolae nigrae *Rayer*).

Da ein grosser Theil der im Verlaufe der Masern eintretenden Todesfälle durch Complicationen mit crouposer Laryngitis, Bronchitis oder Pneumonie herbeigeführt wird, so findet man in den Leichen von Masernkranken sehr häufig anatomische Veränderungen, welche den genannten Entzündungen angehören. Unter diesen ist es für die Laryngitis einigermaassen charakteristisch, dass man bei derselben seltener als bei primärem Croup cohärente Membranen antrifft, und dass sich die Entzündung der diphtheritischen Form nähert, indem das Exsudat nicht nur der freien Fläche der Schleimhaut aufliegt, sondern zum Theil das Gewebe derselben infiltrirt und, wenn es abgestossen wird, Substanzverluste in der Schleimhaut hinterlässt. Sind keine Complicationen mit crouposen Entzündungen vorhanden gewesen, so findet man in den Luftwegen die Residuen eines hochgradigen oft bis in die Alveolen verbreiteten Katarrhs. Das Blut zeigt keine charakteristischen Veränderungen, sondern ist wie bei anderen Infectionskrankheiten arm an Fibrin, flüssig und von dunkler Farbe.

§. 3. Symptome und Verlauf.

Während der Incubationszeit fehlt jedes Zeichen der Infection. An die Incubationszeit schliesst sich das erste Stadium der Masern, das Stadium prodromorum an. Selten mit einem einmaligen Schüttelfrost, häufiger mit wiederholtem Frösteln beginnend und begleitet von allen Symptomen eines heftigen fieberhaften Katarrhs der Conjunctiva und der Luftwege ist dasselbe fast nur aus der herrschenden Epidemie richtig zu deuten; so lange es nicht bekannt geworden ist, dass Masernfälle in der Stadt oder in der Umgebung vorgekommen sind, ist es für den erfahrensten Arzt kaum möglich, in dem vorliegenden heftigen Katarrhalfieber das Prodromalstadium der Masern zu erkennen. Gesteigerte Pulsfrequenz, erhöhte Körpertemperatur, gestörtes Allgemeinbefinden, Kopf- und Gliederschmerzen, Dyspepsie, Uebelkeit, Erbrechen, unruhiger Schlaf, bei aufgeregten Kindern Delirien kommen auch im Verlauf einfacher durch Erkältung entstandener Katarrhe vor. Die localen Erscheinungen zeigen meist eine sehr bedeutende Intensität; die brennenden und gerötheten Augen sind lichtscheu und stehen beständig voll Thränen, die Stirne schmerzt, die Nase ist unwegsam für die Luft; eine reichliche helle salzige Absonderung fliesst aus derselben hervor; es stellt sich ein in kurzen Pausen wiederkehrendes zuweilen stundenlang fast ununterbrochen anhaltendes Niesen, in manchen Fällen auch Nasenbluten ein, die Sprache ist meist heiser, der quälende Reizhusten rauh und bellend; in der Nacht werden die Angehörigen sehr häufig durch die früher geschilderten Erscheinungen eines Pseudocroup (Bd. I. S. 7) erschreckt. Die katarrhalische Affection scheint gewöhnlich in der Nase zu beginnen und sich aufwärts zur Schleimhaut der Stirnhöhlen und zur Conjunctiva, abwärts zur Schleimhaut des Larynx und der Trachea zu verbreiten. In der Regel dauert das Stadium prodromorum, während dessen die geschilderten Erscheinungen eine wechselnde Intensität zeigen, 3 Tage lang; doch giebt es Fälle, in welchen dasselbe sich eine Woche oder noch länger hinschleppt, und andere, in welchen nur schwache Andeutungen, die leicht übersehen werden, vorhanden sind. Selbst in bösartigen Epidemieen erreicht das Fieber, welches dem Ausbruch des Exanthems vorhergeht, selten oder nie die Höhe, dass es ähnlich wie das Eruptionsfieber des Scharlach das Leben bedroht. Ebenso bringen die localen Erscheinungen im Prodromalstadium der Masern, so quälend dieselben oft sind und so sehr sie — vor Allem der „Bräunehusten“ und die nächtlichen Anfälle von Dyspnoe — die Angehörigen in

Sorge versetzen, den Kranken fast niemals Gefahr. Wahrer Croup kommt zu dieser Zeit nicht leicht vor.

Das zweite Stadium der Masern, das Stadium eruptionis, wird gewöhnlich durch eine Exacerbation des Fiebers eingeleitet: die Pulsfrequenz wird vermehrt, die Körpertemperatur gesteigert, zuweilen treten auch Anfälle von Convulsionen ein. Dann erscheint das bereits beschriebene Exanthem zuerst im Gesicht, namentlich in der Umgebung des Mundes und der Augen; es verbreitet sich abwärts steigend alsbald auf den Hals und auf die Brust; schon nach 24 Stunden ist es meist bis zu den Füssen gelangt, so dass der ganze Körper mit Masernflecken bedeckt ist. Die Ausdünstung der Kranken hat zu dieser Zeit einen eigenthümlichen Geruch, dessen angebliche Aehnlichkeit mit dem Geruch frisch gerupfter Gänse mir indessen entgeht. — In seltenen, gewöhnlich auch anderweitige Anomalieen zeigenden Fällen verbreitet sich das Exanthem nicht vom Gesicht abwärts zu den Extremitäten, sondern zeigt sich zuerst an den Armen oder an den Beinen und erst später an anderen Stellen. — Noch seltener kommt es vor, dass das Exanthem auf einzelne Regionen des Körpers beschränkt bleibt oder doch an den übrigen Körperstellen nur durch wenige vereinzelte Flecke angedeutet ist. An diese Fülle schliessen sich die Morbilli sine exanthemate an, Krankheitsfälle, welche unverkennbar durch Ansteckung mit Maserngift entstanden sind, aber von Anfang an bis zum Ende unter den Erscheinungen eines ungewöhnlich heftigen Katarrhalfiebers verlaufen, ohne dass ein Exanthem bemerkt wird. — Endlich sind Fälle zu erwähnen, in welchen das Exanthem so zögernd hervorbricht, dass das Stadium eruptionis nicht in 24 bis 36 Stunden beendet ist, sondern bis zum dritten oder vierten Tage sich hinzieht. In diesen Fällen kommen die letzten Masernflecken oft erst dann zum Vorschein, wenn die ersten erblassen. — Im Verlaufe des Eruptionsstadiums pflegen die Störungen des Allgemeinbefindens, das Fieber und die katarrhalischen Erscheinungen an Intensität zu wachsen und mit der vollendeten Ausbreitung des Exanthems ihre Akme zu erreichen. Während es zu den seltensten Ausnahmen gehört, dass die Masern im Prodromalstadium einen tödtlichen Ausgang nehmen, kommt ein solcher bei bösartigen Epidemieen im Eruptionsstadium häufiger vor. Die Todesursache ist in solchen Fällen gewöhnlich nicht eine die Masern complicirende Entzündung, sondern eine sich langsamer oder schneller entwickelnde allgemeine Paralyse, bei welcher der früher volle und kräftige Puls klein und schwach wird, während er gleichzeitig eine excessive Frequenz erreicht, bei welcher die Körpertemperatur zu einer ungewöhnlichen Höhe gesteigert, das Sensorium benommen, die Zunge trocken und borkig wird, und bei welcher die Kranken in einem Zustande höchster Prostration zu Grunde gehen. Man pflegt die Masern, wenn sich in ihrem Verlauf unter den geschilderten Symptomen eine allgemeine Paralyse entwickelt, als asthenische oder nervöse Masern, und wenn sich zu jenen Symptomen der Adynamie auch Blutungen in die Cutis gesellen, als septische Masern zu bezeichnen. Es lässt sich nach den bisherigen Beobachtungen noch nicht mit Sicherheit entscheiden, ob die Adynamie und die Paralyse im Verlaufe der Masern und im Verlaufe der übrigen Infectionskrankheiten, durch welche die sogenannten asthenischen, nervösen, typhösen und septischen Formen derselben entstehen, eine directe Folge der Blutvergiftung sind, oder ob sie von der excessiv gesteigerten Körpertemperatur, welche in Folge der Infection zu Stande kommt, abhängen. Für die letztere Annahme scheint die Thatsache zu sprechen, dass auch im Verlaufe von Krankheiten, welche nicht durch Infection entstanden sind, wenn die Körpertemperatur über eine gewisse Höhe gestiegen ist, der Puls klein und schwach wird und dieselben nervösen oder typhösen Erscheinungen auftreten, welche im Verlaufe von Infectionskrankheiten beobachtet werden, sowie die zweite Thatsache, dass diejenigen Heilmittel, welche die Körpertemperatur herabsetzen, einen entschieden günstigen Einfluss auf jene Erscheinungen ausüben. Es ist Aussicht vorhanden, durch zahlreiche Temperaturbestimmungen der Lösung dieser für die Therapie überaus wichtigen Frage näher zu kommen. Die bisherigen Erfahrungen haben bereits gelehrt, dass die Körpertemperatur im Verlaufe der Infectionskrankheiten höher zu steigen pflegt, als im Verlaufe der meisten anderen fieberhaften Krankheiten; namentlich der nicht complicirten, primären Entzündungen. Es müssen weitere Erfahrungen darüber gesammelt werden, ob bei den typhösen und septischen Formen der Masern und anderer Infectionskrankheiten die Körpertemperatur eine excessive Höhe erreicht, eine Höhe, bei welcher die Herzaction über das Maass beschleunigt und gleichzeitig geschwächt wird – eine Höhe, bei welcher nach physiologischen Experimenten das Fortbestehen des Lebens unmöglich ist. – Die Fälle, in welchen die Krankheit im Stadium eruptionis durch Adynamie und Paralyse gefährlich wird, kommen indessen, wie bereits erwähnt wurde, fast nur vor im Verlaufe von bösartigen Masernepidemieen, welche glücklicher Weise selten sind, und verschwinden gegen die grosse Zahl derjenigen Fälle, in welchen das Stadium eruptionis leicht und glücklich überstanden wird.

Das Stadium florescentiae ist nicht scharf von dem Stadium eruptionis zu trennen, denn in den meisten Fällen steht das Exanthem gerade zu der Zeit, in welcher sein Ausbruch vollendet ist, auch in der grössten Blüthe, und beginnt gewöhnlich schon nach etwa 24 Stunden langsam zu erblassen. Auch das Fieber, welches mit der Vollendung der Eruption seine Hohe erreicht hatte, mässigt sich meistens im Stadium florescentiae und verliert sich zuweilen vollständig, so dass die Eltern grosse Mühe haben, die noch mit rothen Flecken bedeckten kleinen Patienten, welche sich in solchen Fällen oft ganz wohl fühlen und schon wieder übermüthig sind, im Bette zu halten. Die katarrhalischen Erscheinungen bestehen zwar gewöhnlich im Stadium florescentiae noch fort, sind aber bedeutend gemildert: die Lichtscheu ist geringer, das Secret der Nasenschleimhaut spärlicher und dicker, das Niesen kommt seltener, die Sprache ist weniger heiser, der Husten klingt locker, und ältere Kinder, welche die Sputa nicht verschlucken, werfen grössere oder geringere Mengen schleimig-eiteriger Massen (Sputa cocta) aus. Am dritten oder vierten Tage nach ihrem Ausbruch sind die Masernflecke, namentlich die zuerst entstandenen, gewöhnlich schon merklich abgeblasst oder bereits verschwunden, und in den nächstfolgenden Tagen werden auch die später entstandenen blasser und verlieren sich, indem sie gewöhnlich für längere oder kürzere Zeit eine hellgelbe Hautstelle hinterlassen. – In den meisten Masernepidemieen verläuft das Stadium florescentiae bei fast allen Kranken mit unerheblichen Modificationen in der geschilderten Weise, und man hat deshalb diejenigen Fälle, in welchen keine wesentlichen Abweichungen von diesem „normalen" Verlaufe beobachtet werden, und in welchem auch das Prodromal- und Eruptionsstadium nicht von ungewöhnlichen Erscheinungen begleitet ist, als Morbilli vulgares, simplices oder erethici bezeichnet. – In manchen Fällen, welche man als entzündliche oder synochale Masern zu bezeichnen pflegt, erbleichen die gewöhnlich dicht stehenden und vielfach confluirenden Flecke, welche mit stürmischen Erscheinungen hervorgetreten sind, nicht schon nach 24 Stunden, sondern färben sich um diese Zeit dunkler und bleiben 5–6 Tage auf der Haut sichtbar. Zuweilen nimmt in solchen Fällen das Exanthem eine violette oder bläuliche Farbe an und verschwindet nicht beim Fingerdruck, eine Erscheinung, welche auf einer partiellen Zerreissung der überfüllten Hautcapillaren beruht und als ein Analogon der auch bei anderen entzündlichen Ernährungsstörungen vorkommenden Haemorrhagieen angesehen werden kann. Für die Richtigkeit dieser Auffassung spricht die Thatsache, dass diese Form der haemorrhagischen Masern in den meisten Fällen gutartig verläuft und sich keineswegs mit den Zeichen einer Blutdissolution complicirt. Die

Fiebererscheinungen, welche die sogenannten entzündlichen oder synochalen Masern begleiten, haben in der That Aehnlichkeit mit den Fiebererscheinungen, wie sie gewöhnlich im Verlaufe acuter Entzündungen beobachtet werden. Die Herzaction ist verstärkt, die Carotiden schlagen heftig, der Puls ist kräftig und voll, die Frequenz desselben ist vermehrt, aber nicht excessiv, die gesteigerte Körpertemperatur überschreitet nur wenig die Höhe von 40° C. In gleicher Weise wie das Exanthem zeichnen sich bei den synochalen Masern auch die Erscheinungen auf den Schleimhäuten durch eine längere Dauer, durch eine grössere Intensität und durch eine weitere Verbreitung aus. So lange das Exanthem in voller Blüthe steht, hält sich auch die Lichtscheu und ebenso der Schnupfen und der Husten auf derselben Höhe. Diese Form der Masern ist es ferner, bei welcher vorzugsweise statt der katarrhalischen Entzündung die croupose Form auftritt, bei welcher sich die Entzündung der Luftwege oft bis aut die Lungenalveolen verbreitet, bei welcher nicht selten auch die Magen- und Darmschleimhaut katarrhalisch afficirt wird (gastrische Masern). Stellt sich Keuchhusten und die für die Laryngitis charakteristische Dyspnoe im Stadium florescentiae der Masern em, so ist der Zustand der Kranken keineswegs so gefahrlos, als wenn diese Symptome das Prodromalstadium der Masern begleiten; die Krankheit nimmt vielmehr in solchen Fällen fast immer eine üble Wendung, die Dyspnoe steigert sich, das Athmen wird unvollständig, die Kinder collabiren, und mit dem Turgor der Haut verschwindet das Exanthem, oder es bleiben von demselben, wenn es mit Haemorrhagieen in die Cutis verbunden war, bläuliche Flecke zurück, welche unter dem Fingerdruck sich nicht verlieren. Die Complication mit lobulärer Pneumonie äussert sich durch die Steigerung des Fiebers, durch eine Vermehrung der Athemfrequenz und, wenn die Pleura an der Entzündung Antheil nimmt, durch Schmerzen in der einen oder anderen Seite. Sind zahlreiche lobuläre Entzündungen in der Lunge vorhanden, so führt das gesteigerte Fieber und das insufficiente Athmen oft gleichfalls zur Prostration und zu einem Collapsus der Haut, bei welchem das Exanthem plötzlich verschwindet; die letztere Erscheinung wird in solchen Fällen vielfach falsch gedeutet. Man hält das Zurücktreten des Ausschlages für ein primäres und gefährliches Ereigniss, während es doch nur die Folge einer gefährlichen Complication ist. Dieselben Erscheinungen und ausserdem die physikalischen Symptome einer Verdichtung des Lungenparenchyms, welche bei der lobulären Pneumonie fehlen, charakterisiren die lobäre Pneumonie, sei es, dass diese Form von vorn herein auftritt, sei es, dass sie durch das Confluiren lobulärer Herde entsteht. Keineswegs alle Fälle von synochalen Masern complicien sich indessen mit crouposen Entzündungen der Luftwege und mit Entzündungen der Lunge. Die meisten Fälle nehmen zwar einen protrahirten Verlauf, zeigen aber keinen malignen Charakter: nach fünf- bis sechstägigem Bestehen erblasst vielmehr das Exanthem, das Fieber und die katarrhalischen Erscheinungen nehmen ab und verschwinden, und die Krankheit tritt wie die einfache erethische Form in das vierte Stadium, das Stadium der Desquamation. – Als eine dritte Form der Masern pflegt man endlich die asthenischen, nervösen, torpiden, septischen Masern anzuführen. Wir haben die Charaktere dieser Form bereits bei der Besprechung des Eruptionsstadiums geschildert, weil wir es für wahrscheinlich halten, dass diejenigen Fälle, bei welchen die Zeichen der Adynamie allein von der Infection mit Maserngift oder vielleicht noch mehr von der Heftigkeit der in Folge der Infection entstandenen excessiven fieberhaften Temperatursteigerung abhängen, meist schon in jenem Stadium, in welchem das Masernfieber seine grösste Höhe erreicht, hervortreten. Stellen sich die Erscheinungen der Adynamie und des Torpors erst im Verlauf des anfangs von synochalen Fiebererscheinungen begleiteten Stadium florescentiae ein, so muss dies den dringenden Verdacht einer Complication mit lobulärer Pneumonie erwecken. Dass durch diese nicht physikalisch zu constatirende Complication das Fieber oder die Körpertemperatur gleichfalls auf diejenige Höhe gesteigert werden kann, bei welcher die früher mässig beschleunigte Herzaction excessiv beschleunigt, die früher verstärkte Herzthätigkeit geschwächt und gelähmt wird, haben wir früher angedeutet. Das Exanthem hält sich bei den asthenischen Masern oft nur kurze Zeit, ist bald von blassrother, bald in Folge gleichzeitiger Haemorrhagieen von bläulich violetter Farbe; oft sind zwischen den Masernflecken Petechien vorhanden, und es gesellt sich als ein Zeichen, dass es sich in der That um eine krankhafte Beschaffenheit der Capillarwände handelt, profuses Nasenbluten hinzu. Viele Kinder, welche das Eruptionsstadium glücklich überstanden haben, gehen im Stadium der Florescenz an dieser malignen Form der Masern mit kleinem unzählbaren Puls unter wachsendem Sopor und schwerem allgemeinen Collapsus zu Grunde.

Das vierte Stadium der Masern, das Stadium desquamationis, schliesst sich in gutartig verlaufenden Fällen gewöhnlich am 8. oder 9. Tage der Krankheit an das Stadium florescentiae an. Die Masernflecke sind zu dieser Zeit vollständig verschwunden, und man bemerkt an den Stellen, an welchen sie ihren Sitz hatten, eine kleienförmige Abschilferung der Epidermis. Werden durch beständigen gelinden Schweiss die abgestossenen Epidermisschuppen erweicht und macerirt, so ist die Abschuppung nicht so deutlich, als wenn dieselbe bei trockener Haut vor sich geht; daher kommt es, dass man an den vom Bett bedeckten Hautstellen die Abschilferung weniger bemerkt als im Gesicht, am Halse und an den Händen. Das Fieber ist im Stadium desquamationis fast immer verschwunden. Auch die Katarrhe verlieren sich allmälig, und etwa um den 14. Tag der Krankheit oder etwas später hat der Masernprocess mit der beendeten Abschuppung seine Stadien durchlaufen und sein Ende erreicht. War der bisherige Verlauf der Krankheit nicht von bedenklichen Erscheinungen begleitet, so pflegen auch im Desquamationsstadium nicht gerade häufig gefährliche Zwischenfälle einzutreten; doch kommt es vor, dass eine croupose Laryngitis oder eine Pneumonie den bis dahin gutartigen Verlauf der Krankheit unterbricht und den Kranken in grosse Gefahr versetzt. Vorübergehende Durchfälle im Stadium desquamationis sind ohne Bedeutung. Als eine zum Glück seltene Complication der Masern ist schliesslich der gleichfalls im Stadium der Abschuppung vorkommende Brand des Gesichts oder der Schaamlippen (Noma) zu erwähnen.

Einen Uebergang zu den Nachkrankheiten der Masern bildet der im Desquamationsstadium fortbestehende Husten; denn nicht selten bleibt derselbe, nachdem die Abschuppung beendet ist, noch Wochen und Monate lang zurück und verschlimmert sich bei den unbedeutendsten Anlässen. In vielen Fällen scheint dieser Husten auf einem einfachen Bronchialkatarrh zu beruhen und der Hartnäckigkeit und den zeitweisen Verschlimmerungen desselben eine grössere Vulnerabilität der Bronchialschleimhaut oder eine gesteigerte Empfindlichkeit der äusseren Haut, welche die Masern hinterlassen haben, zu Gründe zu liegen; in anderen Fällen aber ist dieser Husten von schlimmerer Bedeutung und hängt mit einem schweren Lungenleiden zusammen. Dass die Masern sehr oft Lungenschwindsucht hinterlassen, und dass in Folge dessen nach einer ausgebreiteten Masernepidemie die Sterblichkeit unter den Kindern einige Jahre lang grösser zu sein pflegt, als zu anderen Zeiten, ist eine genügend constatirte Thatsache. Dagegen scheint mir die gewöhnliche Annahme, nach welcher die chronische Lungenschwindsucht, zu welcher die Masern sehr oft den Grund legen, immer oder vorzugsweise dadurch zu Stande komme, dass während der Masern Tuberkel in die Lunge abgesetzt oder in der Lunge bereits vorhandene Tuberkel zur Erweichung gebracht werden, sehr zweifelhaft zu sein. Die meisten Fälle von Phthisis pulmonum bei Kindern entstehen überhaupt nicht durch Absetzung und Erweichung von Miliartuberkeln, sondern durch käsige Umwandlung und Zerfall lobulärer pneumonischer Herde, mit welchem sich gewöhnlich eine käsige Degeneration der Bronchialdrüsen complicirt. Da aber lobuläre Pneumonieen zu den häufigsten Complicationen der

Masern gehören, so scheint es sehr nahe zu liegen, das häufige Vorkommen der Lungenschwindsucht als Nachkrankheit der Masern von den weiteren Metamorphosen jener nicht zertheilten Entzündungsherde abzuleiten. Damit soll keineswegs gesagt sein, dass eigentliche Tuberculose der Lunge niemals als Nachkrankheit der Masern vorkomme (um so weniger, als ich selbst mehrere Male acute Miliartuberculose in unmittelbarem Anschluss an die Masern beobachtet habe), sondern nur, dass die meisten Fälle von Lungenschwindsucht nach den Masern auf chronischer destruirender Pneumonie beruhen. Ausser dem chronischen Bronchialkatarrh und ausser der chronischen Lungenschwindsucht muss die ganze Reihe scrophuloser Affecte, namentlich Augenentzündungen, Otorrhöe, chronische Rhinitis, Drüsenanschwellungen, chronische Entzündungen des Periosts und der Gelenke, unter den Nachkrankheiten der Masern genannt werden. Man beobachtet wenigstens überaus häufig, dass Kinder, welche niemals an Scrophulose gelitten haben, nach überstandenen Masern Jahre lang von den verschiedenen Phasen dieser chronischen Ernährungsanomalie heimgesucht werden.

§. 4. Therapie.

Die einzig wirksame Prophylaxis ist eine strenge Isolirung der gesunden noch nicht durchmaserten Individuen von denen, bei welchen die Masern bereits ausgebrochen sind, und ebenso von denen, bei welchen man den Verdacht hat, dass sie sich im Stadium prodromorum befinden. Will man Kinder vor der Ansteckung bewahren, so ist es nothwendig, dass man sie aus der Schule zurückbehält, und am Zweckmässigsten, dass man sie, wo es die Verhältnisse gestatten, für die Zeit der herrschenden Epidemie aus der befallenen Ortschaft entfernt. Zu diesen Maassregeln wird man sich freilich nur bei den seltenen Epidemieen entschliessen, welche sich durch Bösartigkeit und zahlreiche Sterbefälle auszeichnen; bei gutartigen Epidemieen wird man sich dieselben angesichts der Thatsache, dass fast alle Menschen früher oder später an den Masern erkranken, ersparen. — Da geimpfte Masern nicht leichter verlaufen als andere, und da bösartige Epidemieen nur selten grassiren, so hat das Einimpfen der Masern während der Herrschaft gutartiger Epidemieen keinen Eingang gefunden.

Sind die Masern bei einem Individuum ausgebrochen, so ist festzuhalten, dass uns kein Mittel zu Gebote steht, durch welches wir den Gesammtverlauf der Krankheit abzukürzen im Stande wären, — ferner, dass diejenigen Mittel, mit welchen man die einzelnen Symptome der Masern zu bekämpfen pflegt, nicht nur unsicher sind, sondern oft auch nachtheilig auf den Verlauf der Krankheit einwirken, — endlich, dass die Masern in der bei Weitem überwiegenden Mehrzahl der Fälle ohne jede medicamentöse Behandlung in vollständige Genesung enden. Bleibt man sich dieser Puncte bewusst, so wird man sich eines überflüssigen und leicht Schaden bringenden Verschreibens von Medicamenten enthalten; man wird vielen und vielleicht den meisten Masernkranken gar keine Arzneimittel, sondern nur ein zweckmässiges Regimen verordnen, und man wird nur dann energisch eingreifen, wenn eine wirkliche Gefahr droht. Alle Masernkranken sind zunächst während der ganzen Dauer der Krankheit in einer gleichmässigen nicht zu hohen Temperatur zu erhalten. Der Arzt muss mit Nachdruck verlangen, dass die Zimmertemperatur nach dem Thermometer und nicht nach der sehr subjectiven Wärmeempfindung der Wärter geregelt und auf einer Höhe von 13 bis 15° R. erhalten werde. — Täglich muss ferner das Krankenzimmer, während der Kopf und das Gesicht der Kranken mit einem leichten Tuche bedeckt und das Krankenbett mit einem Bettschirm umstellt ist, gelüftet werden. — Die früher sehr verbreitete Sitte, einen Masernkranken mindestens 14 Tage lang nicht zu waschen und ihm keine reine Wäsche zu gestatten, ist mit Recht fast allgemein verlassen worden, indem man sich überzeugt hat, dass in manchen Fällen trotz des Schmutzes das Exanthem zurücktritt, in den meisten Fällen aber trotz einer sorgfältigen und täglich wiederholten Reinigung nicht zurücktritt. Ebenso verkehrt als jene Uebertreibungen ist indessen die Vernachlässigung der dringend zu empfehlenden Vorsicht bei dem Waschen der Kranken und bei dem Wäschewechsel. Die eine wie die andere Procedur muss schnell und ohne dass man die Kranken mehr als nöthig entblösst absolvirt werden. Lauwarmes Wasser zum Waschen ist kaltem oder heissem Wasser vorzuziehen. Die Leib- und Bettwäsche darf nicht unmittelbar aus dem Wäschschrank genommen sein, wenn sie mit der Haut des Kranken in Berührung kommt, sondern muss zuvor gründlich durchwärmt und durchräuchert, oder am Besten eine Nacht hindurch von einem Gesunden benutzt sein. — Das Krankenzimmer muss dem Grade der Conjunctivitis und der Lichtscheu entsprechend mässig verdunkelt werden. Uebertreibt man die Verdunkelung durch grüne dichte Vorhänge, so verschlimmert man das Augenübel, denn die Kranken werden dann, so oft die Thür sich öffnet und Licht in das Zimmer fällt, empfindlich geblendet. — Im Prodromalstadium sowie im Stadium der Eruption passt eine Diète absolue: Wassersuppe, Weissbrod und, wenn es an Stuhlgang fehlt, etwas gekochtes Obst. Verliert sich im Stadium florescentiae das Fieber, so darf man den Kranken Fleischbrühe und Milch erlauben und sie im Stadium desquamationis allmälig zur gewohnten Kost zurückkehren lassen. Als Getränk ist unvermischtes kaltes Wasser, welches eine Zeit lang im Zimmer gestanden hat, dreist zu gestatten, da durch diese Erlaubniss niemals ein wesentlicher Nachtheil oder auch nur eine vorübergehende Verschlimmerung einzelner Erscheinungen herbeigeführt wird. Es ist im Gegentheil grausam und schädlich, den Kranken, so lange sie Fieber haben und in Folge dessen heftig dürsten, das einzige Labsal, nach welchem sie verlangen, zu entziehen, und sie zu nöthigen, statt desselben warmes Wasser oder warmen Thee zu trinken. Süsse Getränke, welche den Kranken gewöhnlich bald zuwider werden, und keineswegs wie man von ihnen erwartet den Husten mildern, sind überflüssig. – Die Zeit, welche die Kranken im Bett und im Zimmer zubringen sollen, darf nicht in der vielfach gebräuchlichen Weise nach einer bestimmten Zahl von Tagen und Wochen normirt werden; man muss vielmehr darauf bestehen, dass die Kranken im Bette bleiben, so lange noch Andeutungen von Fieber vorhanden sind, so lange die Abschuppung dauert, so lange der Husten heftig ist, und dass sie das Zimmer hüten, so lange noch eine Spur des Masernkatarrhs vorhanden ist, mögen die üblichen 14 Tage und 6 Wochen verstrichen sein oder nicht. – Auch wenn die Kranken völlig genesen sind, muss der Arzt Monate lang ein aufmerksames Auge auf dieselben behalten und namentlich jedem anscheinend noch so geringfügigen und unbedeutenden Husten die grösste Sorgfalt zuwenden. – Unter den Ereignissen, welche im Verlaufe der Masern energische Eingriffe fordern, wird noch immer von den meisten Autoren „das Zurücktreten des Exanthems" in erster Reihe genannt und das „Wiederhervorrufen" desselben als die wichtigste Aufgabe der Therapie bezeichnet. Wir stehen nicht an, uns dahin auszusprechen, dass das Aufstellen einer in der angeführten Weise formulirten Indication eben so unwissenschaftlich als gefährlich ist, und zwar gefährlich, weil es leicht zu Maassregeln verleitet, welche einen nachtheiligen Einfluss auf den Verlauf der Krankheit haben. Das sogenannte Zurücktreten des Exanthems ist nach unserer früheren Auseinandersetzung nicht die Ursache, sondern die Folge einer im Verlaufe der Krankheit eingetretenen Verschlimmerung und wird durch den allgemeinen Collapsus des Kranken, an welchem auch die Haut Antheil nimmt, herbeigeführt; diese Verschlimmerung der Krankheit hat aber gewöhnlich, wie wir gleichfalls oben ausgesprochen haben, ihren Grund in dem Auftreten von Complicationen, namentlich von lobulären Pneumonieen; ignorirt man diese Thatsachen, reibt man die Haut des Kranken mit reizenden Tincturen und Linimenten ein, steckt man ihn in ein heisses Bad, dem man Senfmehl oder Kali causticum zugesetzt hat, oder schlägt man ihn in Tücher ein, die mit einer heissen Senfmehlabkochung getränkt sind, „um den Ausschlag wieder hervorzurufen", so wird man selbst für den Fall, dass diese Absicht vorübergehend erreicht wird, sehr häufig grosses Unheil anrichten, weil die genannten Proceduren auf den Verlauf der Pneumonie und der meisten anderen Complicationen nicht vortheilhaft einwirken, und weil sie das Fieber verschlimmern. — Unter den Symptomen des Prodromalstadiums verlangen die namentlich während des Schlafes eintretenden Anfälle von Heiserkeit, Aphonie und hochgradiger Dyspnoe dieselben Verordnungen, welche wir für diese Anfälle empfohlen haben, wenn sie bei Kindern im Verlaufe genuiner Laryngealkatarrhe vorkommen, also hauptsächlich Brechmittel, heisse auf den Hals applicirte Badeschwämme, häufige Zufuhr von warmem Getränk (Bd. I. S. 27). Ist der Husten ungewöhnlich heftig und anhaltend, so gebe man Erwachsenen abends 5–10 Gran Pulvis Doweri und verordne Kindern, für welche Opiate, zumal wenn sie fiebern, gefährlich sind, kleine Dosen Extractum Lactucae virosae, oder ein schwaches Infusum Ipecacuanhae (gr. vj auf ℥jv Wasser mit ℥β Syrup). — Zeigt das Fieber im Stadium der Eruption und der Florescenz einen synochalen Charakter, so ist gegen die Darreichung von Natron nitricum Nichts einzuwenden, obschon durch diese Verordnung gewiss höchst selten entzündlichen Complicationen vorgebeugt wird. Grössere Vorsicht erheischt die Darreichung des Tartarus stibiatus, weil starkes Erbrechen und Abführen für masernkranke Kinder nachtheilig ist und leicht einem plötzlichen Collapsus, welcher selbst im Verlaufe der sogenannten entzündlichen Masern droht, Vorschub leistet. — Die Laryngitis und die Pneumonie, welche die Masern compliciren, müssen, obgleich die Aussicht auf Erfolg eine weit geringere ist, nach denselben Regeln behandelt werden, welche für die Behandlung der primären Formen jener Entzündungen aufgestellt sind; dasselbe gilt auch von den übrigen Complicationen der Masern. Bei asthenischen, typhösen und septischen Masern sind die Chinadecocte, Mineralsäuren und Reizmittel die gebräuchlichen Verordnungen. Ich habe in neuerer Zeit diese Form bösartiger Masern nicht beobachtet; sollte es sich aber herausstellen, dass bei derselben die Körpertemperatur eine ungewöhnliche Höhe erreicht, so würde ich nach den Erfahrungen, welche ich bei den analogen Formen anderer Infectionskrankheiten gemacht habe, auch bei Masernkranken keinen Anstand nehmen, sie in kurzen Zwischenräumen in kalte nasse Leintücher einzuschlagen und ihnen grössere Dosen Chinin zu reichen.

Kapitel II.

Scharlach. Scharlachfieber. Scarlatina.

§. 1. Pathogenese und Aetiologie.

Das Scharlachfieber ist eine ansteckende Krankheit, eine Thatsache, deren Nachweis, abgesehen von einigen gelungenen Impfversuchen, in den zahlreichen Fällen notorischer Verschleppung der Krankheit von einem Orte zum anderen durch scharlachkranke Individuen begründet ist. Weniger bestimmt lässt sich behaupten, dass die Uebertragung der Krankheit durch Ansteckung die einzige Verbreitungsweise des Scharlachfiebers sei, und dass sich das Scharlachgift niemals autochthon entwickele. Man hat wenigstens auch an solchen Plätzen, an welchen die Verbreitung einer Krankheit sich leicht controlliren lässt, das Auftreten von Scharlachepidemieen beobachtet, bei denen es nicht gelang, die Einschleppung der Krankheit nachzuweisen oder dieselbe auch nur wahrscheinlich zu machen. – Das Scharlachgift ist uns eben so unbekannt als das Maserngift. – Die Ansteckung von Individuen, welche sich in der Nähe von Scharlachkranken aufgehalten haben, ohne mit denselben in unmittelbare Berührung gekommen zu sein, scheint zu beweisen, dass das Gift in der Ausdünstung der Kranken enthalten und der sie umgebenden Luft beigemischt ist. Ebenso sprechen verbürgte Thatsachen für die Annahme, dass das Contagium durch Mittelspersonen, welche selbst verschont bleiben, verschleppt und auf entfernte Individuen übertragen werden kann. Ob auch das Blut und die Secrete Träger des Scharlachfiebers sind, lässt sich nach den bisherigen Erfahrungen nicht entscheiden. – Die Incubationszeit scheint beim Scharlach kürzer zu sein als bei den Masern und nur etwa 8 Tage zu dauern. Wegen der Schwierigkeit, den Termin der erfolgten Infection zu ermitteln, ist diese Angabe indessen nicht ganz zuverlässig, und aus demselben Grunde lässt sich die Frage, in welchem Stadium das Scharlachfieber anstecke, nicht genügend beantworten. Die Disposition für das Scharlachfieber ist weit weniger verbreitet, als die Disposition für die Masern; es giebt eine nicht kleine Zahl von Menschen, welche während ihres ganzen Lebens vom Scharlachfieber verschont bleiben. – Die einmalige Erkrankung am Scharlachfieber hebt die Disposition für eine neue Erkrankung fast ohne Ausnahme auf. – Säuglinge bleiben bei herrschenden Scharlachepidemieen häufig verschont; Kinder, welche das zweite Lebensjahr überschritten haben, sind für die Ansteckung am Meisten empfänglich; indessen werden auch erwachsene Menschen, welche in ihrer Kindheit noch nicht das Scharlachfieber überstanden haben, häufig von demselben befallen, und selbst im Greisenalter kommen einzelne Fälle von Scharlach vor. — In grösseren Städten scheint das Scharlachfieber niemals gänzlich zu erlöschen; die Ursachen, welche dem zeitweisen Umsichgreifen der Krankheit zu Grunde liegen und ein Jahre lang bestehendes sporadisches Vorkommen oft fast plötzlich in ein epidemisches verwandeln, sind uns unbekannt. Dasselbe gilt von den Ursachen der grossen Verschiedenheit, welche die einzelnen Epidemieen in Betreff der Gutartigkeit und Bösartigkeit der Erkrankungsfälle darbieten. Scharlachepidemieen herrschen vorzugsweise, aber nicht ausschliesslich, im Herbst und im Frühjahr; sie folgen sich bald in kurzen, bald in langen Zwischenräumen und haben eine sehr verschiedene Dauer.

§. 2. Anatomischer Befund.

Die anatomischen Veränderungen, welche sich in der Haut während des Lebens zeigen, entsprechen einer sehr ausgebreiteten erythematösen Entzündung, denn sie bestehen in einer hochgradigen Hyperaemie und einem entzündlichen Oedem der oberflächlichen Schichten der Cutis. Die durch die Hyperaemie bedingte Röthung der Haut beginnt an zahlreichen kleinen dicht bei einander stehenden Puncten, welche alsbald zusammenfliessen und eine gleichmässig geröthete Fläche bilden (Scarlatina laevigata). Weit seltener bleibt die Röthung der Haut auf einzelne Flecke von verschiedener Grösse und unregelmässiger Form beschränkt, oder man bemerkt dunkler geröthete Flecke auf der im Uebrigen blasser gerötheten Haut (Scarlatina variegata). Seltener als bei den Masern entstehen durch Ansammlung eines entzündlichen Exsudats an circumscripten Stellen des Hautgewebes kleine Papeln (Scarlatina papulosa); dagegen erhebt das auf die Oberfläche ergossene Exsudat ziemlich häufig die Epidermis zu zahlreichen kleinen Bläschen (Scarlatina miliaris s. vesicularis) oder zu grösseren mit wasserheller oder trüber und gelblich gefärbter Flüssigkeit gefüllten Blasen (Scarlatina pemphigoidea s. pustulosa). In bösartigen Fällen complicirt sich zuweilen die Hyperaemie der Cutis mit mehr oder weniger umfangreichen Haemorrhagieen, durch welche Petechien und ausgebreitete Ekchymosen entstehen. — Ist der Tod auf der Höhe des Scharlachfiebers erfolgt, so erscheint oftmals die Haut der Leichen durch die Infiltration dichter und derber, und nicht selten findet man auf derselben eingetrocknete Bläschen und schwärzlich gefärbte Petechien, welche nicht wie die Hyperaemie nach dem Tode verschwunden sind.

Die Infection mit Scharlachgift führt eben so constant, wie zu einer Entzündung der Cutis, auch zu einer Entzündung der Rachenschleimhaut. Die gewöhnlichste Form der scarlatinosen Rachenentzündung ist die katarrhalische (Bd. I. S. 431), bei welcher die Schleimhaut der Gaumenbogen, der Tonsillen und des Pharynx dunkel geröthet, geschwellt, anfangs trocken, später mit reichlichem Schleim bedeckt erscheint. In bösartigen Epidemieen localisirt sich das Scharlachfieber auf der Rachenschleimhaut nicht selten in der Form der diphtheritischen Entzündung (Bd. I. S. 439); die Fauces und der Pharynx sind in solchen Fällen anfangs mit grauen Plaques bedeckt, welche sich nicht von der Schleimhaut abstreichen lassen, weil sie durch Infiltration des Schleimhautgewebes mit fibrinösem Exsudat entstanden sind. Nach kurzem Bestehen werden die in Folge dieser Infiltration nekrotisirten Partieen der Rachenschleimhaut als missfarbige und übelriechende Schorfe losgestossen und hinterlassen unregelmässige mit zerfallenden Gewebsresten und schmutziger Jauche bedeckte Substanzverluste. In vielen Fällen pflanzt sich dieser Process durch die Choanen auf die Nasenhöhle fort, ein Vorgang, welcher dem mit Recht verrufenen bösartigen Scharlachschnupfen zu Grunde liegt. Ebenso breitet sich die diphtheritische Entzündung zuweilen auf den Mund und die Lippen, namentlich die Mundwinkel aus, während sie nur äusserst selten auf den Larynx übergreift. Endlich verläuft die scarlatinose Rachenentzündung in manchen Fällen als eine parenchymatöse Angina, führt zu beträchtlicher Schwellung und später zur Vereiterung der Tonsillen (Bd. I. S. 442).

Mit der bösartigen Form der Rachenentzündung verbunden, oder auch ohne dieselbe, entstehen beim Scharlach oftmals Entzündungen der Parotiden, der Lymphdrüsen und des Bindegewebes am Halse, welche nur selten mit Zertheilung enden, sondern gewöhnlich, nachdem längere oder kürzere Zeit eine beträchtliche Anschwellung der entzündeten Theile von oft brettähnlicher Härte vorhergegangen ist, den Ausgang in Vereiterung oder in diffuse Nekrose nehmen.

Eben so constant wie in der Haut und in der Rachenschleimhaut localisirt sich der Scharlachprocess in den Nieren. Die gewöhnliche Form dieser Localisation ist eine hochgradige mit Katarrh der Harnkanälchen (Abstossung der Epithelien) verbundene Hyperaemie; aber in zahlreichen Fällen und bei manchen Epidemieen fast in allen Fällen entsteht unter dem Einfluss der Scharlachinfection statt der einfachen Hyperaemie eine croupose Entzündung der Harnkanälchen (Bd. II. S. 11). Man darf den acuten Morbus Brightii so wenig als die diphtheritische Angina unter den Complicationen des Scharlachfiebers aufführen; sonst müsste man auch die Entzündung der Haut, die katarrhalische Entzündung des Rachens und die Hyperaemie der Nieren als Complicationen und nicht als Symptome des Scharlachfiebers bezeichnen.

Vielleicht verhält es sich ebenso mit den Entzündungen der Gelenke, der Pleura, des Perikardium, ferner mit der Entzündung des inneren Ohrs, mit der Keratomalacie und mit anderen seltneren Ernährungsstörungen, welche im Verlaufe des Scharlachfiebers beobachtet werden; jedenfalls ist die Annahme nicht erwiesen, dass in denjenigen Fällen, in welchen dieselben bei Scharlachkranken auftreten, eine zweite Schädlichkeit neben der Scharlachinfection auf den Kranken eingewirkt und jene Erkrankungen als Complicationen des Scharlachprocesses hervorgerufen habe. Es ist mindestens ebenso wahrscheinlich, dass die Infection, welche in den meisten Fällen nur in der Haut, im Rachen und in den Nieren palpable Veränderungen bewirkt, immer die Ernährungsverhältnisse des ganzen Organismus beträchtlich modificirt und unter nicht bekannten Bedingungen auch schwerere und deshalb anatomisch nachweisbare Veränderungen in den genannten Organen hervorruft.

Endlich ist zu erwähnen, dass man in den Leichen von Scharlachkranken gewöhnlich das Blut arm an Fibrin, dünnflüssig und dunkel, zuweilen auch die Milz und die Drüsen des Darms intumescirt findet.

§. 3. Symptome und Verlauf.

Mit dem Namen des einfachen, normalen oder gutartigen Scharlachfiebers pflegt man diejenigen Fälle zu bezeichnen, bei welchen das Fieber einen synochalen Charakter behält, und bei welchen die nachweisbaren Localisationen des Scharlachprocesses nur in dem Exanthem, in einer hochgradigen katarrhalischen Angina und in einer einfachen Nierenhyperaemie bestehen. Wir werden zunächst die Symptome und den Verlauf dieser einfachen Form – welche indessen immer eine schwere Erkrankung darstellt – beschreiben und später die Moditicationen, welche in den Symptomen und dem Verlauf der Krankheit theils durch den asthenischen Charakter des Fiebers, theils durch grössere Ausbreitung oder Mannichfaltigkeit der Localisationen entstehen, in Kürze besprechen.

Im Incubationsstadium klagen einzelne Kranke über Mattigkeit und Abgeschlagenheit und über ein unbestimmtes Krankheitsgefühl; bei den meisten ist das Wohlbefinden völlig ungetrübt.

Das Stadium prodromorum beginnt mit wiederholtem Frösteln, seltener mit einem einmaligen Schüttelfrost. An diese Erscheinung schliesst sich an das Gefühl brennender Hitze, Brechneigung oder wirkliches Erbrechen, heftiger Kopfschmerz, das Gefühl grosser Erschlaffung, eine allgemeine Schmerzhaftigkeit der Glieder und die oft erwähnte Reihe der übrigen Symptome, welche fast jedes heftige Fieber begleiten. Der Puls zeigt oft schon zu dieser Zeit eine Frequenz von 120–130 Schlägen in der Minute und die Temperatur des Körpers eine Höhe von 41 Grad und darüber. Eine so bedeutende Pulsfrequenz und eine so hohe Steigerung der Körpertemperatur kommt bei anderen Krankheiten, selbst bei ausgebreiteten Entzündungen wichtiger Organe, im Beginn derselben nicht leicht vor, und es muss daher aus diesen Erscheinungen allein schon die Vermuthung entstehen, dass das Invasionsfieber einer Infectionskrankheit vorliege. Da ausserdem gleichzeitig mit dem Fieber die subjectiven und objectiven Symptome der Rachenentzündung aufzutreten pflegen, so lässt sich meist schon zu dieser Zeit mit annähernder Sicherheit schliessen, dass man mit einem beginnenden Scharlachfieber und nicht mit beginnenden Masern, Pocken oder einer anderen Infectionskrankheit zu thun habe. Die Kranken klagen über ein Gefühl von Trockenheit und Brennen im Halse und über Schmerzen, welche durch die Schlingbewegungen vermehrt werden. Bei der Inspection der Rachenorgane findet man die Schleimhaut der Tonsillen und des weichen Gaumens dunkel geröthet und angeschwollen. Auch die Zunge ist meist schon an den Rändern auffallend roth. — Zuweilen dauert das Prodromalstadium nur einige Stunden, oder die Eruption des Exanthems erfolgt fast gleichzeitig mit dem Eintritt des Invasionsfiebers, so dass ein eigentliches Prodromalstadium fehlt; in den meisten Fällen aber dauert das Stadium prodromorum einen oder zwei Tage, und nur in seltenen Fällen zieht es sich länger hinaus. Ebenso wie die Dauer zeigt auch die Intensität der prodromalen Symptome in den einzelnen Erkrankungsfällen Verschiedenheiten, welche theils von der Individualität der Kranken, theils von anderen unbekannten Einflüssen abhängen. Manche Kranke sind sehr aufgeregt oder deliriren, andere liegen mit benommenem Sensorium, theilnahmlos und apathisch da; Kinder werden nicht selten von vorübergehenden Convulsionen, wie sie auch bei anderen fieberhaften Krankheiten vorkommen, befallen. Auf der anderen Seite giebt es Kranke, welche das Prodromalstadium des Scharlachfiebers viel leichter ertragen und während desselben kaum den Eindruck einer ernsthaften Erkrankung machen.

Das Stadium eruptionis wird fast immer durch eine Exacerbation des Fiebers eingeleitet. Auch die das Fieber begleitenden Erscheinungen, die Kopfschmerzen, das Schwächegefühl, die Aufregung oder Apathie der Kranken steigern sich, und gerade in dieser Zeit werden bei Kindern am Häufigsten convulsivische Anfälle beobachtet. Das Scharlachexanthem bricht nicht wie das Masernexanthem zuerst im Gesicht hervor, sondern erscheint zuerst am Hals und verbreitet sich von dort auf den übrigen Körper. Gewöhnlich ist schon nach 24–36 Stunden die ganze Haut mit einer Scharlachröthe überzogen. Nur im Gesicht sind die Wangen meist allein geröthet, und man kann daher hier das Exanthem weniger deutlich als an anderen Stellen erkennen. Die dunkelste Röthung zeigen gewöhnlich der Hals, die Streckseiten der Extremitäten, die Gelenke, die Hände und die Füsse. Die Ausdünstung der Kranken soll ähnlich wie verschimmelter Käse oder wie die Käfige wilder Thiere in Menagerieen riechen. Mit dem Ausbruch des Exanthems steigern sich die anginösen Beschwerden, die Röthe der Fauces wird intensiver, die Zunge zeigt nicht nur an den Rändern, sondern auch auf dem Rücken, von dem sich der anfangs vorhandene Belag gewöhnlich abgestossen hat, eine dunkle Himbeerröthe, die geschwellten und erigirten Papillen geben der Oberfläche der Zunge ein rauhes Ansehen (Katzenzunge). — Auch im Stadium eruptionis werden Abweichungen in den geschilderten Symptomen, welche ohne wesentlichen Einfluss auf den Verlauf der Krankheit bleiben, beobachtet. So breitet sich das Exanthem zuweilen ungewöhnlich schnell über die Hautoberfläche aus; in manchen Fällen ist die Röthe heller, in anderen auffallend dunkel, in anderen bietet das Exanthem die Charaktere der Scarlatina miliaris dar. Ebenso zeigen die anginösen Erscheinungen bald eine ungewöhnlich grosse, bald eine ungewöhnlich geringe Intensität; nicht eben häufig sind sie mit Katarrh des Larynx, der Trachea, der Bronchien verbunden.

In dem Stadium florescentiae, welches 4–5 Tage anzudauern pflegt, steigert sich anfangs das Fieber und erreicht etwa am zweiten Tage seine Akme. Zu derselben Zeit steht auch das Exanthem in seiner höchsten Blüthe, und ebenso haben die anginösen Erscheinungen die grösste Intensität erreicht. Der Urin enthält reichliche Mengen abgestossener Epithelien und häufig Spuren von Eiweiss; auch das Allgemeinbefinden der Kranken ist zu dieser Zeit am Schwersten beeinträchtigt. — Dann aber pflegen sämmtliche Krankheitserscheinungen langsam abzunehmen, die Pulsfrequenz und die Temperaturerhöhung zu sinken, das Exanthem zu erblassen, die Schlingbeschwerden geringer zu werden, das Allgemeinbefinden sich zu bessern. — Auch im Blüthenstadium zeigen die einzelnen Fälle, abgesehen von den wesentlichen Abweichungen, welche gerade in diesem Stadium durch eine excessive Steigerung des Fiebers oder durch sehr verbreitete und ungewöhnliche Localisationen des Scharlachprocesses entstehen, keine volle Uebereinstimmung: zuweilen hält sich das Exanthem weit länger auf der Haut, zuweilen erblasst und verschwindet es schon früher; ebenso verhält es sich mit den Veränderungen der Rachenschleimhaut und mit den Symptomen des Fiebers.

Gewöhnlich am 5. Tage nach dem Ausbruch des Exanthems beginnt das Stadium desquamationis. Während an den Extremitäten, namentlich in der Gegend der Gelenke, die Röthe noch gemässigt fortbesteht, ist dieselbe am Halse verschwunden, und man bemerkt zuerst an dieser Stelle, dass die Haut rauh und spröde wird, die Epidermisdecke vielfach zerspringt und sich in kleinen Fetzen abstösst. Einige Tage später pflegt auch an den Extremitäten die Röthe verschwunden zu sein und die Desquamation zu beginnen. Dieselbe erfolgt indessen an den Extremitäten nicht wie am Halse unter Abstossung kleiner schuppenförmiger Partikel, sondern es lösen sich namentlich an den Händen grössere cohärente Flatschen ab und werden nicht selten von den Kranken abgeschält. Im Stadium der Abschuppung, welches 8–14 Tage zu dauern pflegt, verlieren sich auch die letzten Spuren des Fiebers und der Angina, und die Krankheit endet bei normalem und gutartigem Verlauf in der dritten oder vierten Woche mit vollständiger Genesung.

Zu dem einfachen, jedenfalls zu dem gutartigen Scharlachfieber, gehören die rudimentären Formen der Krankheit, die Scarlatina sine exanthemate und die Scarlatina sine angina. Eine Scarlatina sine exanthemate lässt sich von einer einfachen Angina nur durch die Berücksichtigung der herrschenden Scharlachepidemie, durch den hohen Grad des Fiebers, durch das ungewöhnlich schwere Allgemeinleiden und durch ein deutlich ausgesprochenes Stadium prodromorum unterscheiden. Bei der Scarlatina sine angina sind die Fiebererscheinungen und das Exanthem charakteristisch; eine Localisation des Scharlachprocesses auf der Rachenschleimhaut ist aber entweder gar nicht nachzuweisen oder durch mässige Schlingbeschwerden und eine schwache Röthung der Fauces nur eben angedeutet. Mit der Diagnose einer Scarlatina sine angina muss man vorsichtig sein, zumal wenn sich nicht nachweisen lässt, dass die befallenen Individuen mit Scharlachfieberkranken in Berührung gekommen sind: eine Unterscheidung der Scarlatina sine angina von ausgebreiteten Erythemen und von manchen Roseolaformen, namentlich der Roseola ab ingestis, ist bei der oft grossen Aehnlichkeit des Exanthems in der That zuweilen nur durch die Berücksichtigung der aetiologischen Momente möglich.

Das Scharlachfieber kann wie die Masern einen sehr verderblichen Einfluss auf den Organismus ausüben, ohne dass es sich in einzelnen Organen unter der Form gefahrdrohender Ernährungsstörungen localisirt; die Kranken können diesem verderblichen Einfluss sogar erliegen, ehe sich auch nur die gewöhnlichen Localisationen des Scharlachprocesses auf der Haut und auf der Rachenschleimhaut entwickelt haben. Die Kranken sterben in solchen Fällen an einer Lähmung des Herzens, welcher die Erscheinungen hochgradiger Adynamie vorhergehen. Wir müssen es hier wie bei den bösartigen Masern unentschieden lassen, ob die veränderte Beschaffenheit des Blutes unmittelbar einen paralysirenden Einfluss auf das Nervensystem und namentlich auf die Nerven des Herzens ausübt, oder ob dieser deletäre Einfluss dem hohen Grade des Fiebers, der excessiven Steigerung der Körpertemperatur zugeschrieben werden muss. Da indessen die Körpertemperatur schon bei dem einfachen gutartigen Scharlachfieber einen ungewöhnlich hohen Grad erreicht, und da, wie wir früher erwähnt haben, eine noch höhere Steigerung der Körpertemperatur nach physiologischen und pathologischen Erfahrungen das Fortbestehen des Lebens unmöglich macht, so halten wir die Hypothese, dass bei der Scarlatina maligna, bei dem asthenischen oder typhösen Scharlach die excessive Steigerung der Körpertemperatur zur Paralyse führt, für gerechtfertigt. Die Symptome des asthenischen oder typhösen Scharlachs sind denen der asthenischen oder typhösen Masern und den asthenischen und typhösen Formen anderer Krankheiten, namentlich anderer Infectionskrankheiten, sehr ähnlich. Schon im Stadium prodromorum sind die Kranken im höchsten Grade hinfällig; sie liegen apathisch da, können sich nicht besinnen, antworten kaum auf vorgelegte Fragen, werden endlich völlig komatös. Die Pupille ist meist weit. Nicht selten stellen sich leichte Zuckungen und namentlich bei Kindern allgemeine Convulsionen ein; die Zunge wird trocken, der Puls auffallend klein und kaum zu zählen; oft ist der Rumpf brennend heiss, während die Extremitäten kühl sind. Unter den Erscheinungen des höchsten Collapsus und eines hinzutretenden Lungenoedems können die Kranken zu Grunde gehen, noch ehe das Exanthem erschienen ist. Die scarlatinöse Rachenentzündung, welche in solchen Fällen wegen des schweren Allgemeinleidens leicht übersehen wird, ist oft diphtheritischer Art. — Sterben die Kranken im Prodromalstadium nicht, so bricht das Exanthem gewöhnlich langsam und unregelmässig hervor, hat eine blasse oder livide Farbe, hält sich nur kurze Zeit auf der Haut, und ist oft von Petechien begleitet, welche nach dem Verschwinden des Exanthems zurückbleiben. Der Ausbruch des Exanthems pflegt in dem Zustande der Kranken keine günstige Veränderung hervorzubringen; vielmehr besteht das hochgradige Fieber fort; der Puls wird immer schwächer, die Prostration grösser. Oft gesellen sich Durchfälle und Meteorismus hinzu, Zunge und Zahnfleisch bedecken sich mit einem schwarzen Belag. Die meisten Kranken sterben in diesem Stadium, und von der geringen Zahl derjenigen, welche das Stadium desquamationis erreichen, geht der grössere Theil später an den Nachkrankheiten zu Grunde.

Einen ebenso bösartigen Verlauf, wie die Fälle, in welchen die Infection entweder unmittelbar oder mittelbar durch das hochgradige Fieber eine allgemeine Paralyse herbeiführt, können diejenigen Fälle nehmen, bei welchen eine Angina maligna, eine Infiltration und Verjauchung der Lymphdrüsen oder andere für sich allein gefährliche Ernährungsstörungen auftreten. Wir können die sehr mannichfachen Krankheitsbilder, welche durch bösartige Localisationen des Scharlachprocesses entstehen, nur andeuten, weil eine einigermaassen erschöpfende Darstellung derselben innerhalb der unserer Arbeit gesteckten Grenzen unmöglich ist. — Die Angina maligna tritt nicht selten im Verlaufe eines scheinbar gutartigen sogenannten normalen Scharlachfiebers auf und ist in ihren ersten Stadien keineswegs immer von bedrohlichen Erscheinungen begleitet; die Schlingbeschwerden zeigen nur dann einen auffallend hohen Grad, wenn, wie allerdings in vielen Fällen, gleichzeitig eine parenchymatöse Entzündung der Tonsille besteht, bei welcher das Schlingen oft ganz unmöglich ist. Die Betheiligung der Nasenhöhle an der diphtheritischen Entzündung der Fauces ist so constant, dass eine eintretende Koryza, bei welcher anfangs ein scheinbar gutartiges, flüssiges Secret ohne auffallenden Geruch aus der Nase fliesst, ein höchst verdächtiges und fast immer bedenkliches Symptom ist. Mit der katarrhalischen Form der scarlatinösen Angina complicirt sich diese Koryza nur selten, und man muss daher die Illusion der Eltern, welche „das Fliessen der Nase“ gewöhnlich freudig begrüssen und von demselben für ihr Kind ein Freiwerden des benommenen Kopfes erwarten, zerstören. Einen sicheren Anhalt für die Diagnose der diphtheritischen Angina giebt in den ersten Stadien derselben nur die Adspection der Fauces, bei welcher man auf der saturirt gerötheten Schleimhaut die schmutzig-weissen fest adhärirenden Plaques entdeckt, welche wir oben beschrieben haben. Schon nach wenigen Tagen ändert sich indessen das Krankheitsbild und gewinnt ein sehr perniciöses Ansehen: zwar bietet das Exanthem gewöhnlich keine auffallenden Erscheinungen dar, aber man bemerkt in der Nähe des Kranken einen fötiden cadaverösen Geruch, welcher sich aus dem Munde und aus der Nase desselben verbreitet. An den Fauces adhäriren die in schmutzige Fetzen verhandelten Schorfe, oder es haben sich nach Abstossung derselben missfarbige Geschwüre gebildet. Aus den Nasenlöchern fliesst ein gelbliches übelriechendes Secret über beide Wangen herab und corrodirt oft die Hautstellen, mit welchen es in Berührung kommt; auch die Cervicaldrüsen sind beträchtlich geschwollen und bilden zu beiden Seiten des Halses unförmliche harte Packete. Die Kranken liegen gewöhnlich, den Kopf etwas zurückgebogen, in einem halbkomatösen Zustande oder völlig besinnungslos da; der früher kräftige Puls ist klein und hat eine Frequenz von 140–160 Schlägen in der Minute, die Körpertemperatur ist auf eine Höhe von 41–42 Grad gestiegen. In solchen Fällen ist demnach ebenso wie bei den Masern, wenn dieselben sich mit lobulärer Pneumonie compliciren, das ursprünglich durch die Scharlachinfection selbst hervorgerufene Fieber in Folge der concomitirenden Entzündung des Rachens zu einer excessiven Höhe und die Körpertemperatur bis zu dem Grade gesteigert, bei welchem constant Zeichen der Adynamie und der Lähmung beobachtet werden. Eine diese Form der Angina zuweilen complicirende Laryngitis, welche sich mehr durch Heiserkeit und grosse Athemnoth, als durch Crouphusten verräth, beschleunigt den tödtlichen Ausgang. Ueberstehen die Kranken das Stadium der Florescenz, so geht die Abschuppung der Haut oft in normaler Weise von Statten; aber es dauert im günstigsten Falle lange Zeit, bis die Geschwüre im Halse geheilt sind und bis der bösartige Ausfluss aus der Nase aufgehört hat. Ziemlich häufig verbreitet sich die Entzündung durch die Tuba Eustachii auf die Paukenhöhle, es entsteht eine Otitis interna, welche zur Perforation des Trommelfells und oft auch zu Caries des Felsenbeins führt. Viele Kranke behalten daher vom Scharlachfieber auf viele Jahre eine Otorrhöe und für ihr ganzes Leben eine mehr oder weniger bedeutende Schwerhörigkeit zurück. Hat sich der diphtheritische Process auch auf die Mundhöhle und auf die Lippen fortgepflanzt, so heilen die namentlich in den Mundwinkeln entstandenen Geschwüre nur äusserst langsam. — Eine grosse Gefahr für die Kranken im Stadium der Desquamation und in der Reconvalescenz vom Scharlach hängt ab von der entzündlichen Infiltration der Lymphdrüsen und des subcutanen Bindegewebes am Halse. Nur äusserst selten endet dieselbe in Zertheilung; aber auch der Uebergang in Eiterung erfolgt nur langsam und unter beständigen Fiebererscheinungen, durch welche die Kranken oft aufgerieben werden. Noch in der 6. bis 8. Woche nach überstandenem Scharlachfieber habe ich Kranke in Folge der Vereiterungen dieser Drüsenpackete sterben sehen. — Die entzündliche Infiltration der Cervicaldrüsen kommt übrigens auch ohne Angina maligna vor und führt auch in solchen Fällen eine bedeutende Steigerung des Fiebers und dadurch „typhöse Erscheinungen“ herbei. Aus dem hohen Grade des Fiebers erklären sich die Gehirnerscheinungen, von welchen diese Drüseninfiltrationen häufig begleitet sind, weit besser, als wenn man dieselben von einer durch Druck auf die Halsgefässe entstandenen Circulationsstörung im Gehirn herleiten will. — Mit den eben erwähnten Entzündungen und Vereiterungen der Lymphdrüsen darf die Parotitis nicht verwechselt werden, welche sich zuweilen, wie im Verlaufe des Typhus und des Choleratyphoids, auch im Verlaufe des Scharlachfiebers namentlich während des Desquamationsstadiums entwickelt. — Vorzüglich in diesem Stadium entstehen auch in einzelnen Fällen Entzündungen der Synovialhäute, Entzündungen der Pleura, Entzündungen des Perikardium mit reichlichen purulenten Ergüssen.

Als eine häufige und wichtige Localisation der scarlatinösen Blutvergiftung haben wir die croupose Nephritis bezeichnet. Der Umstand, dass die Scharlachwassersucht, welche in den meisten Fällen von dieser Localisation abhängt, gewöhnlich erst im Desquamationsstadium auftritt, hat zu dem auch noch in unserer Zeit sehr verbreiteten Irrthum Veranlassung gegeben, dass die Wassersucht und das Nierenleiden die Folge von Erkältungen seien, welchen sich die Kranken während der Blüthe des Exanthems oder während der Abschuppung ausgesetzt hätten. Die Thatsache, dass in manchen Epidemieen bei fast keinem, in anderen Epidemieen bei fast jedem Falle Albuminurie und Hydrops beobachtet wird, beweist zur Genüge das Irrthümliche jener Auffassung, wenn auch die in den einzelnen Epidemieen in Betreff der Häufigkeit der Nephritis, der Angina maligna und anderer Localisationen beobachteten Differenzen noch der Erklärung harren. Die Symptome und den Verlauf der crouposen Nephritis haben wir früher (Bd. II. S. 13) ausführlich geschildert, und wir können an dieser Stelle um so mehr auf jene Schilderung verweisen, als die Mehrzahl der Fälle von crouposer Nephritis, welche wir dem dort entworfenen Krankheitsbilde zu Grunde gelegt haben, scharlachkranke Kinder im Stadium desquamationis betrafen. — Während von dem Hydrops scarlatinosus, welcher ein Symptom acuter Nierenentzündung ist, zwar ein Theil der Kranken genest, aber ein anderer Theil unter den Erscheinungen der uraemischen Intoxication und ein grosser Theil unter den Erscheinungen einer hinzutretenden Pneumonie, Pleuritis, Perikarditis u. s. w. zu Grunde geht, ist die zweite nicht mit Albuminurie verbundene Form des Hydrops scarlatinosus eine ebenso ungefährliche als räthselhafte Nachkrankheit des Scharlachfiebers. Sie pflegt sich allmälig zu entwickeln, kann eine bedeutende Höhe erreichen, bleibt nicht auf das Unterhautbindegewebe beschränkt und erstreckt sich nur ausnahmsweise auch auf die serösen Cavitäten. Die Heilung erfolgte in einigen sehr hochgradigen Fällen von Hydrops scarlatinosus ohne Albuminurie, welche ich zu beobachten Gelegenheit hatte, in auffallend kurzer Zeit.

§. 4. Therapie.

Die Prophylaxis fordert eine Isolirung der gesunden von den kranken Individuen und von Leuten, welche mit diesen verkehren. Diese Maassregel ist die einzige, welche Erfolg verspricht, und sie muss daher während der Herrschaft einer bösartigen Scharlachepidemie dringend anempfohlen werden. Die Belladonna (Extr. Bellad. gr. iij, Aq. dest. ℥j, täglich doppelt so viel Tropfen, als das Kind Jahre zählt) steht zwar sowohl bei den Homoeopathen als bei manchen Aerzten in dem Rufe, ein Prophylakticum gegen das Scharlachfieber zu sein; aber die Erfahrung hat gelehrt, dass selbst eine wochenlang fortgesetzte Darreichung der Belladonna keinen Schutz gegen das Scharlachfieber gewährt. Ebenso verhält es sich mit allen anderen als Prophylaktica empfohlenen innerlich und äusserlich anzuwendenden Medicamenten.

Für die Behandlung des ausgebrochenen Scharlachfiebers gelten im Wesentlichen dieselben Grundsätze, welche wir für die Behandlung der Masern aufgestellt haben. Ehe man mit sich zu Rathe geht, welche Verordnung zu treffen sei, muss die Frage, ob es überhaupt nothwendig oder auch nur erlaubt sei, in den cyklischen Verlauf der Krankheit gewaltsam einzugreifen, gewissenhaft erwogen werden. — Man sorge für eine gleichmässige wo möglich nicht mehr als 10–12° R. betragende Temperatur des Krankenzimmers, verbiete es streng, den Kranken mit ungewohnt schweren Bettdecken zuzudecken, lasse durch vorsichtiges Oeffnen der Fenster die Luft des Krankenzimmers von Zeit zu Zeit erneuern und gestatte den Kranken täglich mit Vorsicht zu waschen. Als Getränk passt am Besten reines kaltes Wasser oder säuerliche Limonade, als Nahrung im Anfang der Krankheit Wassersuppe, Weissbrod, gekochtes Obst, in den späteren Stadien Fleischbrühe, Milch u. s. w. Bei etwaiger Stuhlverstopfung verordne man einfache Klystiere von „abgeschrecktem" Wasser und nur im Nothfall schwache Purganzen. Es ist eine alte Sitte, Scharlachkranke bis zur beendeten Abschuppung im Bette zu erhalten, und man thut gut, dieser Sitte treu zu bleiben, unbeirrt durch die Thatsache, dass bei Weitem nicht alle Scharlachkranke, welche während des Desquamationsstadiums jene Vorsicht vernachlässigen, deshalb zu büssen haben. Auch nach beendeter Abschuppung müssen die Kranken vor Erkältungen bewahrt und zur Winterszeit mindestens 14 Tage im Zimmer gehalten werden. Im Verlaufe dieser Zeit ist es zu empfehlen, einige lauwarme Bäder zu verordnen. Dieses exspectative Verhalten ist bei einfachen gutartigen Scharlachfällen vollkommen ausreichend und verdient sowohl vor jeder medicamentösen Behandlung als vor einer schablonenhaften Anwendung hydropathischer oder anderer Proceduren den Vorzug.

Im Verlaufe des Scharlachfiebers treten aber sehr oft Wendungen ein, welche gebieterisch therapeutische Eingriffe fordern und durch eine energische Therapie zum Theil mit Erfolg bekämpft werden. Zu diesen Wendungen gehört vor Allem die excessive Steigerung der Körpertemperatur und das mit demselben zusammenhängende Auftreten von Erscheinungen der Adynamie und der drohenden Lähmung. In derartigen Fällen wurden früher allgemein starke Reizmittel angewandt, und zwar wie es scheint zuweilen mit dem Erfolge, dass der drohenden Lähmung vorgebeugt wurde; aber bei Weitem die meisten Kranken gingen trotz des dargereichten Ammonium carbonicum, welches für ein Specificum gegen die Scarlatina maligna galt, an dieser Form zu Grunde, in neuerer Zeit hat die Erfahrung, dass die Hydropathen das Scharlachfieber mit auffallendem Glück behandeln, den Einschlagungen des Körpers in nasse Leintücher und den kalten Uebergiessungen, die schon von *Currie* und anderen Aerzten in grosser Ausdehnung angewandt wurden, bei der Behandlung des asthenischen typhösen Scharlachfiebers mehr und mehr Eingang verschafft. Und in der That ist dieses Verfahren die wichtigste Bereicherung der therapeutischen Hülfsmittel gegen das bösartige Scharlachfieber und leistet, wenn es sich um eine einfache Scarlatina maligna ohne gefahrdrohende Localisationen handelt, überraschende Dienste. Durch Einreibungen des ganzen Körpers mit Speck, welche man nach *Schneemann*'s Vorschrift in den ersten 3 Wochen täglich zweimal, in der vierten Woche täglich einmal vornehmen lässt, sind die Einschlagungen und Uebergiessungen nicht zu ersetzen, wenn auch das *Schneemann*'sche Verfahren den meisten Kranken eine gewisse Euphorie verschafft. Ob Uebergiessungen des Körpers mit kaltem Wasser in einer leeren Badewanne oder Einschlagungen des nackten Körpers in nasse Leintücher den Vorzug verdienen, wage ich nicht zu entscheiden; jedenfalls aber sind auf die eine oder die andere Weise energische Wärmeentziehungen zu wiederholen, so oft von Neuem die Körpertemperatur eine excessive Höhe erreicht und von Neuem die Erscheinungen der Adynamie hervortreten. Die Einschlagungen in nasse

Leintücher müssen 3–6 Mal hintereinander in Pausen von 10 Minuten bis zu einer Viertelstunde wiederholt werden; darauf bringt man den Kranken in sein Bett und lässt ihn ungestört liegen, bis die Wiederholung der Einschlagungen nöthig wird. — Man trifft in der Privatpraxis, da auch unter den Laien die Erfolge der Hydropathen gegen das Scharlachfieber ziemlich bekannt sind, nur selten auf einen unüberwindlichen Widerstand, wenn man das geschilderte Verfahren einschlagen will. Sollte dies dennoch der Fall sein, so würde noch am Meisten die Darreichung grosser Dosen Chinin Vertrauen verdienen, obgleich ich über die Erfolge desselben beim asthenischen Scharlachfieber nicht, wie über die Erfolge energischer Wärmeentziehungen, aus eigener Erfahrung berichten kann. In verzweifelten Fällen, in welchen das angegebene Verfahren im Stich gelassen hat, mag man es versuchen, die hereinbrechende Paralyse durch starke Reizmittel: Ammonium carbonic., Campher, Moschus aufzuhalten. — Die Entwickelung einer Angina maligna wird durch Blutentziehungen und örtlich applicirte Kälte nicht aufgehalten; aber die Darreichung von Eispillen, welche die Kranken im Munde schmelzen lassen, hat bei dieser wie bei anderen intensiven Formen der scarlatinösen Rachenentzündung eine günstige palliative Wirkung. Sobald sich die Schorfe abgestossen haben und unreine Geschwüre im Rachen entstanden sind, schreite man zu einer energischen localen Behandlung. Man betupfe die Geschwüre täglich mit einem in Höllensteinlösung (ʒj auf ℥ij Wasser) getauchten an ein Fischbeinstäbchen befestigten Badeschwamm und spritze wegen der fast immer gleichzeitig vorhandenen Koryza eine schwächere Höllensteinlösung (gr. v-x auf ℥ij Wasser) in beide Nasenlöcher ein. Ich habe von dieser Behandlung nicht nur in einzelnen Fällen einen unverkennbar günstigen Einfluss auf den Verlauf der Angina maligna beobachtet, sondern habe mich auch davon überzeugt, dass etwas ältere Kinder sich die lästigen Proceduren, weil sie ihnen eine entschiedene Erleichterung verschaffen, gewöhnlich sehr bald ohne grosses Widerstreben gefallen lassen. — Ein die Angina maligna complicirender Croup indicirt die Darreichung eines Brechmittels und das Touchiren des Glottiseinganges mit Höllensteinlösung. — Gegen die entzündliche Infiltration der Lymphdrüsen und des Bindegewebes am Halse vermögen wir wenig auszurichten. Blutentziehungen, Kälte, reizende und zertheilende Einreibungen, Kataplasmen bleiben nach meiner Erfahrung ohne allen Einfluss auf jene harten, indolenten von normaler Haut bedeckten Geschwülste. Erst wenn sich später in ihnen eine Tendenz zur Eiterung zeigt, und wenn die sie bedeckende Haut sich röthet, lasse man Kataplasmen in Anwendung ziehen. — Sobald man Fluctuation bemerkt, muss der Eiter entleert werden, um einem diffusen nekrotischen Zerfall der infiltrirten Gebilde, welcher durch den Druck des Eiters einzutreten droht, vorzubeugen. – Die Behandlung der crouposen Nephritis haben wir bei der Besprechung der Nierenkrankheiten ausführlich erörtert und können auch in Betreff der Behandlung des mit Albuminurie verbundenen Hydrops scarlatinosus auf das früher Gesagte verweisen. Zur Behandlung des einfachen ohne Albuminurie verlaufenden Hydrops scarlatinosus reicht nach meinen Erfahrungen ein leichtes diaphoretisches Verfahren vollständig aus.

Kapitel III.

Rötheln. Roseola febrilis. Rubeola.

Cannstatt definirt die Rötheln treffend als ein rothfleckiges Exanthem, von welchem man bei der Zusammenhaltung mit den allgemeinen und den Schleimhauterscheinungen zweifelhaft ist, ob man es zu Scharlach, Masern, Urticaria oder Erythem rechnen soll, weil es der einen oder der anderen dieser Krankheiten in manchen Puncten ähnlich ist, während es in anderen von derselben abweicht. Die epidemisch auftretenden durch Infection entstandenen Rötheln, mit welchen wir es an dieser Stelle allein zu thun haben, stellen durch unbekannte Veranlassungen modificirte Formen von Scharlach oder Masern dar. Unter Rubeola scarlatinosa versteht man ein Scharlachfieber, bei welchem das Exanthem Aehnlichkeit mit dem Masernexanthem hat, während das heftige Fieber, die Rachenaffection und der zuweilen folgende Hydrops dem Scharlach entsprechen. Mit dem Namen Rubeola morbillosa bezeichnet man eine Form der Masern, bei welcher das Exanthem confluirt und dem Scharlachexanthem ähnlich ist, während die Erkrankung der Respirationsschleimhaut und das Freibleiben der Rachenschleimhaut über die morbillose Natur der Krankheit keinen Zweifel lassen.

Kapitel IV.

Blattern. Menschenpocken. Variola. Petite Vérole.

§. 1. Pathogenese und Aetiologie.

Die Pocken pflanzen sich nur durch Ansteckung fort; wenigstens ist eine andere Verbreitungsweise derselben und eine autochthone Entstehung des Pockengiftes im höchsten Grade unwahrscheinlich, weil der Nachweis der Ansteckung in allen Fällen gelingt, in welchen nicht besondere Schwierigkeiten dieser Untersuchung entgegenstehen. Das uns nur aus seinen Wirkungen bekannte Pockengift ist sowohl in dem Inhalt der Pockenpusteln als in der Ausdünstung der Pockenkranken enthalten. Dies beweisen einerseits die erfolgreichen Impfungen mit dem Inhalt der Pockenpusteln, andererseits die in den meisten Erkrankungsfällen ohne unmittelbare Berührung eines Pockenkranken erfolgte Ansteckung. Am Wirksamsten ist das Pockengift zu der Zeit, in welcher sich der anfangs klare Inhalt der Pockenpusteln zu trüben beginnt. Im Blut und in den Secreten von Pockenkranken scheint nach den negativen Resultaten der mit diesen Flüssigkeiten angestellten Impfversuche das Pockengift nicht enthalten zu sein. Das Pockengift ist sehr widerstandsfähig, wird durch Eintrocknen nicht zerstört, haftet den Gegenständen, welche sich in der Atmosphäre eines Pockenkranken befunden haben, lange Zeit an und bleibt von der Luft abgeschlossen viele Jahre hindurch wirksam. — Es giebt nur ein Pockengift, von dem sowohl die schweren Erkrankungen, Variola, als die leichten Erkrankungen, Variolois, abhängen. Steckt ein mit Variolois behafteter Kranker ein gesundes Individuum an, so kann bei diesem eine schwere Variola entstehen und ebenso umgekehrt. Die Verschiedenheit der Wirkungen des Pockengiftes oder mit anderen Worten die ungleiche Intensität der Krankheitserscheinungen scheint vorzugsweise von der grösseren oder geringeren Empfänglichkeit, welche das dem Pockencontagium ausgesetzte Individuum für dasselbe besitzt, abzuhängen. Diese individuelle Disposition ist zu allen Zeiten eine ungleiche gewesen; denn auch in früheren Jahrhunderten hat es einzelne Menschen gegeben, welchen die Empfänglichkeit für das Pockengift gänzlich abging, so dass sie sich ungestraft demselben aussetzen konnten, andere, bei welchen die Empfänglichkeit so gering war, dass sie nur an leichten Formen (Variolois) erkrankten, während allerdings bei den meisten Individuen die Empfänglichkeit für das Gift so bedeutend war, dass sie, demselben ausgesetzt, von den schweren Formen der Pocken (Variola) befallen wurden. Die Disposition zur Erkrankung an den Pocken, welche bis auf die erwähnten Ausnahmen alle Menschen, gesunde und kranke, alte und junge (selbst der Foetus), Männer und Frauen in höherem oder niederem Grade besitzen, erlischt fast ausnahmslos nach dem einmaligen Befallenwerden von den Pocken für die übrige Lebenszeit. Eine ähnliche Wirkung auf die Disposition zur Erkrankung an den Menschenpocken hat das gewöhnlich durch Impfung künstlich herbeigeführte Befallenwerden von den Kuhpocken. Bei den meisten Menschen erlischt durch dasselbe gleichfalls die Disposition zur Erkrankung an den Menschenpocken für das ganze Leben, bei anderen kehrt diese Disposition zwar nach einer Reihe von Jahren zurück, indessen nur selten in einem so hohen Grade, dass derartige Individuen, dem Contagium ausgesetzt, an den schweren Formen der Menschenblattern erkranken. Da in neuerer Zeit fast alle Menschen in ihrer Kindheit die Kuhpocken überstehen, so ist es leicht verständlich, weshalb die Zahl der Erkrankungsfälle an Menschenpocken jetzt weit kleiner ist, als vor der Einführung der Kuhpockenimpfung; und da die nach Ueberstehung der Kuhpocken etwa sich retablirende Disposition zur Erkrankung an Menschenpocken nur selten einen hohen Grad erreicht, ist es gleichfalls verständlich, weshalb in jetziger Zeit bei Pockenepidemieen die leichteren Formen (Variolois) über die schwereren Formen (Variola) überwiegen, während früher die schwereren Formen weit häufiger vorkamen als die leichteren. — Zu manchen Zeiten wird an mehr oder weniger umfangreichen Plätzen durch unbekannte Einflüsse die Intensität des Pockengiftes oder die Empfänglichkeit der Menschen für dasselbe beträchtlich gesteigert: es entstehen Pockenepidemieen. Dieselben kommen vorzugsweise im Sommer, aber auch in allen anderen Jahreszeiten vor. Sie haben eine verschiedene Dauer und zeichnen sich bald durch Bösartigkeit, bald durch einen ungewöhnlich gutartigen Verlauf der einzelnen Fälle aus, ohne dass wir die Ursachen dieser Differenzen nachzuweisen im Stande wären.

§. 2. Anatomischer Befund.

Die anatomischen Veränderungen, welche in der Haut nach der Infection mit Pockengift beobachtet werden, sind die einer destructiven mit Eiterbildung im Gewebe und auf der Oberfläche der Cutis verbundenen Dermatitis. — „Die ersten Veränderungen, welche man wahrnimmt, sind“ nach *Bärensprung* „umschriebene Hyperaemieen der Haut, welche diejenigen Stellen bezeichnen, auf denen sich später die Pusteln entwickeln. Diese Hyperaemieen reichen durch die ganze Dicke der Lederhaut bis in das Zellgewebe abwärts, machen sich aber am Stärksten an dem Papillarkörper bemerklich; die an diesen Stellen befindlichen Papillen erscheinen ansehnlich verlängert und blutroth von den erweiterten Gefässschlingen; ihre Epidermoidalbekleidung ist stärker erhoben und besonders das Rete Malpighi verdickt. In diesem Stadium stellen die Blattern scharf begrenzte, oben abgeflachte Knötchen dar, die noch keine Spur einer Höhle und keine Flüssigkeit enthalten, sondern vollkommen solide sind. In einem zweiten Stadium kommt es zur Exsudation, die überall da erscheint, wo sich bisher nur Hyperaemie bemerkbar machte: die früher lebhaft gerötheten Stellen der Lederhaut erscheinen bis in das Unterhautzellgewebe hinab jetzt weiss, von einer weichen Exsudatmasse getränkt und nur noch am Rande von einem rothen Saume begrenzt; auch die Papillen sind entfärbt. Die Zellen des Rete Malpighi, von flüssigem Exsudat aufgequollen, bilden am Rande einer jeden Blatter einen dicken, ringförmigen Wulst, den die meisten Beobachter für eine Pseudomembran gehalten haben; in der Mitte aber ist ihr Zusammenhang gelöst und sie schwimmen vereinzelt in der serösen Flüssigkeit, welche sich zwischen den Papillen und der Hornschicht der Epidermis angesammelt hat. In einem dritten Stadium wandeln sich die Bläschen in Pusteln um, indem ihr Inhalt eiterförmig wird. Untersucht man die Blattern jetzt, so überzeugt man sich, dass der ganze vorher infiltrirte Theil der Lederhaut mit seinen Papillen durch Eiterung zerstört ist. Die Blattern haben eine halbkuglige gewölbte Form und enthalten ausser Eiter auch Fetzen der abgestorbenen Gewebe. In einem vierten Stadium endlich ist die Decke der Pusteln zerrissen, ihr Inhalt ausgeflossen, und an ihrer Stelle sind offene kleine Geschwüre vorhanden, welche mit Zurücklassung der bekannten netzförmigen Narben heilen." Diese einfache und klare Schilderung der Vorgänge bei der variolosen Dermatitis entspricht in Betreff der Ausgänge nur den schweren Formen derselben; bei den leichteren Formen kommt es entweder gar nicht oder nur an einzelnen Pocken zu einer Zerstörung der Cutis in ihrer ganzen Dicke, an anderen bleibt die Zerstörung oberflächlich und hinterlässt unbedeutende Narben, welche nur bei genauer Besichtigung der Haut zu erkennen sind; an anderen und zwar an den meisten Pocken endet die Entzündung des Hautgewebes in Zertheilung, es entsteht kein Substanzverlust, es bleiben keine Narben zurück. Im letzteren Falle durchbricht der Inhalt der Pockenpusteln gewöhnlich nicht die Decke derselben, sondern vertrocknet zu dunkelbraunen runden Schorfen, an deren unteren Fläche man den Eindruck erkennt, welchen die verlängerten Papillen hinterlassen haben. Sind die Schorfe abgefallen, so bleiben für einige Zeit rothe etwas über das Niveau ihrer Umgebung hervorragende Flecke zurück, ein Zeichen, dass die Schwellung und Verlängerung der Hautpapillen sich nur langsam verliert. — Ueber die Ursachen der napfförmigen Vertiefung in der Mitte frisch entstandener Pocken, der sogenannten Delle oder des Pockennabels, und über die Ursache der sich von dem Nabel gegen die Peripherie der Pocken erstreckenden Scheidewände, durch welche frisch entstandene Pocken in einzelne Fächer getheilt werden, herrschen verschiedene Ansichten. *Simon* ist durch seine Beobachtungen zu dem Resultate gekommen, dass der Nabel nicht in allen Pocken auf gleiche Weise entstehe, dass vielmehr in manchen Pocken unverkennbar ein in der Mitte vorhandener Haarbalg die Abhebung der Epidermis von der Cutis hindere oder erschwere, dass aber an anderen Pocken weder diese noch eine andere Ursache, durch welche die Epidermis gehindert würde, sich in der Mitte ebenso wie an den übrigen Stellen zu erheben, nachzuweisen sei. Die Entstehung der Scheidewände in den Pocken erklärt der genannte Forscher daraus, dass an einzelnen Stellen die tieferen Schichten der Epidermis, durch welche hauptsächlich die Pockenschwarte gebildet wird, mit der äussern Fläche der Hornschicht, durch welche die Bläschenwand gebildet wird, in Verbindung bleibt, während an anderen Stellen diese Verbindungen durch das Voneinanderweichen der oberen und unteren Schichten der Epidermis unterbrochen ist. — *Bärensprung* ist der Ansicht, dass bei frischen Pocken eine eigentliche Delle, d. h. eine centrale Vertiefung gar nicht vorhanden sei, sondern dass, so lange die Form der Blatter noch eine flach abgestumpfte sei, der Anschein einer Delle dadurch entstehe, dass der Inhalt der Blattern am Rande weiss und in der Mitte roth durchscheine; erst wenn die Blattern in der Mitte einzutrocknen anfingen, finde man eine wirkliche Delle. Auch Zwischenwände und ein fächeriger Bau soll nach Bärensprung kleinen Blattern nicht zukommen, sondern nur grösseren, bei welchen die Scheidewände mehrerer kleiner zusammengeflossener Blattern stehen geblieben seien.

Die verschiedene Verbreitung und Gestaltung der Pocken hat zur Aufstellung verschiedener Arten geführt. Je nachdem die einzelnen Pocken durch Zwischenräume normaler Haut von einander getrennt bleiben oder sich mit ihren Rändern berühren oder endlich zu gemeinsamen Blasen zusammenfliessen, unterscheidet man Variolae discretae, cohaerentes und confluentes. — Pocken, bei welchen der Process im ersten Stadium stehen bleibt, so dass aus dem scharf begrenzten oben abgeflachten Knötchen sich keine Bläschen bilden, nennt man Variolae verrucosae. – Variolae lymphaticae oder serosae sind Pocken, deren Inhalt nicht gelb und eiterartig wird, sondern eine helle oder schwach getrübte Flüssigkeit bleibt, Variolae cruentae solche, deren Inhalt durch beigemischtes Blut mehr oder weniger roth oder schwärzlich („schwarze Pocken") gefärbt ist. – Als Variolae siliquosae s. emphysematicae bezeichnet man eine Form der Pocken, bei der der Inhalt resorbirt wird und die leere Hülse zurückbleibt, als Variolae gangraenosae solche, welche mit Hautbrand verbunden und mit einem missfarbigen jauchigen Inhalt gefüllt sind.

Der variolose Process localisirt sich unter Bildung von Pocken nicht nur auf der äusseren Haut, sondern auch auf den Schleimhäuten, und zwar kommen Pockeneruptionen vorzugsweise auf denjenigen Schleimhäuten vor, welche an die äusseren Decken angrenzen, auf der Conjunctiva, auf der Schleimhaut des Mundes, des Rachens, des Larynx, der Trachea, der Bronchien, der Vulva, der Scheide, der Urethra. Die Pocken der Schleimhäute haben keinen Nabel, ihre zarte Epithelialdecke wird frühzeitig abgestossen, und sie verwandeln sich dann in kleine, flache, runde Geschwüre. Zwischen den variolosen Pusteln oder Geschwüren ist die Schleimhaut namentlich im Larynx und in der Trachea oft bedeutend geschwellt und mit eiterigem Schleim oder crouposem Exsudat bedeckt.

Auf den serösen Häuten und in den parenchymatösen Organen werden zwar durch die Infection mit Pockengift keine Pockeneruptionen, wohl aber in vielen Fällen anderweitige Ernährungsstörungen, namentlich Hyperaemie, Haemorrhagieen, hochgradige Entzündungen hervorgerufen. Das Blut ist, wenn auch nicht so constant, als bei anderen Infectionskrankheiten, arm an Fibrin und meist von dunkler Farbe; zuweilen findet man die Milz vergrössert und die Follikel des Darms angeschwollen.

§. 3. Symptome und Verlauf.

Während der Incubationszeit sind in leichten wie in schweren Fällen gewöhnlich keine krankhaften Erscheinungen wahrzunehmen. Nach der Einimpfung der Variola zeigen sich zwar am dritten Tage Veränderungen an der Impfstelle; aber das Allgemeinbefinden der Kranken bleibt ungestört, und auch kein anderes Zeichen verräth die Infection, bis etwa am neunten Tage mit der vollendeten Entwickelung der geimpften Pocken die Incubationszeit ihr Ende erreicht. Erst dann tritt ein Eruptionsfieber auf, welchem ein Ausbruch von Pocken an den übrigen Körperstellen und andere Zeichen der allgemeinen Infection folgen.

Wir wollen zunächst die Symptome und den Verlauf der schwereren Pockenformen, der Variola κατ' ἐξοχήν besprechen und an diese Besprechung die der leichteren Form, der Variolois, anschliessen.

Das erste Stadium der Variola, das Stadium prodromorum s. invasionis, beginnt mit einem Schüttelfrost oder mit wiederholtem Frösteln, welches bald einem Gefühl permanenter Hitze Platz macht. Der Puls ist voll und frequent, die Körpertemperatur ist sehr bedeutend gesteigert, in manchen Fällen auf 41–42° C.; das Gesicht ist geröthet, die Carotiden klopfen heftig; die Kranken haben lebhaften Durst, sind appetitlos, klagen über heftigen Kopfschmerz, über Schwindel, über grosse Schwäche, über ein Gefühl von Zerschlagensein der Glieder und von Druck und Vollsein im Epigastrium; die Zunge ist belegt, der Geschmack pappig; oft stellt sich Uebelkeit und Erbrechen, zuweilen heftiges Nasenbluten ein; der Schlaf ist unruhig und von Träumen unterbrochen. Manche Kranke verfallen in Delirien; bei Kindern werden nicht selten partielle Zuckungen und Zähneknirschen beobachtet, oder ein somnolenter Zustand, welcher zeitweise durch Anfälle von allgemeinen Convulsionen unterbrochen wird. Dieses hochgradige Fieber und diese schweren Allgemeinerscheinungen sind zwar nicht von so charakteristischen Schleimhautaffectionen begleitet, dass man aus diesen, wie im Prodromalstadium der Masern und des Scharlachs, schliessen könnte, mit welcher Art der Infectionskrankheiten man zu thun habe; aber zu den genannten Erscheinungen gesellen sich fast immer Kreuz- und Rückenschmerzen so heftiger Art, dass man aus diesen, wenn Pockenfälle in der Gegend vorgekommen sind, eine Wahrscheinlichkeitsdiagnose zu stellen im Stande ist. Ob die für das Prodromalstadium der Pocken fast pathognostischen Kreuz- und Rückenschmerzen auf einer bedeutenden Hyperaemie des Rückenmarks, auf dem Druck, den die Spinalnerven bei ihrem Austritt aus dem Wirbelkanal von Seiten der ausgedehnten Venenplexus erfahren, oder auf der hochgradigen Nierenhyperaemie beruhen, über welche *Beer* in seinen verdienstlichen Untersuchungen über die Bindesubstanz der Nieren wichtige Mittheilungen gemacht hat, ist nicht zu entscheiden. Das Fieber und die dasselbe begleitenden Störungen pflegen im Verlauf des zweiten und dritten Tages nach unbeträchtlichen auf die Morgenstunden fallenden Remissionen an Heftigkeit zu wachsen und am Abend des dritten Tages ihre Akme zu erreichen. Im Allgemeinen lässt sich behaupten, dass die Intensität der Erscheinungen im Prodromalstadium in geradem Verhältniss zu der Ausbreitung der auf dasselbe folgenden Pockeneruption steht, und dass das heftigste Fieber und die schwersten Störungen gewöhnlich den confluirenden Pocken vorhergehen. Indessen constant ist dieses Verhältniss nicht: in manchen Fällen folgt auf ein schweres Prodromalstadium eine spärliche Pockeneruption, in anderen auf sehr milde Prodromalerscheinungen die Eruption confluirender Pocken. Selten werden Abweichungen in der Dauer des Prodromalstadiums beobachtet, und noch seltener sind die Fälle, in welchen das Prodromalstadium gänzlich fehlt und die Pockeneruption die Scene eröffnet.

In der dritten Fieberexacerbation beginnt fast regelmässig mit dem Auftreten der ersten Pockenpapeln das zweite Stadium, das Stadium eruptionis. Man sieht im Gesicht rothe Stippchen zum Vorschein kommen, welche sich, von der Stirn und der Umgebung des Mundes und der Augen ausgehend, schnell über das ganze Gesicht verbreiten. Ist die Eruption sehr reichlich, so stehen die rothen Stippchen dicht gedrängt und fliessen an einzelnen Stellen wie Masernflecke zusammen oder bewirken selbst durch allgemeines Confluiren eine gleichmässige Röthung und granulirte Schwellung des Gesichts; ist die Eruption spärlich, so stehen die einzelnen Knötchen isolirt und sind durch mehr oder weniger umfangreiche Stellen normaler Haut von einander getrennt. Vom Gesicht verbreitet sich das Exanthem gewöhnlich schon am folgenden Tage auf den Hals, die Brust und den Rücken und am dritten Tage auf die Extremitäten. Die Zahl der Papeln am Rumpf und an den Extremitäten ist verhältnissmässig weit kleiner, als die Zahl der Papeln im Gesicht, so dass auch, wenn im Gesicht ausgesprochene Variolae confluentes vorkommen, die Pocken am Rumpf und an den Extremitäten Variolae discretae bleiben oder höchstens als Variolae cohaerentes bezeichnet werden können. Aus den Stippchen werden allmälig grössere abgestumpfte konische Knötchen; diese verwandeln sich schon am zweiten Tage in Bläschen und am dritten, vierten und fünften Tage, an welchem sich der Inhalt trübt und eiterig wird, in Pusteln. Dem späteren Hervorbrechen der Pocken an den Extremitäten entspricht ihre spätere Entwickelung; im Gesicht sind die Papeln bereits grösser geworden und haben sich in Bläschen verwandelt, oder der Inhalt der Bläschen beginnt sich zu trüben, wenn die ersten Knötchen an den Extremitäten entdeckt werden. — Die Pockeneruption auf den Schleimhäuten beginnt gleichzeitig mit der Pockeneruption auf der äussern Haut; man wird aber auf dieselbe, da sie anfangs mit geringen Beschwerden verbunden ist, gewöhnlich erst später aufmerksam. Die Pocken im Munde verursachen Speichelfluss, die Pocken im Pharynx Schlingbeschwerden, die Pocken in den Luftwegen Heiserkeit und Husten, die Pocken auf der Conjunctiva

Thränenfluss und Lichtscheu. — Das Fieber, die heftigen Kreuz- und Rückenschmerzen und die schweren Störungen des Allgemeinbefindens, welche zu Ende des Prodromalstadiums die grösste Heftigkeit erreicht hatten, remittiren constant mit dem ersten Ausbruch des Exanthems, nehmen während der Ausbreitung desselben auf den Rumpf und auf die Extremitäten noch weiter ab und sind gegen das Ende des Stadium eruptionis gewöhnlich einer fast vollständigen Euphorie gewichen. Die Kranken sind dann meist guten Muthes, weil sie glauben das Schlimmste überstanden zu haben. — Bei confluirenden Pocken ist der Verlauf des Stadium eruptionis gewöhnlich kürzer, das Exanthem breitet sich schneller über den ganzen Körper aus, der Inhalt der Pocken wird frühzeitiger eiterartig, und das Gesicht erscheint durch das Confluiren der Pusteln oft wie mit einer grossen Eiterblase bedeckt. Auch die Schleimhautaffectionen, welche bei Variolis discretis in diesem Stadium nur mässige Beschwerden hervorrufen, sind bei confluirenden Pocken meist schon zu dieser Zeit von überaus lästigen Erscheinungen, von heftiger Salivation, hochgradiger Dysphagie, croupähnlichem Husten, grosser Lichtscheu, oft auch von Ischurie und von brennenden Schmerzen in den äusseren Geschlechtstheilen begleitet. — Das heftige Fieber und die schweren Störungen des Allgemeinbefindens im Stadium prodromorum remittiren zwar auch bei confluirenden Pocken im Stadium eruptionis, indessen in nur geringem Maasse; niemals verschwindet das Fieber vollständig, wie bei discreten Pocken, und niemals tritt wie bei diesen gegen das Ende des Stadium eruptionis ein auch nur mässiges Wohlbefinden ein.

Das dritte Stadium, das Stadium suppurationis s. maturationis, beginnt etwa am sechsten Tage nach dem ersten Ausbruch des Exanthems und etwa am neunten Tage nach dem Eintritt der ersten Fiebererscheinungen. Die Pocken werden grösser, verlieren ihre nach Oben abgestumpfte Gestalt und bekommen ein halbkugelförmiges Ansehen. Sticht man sie an, so entleert sich ihr Inhalt, welcher einen dickflüssigen Eiter darstellt, auf einmal, weil die Scheidewände, welche früher nach einem Einstich in die Pocken nur einen Theil des Inhalts ausfliessen liessen, verschwunden sind. Die Haut in der Umgebung der Pocken schwillt beträchtlich an und wird dunkel geröthet; selbst bei discreten Pocken fliesst der breite rothe Hof (Halo), welcher die eine Pocke umgiebt, mit dem der nächsten zusammen. Die Röthe und Schwellung wird dadurch eine diffuse. Die Kranken sind aufs Höchste entstellt und klagen über heftige spannende und klopfende Schmerzen in der mit grossen Eiterblasen bedeckten, glänzenden, tief gerötheten Haut. Eine grössere oder kleinere Zahl von Pocken zerreisst und ergiesst ihren Inhalt auf die Oberfläche, wo derselbe zu anfangs gelben später bräunlichen Krusten eintrocknet. Die Pocken am Rumpf und noch mehr die Pocken an den Extremitäten bleiben auch bei diesen Veränderungen ein bis zwei Tage hinter den Pocken im Gesicht zurück. — Zu den Schmerzen und Beschwerden, welche durch die intensive Dermatitis hervorgerufen werden, gesellen sich im Stadium maturationis die lästigsten Erscheinungen von Seiten der mit Pocken besetzten Schleimhäute. Den Kranken rinnt der Speichel unaufhörlich aus dem Munde, das Schlingen ist fast unmöglich, die Nase ist verstopft, die Sprache klanglos, der Husten quälend und von heiserem Ton, die dunkel gerötheten mit eiterigem Schleim bedeckten Augen sind der Sitz eines heftigen Brennens und selbst gegen schwaches Licht äusserst empfindlich. Die spannenden und brennenden Schmerzen in den äusseren Geschlechtstheilen und die Ischurie erreichen, weil die Pockeneruption in der Vulva, in der Vagina und in der Urethra später erfolgt ist, als im Munde, im Rachen und im Larynx, meist erst dann ihre grösste Heftigkeit, wenn der Speichelfluss, die Dysphagie und die laryngitischen Erscheinungen bereits nachgelassen haben. — Das Fieber, welches während des Stadium eruptionis gemässigt oder selbst verschwunden war, exacerbirt im Stadium maturationis oder stellt sich während desselben mit wiederholtem Frösteln von Neuem ein. Man pflegt das Fieber im Maturationsstadium als Febris secundaria oder als Febris suppuratoria zu bezeichnen, und es hat in der That den Anschein, als ob das secundäre Fieber nicht direct von der variolosen Infection abhinge, sondern vorzugsweise oder allein von der variolosen Dermatitis. Je heftiger und bösartiger die Hautentzündung, um so intensiver ist das Fieber; mit der Akme der Hautentzündung erreicht auch das Fieber seine Akme, und ebenso geht neben der Abnahme und dem Verschwinden der Röthung und der Schwellung der Haut gleichen Schrittes die Abnahme und das Verschwinden des Eiterungsfiebers einher. — Für viele Pockenkranke wird das Suppurationsfieber dadurch gefährlich, dass die Körpertemperatur eine Höhe erreicht, bei welcher die Erscheinungen der Adynamie eintreten und eine tödtliche Paralyse erfolgt (asthenische, nervöse, typhöse Pocken). Zu den Symptomen der Adynamie gesellen sich in solchen Fällen, wie wir es auch von den asthenischen Masern und dem asthenischen Scharlachfieber beschrieben haben, nicht selten die Symptome einer acuten haemorrhagischen Diathese: der Inhalt der Pocken wird blutig, zwischen den Pocken treten Petechien auf. Dazu kommt zuweilen profuses Nasenbluten, seltener Haematemesis, Bronchorrhagieen oder Metrorrhagieen (haemorrhagische, septische Pocken). — In anderen seltenen Fällen steigert sich während der hochgradigen Adynamie im Stadium maturationis die entzündliche Ernährungsstörung der Haut zu einer partiellen Ertödtung des entzündeten Gewebes: es entsteht Hautgangrän und die Pocken füllen sich mit missfarbiger Brandjauche. Derartige Kranke gehen fast ohne Ausnahme unter den Zeichen der höchsten Prostration frühzeitig zu Grunde (brandige Pocken). — Abgesehen von der Adynamie, zu welcher der hohe Grad des Fiebers führt, und abgesehen von dem Auftreten einer haemorrhagischen Diathese oder von Hautgangrän, durch welche der drohenden Paralyse Vorschub geleistet wird, ist das Stadium maturationis auch durch die während desselben am Häufigsten erfolgende Localisation des variolosen Processes auf den serösen Häuten und in den parenchymatösen Organen und durch die nicht seltene Steigerung der Schleimhautaffectionen zu crouposen und diphtheritischen Entzündungen für die Kranken besonders gefährlich. So verrathen in zahlreichen Fällen gesteigerte Dyspnoe, stechende Schmerzen in der Seite, quälender Husten, blutiger Auswurf, sowie die physikalischen Zeichen einer Verdichtung der Lunge das Hinzutreten einer Pneumonie. In anderen Fällen gesellen sich subjective und objective Zeichen einer Pleuritis zu den geschilderten Symptomen des Stadium maturationis. In mannichfacher Weise wird ferner das Krankheitsbild durch die Erscheinungen einer eiterigen Entzündung der Gelenke, eiteriger Periostitis, subcutaner und intermusculärer Abscesse, Entzündungen und Vereiterungen der Lymphdrüsen, Vereiterungen des Auges, welche mit einem leicht übersehenen Hypopyon beginnen, sowie durch die Symptome einer Perikarditis, einer Meningitis oder einer durch Resorption von Jauche entstandenen Septichaemie modificirt. Die confluirenden Pocken sind es, bei welchen im Stadium maturationis vorzugsweise das Fieber einen asthenischen Charakter annimmt und ungewöhnliche gefahrdrohende Localisationen in inneren Organen vorkommen. Auch complicirt sich bei confluirenden Pocken im Stadium maturationis die Pockeneruption auf der Schleimhaut des Larynx und der Trachea besonders leicht mit crouposen Exsudaten und mit Oedema glottidis. Darauf beruht es, dass die confluirenden Pocken mit vollem Recht als eine sehr bösartige Form gelten, und dass sehr oft confluirende und bösartige Pocken identificirt werden.

Das vierte Stadium, das Stadium exsiccationis, pflegt am elften oder zwölften Tage zu beginnen. Ein Theil der bis dahin noch erhaltenen Pusteln berstet, und ihr nach Aussen ergossener Inhalt vertrocknet zu anfangs weichen und gelben, später harten und bräunlichen Krusten. Die übrigen Pocken verlieren ihre straffe Spannung, ihre Mitte wird bräunlich, trocken und sinkt etwas ein; allmälig verwandelt sich der ganze Pockeninhalt mit der Pockenhülse in einen runden Schorf. In dem Maasse, als die Krustenbildung fortschreitet, erblasst und detumescirt die Umgebung der Pocken; die Kranken werden wieder kenntlich; die spannenden und klopfenden Schmerzen verlieren sich und machen einem sehr lästigen Jucken Platz, so dass es den Kranken ausserordentlich schwer wird, der Versuchung zu kratzen Widerstand zu leisten. Im Stadium exsiccationis zeigt sich gewöhnlich am Deutlichsten, dass die Pocken an den Extremitäten jüngeren Ursprungs sind, als die im Gesicht; denn gerade zu der Zeit, in welcher die schmerzhafte Spannung und die Entstellung des Gesichts im Verschwinden begriffen sind oder sich bereits verloren haben, pflegen die Kranken über unerträgliche Schmerzen in den unförmlich angeschwollenen Fingern und Zehen zu klagen. Das Abfallen der Schorfe erfolgt sehr ungleichmässig; an den Stellen, an welchen keine Verschwärung der Haut stattgefunden hat (und solche finden sich in grösserer oder geringerer Zahl auch bei den bösartigsten Pocken), bleiben die Schorfe gewöhnlich nicht länger als drei bis vier Tage lang haften; an solchen Stellen dagegen, an welchen die Verschwärung tief in die Substanz der Cutis eingegriffen hat, halten sich die Krusten weit länger, werden, da die Eiterung in der Tiefe fortbesteht, allmälig dicker und bekommen ein körniges Gefüge. Die frühzeitig abfallenden Schorfe hinterlassen rothe etwas erhabene Hautstellen, welche langsam blass und eben werden und nach einigen Wochen spurlos verschwunden sind. Unter den längere Zeit anhaftenden Schorfen dagegen kommen, wenn sie endlich abfallen, runde vertiefte Narben zum Vorschein, welche etwas eingekerbte Ränder und einen punctirten und unregelmässig gerippten Grund haben. Sie sind anfangs roth, werden aber später auffallend weiss und bleiben während des ganzen Lebens bestehen. — Gleichzeitig mit dem Erblassen und Abschwellen der Haut verlieren sich auch die Erscheinungen, welche durch die Schleimhautpocken hervorgerufen waren. Die Salivation hört allmälig auf, ebenso die Dysphagie, die Heiserkeit, der Husten, die Lichtscheu, die Ischurie. — Im Anfang des Stadium exsiccationis besteht das Fieber noch gemässigt fort (Exsiccationsfieber); je mehr aber die Krustenbildung fortschreitet, um so mehr nimmt das Fieber ab; der Puls wird ruhig, die Haut bedeckt sich mit duftendem Schweiss, der Harn sedimentirt, das Allgemeinbefinden kehrt zur Norm zurück. — Bei den confluirenden Pocken, welche in gleicher Weise, wie sie sich durch ihre Ausbreitung in die Fläche auszeichnen, auch tiefer als andere Pocken das Gewebe der Cutis zu zerstören pflegen, bilden sich im Stadium exsiccationis dicke dunkle Borken, welche das Gesicht wie eine

Larve bedecken. Hier und da entstehen in den durch die fortbestehende Eiterung immer mächtiger werdenden höckerigen Borken Risse, aus welchen der Eiter hervorsickert. Endlich fallen die Borken in grossen Stücken ab, und es treten nicht kleine und rundliche Narben, wie nach den Variolis discretis, sondern ausgebreitete, unregelmässig geformte Substanzverluste der Cutis zu Tage. In solchen Fällen bilden sich leicht durch die Retraktion des Narbengewebes ähnlich wie nach tiefen Verbrennungen der Cutis gestrickte Narben oder leisten- und brückenartige weisse Stränge, Ektropien, Verzerrungen des Mundes, durch welche die furchtbarsten Entstellungen entstehen. Nicht selten wird ein früher schönes Gesicht durch confluirende Pocken in ein abschreckend hässliches verwandelt. — Weit langsamer als bei den discreten Pocken verlieren sich bei confluirenden Pocken im Stadium maturationis die Salivation, die Heiserkeit, der Husten und die übrigen Symptome der variolosen Schleimhautaffectionen. Auch sind die Ernährungsstörungen wuchtiger Organe, welche sich unter dem Einfluss der variolosen Infection im Stadium eruptionis gebildet haben, gewöhnlich im Stadium maturationis noch nicht abgelaufen. Oft entstehen erst zu dieser Zeit subcutane und intermusculäre Abscesse, zahlreiche Furunkeln oder anderweitige Localisationen des variolosen Processes, vor Allem aber Septichaemie. — Dem entsprechend ist endlich auch das Exsiccationsfieber bei confluirenden Pocken meist heftiger und von längerer Dauer als bei discreten Pocken, und selbst im günstigsten Falle folgt auf das schwere Erkranktsein eine langsame Reconvalescenz.

Wir können uns bei der Besprechung der Variolois kurz fassen, weil die Symptome dieser Form der Pocken fast nur graduelle Verschiedenheiten von denen der Variola darbieten. — Schon das Stadium prodromorum unterscheidet sich vom Stadium prodromorum der Variola gewöhnlich durch eine geringere Intensität des Fiebers und eine kürzere Dauer. Von diesem Verhalten giebt es indessen zahlreiche Ausnahmen, nämlich Fälle, in welchen auf ein schweres und protrahirtes Prodromalstadium nicht Variola sondern Variolois folgt. Einigermaassen charakteristisch für das Prodromalstadium der Variolois, weil es seltener im Prodromalstadium schwerer Pockenfälle beobachtet wird, ist ferner das Auftreten eines Erythems (Rash), welches umfangreiche rothe Flecke bildet oder in einer diffusen dunklen scharlachähnlichen Röthung eines grösseren Körperabschnittes und zwar namentlich der unteren Körperhälfte besteht. Dieses Exanthem geht dem Ausbruch des eigentlichen Pockenexanthems etwa 12–24 Stunden vorher. — Im Stadium eruptionis, welches gewöhnlich mit der dritten Fieberexacerbation beginnt, breitet sich das Exanthem nicht so regelmässig wie das Variolaexanthem von dem Gesicht auf den Rumpf und vom Rumpf auf die Extremitäten aus, wenn es auch annähernd diese Reihenfolge einhält. Die Eruption pflegt schon nach 24 bis 36 Stunden beendet zu sein. Die Pocken sind meist weniger zahlreich als bei der Variola, confluiren nur selten und dann nur an einzelnen Stellen. Die Papeln verwandeln sich schneller als bei der Variola in Bläschen, die Bläschen schneller in Pusteln; die Form der Efflorescenzen bietet keine besondere Eigenthümlichkeit dar. Auch bei der Variolois werden die Schleimhäute befallen, und es entstehen wie bei der Variola Salivation, Schlingbeschwerden, Heiserkeit, Husten u. s. w. – Das Fieber verliert sich mit der vollendeten Eruption in den meisten Fällen gänzlich und es tritt damit fast immer ein nur wenig durch die Schleimhautaffectionen gestörtes Wohlbefinden ein. – Die wichtigsten Abweichungen der Variolois von der Variola fallen in das Stadium maturationis; denn gerade in diesem Stadium tritt am Deutlichsten hervor, dass die Dermatitis bei der leichteren Form der Pocken, der Variolois, eine mehr superficielle bleibt, während sie bei der schweren Form, der Variola, tief in das Parenchym der Cutis eingreift. Die Pocken füllen sich zwar im Maturationsstadium stärker mit dickflüssigem Eiter, werden grösser, bekommen eine halbkugelförmige Gestalt, platzen auch zum Theil und ergiessen ihren Inhalt nach Aussen; aber der rothe Hof, welcher sie umgiebt, bleibt schmaler, schwillt weniger an, und in Folge dessen erreichen die Spannung der Haut, die Schmerzen und die Entstellung bei der Variolois niemals einen so hohen Grad wie bei der Variola. Dem geringeren Grade der Dermatitis entspricht ein geringerer Grad der Febris secundaria, und bei spärlicher Eruption verläuft das Maturationsstadium der Varioloiden fast immer ganz ohne Fieber. Weniger gross ist der Unterschied von Variola und Variolois im Stadium der Maturation in Betreff der Schleimhautaffectionen; denn die Lichtscheu, die Dysphagie, der Husten, die Heiserkeit belästigen die Kranken in diesem Stadium bei Variolois oft in eben so hohem Grade als bei der Variola; dagegen gehört das Vorkommen crouposer und diphtheritischer Schleimhautentzündungen, sowie die bösartige Localisation des Pockenprocesses in inneren Organen zu den seltensten Ausnahmen. – Gewöhnlich schon am fünften oder sechsten Tage nach der Eruption geht das Stadium maturationis in das Stadium exsiccationis über. Nur wenige Pusteln zerreissen; die meisten vertrocknen mit ihrem Inhalt: es bildet sich im Centrum ein bräunlicher trockener Fleck, der allmälig grösser wird und, indem er die Peripherie erreicht, die Pocke in einen braunen Schorf verwandelt; die meisten Schorfe fallen schon nach 3–4 Tagen ab und hinterlassen geröthete etwas prominirende Hautstellen.

Der Inhalt mancher Pocken wird nicht eingedickt, sondern resorbirt, und es stösst sich später statt eines Schorfes die welke und vertrocknete Hülse ab; dieser Vorgang wird namentlich an den Pocken der Extremitäten ziemlich oft beobachtet. Wie aber bei der schwersten Variola immer einzelne Pocken das Gewebe der Cutis verschonen und keine Narben hinterlassen, so kommen umgekehrt bei der leichtesten Voriolois häufig einzelne Pocken vor, welche sich ganz wie bei der Variola verhalten, einen Substanzverlust in der Haut bewirken und Narben hinterlassen. Fassen wir die Eigenthümlichkeiten, durch welche sich die Variolois von der Variola unterscheidet, kurz zusammen, so sind vorzugsweise zu nennen: 1) die kürzere Dauer der einzelnen Stadien und der ganzen Krankheit; 2) der geringere Grad oder das Fehlen der Febris secundaria; 3) das Verschontbleiben des Cutisgewebes von der Zerstörung und die Heilung ohne zurückbleibende Narben; 4) die sehr viel geringere Mortalität. Zu denjenigen Zeiten, in welchen in Pockenepidemieen Variolafälle prävalirten oder fast ausschliesslich vorkamen, starb der dritte Theil und in manchen Epidemieen mehr als die Hälfte der Kranken. In neuerer Zeit, in welcher die Krankheit fast nur vaccinirte Individuen befällt, und in welcher demzufolge die Fälle von Variolois prävaliren oder fast ausschliesslich vorkommen, ist die Mortalität sehr gering; es sterben kaum 4–5 Procent der von den Pocken befallenen Kranken.

§. 4. Therapie.

Die Prophylaxis fordert die Vaccination oder die Revaccination (s. Kap. 5.). Gegen die auf statistischem Wege festgestellte Thatsache, dass im vorigen Jahrhundert ein Zehntel der Menschen an den Pocken starb (in Europa jährlich etwa 400,000 Menschen), ein anderes Zehntel durch die Pocken entstellt wurde, und dass seit der Einführung der Kuhpockenimpfung die Mortalität im Ganzen geringer geworden und die Mortalität an den Pocken auf ein Minimum reducirt ist, fallen alle gegen die Kuhpockenimpfung erhobenen Bedenken, selbst wenn sie begründet wären, nicht in die Wagschale. — Während einer herrschenden Epidemie erkranken sehr häufig Individuen, denen man die Kuhpocken eingeimpft hat, noch ehe diese in Blüthe stehen, an den Menschenpocken, und die eine Krankheit verläuft neben der anderen, ohne durch dieselbe modificirt zu werden. Diese Fälle beweisen, dass das Impfen der Kuhpocken während der Incubationszeit der Menschenpocken die bereits vorhandene aber noch latente variolose Erkrankung nicht zu coupiren im Stande ist, und dass ebenso wenig die Incubationszeit der Variola die

Disposition für die Vaccine aufhebt. Um zu verhüten, dass man Individuen impft, welche sich bereits in der Incubationszeit der Variola befinden, empfiehlt es sich, dass man alle diejenigen seiner Clienten, bei welchen man die Vaccination oder die Revaccination für indicirt hält, ungesäumt impft, sobald man die erste Nachricht von dem Auftreten der Pocken an dem betreffenden Orte erhalten hat. – Eingeimpfte Menschenpocken verlaufen zwar gewöhnlich um Vieles milder, als solche, bei welchen die Ansteckung auf anderem Wege erfolgt ist; indessen die Ausnahmen, in welchen eingeimpfte Menschenpocken bösartig verliefen und einen tödtlichen Ausgang nahmen, sind doch zu zahlreich, als dass die Einimpfung der Menschenpocken heutzutage, da uns die Vaccination zu Gebote steht, noch in Frage kommen könnte. – Ausser der Vaccination und der Revaccination ist es Pflicht, sich durch keine persönlichen Rücksichten bestimmen zu lassen, die strengen Vorschriften, welche über das Isoliren der Pockenkranken bestehen, obgleich sie für die Kranken und ihre Angehörigen sehr unbequem und lästig sind, zu umgehen.

Die Behandlung der ausgebrochenen Pocken kann nur eine symptomatische sein, da uns kein Mittel zu Gebote steht, den Verlauf der Krankheit abzukürzen und gefährlichen Zufällen vorzubeugen. Im Stadium prodromorum passt für Pockenkranke ein mässig kühles Verhalten, eine Zimmertemperatur von 12–14° R., eine nicht zu schwere Bettdecke, als Getränk nicht warmer Thee, sondern kaltes Wasser oder Limonade, eine diète absolue, bei vorhandener Stuhlverstopfung Klystiere von drei Theilen Wasser und einem Theil Essig. Machen es unbesiegbare Vorurtheile nöthig, Arznei zu verschreiben, so verordne man Nitrumlösung oder eine Saturation. Selbst bei heftigen Congestionen zum Kopf und vollem Pulse hüte man sich, Venaesectionen, welche früher bei „entzündlichen" Pocken eine sehr verbreitete Anwendung fanden, zu instituiren, beschränke sich vielmehr auf die Application von Eisumschlägen auf den Kopf und auf wiederholte Waschungen des Körpers mit kaltem Wasser. Im höchsten Grade verwerflich ist im Stadium prodromorum die früher übliche Darreichung von Campher und anderen Mitteln, durch welche man beabsichtigte, einen Blutandrang zur Haut zu bewirken und den Ausbruch des Exanthems zu beschleunigen. – Im Stadium eruptionis muss man vor Allem bemüht sein, einer intensiven Entwickelung der Efflorescenzen an der Conjunctiva vorzubeugen. Dieses Ziel wird durch die fleissige Anwendung von Kaltwasserumschlägen und noch vollständiger durch die fleissige Application von Compressen, welche mit einer schwachen Sublimatlösung (gr. j auf ℥vj Wasser) getränkt sind, erreicht. Auch um tiefe Zerstörungen der Haut und entstellende

Narben zu verhüten, werden die Kälte und die Mercurialien vielfach in Anwendung gezogen. Am Gebräuchlichsten ist es, das Gesicht, welches man allein zu schützen pflegt, zu diesem Ende mit einem Emplastrum mercuriale (Emplastr. de Vigo) zu bedecken und dieses mehrere Tage lang unberührt liegen zu lassen. *Skoda* giebt der Anwendung von Umschlägen mit einer Sublimatlösung (gr. ij-iv auf ℥vj Wasser) den Vorzug vor der Anwendung der Mercurialpflaster, durch welche eine nachtheilige Erhöhung der Hauttemperatur bewirkt werde. *Hebra* verwirft sowohl die Mercurialpflaster und die Umschläge mit Sublimatlösung, als auch die gleichfalls empfohlene Anwendung des Collodium und das Anstechen und Touchiren der einzelnen Pocken mit Höllenstein. Er beruft sich für dieses Urtheil auf die von ihm gemachte Erfahrung, dass auf seiner Abtheilung die Pocken nicht häufiger Narben hinterliessen, seitdem er jene Mittel nicht mehr in Anwendung ziehe, als zu der Zeit, in welcher er von denselben Gebrauch gemacht habe. Nur die Anwendung der Kaltwasserumschläge lässt *Hebra* gelten, weil sie den Kranken, so lange die Spannung der Haut sehr heftig sei, eine wesentliche Erleichterung verschaffe, wenn sie auch nicht im Stande sei, die Haut vor Zerstörung zu schützen. – Im Stadium maturationis muss vorzugsweise das Fieber berücksichtigt werden, da von einer excessiven Höhe desselben dem Kranken die grösste Gefahr droht. So lange die Körpertemperatur eine nicht übermässige Steigerung erfährt, hat man sich therapeutischer Eingriffe zu enthalten. Bei sehr hohen Temperaturnummern empfiehlt sich am Meisten die Darreichung grosser Dosen Chinin. – Im Stadium exsiccationis verordne man den Kranken eine leicht verdauliche aber nahrhafte Diaet und erlaube ihnen selbst etwas Wein; denn die erschöpften Kräfte bedürfen dringend der Aufhülfe, und die etwa noch vorhandene Pulsfrequenz verliert sich leichter bei der vorsichtigen Zufuhr als bei der fortgesetzten Entziehung der für die Restitution des Körpers nothwendigen Ersatzmittel. Der Kranke muss ferner im Stadium exsiccationis vor dem Abkratzen der Borken gewarnt werden, und man muss Vorkehrungen treffen, um ihn vor der unwillkürlichen Ausführung dieser Manipulationen während des Schlafes zu schützen. Fest anhaftende Borken, namentlich wenn unter ihnen die Eiterung fortbesteht, indiciren die Anwendung von Kataplasmen. Unter den übrigen Erscheinungen, welche im Verlauf der Pocken besondere Berücksichtigung fordern, ist besonders die hochgradige Steigerung der durch die Schleimhautpocken herbeigeführten Beschwerden zu erwähnen. Von dem Versuche einer Abortivbehandlung der Schleimhautpocken kann nur bei den Pocken der Mundhöhle die Rede sein; aber auch gegen diese leistet der Gebrauch adstringirender Mundwasser und selbst das Touchiren der einzelnen Efflorescenzen keine wesentlichen Dienste. Stellt sich eine gefahrdrohende Dyspnoe und andere Erscheinungen crouposer Laryngitis ein, so verordne man ein Brechmittel aus Cuprum sulphuricum und versuche von Zeit zu Zeit mit Höllensteinlösung befeuchtete an einem Fischbeinstäbchen befestigte Schwämme auf den Eingang der Glottis auszudrücken. Bei Oedema glottidis schreite man, wenn es nicht gelingt, durch Scarification Erleichterung zu schaffen, zur Laryngotomie. — Die Entzündungen der serösen Häute und der parenchymatösen Organe im Verlaufe der Pocken können zwar, namentlich wenn bei Pneumonie oder bei Pleuritis ein collaterales Oedem zu einer Insufficienz der Respiration führt, eine Venaesection fordern; doch muss man der Erfahrung gegenüber, dass bei allen Infectionskrankheiten Blutentziehungen schlecht ertragen werden, von derselben nur im äussersten Nothfall Gebrauch machen. Im Uebrigen gelten für die Behandlung der Pneumonieen, der Pleuresieen und anderer Localisationen des Pockenprocesses dieselben Grundsätze, welche bei der Besprechung der primären Formen dieser Erkrankungen aufgestellt worden sind. Zellgewebsabscesse und vereiterte Lymphdrüsen müssen frühzeitig eröffnet werden.

Kapitel V.

Kuhpocken. Schutzblattern. Vaccina.

§. 1. Pathogenese und Aetiologie.

Die Kuhpocken sind eine exquisit ansteckende Krankheit, denn es gelingt fast in allen Fällen, durch Uebertragung des in den Pockenpusteln enthaltenen Vaccinagiftes von einem kranken Individuum auf ein gesundes bei diesem die Krankheit zum Ausbruch zu bringen. Der Inhalt der Pockenpusteln ist der einzige bekannte Träger des Contagium; die Ausdünstung der Haut und der Lunge, in welchen das Variolagift suspendirt ist, enthält das Vaccinagift nicht; wenigstens wird niemals ein gesunder Mensch dadurch angesteckt, dass er sich in der Atmosphäre eines an Vaccine erkrankten Menschen oder Thieres aufhält. Ein zweiter wichtiger Unterschied zwischen dem Variolagift und dem Vaccinagift ist der, dass letzteres nur an der Stelle der Haut, an welcher es eingeimpft ist, niemals wie das Variolagift auch an anderen Stellen eine Pockeneruption bewirkt. Die Frage, ob diese Verschiedenheiten darauf beruhen, dass das Kuhpockengift ein anderes Gift als das

Menschenpockengift ist, oder darauf, dass letzteres durch seine Uebertragung auf eine andere Thierspecies abgeschwächt, im Organismus einer Kuh nur unvollständiger und unwirksamer reproducirt werde, als im menschlichen Organismus, ist nicht endgültig zu entscheiden. – Die Disposition zur Erkrankung an Vaccine ist eine sehr verbreitete, und es gehört zu den seltenen Ausnahmen, dass ein Mensch, auf den zum ersten Male das Gift übertragen wird, von der Krankheit verschont bleibt. Das einmalige Ueberstehen der Kuhpocken hebt in zahlreichen Fällen die Disposition zu neuer Erkrankung an den Kuhpocken für die übrige Dauer des Lebens auf; noch zahlreicher aber sind diejenigen Fälle, in welchen diese Immunität nur eine Reihe von Jahren besteht und nach Ablauf derselben wieder aufhört. Die hochwichtige Entdeckung, dass das Ueberstehen der Kuhpocken, wie es die Anlage zur Erkrankung an den Kuhpocken, so auch die Anlage zur Erkrankung an den Menschenpocken auf hebt, ist besonders segensreich geworden, seitdem man sich überzeugt hat, dass auch dieser Schutz oft ein nur vorübergehender ist, und dass man von Zeit zu Zeit, etwa alle 7 bis 10 Jahre, die Kuhpockenimpfung wiederholen muss, wenn die Anlage zur Erkrankung an den Menschenpocken nicht wiederkehren soll.

Abgesehen von manchen abgeschmackten Bedenken, welche gegen das Einimpfen der Kuhpocken vorgebracht worden sind, lässt sich nicht in Abrede stellen, dass die Kuhpocken in einzelnen Fällen das Leben der Kranken in Gefahr bringen, und dass sie in anderen Fällen dauernde Störung der Gesundheit, namentlich Hautausschläge und andere scrophulose Affectionen hinterlassen. Die Annahme, dass in solchen Fällen gleichzeitig mit den Kuhpocken auch die Scrophulose von einem Kinde auf das andere durch das Impfen übertragen worden sei, ist nachweislich eine falsche. Es kommt vor, dass Kinder nach dem Impfen scrophulos werden, obgleich die Lymphe vom Arme durchaus gesunder Kinder entnommen ist, und ebenso, dass die geimpften Kinder gesund bleiben, auch wenn das Kind, von welchem man die Lymphe entnommen hat, exquisit scrophulos war. Das Auftreten der Scrophulose nach der Vaccination scheint von dem schwächenden Einfluss abzuhängen, welchen die mit fieberhaftem Allgemeinleiden verlaufenden Kuhpocken auf den kindlichen Organismus ausüben, und das Prävaliren der Exantheme unter den scrophulosen Affectionen mit der künstlich hervorgerufenen Erkrankung der Haut an der Impfstelle im Zusammenhang zu stehen. Wenigstens haben auch andere fieberhafte Krankheiten, sowie überhaupt alle schwächenden Einwirkungen, welche Kinder mit Anlage zur Scrophulose im ersten Lebensjahre treffen, denselben Einfluss auf die Entwickelung der Scrophulose, wie die Kuhpocken. Ebenso lehrt die Erfahrung, dass durch Vesicatore und andere Reize, welche auf die Haut einwirken, nicht nur eine Entzündung an der Einwirkungsstelle hervorgerufen, sondern auch die Disposition zu anderweitigen Erkrankungen der Haut gesteigert wird. Viele Kinder, welche bis dahin niemals an einem Exanthem gelitten haben, bekommen, wenn man ihnen Löcher für die Ohrringe in die Ohrläppchen bohrt, ebenso wie nach dem Impfen der Kuhpocken nässende Ekzeme im Gesicht, welche Monate lang fortbestehen. – Die Fälle, in welchen die Kuhpocken allein das Auftreten scrophuloser Affectionen verschulden, und in welchen dasselbe nicht vielmehr zum grössten Theil von anderen Momenten abhängt, namentlich von dem Entwöhnen der Kinder und dem Durchbruch der Zähne, welche in den meisten Fällen in die Zeit der Kuhpockenimpfung fallen, sind indessen selten, und die Fälle, in welchen die Kuhpocken das Leben der Geimpften in Gefahr bringen, noch seltener. Nur bei einem völligen Ignoriren der statistischen Resultate, welche eine wesentliche Abnahme der Sterblichkeit seit Einführung der Vaccination ausser Zweifel stellen, kann man diese Ausnahmefälle als Gründe gegen die Kuhpockenimpfung anführen. Dass mehr Kinder an Masern, an Scharlachfieber, an Croup, an Hydrocephalus sterben, seitdem die Pocken gleichsam eine grössere Zahl von Kindern für diese Krankheiten übrig lassen, ist leicht erklärlich. Die geringe Vermehrung der Todesfälle an den genannten Krankheiten kommt aber nicht im Entferntesten gegen die weit grössere Verminderung der Todesfälle an den Pocken in Betracht. Schwächliche Kinder mit scrophuloser Anlage impfe ich, wenn nicht das Auftreten einer Pockenepidemie alle anderen Rücksichten zurückdrängt, nicht wie es üblich ist im Verlaufe des ersten Lebensjahres, sondern erst später im zweiten oder dritten Jahre, nachdem die Zähne entwickelt sind, weil ich überzeugt bin, dass gerade für derartige Kinder viel darauf ankommt, dass man ihre erste Entwickelung vor nachtheiligen Einflüssen bewahrt.

§. 2. Anatomischer Befund.

Die anatomischen Veränderungen, welche in der Haut nach dem Einimpfen des Kuhpockengiftes entstehen, sind mit Ausnahme ihrer Beschränkung auf die Impfstellen denen, welche bei schweren Variolaformen auftreten, durchaus analog. Kuhpocken, welche nicht zur Verschwärung der Haut führen, sondern nach Art der milderen Form der Menschenpocken, der Variolois, eine Oberflächenaffection bleiben und keine Narben hinterlassen, gehören zu den Seltenheiten und scheinen gegen die Variola weniger zu schützen als solche, welche zur Verschwärung der Haut führen und mit Narbenbildung enden. — Am dritten Tage nach der Impfung bildet sich an der Impfstelle ein kleines rothes Knötchen, am fünften und sechsten Tage verwandelt sich dasselbe in ein Bläschen, bis zum achten Tage erreicht das Bläschen, an welchem man eine centrale Depression, den Pockennabel, und einen fächerigen Bau wahrnimmt, den Umfang einer Linse. Am neunten Tage wird der Inhalt der Pocken, während sich ein breiter dunkelrother Halo in ihrer Peripherie entwickelt, trübe und molkig, am zehnten Tage eiterartig; von dieser Zeit beginnt ein allmäliges Eintrocknen der fast immer unverletzten Pockenpustel. Gegen das Ende der dritten Woche oder noch später fällt der Schorf ab und hinterlässt eine etwas vertiefte, runde, weisse, auf ihrer Basis punctirte und gerippte Narbe. Der Pockennabel der Vaccine rührt nach *Simon* von dem beim Impfen gemachten Einstiche her: in Folge der Entzündung, welche durch den Einstich entsteht, komme eine Verklebung der Epidermis mit der Cutis zu Stande, und diese bewirke, dass, wenn sich später seröse Flüssigkeit zwischen beiden Membranen anhäuft, die Oberhaut an der Stelle, an welcher sie fester angeheftet ist, sich nicht loslöst; dafür spreche unter Anderem die Form des Nabels, welche genau der Verwundung entspricht; habe man durch einen Stich geimpft, so sei die Depression klein und rund, habe man durch einen Schnitt geimpft, so entstehe eine längliche Einziehung längs der Mitte der ovalen Pocke.

§. 3. Symptome und Verlauf.

Die Incubationszeit der Vaccine dauert fast constant drei Tage. Bemerkt man vor dem dritten Tage Veränderungen an der Impfstelle, so entwickeln sich fast niemals normale Pocken, sondern eine Dermatitis bald ekzematöser, bald furunculöser Natur. Man thut gut, in solchen Fällen nach einiger Zeit die Impfung zu wiederholen. Noch seltener ist eine abnorm lange Dauer der Incubationszeit; doch giebt es wohlconstatirte Fälle, in welchen erst zehn Tage nach der Impfung oder noch später die ersten Spuren der Pockenefflorescenzen bemerkt wurden. — Ein Stadium prodromorum wird bei der Vaccina niemals beobachtet. — Im Stadium eruptionis bilden die anatomischen Veränderungen der Haut, welche wir in §. 2. beschrieben haben, die einzigen Symptome der Krankheit. — Im Stadium maturationis verursacht die Entzündung heftige spannende Schmerzen und hindert die Bewegungen des kranken Armes. Oft schwellen die Lymphdrüsen in der

Achselhöhle an. In einzelnen Fällen brechen zwar nicht Pockenefflorescenzen, aber ein lichenartiger oder ekzematöser Ausschlag in der Umgebung der Vaccinapusteln und an anderen Körperstellen hervor. So regelmässig ein Invasionsfieber bei der Vaccina fehlt, so häufig ist das Stadium maturationis von einer Febris secundaria begleitet. Indessen erreicht die Intensität desselben wegen der geringen Ausbreitung der Dermatitis niemals einen so hohen Grad, wie bei der Variola. Nur für sehr schwächliche Kinder und auch für diese nur in Ausnahmefällen bringt dieses Fieber Gefahr. Ebenso gehört es zu den seltenen Ausnahmen, dass sich im Stadium maturationis der Vaccina gefahrdrohende erysipelatöse und pseudoerysipelatöse Entzündungen des Armes entwickeln.

§. 4. Therapie.

Wir haben in dem vorliegenden Paragraphen weniger von der Heilung der Kuhpocken, als von einer zweckmässigen Herbeiführung dieser Krankheit zu reden. Die wichtigsten Cautelen, welche man bei dem Impfen zu befolgen hat, sind folgende: 1) man entnehme die Lymphe nur von gesunden Kindern, welche zum ersten Male geimpft sind. So wenig wir an das Ueberimpfen von Dyskrasieen glauben, so halten wir es doch für vermessen und für unsittlich, ohne Noth das gefährliche Experiment zu machen, ob sich diese Ansicht bestätigt. Die Lymphe, welche man aus den Pusteln revaccinirter Individuen entnimmt, führt erfahrungsgemäss weniger sicher zur Entwickelung normaler Pocken, als die Lymphe aus den Pocken von Individuen, welche zum ersten Male geimpft sind; 2) man entnehme diese Lymphe am siebenten oder achten Tage nach der Einimpfung und zwar aus Pocken, welche in Betreff ihrer Grösse, ihrer Form und der Entzündung in ihrer Umgebung sich durchaus normal verhalten. Der Erfolg der Impfung aus älteren oder jüngeren Pocken oder aus Pocken von anomalem Verhalten ist weniger sicher; 3) man impfe wo möglich von Arm zu Arm. Ist man genöthigt, ältere Lymphe zu benutzen, so verdient solche, welche in zugeschmolzenen Capillarröhrchen aufbewahrt ist, vor allen anderen den Vorzug; 4) man impfe durch Einstiche mit der Lanzette oder der Impfnadel, wähle für die Impfung die Stellen des Oberarms, welche auch bei Kleidern mit kurzen Aermeln bedeckt sind, und mache auf jedem Arm etwa 5 Einstiche; zwischen denselben lasse man so grosse Zwischenräume, dass die Pocken oder ihre Entzündungshöfe nicht confluiren; 5) man impfe, wenn nicht eine Pockenepidemie herrscht, nur gesunde Individuen. Schlägt die Impfung fehl, so wiederhole man dieselbe nach einigen Monaten noch einmal; 6) bei einer ausbrechenden Pockenepidemie empfiehlt es sich, diejenigen Individuen, bei welchen 7–10 Jahre seit der letzten Vaccination verflossen sind, zu revacciniren; 7) man bewahre die Pockenpusteln vor Druck und vor Reibung, sorge namentlich dafür, dass Kinder die Impfstellen nicht zerkratzen, und halte vaccinirte Individuen während des Maturationsfiebers im Zimmer. Bei stärkeren Entzündungen des Armes in der Umgebung der Pocken mache man Umschläge mit kaltem Bleiwasser, bei zurückbleibenden Geschwüren Kataplasmen.

Kapitel VI.

Windpocken. Wasserpocken. Schafpocken. Varicella.

§. 1. Pathogenese und Aetiologie.

Von vielen Dermatologen werden die Windpocken mit der Variola und der Variolois identificirt und als die mildeste Form oder der leichteste Grad der Menschenpocken angesehen. Man erklärt sich bei dieser Auflassung das fast ausschliessliche Vorkommen der Windpocken bei Kindern daraus, dass bei ihnen die unlängst überstandenen Kuhpocken die Anlage zu den Menschenpocken zwar nicht gänzlich getilgt, aber auf ein Minimum reducirt haben, während sich bei älteren Individuen die nicht gänzlich erloschene Disposition zur Pockenerkrankung im Verlaufe des längeren Zeitraums, welcher seit der Impfung verstrichen ist, meist so weit retablirt hat, dass sie, der Pockeninfection ausgesetzt, an Variolois erkranken. Die Identität der Varicellen und der Menschenpocken ist indessen keineswegs erwiesen, und der Umstand, dass Varicellen auch bei Individuen vorkommen, welche noch nicht geimpft sind, und dass sie in solchen Fällen weder die Disposition für die Kuhpocken, noch die Disposition für die Menschenpocken tilgen, spricht sogar in schlagender Weise gegen die behauptete Identität. Ebenso sprechen die negativen Resultate der mit dem Inhalt der Varicellen angestellten Impfversuche bei solchen Kindern, welche noch nicht vaccinirt sind, und bei welchen daher die Präsumption einer Empfänglichkeit für das Pockengift vorhanden ist, gegen die Identität der Varicellen und der Variola. Die Beispiele, in welchen von Individuen mit Varicellen auf andere Varioloiden oder Variola, und umgekehrt von Individuen mit Variola auf andere Varicellen übertragen sein sollen, würden allerdings für die Identität sprechen, wenn nicht bei derartigen Fällen der Verdacht vorläge, dass leichte Formen der Varioloiden mit Varicellen verwechselt worden seien. In der Regel lässt sich nachweisen, dass notorische Varicellen zwar anstecken, dass aber alle Individuen, welche angesteckt werden, geimpfte und nicht geimpfte, an Varicellen, nicht an Variola oder Variolois erkranken. Die Varicellen pflegen in kleineren oder in grösseren Epidemieen aufzutreten, welche zuweilen Pockenepidemieen begleiten, denselben vorhergehen oder auf dieselben folgen, in anderen Fällen aber auch neben Masern oder Scharlachepidemieen herrschen; nicht selten wird auch ein sporadisches Vorkommen der Varicellen beobachtet.

§. 2. Anatomischer Befund.

Das Exanthem beginnt unter der Form kleiner, rother, getrennt stehender Flecke, welche sich nach wenigen Stunden durch einen reichlichen serösen Erguss zwischen Cutis und Epidermis in linsen- bis erbsengrosse wasserhelle Bläschen verwandeln. Diese Bläschen lassen weder eine centrale Depression noch einen fächerigen Bau erkennen. Ihr Inhalt wird nach einiger Zeit molkig getrübt, nimmt aber keine eigentlich purulente Beschaffenheit an. Aus den Bläschen bilden sich durch Eintrocknen flache Schorfe, welche nach wenigen Tagen abfallen, ohne Narben zu hinter lassen. Man unterscheidet nach der Form der Bläschen Varicellae globulosae, ovales, lenticulares, coniformes, acuminatae. — Sehr oft beobachtet man, zumal bei einer sehr ausgebreiteten Eruption, dass neben zahlreichen Varicellenbläschen, welche den gewöhnlichen Verlauf nehmen, einige wenige sich mit Eiter füllen (Varicellae pustulosae), ganz das Ansehen von Variolapusteln bekommen und selbst Narben hinterlassen. Da die Form der Variolapusteln keineswegs specifisch ist, sondern unter Anderen mit der Form mancher Ekthymapusteln genau übereinstimmt, so darf man auf die äussere Aehnlichkeit einzelner Varicelleneffloreseenzen mit Variolaeffloreseenzen kein grosses Gewicht legen und etwa auf dieses Moment die Annahme der Identität beider Krankheitsformen basiren wollen.

§. 3. Symptome und Verlauf.

In den meisten Fällen ist das Aufschiessen der Varicellenbläschen das erste Symptom, durch welches sich die Krankheit verräth. Selbst sehr sorgsame und ängstliche Mütter bemerken gewöhnlich Nichts von einem Prodromalstadium und versichern, dass ihr Kind in den Tagen vor der Eruption heiter und gesund gewesen sei. Weit seltener geht dem Exanthem einen oder einige Tage lang leichtes Fieber und allgemeines Unwohlsein, Verstimmung,

Appetitlosigkeit, Kopfschmerz vorher. Die Varicellen breiten sich ohne alle Regelmässigkeit über den Körper aus. Am Zahlreichsten sind sie gewöhnlich auf dem Rücken und auf der Brust. Das Gesicht bleibt in den meisten Fällen verschont. Das einzelne Bläseben ist schon nach sechs bis zwölf Stunden vollständig entwickelt; schon am zweiten Tage trübt sich sein Inhalt, und schon am vierten trocknet es ein. Da es nur selten bei einer einmaligen Eruption bleibt, da gewöhnlich mehrere Tage hindurch neue Bläschen emporschiessen, so zieht sich die Krankheit oft 14 Tage oder noch länger hin, und man trifft in den späteren Perioden derselben neben eingetrockneten Bläschen frischentstandene an. Nur selten bilden sich auch auf der Schleimhaut des Mundes und der Fauces einzelne Bläschen, welche sich bald in kleine runde Geschwüre verwandeln. Das Allgemeinbefinden der Kranken ist völlig ungetrübt.

§. 4. Therapie.

Von einer Behandlung der Varicellen kann kaum die Rede sein, da die Krankheit weder mit Gefahren noch mit grossen Beschwerden verbunden ist und in allen Fällen nach 8–14 tägigem Bestehen in Genesung endet. Immerhin empfiehlt es sich, die Kranken während der Dauer der Varicellen besonders sorgfältig vor nachtheiligen Einflüssen zu bewahren, sie im Zimmer zu halten und ihre Diaet zu reguliren.

Kapitel VII.

Exanthematischer Typhus. Petechialtyphus. Fleckfieber.

§. 1. Pathogenese und Aetiologie.

Der exanthematische Typhus – morbus acutus, febrilis, contagiosus, exanthemate proprio ac eminenti systematis nervosi passione stipatus (*Hildenbrand*) – schliesst sich durch seine exquisite Contagiosität und durch die unter der Form eines verbreiteten Exanthems auf der äusseren Haut stattfindende Localisation den bisher besprochenen Infectionskrankheiten, den Masern, dem Scharlach, den Pocken auf das Engste an, zeigt aber auf der andern Seite in seinen Symptomen so mannichfache Uebereinstimmungen mit dem Abdominaltyphus, dass er von namhaften Autoren nur für eine Abart des letzteren gehalten wird. Die Contagiosität des exanthematischen Typhus ist allein von solchen Forschern (Virchow) in Zweifel gezogen worden, welche nur in ausgedehnten Epidemieen Beobachtungen anzustellen Gelegenheit hatten. Wenn sich eine epidemische Krankheit erst über die Bevölkerung einer grossen Stadt oder eines noch grösseren Districtes verbreitet hat, ist es fast immer unmöglich, zu constatiren, ob die Krankheit von einem Individuum auf ein anderes übertragen wird, oder ob beide unabhängig von einander nur dadurch, dass sie denselben Schädlichkeiten ausgesetzt sind, erkranken. Ganz anders verhält es sich, wenn die Krankheit in nicht zu umfangreichen Localitäten, welche sich leicht übersehen lassen, und welche bis dahin verschont waren, auftritt und um sich greift. In solchen Fällen ist die Gelegenheit zur Entscheidung der Frage nach der Contagiosität oder Nichtcontagiosität weit günstiger. Allen Beobachtern, welchen diese Gelegenheit in Betreff des exanthematischen Typhus zu Gebote stand, sprechen sich dahin aus, dass die Contagiosität fast bei keiner Krankheit handgreiflicher sei als beim exanthematischen Typhus. Ich will unter den zahlreichen Beobachtungen, welche diese Behauptung stützen, zwei eigene mittheilen, da sie besonders schlagend die Contagiosität des exanthematischen Typhus beweisen. Im Jahre 1854 wurden dem Magdeburger Krankenhause zwei Kranke mit exanthematischem Typhus aus dem zu jener Zeit sehr überfüllten Criminalgefängniss überwiesen. Es waren seit Monaten nur vereinzelte Fälle von Abdominaltyphus, kein Fall von exanthematischem Typhus auf meiner Abtheilung vorgekommen. Acht Tage nach der Aufnahme jener Kranken wurden zwei andere Individuen von exanthematischem Typhus befallen, welche in der unmittelbaren Nähe jener Kranken gelegen hatten, und von denen der eine an Intermittens, der andere an Epilepsie im Krankenhause behandelt wurde; kurze Zeit darauf erkrankten auch der Wärter und die Wärterin, welche die Kranken gepflegt hatten, an exanthematischem Typhus. Alle anderen Bewohner des Krankenhauses blieben nach der Isolirung der Typhuskranken verschont, und auch in der Stadt kamen zu jener Zeit keine Fälle von exanthematischem Typhus zur Beobachtung. — Im März des Jahres 1855 wurde ein Handelsmann aus Heiligenstadt, welcher auf der Reise an exanthematischem Typhus erkrankt war, auf meine Abtheilung aufgenommen, nachdem inzwischen fast ein ganzes Jahr verflossen war, ohne dass auf derselben ein neuer Fall vorgekommen wäre. Acht Tage nach der Aufnahme dieses Mannes wurden ein Schmiedegesell und ein Handarbeiter, welche demselben gegenüber gelegen hatten, von der Krankheit befallen. Nachdem die Kranken isolirt waren, erkrankte mein Assistent, eine Waschfrau und alle diejenigen Individuen, welche, zum Theil aus dem Krankenpersonal ausgewählt, die Pflege der Typhuskranken übernommen hatten. Erst seitdem ein Reconvalescent von exanthematischem Typhus als einziger Wärter für die Typhuskranken angestellt wurde, kam keine neue Erkrankung weder im Krankenhause noch ausserhalb desselben vor.*) Das Contagium ist in der Atmosphäre der Kranken enthalten und zeigt eine bedeutende Tenacität, so dass es sich in schlecht gelüfteten Krankenzimmern ein halbes Jahr lang halten kann, ohne seine Wirksamkeit zu verlieren. Die Dauer der Incubationszeit scheint nach den nicht sehr zahlreichen brauchbaren Beobachtungen zwischen 7 und 14 Tagen zu schwanken. Schwieriger zu beantworten ist die Frage, ob sich der exanthematische Typhus ausschliesslich durch ein Contagium fortpflanze, oder ob sich das Gift unter gewissen Umständen auch ausserhalb des menschlichen Organismus ausbilde. Der Umstand, dass die Krankheit auch in überfüllten Gefängnissen, auf Schiffen und an andern Plätzen, deren Bewohner keinen Verkehr mit anderen Menschen haben, auftritt, spricht gegen die ausschliesslich contagiöse Verbreitung und für den wenigstens zum Theil miasmatischen Ursprung des exanthematischen Typhus. Die vollständige Uebereinstimmung der Symptome, mag die Krankheit auf die eine oder auf die andere Weise entstanden sein, zwingt uns zu der Annahme, dass das ausserhalb des menschlichen Körpers gebildete und das innerhalb desselben reproducirte Gift, das Typhusmiasma und das Typhuscontagium identisch sind. Die Natur dieses Giftes ist uns zwar ebenso unbekannt als die Natur des Masern-, des Scharlach- und des Pockengiftes, aber wir kennen die Bedingungen, welche die autochthone Entstehung desselben und seine Reproduction im Körper begünstigen, genauer als die Bedingungen, welche die Reproduction des Masern-, des Scharlach- und des Pockengiftes begünstigen und dadurch zu Zeiten ausgebreitete Epidemieen dieser Krankheiten ins Leben rufen. So ist es eine wohlconstatirte Thatsache, dass der exanthematische Typhus um so ansteckender ist, je grösser die Zahl der Kranken ist, welche in einem Zimmer zusammenliegen, und ebenso ist es Thatsache, dass namentlich an solchen Plätzen, an welchen eine grössere Zahl von Menschen auf einen engen Raum zusammengedrängt ist, auf Schiffen, in Gefängnissen, in Lazarethen eine autochthone Entstehung des Typhusgiftes, das Auftreten der berüchtigten „Schiffstyphen“, „Kerkerfieber“ „Lazarethfieber“ beobachtet wird. Wenn derartige Beobachtungen zu der Vermuthung berechtigen, dass Zersetzungen, welche die Ausdünstun-

*) Dieser Reconvalescent, welcher mit grosser Gewissenhaftigkeit und aufopfernder Treue die Kranken pflegte, hatte 20 Jahre lang schwere Ketten getragen, weil er der Ermordung eines Geistlichen überführt war, und hatte erst seit Kurzem die Festung verlassen.

gen oder die Excremente zusammengehäufter Menschen erfahren, und die Beimischung der Producte dieser Zersetzungen zu der eingeathmeten Luft oder den aufgenommenen Nahrungsmitteln und Getränken eine wichtige Rolle bei der Bildung des in Rede stehenden Giftes spielen, so stehen dieselben Bedenken, welche wir bei der Besprechung des Maserncontagium ausgesprochen haben, der Annahme entgegen, dass das Gift selbst ein gasförmiger Körper oder überhaupt ein Zersetzungsproduct sei. Wir dürfen ferner nicht verschweigen, dass bei Weitem nicht in allen Fällen, in welchen eine grosse Zahl von Menschen auf einen verhältnissmässig kleinen Raum zusammengedrängt ist, exanthematischer Typhus auftritt, weil diese Thatsache beweist, dass nur, wenn ausser den bekannten Bedingungen noch andere unbekannte Bedingungen vorhanden sind, das Miasma des exanthematischen Typhus sich bildet. — Ein endemisches Vorkommen des exanthematischen Typhus wird ferner in solchen Gegenden beobachtet, in welchen, wie in Irland, in Oberschlesien, in Polen, in den russischen Ostseeprovinzen, ein grosser Theil der Bevölkerung in grosser Armuth und bitterem Elende lebt. Kommen in diesen Gegenden Missernten und Theurungen vor, so steigert sich mit der Noth der Bewohner oft die Frequenz der Typhusfälle zu einer ungewöhnlichen Höhe: es treten sehr verheerende Epidemieen von sogenanntem „Hungertyphus“ auf. Aehnliche Epidemieen werden auch in Gegenden beobachtet, in welchen weder Armuth und Elend, noch der exanthematische Typhus endemisch ist, wenn die Bewohner derselben in sehr ungünstige Verhältnisse gerathen. So werden namentlich belagerte Städte, schlecht versorgte Feldlager, sowie sonst wohlhabende Städte und Gegenden, wenn in Kriegszeiten Ackerbau und Handel darniederliegt und grosse Theurung eintritt, von Epidemieen des exanthematischen Typhus („Kriegstyphus“) heimgesucht. Ob bei den Kriegs- und Hungertyphen der Mangel an Nahrung, die Sorgen und das Elend, oder ob der Genuss verdorbener in Zersetzung begriffener Nahrungsmittel, zu welchen der Hunger zwingt, und die Vernachlässigung der Reinlichkeit, welche Armuth und Noth gewöhnlich im Gefolge haben — also ähnliche Momente wie bei dem Schiffstyphus, dem Kerker- und Lazarethfieber — diejenigen Umstände sind, welche der Entwickelung des Typhusgiftes Vorschub leisten, ist nicht mit Sicherheit zu entscheiden; doch hat die letztere Annahme die grössere Wahrscheinlichkeit für sich. — Die Empfänglichkeit für das Miasma oder das Contagium des exanthematischen Typhus ist eine sehr verbreitete; nur das erste Kindesalter und das Greisenalter bleiben gewöhnlich verschont. Männer und Frauen erkranken in etwa gleicher Anzahl, kräftige und gesunde Individuen werden eben so häufig als schwache und kränkliche von exanthematischem Typhus befallen. Uebermässige Anstrengung und andere schwächende Einflüsse scheinen die Disposition zu steigern. Die einmalige Durchseuchung schwächt die Disposition zu neuer Erkrankung, ohne sie gänzlich zu tilgen.

Ueber die geographische Verbreitung des exanthematischen Typhus in Europa sprechen sich *Griesinger* und *Hirsch*, deren vortreffliche Arbeiten wir in dem vorliegenden Abschnitte wiederholt benutzen, dahin aus: der exanthematische Typhus war vom Anfang des 16. bis zum Ende des 18. Jahrhunderts als die ständige Typhusform über alle Länder Europas verbreitet; während der Kriege im Anfange dieses Jahrhunderts erreichte er die grösste Ausbreitung. Nach jener Zeit wurde er auf dem Continent so selten, dass hier und da die Ansicht aufkam, es gebe keinen Typhus ohne Darmgeschwüre. Erst in den letzten Decennien haben die Epidemieen in Oberschlesien u. s. w. diesen Irrthum aufgehellt. Gegenwärtig bildet der exanthematische Typhus auf den brittischen Inseln und an einzelnen Flecken Mitteleuropas (Oberschlesien, Polen, russische Ostseeprovinzen) die endemische Form des Typhus. In Südeuropa, Unteritalien, in den orientalischen Ländern, in Ungarn scheint der exanthematische Typhus häufig theils allein, theils vielfach mit anderen Formen gemischt vorzukommen. — Kleine Epidemieen des exanthematischen Typhus werden fast überall von Zeit zu Zeit beobachtet und scheinen vorzugsweise durch Einschleppung hervorgerufen zu werden.

§. 2. Anatomischer Befund.

Das Exanthem, welchem der exanthematische Typhus seinen Namen verdankt, die typhöse Roseola, ist an der Leiche eben so wenig als das Masern- und Scharlachexanthem zu erkennen, denn nach dem Tode sind mit dem allgemeinen Erblassen der Hautdecken die circumscripten Hyperaemieen der Cutis verschwunden, aus welchen die Roseola besteht. Zuweilen haben freilich jene circumscripten Hauthyperaemieen auch zu Gefässrupturen und zu kleinen Haemorrhagieen in das Gewebe der Cutis geführt, und man findet dann die Haut der Leichen mit mehr oder weniger zahlreichen und umfangreichen Petechien bedeckt; aber dieser Befund ist durchaus nicht constant, und man muss sich hüten, Petechien für das pathognostische Symptom des „Petechialtyphus“ zu halten. Die während des Lebens auf der Haut der Kranken beobachteten Roseolaflecke, deren Beschreibung wir wie die des Masern-, Scharlach- und Pockenexanthems in die Besprechung des anatomischen Befundes aufnehmen, haben eine grosse Aehnlichkeit mit Masernflecken, sind etwa von derselben Grösse, derselben Gestalt, derselben Farbe, fliessen auch hier und da zu unregelmässigen Figuren zusammen, sind aber nicht wie Masernflecke mit kleinen Papeln besetzt. Bald liegen sie im Niveau der sie umgebenden Haut, bald ragen sie um ein Weniges über dasselbe hervor. Während man beim Abdominaltyphus die meist nur sehr sparsamen und nicht einmal in allen Fällen nachweisbaren Roseolaflecke oft mühsam aut dem Bauch und auf der Brust des Kranken suchen muss, sind bei dem exanthematischen Typhus die Roseolaflecke keineswegs auf jene Stellen beschränkt, bedecken vielmehr in grosser Anzahl den ganzen Rumpf und die Extremitäten und fällen so deutlich in die Augen, dass man sie selbst bei oberflächlicher Betrachtung nicht leicht übersieht. Im Gesicht kommt die Roseola nur selten vor, und dieser eine Umstand schützt hinlänglich vor einer Verwechselung des Typhus- und des Masernexanthems.

Auch der übrige Leichenbefund pflegt dem nach acuten Exanthemen beobachteten sehr ähnlich zu sein. Wenn der Tod frühzeitig eintritt, so sind die Leichen meist wenig abgemagert, zeigen bedeutende Todesstarre und an den abhängigen Stellen ausgebreitete Leichenhypostase. Die Muskeln sind von dunkler Beschaffenheit, das Herz und die grossen Gefässe enthalten ein kirschrothes Blut und in manchen Fällen reichliche Faserstoffabscheidungen. Das Gehirn ist gewöhnlich blutreich, die Bronchialschleimhaut stark injicirt und mit zähem Schleim bedeckt. Im Lungengewebe findet man häufig mehr oder weniger ausgebreitete schlaffe Hepatisationen und atelektatische Stellen. Die Bronchialdrüsen sind geschwellt, aber nicht markig infiltrirt. Im Darmkanal und in den Gekrösdrüsen zeigen sich keine constanten und wesentlichen Veränderungen. Die Milz ist fast in allen Fällen geschwellt und von verminderter Consistenz. — Ist der Tod erst in den späteren Stadien der Krankheit eingetreten, so ist die Todtenstarre meist geringer; die Leichen sind mehr abgemagert; die Nasenflügel erscheinen oft wie angeraucht, Zähne und Zahnfleisch sind mit russigem Belag bedeckt; das Blut enthält mit wenigen Ausnahmen keine Fibringerinnung, ist schmierig, sehr dunkel oder mit einem Stich ins Kirschrothe, und hat die Wandungen der Gefässe stark imbibirt. In den Lungen finden sich gewöhnlich ausgebreitete Hypostasen; die Milz ist bedeutend angeschwollen; sie enthält zuweilen haemorrhagische Infarcte und in seltenen Fällen zahlreiche kleine Abscesse. Im Magen und Darmkanal findet man keine constanten Anomalieen, höchstens eine mässige Schwellung der solitären und Peyer'schen Drüsen, wie sie auch bei den acuten Exanthemen beobachtet wird. Auch die übrigen Organe zeigen keine charakteristischen und constanten Abweichungen von ihrem normalen

Verhalten. – In den seltenen Fällen, in welchen der Tod noch später durch Nachkrankheiten erfolgt ist, findet man bei der Section die verschiedenartigsten Anomalieen: vereiterte Parotidengeschwülste, die Residuen crouposer und diphtheritischer Processe, ausgebreitete Bindegewebsnekrosen, Decubitus, Gangrän der Extremitäten u. s. w.

§. 3. Symptome und Verlauf.

Es giebt nicht viele Krankheiten, deren Symptome in den einzelnen Erkrankungsfällen eine so auffallende Uebereinstimmung zeigen, und die bei verschiedenen Individuen einen so gleichartigen Verlauf nehmen, wie der exanthematische Typhus.

Die Incubationszeit ist in den meisten Fällen nicht frei von Krankheitserscheinungen; aber dieselben bestehen in leichtem Frösteln, Kopfweh, gestörtem Schlaf, Appetitlosigkeit, in einem Gefühl von Mattigkeit, Abgeschlagenheit und Unbehagen, kurz in Symptomen, wie sie auch dem Ausbruch anderweitiger Krankheiten vorhergehen und keinen bestimmten Anhalt für die Art der bevorstehenden Erkrankung abgeben. Nur zu solchen Zeiten, in welchen der exanthematische Typhus epidemisch herrscht, lässt sich aus den genannten Krankheitserscheinungen vermuthen, dass das betreffende Individuum mit Typhusgift inficirt ist, eine Vermuthung, welche an Wahrscheinlichkeit gewinnt, wenn gleichzeitig katarrhalische Beschwerden, Husten, Schnupfen, Brennen der Augen vorhanden sind. Bei den ersten beiden Fällen von exanthematischem Typhus, welche ich im Magdeburger Krankenhause während der Incubationszeit beobachtete, glaubte ich anfangs mit einem einfachen Katarrhfieber zu thun zu haben. Die Dauer dieser Vorboten variirt von wenigen Tagen bis zu einer Woche und darüber. Auch die Intensität derselben ist verschieden, so dass manche Kranken während derselben ihren Geschäften nachgehen, während andere schon zu dieser Zeit das Bett aufsuchen.

Das Stadium invasionis des exanthematischen Typhus, welches dem Stadium invasionis s. catarrhale der Masern durchaus analog ist, beginnt mit einem einmaligen Schüttelfrost von grosser Heftigkeit und langer Dauer, oder mit wiederholten leichten Frostanfällen, auf welche ein anhaltendes starkes Hitzegefühl folgt. Fast immer sind die Kranken nach dem Eintritt des ersten Frostanfalles nicht mehr im Stande das Bett zu verlassen; sie fühlen sich aufs Aeusserste matt und kraftlos, klagen über Schwere und Benommensein des Kopfes, zuweilen auch über heftigen Kopfschmerz, den ein nicht selten eintretendes Nasenbluten vorübergehend erleichtert. Dazu gesellen sich Schwindel, Flimmern vor den Augen, Ohrensausen, Schwerhörigkeit, schmerzhafte Empfindungen in den Muskeln, Zittern bei den Bewegungen der Extremitäten; die Kranken liegen meist schon auffallend apathisch im Bette, sprechen im Schlafe vor sich hin, haben auch während des Wachens mussitirende Delirien. Andere sind aufgeregt und unruhig, haben ängstliche und wilde Phantasieen und sind kaum im Bett zu erhalten. Bei meiner ersten Visite fand ich den einen Kranken, welcher mir aus dem Criminalgefängniss mit exanthematischem Typhus übergeben war, in der Zwangsjacke. – Ausser diesen Symptomen abnormer Innervation sind im Invasionsstadium des exanthematischen Typhus fast immer Zeichen intensiver Katarrhe vorhanden: die Augen sind lichtscheu und geröthet, die Thränensecretion ist vermehrt, die Nase ist trocken und verstopft oder secernirt ein anfangs flüssiges später mehr zähes und zu Krusten vertrocknendes Secret; auch das Schlingen ist oft gehindert und schmerzhaft, die Zunge ist weiss belegt, der Geschmack pappig; zuweilen stellt sich Uebelkeit und Erbrechen, nicht selten einige Male Durchfall ein. Constanter als diese Symptome, welche in manchen Fällen fehlen oder nur angedeutet sind, ist ein quälender oft rauher Husten, durch welchen geringe Mengen eines zähen zuweilen mit Blut gemischten Schleimes ausgeworfen werden. Bei der Auscultation hört man zahlreiche Rhonchi. – Ueber den Grad und den Gang des Fiebers besitzen wir nur wenige genaue Beobachtungen, die wir *Wunderlich* verdanken. Nach diesen erreicht die Temperatursteigerung schon in den ersten Tagen eine Höhe von 40–41°; der Puls ist gewöhnlich gross, voll, weich, sehr selten doppelschlägig und zeigt eine Frequenz von etwa 100 Schlägen in der Minute. Entsprechend dem bedeutenden Wasserverlust, welchen der Körper des Kranken bei der hohen Temperatur durch die verstärkte Verdunstung erfährt, ist der Durst sehr vermehrt, der Urin sparsam und saturirt. Schon in diesem Stadium lässt sich endlich in den meisten Fällen eine Vergrösserung der Milz durch Percussion nachweisen.

Mit dem ersten Auftreten der Roseolaflecke, welches in die zweite Hälfte der ersten Woche, gewöhnlich zwischen den dritten und fünften, selten erst auf den siebenten Tag der Krankheit fällt, beginnt – wenn wir die Analogie des exanthematischen Typhus mit den acuten Exanthemen festhalten – das Stadium eruptionis et florescentiae. Anfangs sind die Flecke spärlich und zeigen sich nur auf dem Rumpfe; bald aber mehren sie sich, verbreiten sich gegen den Hals und gegen die Extremitäten, bis endlich der ganze Körper mit Ausnahme des Gesichts von ihnen bedeckt ist; an manchen Stellen stehen sie dichter, an anderen weniger dicht; nur ausnahmsweise bleibt die Eruption überhaupt spärlich; aber selbst in solchen Fällen ist sie noch immer reichlicher, als die Roseolaeruption bei einem Abdominaltyphus. Die Dauer des Exanthems ist eine längere als die Dauer des Masern- und Scharlachexanthems; denn die Roseolaflecke verlieren sich erst gegen das Ende der zweiten Woche mit der Defervescenz des Fiebers und der übrigen Krankheitserscheinungen. Je länger die Roseolaflecke bestehen, um so mehr weicht die anfangs hochrothe Farbe derselben einer mehr lividen Färbung; sie verschwinden dann nur unvollständig unter dem Fingerdruck; oft geht ein Theil derselben in ausgesprochene Petechien über. — Die Allgemeinerscheinungen bessern sich mit dem Ausbruch des Exanthems nicht. Zwar pflegen die Kranken weniger über Kopf- und Gliederschmerzen zu klagen, aber dies beruht nur darauf, dass ihr Sensorium stärker benommen ist; sie vermögen nicht mehr klar zu denken, geben auf Fragen nur langsame und unvollständige Antworten und haben aus dieser Zeit, in welcher sie bald in blanden, bald in lauten und stürmischen Delirien befangen und zuweilen beständig bestrebt sind aus dem Bett zu springen und fortzulaufen, nach ihrer Reconvalescenz fast niemals eine Erinnerung. Die Schwerhörigkeit erreicht oft einen hohen Grad. Die Zunge ist trocken und mit einer bräunlichen Borke bedeckt, die Conjunctiva injicirt, der Husten hat meist nachgelassen; aber die Respiration ist oberflächlicher und beschleunigt, die Rhonchi sind zahlreicher, und der Percussionsschall ist an den abhängigen Stellen des Thorax nicht selten gedämpft. Der Stuhlgang ist fast immer angehalten, der Urin wird häufig in das Bett gelassen. — Das Fieber hält sich nach *Wunderlich* in leichteren Fällen bis gegen das Ende der ersten Woche auf der Höhe, welche es am dritten oder vierten Tage der Krankheit erreicht hatte, oder man bemerkt in der zweiten Hälfte der ersten Woche ein gelindes Abnehmen der Temperatur und am siebenten oder achten Tage eine deutliche Remission. In schwereren Fällen dagegen steigt die Temperatur in der zweiten Hälfte der ersten Woche, und die Remission am siebenten Tage bleibt aus. Die Frequenz des schon zu dieser Zeit oft auffallend kleinen und weichen Pulses pflegt der Höhe der Temperatur wenigstens annähernd zu entsprechen, so dass die Zahl der Pulsschläge in leichteren Fällen etwa 100, in schwereren 120 Schläge und darüber in der Minute beträgt. Die Milz ist gegen das Ende der ersten Woche gewöhnlich schon sehr bedeutend angeschwollen. — In der zweiten Woche, während das Exanthem immer mehr ein livides Ansehen bekommt, steigern sich alle Krankheitserscheinungen und erreichen gegen das Ende dieser Woche gewöhnlich ihre Akme. Die Kranken liegen dann fast immer in anhaltender Rückenlage im Bette, die Augen halbgeschlossen, die Kniee nach auswärts herabgesunken, die Hände zwischen den Oberschenkeln, in tiefer Betäubung, aus der sie kaum zu erwecken sind. Von Zeit zu Zeit murmeln sie unverständliche Worte, machen Grimassen, gesticuliren, zupfen an der Bettdecke, wollen sich aufrichten, versuchen es die Füsse aus dem Bett zu setzen, und es lässt sich fast nie verkennen, dass, während alle Rücksichten auf Scham und Sitte aufgehört haben, während die reale Aussenwelt den Kranken entschwunden ist, die Welt ihrer Wahnvorstellungen für sie fortbesteht und ihren Geist mehr oder weniger lebhaft beschäftigt. Sie äussern keinen Durst, obgleich die Zunge trocken und mit einer schwärzlichen harten Borke bedeckt ist; bringt man aber ein Glas mit Wasser an ihre Lippen, so versuchen sie gierig zu trinken; oft misslingt dieser Versuch, weil die Zunge zittert oder starr und unbeweglich ist, und weil auch das Schlingen erschwert ist. Die Nasenflügel haben gewöhnlich einen russigen Anflug, die Zähne und das Zahnfleisch sind mit einem schmierigen Belag, dessen Zersetzung dem widerlichen Foetor ex ore zu Grunde liegt, überzogen. Bei vielen Kranken ist zu dieser Zeit die Haut mit Petechien und Miliariabläschen bedeckt; bei vielen sind Erscheinungen von Pneumonie und von ausgebreiteter Atelektase vorhanden, bei anderen Symptome einer eiterigen Parotitis. Die geschilderten Symptome eines schweren Allgemeinleidens und einer tiefen Störung der Innervation, sowie Pneumonie, Lungencollapsus, Parotitis, kommen selbst in solchen Fällen von exanthematischem Typhus, welche einen günstigen Verlauf nehmen, zur Beobachtung, eine Thatsache, welche man kennen muss, um die Gefahr derselben nicht zu überschätzen. — Das Fieber steigert sich in allen Fällen, mag eine Remission desselben am siebenten Tage eingetreten sein oder nicht, im Anfang der zweiten Woche. In l e i c h t e r e n Fällen dauert diese Steigerung nur wenige Tage und erreicht keine excessive Höhe; in s c h w e r e r e n Fällen aber dauert die Steigerung bis zum Ende der zweiten Woche oder selbst bis zum sechszehnten oder siebzehnten Tage, und es werden die höchsten Temperaturnummern (42° und darüber) erreicht. Die Herzaction ist während dieser Zeit nicht blos aufs Aeusserste gesteigert, sondern auch oft auffallend schwach; die Herztöne werden daher nur leise und unrein gehört, der Puls ist klein und undeutlich, die Circulation in so hohem Grade verlangsamt, dass an den vom Herzen entfernten Theilen die Temperatur der Haut sich der Temperatur der Umgebung nähert und die Hände und Füsse kühl erscheinen, während am Rumpfe ein Calor mordax vorhanden ist.

Das dritte Stadium des exanthematischen Typhus, welches mit vollem

Recht von allen Autoren als Stadium criticum bezeichnet wird, beginnt fast constant in den letzten Tagen der zweiten Woche, und nur bei besonders schweren Fällen ausnahmsweise in den ersten Tagen der dritten Woche. Es ist kaum möglich, ehe man selbst dergleichen Fälle beobachtet hat, sich eine richtige Vorstellung von dem wunderbaren Umschwung zu machen, welchen die Krankheitserscheinungen des exanthematischen Typhus mit dem Eintritt des Stadium criticum während einer einzigen Nacht erfahren. Bei keiner andern Krankheit kommt eine ähnlich schnelle Wendung aus einem scheinbar desolaten zu einem sehr leidlichen Befinden vor. Die Kranken verfallen, nachdem fast immer eine besonders heftige Exacerbation der gesammten Krankheitserscheinungen vorhergegangen ist, in einen ruhigen, tiefen, viele Stunden lang anhaltenden Schlaf, aus welchem sie mit freierem Sensorium, aber gewöhnlich ohne alle Erinnerung an das, was sie in den letzten Tagen und Wochen erlebt haben, erwachen. Die Temperatur des Körpers ist während dieses kritischen Schlafes oft um 2 Grad, die Pulsfrequenz um 20–30 Schläge gesunken; der Calor mordax ist von der Haut verschwunden, und ein duftender Schweiss ist ausgebrochen; die Roseolaflecke sind abgeblasst. — In günstig verlaufenden Fällen geht die Defervescenz unmittelbar in eine freilich immer langsame Reconvalescenz über. Die Kranken schlafen auffallend viel, ihr Bewusstsein ist beim Aufwachen allmälig immer weniger umnebelt, obgleich sie noch Wochen lang einen blöden und dummen Eindruck machen. Der schmutzige Belag wird von den Zähnen und dem Zahnfleisch abgestossen, die Zunge wird wieder feucht, der Appetit kehrt zurück. Mit lockerem Husten werden Sputa cocta ausgeworfen, die Haut, von welcher die Roseolaflecke verschwunden sind, fängt an sich abzuschuppen, die etwa vorhandenen Petechien blassen ab, die Körpertemperatur und die Pulsfrequenz sinken bis zur Norm oder unter dieselbe herab, die Milz verkleinert sich. Selbst im besten Falle gehen indessen Wochen darüber hin, ehe der Kranke im Stande ist das Bett zu verlassen und im Zimmer umherzugehen. In der Mehrzahl meiner Fälle kehrte der Vollgebrauch der Geisteskräfte noch langsamer als der der Körperkräfte zurück.

Nicht in allen Fällen geht das Stadium criticum ohne weitere Störungen in die Reconvalescenz über: sehr oft schliessen sich an den eigentlichen Typhusprocess Nachkrankheiten an, zu welchen, wie es scheint, das hochgradige Fieber, die Störung der Respiration, die anhaltende Abstinenz, die Resorption von Exsudaten und andere unbekannte für den Organismus feindliche Momente im Verlaufe des Typhus den Grund gelegt haben. Für diese Auffassung der Nachkrankheiten des exanthematischen Typhus spricht der Umstand, dass dieselben Nachkrankheiten auch nach dem Ablauf des Abdominaltyphus, des Puerperalfiebers, der Cholera und anderer Krankheitsprocesse vorkommen, welche schwere Eingriffe in die Oekonomie des Körpers bedingen. Manche Kranke verfallen, ohne dass Entzündungen wichtiger Organe oder andere materielle Gründe sich auffinden lassen, von Neuem in ein Fieber, dem sie in manchen Fällen unter den Erscheinungen der höchsten Erschöpfung erliegen, da die ohnehin schon geschwächten Kräfte durch dasselbe schnell consumirt werden. Bei anderen Kranken entstehen erst nach Ablauf des Typhusprocesses Entzündungen und Vereiterungen der Parotis, bei anderen Pneumonieen, Pleuresieen, diphtheritische und folliculäre Entzündungen des Darms, bei noch anderen bilden sich zahlreiche Furunkel, Ekthymapusteln oder grosse Abscesse im subcutanen und intermusculären Bindegewebe. Für viele wird der langsam heilende Decubitus theils durch Säfteverlust, theils durch Resorption von Jauche gefährlich. Nicht selten endlich bilden sich Thromben in den Schenkelvenen mit ihren Folgen.

Als der bei Weitem häufigste Ausgang des exanthematischen Typhus muss – wenn wir uns allein an die in den letzten Jahren beobachteten und beschriebenen Epidemieen halten – der Ausgang in Genesung bezeichnet werden. Die Erfahrung, dass ein tödtlicher Ausgang verhältnissmässig selten und jedenfalls viel seltener eintritt, als Unkundige nach dem schweren Krankheitsbilde es vermuthen sollten, findet wohl hauptsächlich darin seine Erklärung, dass der cyklisch verlaufende Krankheitsprocess eine nur kurze Dauer hat. Längere Zeit hindurch würde der Organismus ein so hochgradiges Fieber, wie es den exanthematischen Typhus begleitet, nicht ertragen, ohne durch denselben consumirt zu werden. Die von uns wiederholt ausgesprochene Hypothese, dass die Infectionskrankheiten hauptsächlich dadurch gefährlich werden, dass sie die Körpertemperatur zu einer Höhe steigern, bei welcher eine allgemeine Paralyse erfolgt und das Fortbestehen des Lebens unmöglich ist, wird durch die in *Wunderlich*'s Klinik während einer kleinen Epidemie des exanthematischen Typhus gemachten Erfahrungen wesentlich unterstützt. Nicht nur trat in den tödtlich verlaufenden Fällen der Tod fast immer auf der Höhe des Fiebers ein, sondern es starben auch alle Kranken, bei welchen die Temperatur aut 42 Grad oder höher stieg, und von 14 Kranken, welche im Ganzen starben, wurde bei 5, also bei mehr als einem Drittel, diese ungewöhnliche Höhe der Körpertemperatur constatirt. Von denjenigen Kranken, bei welchen die Körpertemperatur niemals die Höhe von 40,5 Grad überstieg, starb nicht ein Einziger. Ausser den hohen Fiebergraden wird für manche Kranke die capillare Bronchitis, die Pneumonie, die Atelektase gefährlich. Noch andere erliegen den Nachkrankheiten. Erschöpfende Blutungen, brandiges Absterben der Nasenspitze, der Finger und Zehen, Lungengangrän und andere Erscheinungen, durch welche die unter dem Namen der Faulfieber bekannten bösartigen Formen des exanthematischen Typhus in früheren Zeiten grosse Verheerungen angerichtet haben, sind in den Epidemieen der Neuzeit nicht beobachtet worden.

Ich will schliesslich eine wenig genannte Abortivform des exanthematischen Typhus, von der ich im Magdeburger Krankenhause einzelne Fälle beobachtet habe, nicht unerwähnt lassen, weil eine grössere Zahl von Beobachtungen, welche in den Prager Epidemieen von 1843 und 1848 gemacht sind, mit den meinigen genau übereinstimmen. Die Kranken, welche in den von mir beobachteten Fällen stets nachweislich mit Typhuskranken in nahe Berührung gekommen waren (unter andern die Wärterin meines Assistenten), klagten über Frösteln, grosse Mattigkeit, Eingenommenheit des Kopfes, Stirnschmerz, Abgeschlagenheit der Glieder, Appetitlosigkeit und andere Erscheinungen, wie man sie während der Incubationszeit des exanthematischen Typhus beobachtet. Nach einiger Zeit trat stärkeres Frösteln mit darauf folgendem anhaltendem Hitzegefühl, bedeutender Pulsfrequenz, grosser Apathie, durch lebhafte Träume gestörtem Schlaf ein. Einzelne Kranke verfielen in blande Delirien, dazu gesellten sich katarrhalische Erscheinungen. Die injicirten Augen waren sehr empfindlich gegen das Licht, die Nasenschleimhaut angeschwollen und trocken, die Nase verstopft; namentlich aber stellte sich ein quälender Husten ein, durch welchen ein spärliches zähes Secret ausgeworfen wurde. Täglich erwarteten wir den Ausbruch des Exanthems und die Vergrösserung der Milz, weil wir nicht daran zweifelten, dass ein beginnender Typhus vorliege; aber diese beiden charakteristischen Symptome blieben aus; gegen das Ende der ersten Woche verloren sich das Allgemeinleiden, das Fieber, die katarrhalischen Erscheinungen, und die Kranken traten in die Reconvalescenz; sie erholten sich auffallend langsam und waren meist erst gegen das Ende der zweiten Woche im Stande das Bett zu verlassen.

§. 4. Therapie.

Wir besitzen keine Hülfsmittel, um den exanthematischen Typhus abzukürzen oder seinen Verlauf wesentlich zu modificiren und sind daher bei der Behandlung desselben lediglich auf ein symptomatisches Verfahren angewiesen. Da dieses vorzugsweise gegen solche Krankheitserscheinungen, von welchen dem Leben der Kranken Gefahr droht, also vor Allem gegen das Fieber gerichtet sein muss, und da auch bei der Behandlung des Abdominaltyphus die Bekämpfung des Fiebers die wichtigste Aufgabe der Therapie bildet, so verweisen wir in Betreff der Erfüllung dieser Aufgabe auf das nächste Kapitel. Ebenso können wir in Betreff der Massregeln, welche durch eine bedenkliche Steigerung der Respirationsbeschwerden, durch hochgradigen Collapsus, durch den Decubitus und durch andere gefahrdrohende Erscheinungen gefordert werden, auf das nächste Kapitel verweisen, da auch beim Abdominaltyphus dieselben Gefahren eintreten und dieselben Mittel zur Abhülfe derselben indicirt sind.

Kapitel VIII.

Abdominaltyphus. Ileotyphus.

§. 1. Pathogenese und Aetiologie.

Die Ansicht, dass der exanthematische Typhus die einfache, der Abdominaltyphus die complicirtere Form derselben Grundkrankheit sei, dass bei dem Abdominaltyphus zu den Veränderungen, welche beim exanthematischen Typhus das Blut erleidet, Veränderungen in Organen, welche mit der Blutbildung in directer Beziehung stehen, in den Darm- und Mesenterialdrüsen hinzukommen, entbehrt so sehr aller Begründung, dass wir uns nicht entschliessen können, derselben beizutreten. Wir wollen es nicht in Abrede stellen, dass die Krankheitserscheinungen des Abdominaltyphus und des exanthematischen Typhus eine gewisse Aehnlichkeit haben, glauben aber, dass man nicht berechtigt ist, aus dieser Aehnlichkeit, welche von einer völligen Uebereinstimmung weit entfernt und nicht viel grösser ist, als die Aehnlichkeit der Symptome des exanthematischen Typhus mit den Symptomen bösartiger Masern, den Schluss zu ziehen, dass die Veränderungen des Blutes bei beiden Typhusformen die gleichen, und dass das Gift, durch welches der exanthematische Typhus, und das Gift, durch welches der Abdominaltyphus hervorgerufen wird, identisch seien. Völlig unstatthaft ist es, den Abdominaltyphus als einen höheren Grad, den exanthematischen Typhus als einen niederen Grad der Infection mit Typhusgift darzustellen, da es Epidemieen des exanthematischen Typhus gegeben hat, welche viel mörderischer waren als die Epidemieen des Abdominaltyphus, und da auch bei den heutigen Epidemieen des exanthematischen Typhus die Intensität der Krankheitserscheinungen, namentlich die Intensität des Fiebers, in den einzelnen Erkrankungsfällen fast immer grösser ist, als in den meisten Fällen von Abdominaltyphus. Wenn die Thatsache, dass von Kranken, welche an Variolois leiden, sehr oft durch Ansteckung auf andere Individuen Variola und umgekehrt von Kranken, welche an Variola leiden, auf andere Variolois übertragen wird, uns den Beweis lieferte, dass das Variolagift und das Varioloisgift identisch sind, so liefert uns die Thatsache, dass von Kranken mit exanthematischem Typhus durch Ansteckung auf andere Individuen immer der exanthematische Typhus, niemals der Abdominaltyphus übertragen wird, den Beweis, dass das Gift, durch welches der Abdominaltyphus entsteht und das Gift, durch welches der exanthematische Typhus entsteht, nicht identisch, und dass beide Krankheiten trotz der Aehnlichkeit ihrer Symptome ihrem Wesen nach verschieden sind. Wäre die Aehnlichkeit zwischen den Masern und dem Scharlachfieber noch grösser als sie wirklich ist, so würde das eine Factum, dass durch Ansteckung mit Maserngift niemals Scharlachfieber entsteht, ebenfalls ausreichen, um den Beweis gegen die Identität dieser Krankheiten und gegen eine nur graduelle Verschiedenheit derselben zu liefern. Wir wollen indessen keineswegs so weit gehen, die Möglichkeit oder selbst die Wahrscheinlichkeit der Annahme, dass beide Typhusgifte sich einander näher stehen als das Masern- und Scharlachgift, in Abrede zu stellen, und wollen nicht etwa das Vorherrschen der einen oder der anderen Typhusform zu gewissen Zeiten und an gewissen Orten mit der zu gewissen Zeiten und an gewissen Orten sich schnell wiederholenden Herrschaft von Masernepidemieen und der zu anderen Zeiten und an anderen Orten fast ausschliesslich vorkommenden Herrschaft von Scharlachepidemieen vergleichen. Denn für die Verwandtschaft, oder um allgemeiner zu sprechen, für die Aehnlichkeit der Gifte, welche dem exanthematischen und dem Abdominaltyphus zu Grunde liegen, spricht allerdings ausser der Aehnlichkeit ihrer Wirkungen, d. h. der Krankheitssymptome, auch die Aehnlichkeit der Bedingungen, welche die Entstehung des einen und des anderen Giftes begünstigen. Letztere wird sich aus dem Folgenden ergeben.

Wir können es für den Abdominaltyphus als erwiesen annehmen, dass die vergiftende Substanz, welche demselben zu Grunde liegt, sowohl ausserhalb des Organismus gebildet als innerhalb desselben reproducirt wird, müssen aber hinzufügen, dass die Reproduction des Giftes im Körper der inficirten Kranken, welche bei dem exanthematischen Typhus die Regel ist, bei dem Abdominaltyphus eine nur unter gewissen unbekannten Bedingungen eintretende Ausnahme bildet. Die Fälle, in welchen die miasmatische Entstehung des Abdominaltyphus nicht dem geringsten Zweifel unterliegt, sind überaus zahlreich, die Fälle, in welchen eine contagiöse Entstehung desselben sicher constatirt ist, sind dagegen sehr selten. – Eine sehr wichtige Rolle bei der Bildung des Typhusgiftes (wir gebrauchen in dem vorliegenden Kapitel der Kürze wegen diesen Ausdruck nur für diejenige Substanz, welche bei dem Abdominaltyphus den Körper inficirt) spielen Zersetzungen animalischer Substanzen und die Beimischung der bei diesen Zersetzungen gebildeten Stoffe zu den aufgenommenen Speisen und Getränken oder zu der eingeathmeten Luft. Es giebt Beispiele, dass eine grosse Zahl von Menschen, welche von demselben verdorbenen Fleisch gegessen hatten, dass sämmtliche Bewohner eines Hauses, welche Wasser aus einem Brunnen getrunken hatten, der mit einer Latrine in Verbindung stand, an Typhus erkrankten. Das häufige Vorkommen des Typhus in grossen dichtbevölkerten Städten, in welchen die Krankheit niemals gänzlich erlischt, und in welchen sie von Zeit zu Zeit eine grosse Ausbreitung erfährt, scheint zum grössten Theil auf der enormen Zersetzung und Verwesung zu beruhen, in welcher sich der Boden grosser Städte befindet. *Pettenkofer* hat berechnet, dass in München täglich 150 Fuhren nöthig seien, um die Excremente der Bevölkerung zu entfernen, dass aber im Durchschnitt kaum 10 den Tag ausgeführt würden, so dass mehr als $\frac{7}{8}$ der Excremente in der Stadt blieben und von dem Boden aufgesogen würden. Wir müssen an dieser Stelle wiederholen, dass gewiss nicht die Zersetzungsprocesse selbst das Gift sind, sondern dass dieselben nur der Bildung des Giftes oder seiner Vermehrung Vorschub leisten. Wären es die chemischen Zersetzungsproducte animalischer Substanzen, welche einen so deletären Einfluss auf den Organismus hätten, dass ihre Beimischung zu der eingeathmeten Luft, ihre Aufnahme in den Darmkanal, oder ihre Einwirkung auf die äussere Haut den typhösen Krankheitsprocess im Gefolge hätten, so müsste die Verbreitung des Typhus eine enorme sein.

Die Ursachen, welche die Frequenz der vereinzelten Typhusfälle in grossen Städten theilweise zu einer epidemischen Verbreitung steigern, und welche das Auftreten von Epidemieen an Plätzen, an welchen der Typhus nicht endemisch ist, veranlassen, sind nicht näher bekannt. Die Erfahrung hat zwar gelehrt, dass Typhusepidemieen vorzugsweise während feuchter Jahre im Spätsommer, im Herbst und im Anfange des Winters herrschen, doch fehlt es auch nicht an Beobachtungen, in welchen sich der Typhus unter entgegengesetzten Witterungsverhältnissen und zu andern Zeiten endemisch verbreitete.

Die Empfänglichkeit für das Typhusgift ist bei verschiedenen Menschen eine sehr ungleiche. Interessant ist zunächst die Thatsache, welche sich auch bei anderen Infectionskrankheiten wiederholt, dass Individuen, welche sich längere Zeit hindurch an besonders gefährdeten Orten aufgehalten haben (München), ohne zu erkranken, bei ausbrechenden Epidemieen weniger gefährdet sind, als solche, welche vor Kurzem von auswärts zugezogen sind. Es ist kaum anzunehmen, dass diese Erscheinung darauf beruht, dass jene von vorn herein weniger disponirt gewesen seien als diese, weil sie nach längerer Abwesenheit bei ihrer Rückkehr ebenso gefährdet sind, als solche, welche erst seit Kurzem dort sind, sondern es handelt sich bei dieser Erscheinung wahrscheinlich um eine allmälige Accommodation an das Typhusgift in ähnlicher Weise, wie bei dem dauernd fortgesetzten Genuss von anderen, besonders narkotischen Giften der Körper zuletzt gegen die Einwirkung grosser Dosen derselben abgestumpft wird. – Die statistischen Ermittelungen über den Einfluss des Alters, des Geschlechts, der verschiedenen Lebensverhältnisse, der verschiedenen Constitutionen auf die Empfänglichkeit für das Typhusgift haben ergeben, dass Säuglinge und Greise sehr selten an Abdominaltyphus erkranken, dass das mittlere Lebensalter am Meisten disponirt ist, dass die Zahl der erkrankten Männer etwas grösser ist, als die Zahl der erkrankten Frauen, dass kräftige und wohlgenährte Individuen um Vieles leichter erkranken, als schwächliche und schlecht genährte, dass unter der ärmeren Bevölkerung die Krankheit verhältnissmässig häufiger ist, als unter den wohlhabenden Klassen. Die früher vielfach behauptete Ausschliessung der Tuberculose und des Abdominaltyphus ist keine absolute; doch werden freilich tuberculose Kranke selten von Abdominaltyphus befallen. Dasselbe gilt von carcinomatosen, herzkranken und anderen Individuen, welche mit chronischen oder acuten Krankheiten behaftet sind, und ebenso von schwangeren und stillenden Frauen. Das Puerperium gewährt eine fast absolute Immunität gegen den Abdominaltyphus. Nach dem einmaligen Ueberstehen der Krankheit erlischt mit seltenen Ausnahmen die Disposition zu neuer Erkrankung. Der Abdominaltyphus hat seit dem zweiten und dritten Decennium dieses Jahrhunderts, in welchem der exanthematische Typhus seltener geworden und zum Theil verschwunden ist, eine sehr grosser Ausbreitung erlangt. Auf dem europäischen Kontinent ist er mit Ausnahme der im vorigen Kapitel genannten Districte die ständige Typhusform. Er kommt als solche sowohl im hohen Norden, in Russland, in Dänemark, als in Mitteleuropa, namentlich in Deutschland, Frankreich, in den Niederlanden, in der Schweiz vor, und ist auch im Süden, in Italien,

Syrien und in der Türkei nicht selten. Auf den brittischen Inseln prävalirt zwar der exanthematische Typhus, doch findet sich neben demselben auch Abdominaltyphus, namentlich in den Landstädten und in den von den irischen Einwanderern wenig berührten Küstenprovinzen Englands (*Hirsch*, *Griesinger*).

§. 2. Anatomischer Befund.

Es ist zweckmässig, nach *Hamernik*'s Vorgang zunächst die Sectionsresultate zu besprechen, welche sich ergeben, wenn der Tod in den ersten Wochen der Krankheit vor dem Ablauf des eigentlichen Typhusprocesses eingetreten ist, und daran eine Besprechung der Veränderungen zu knüpfen, welche die Leichen darbieten, wenn der Tod später während der Rückbildung der durch den Typhusprocess gesetzten Veränderungen erfolgt ist.

Die Leichen von Individuen, welche in den ersten Wochen des Typhus gestorben sind, zeigen bei der äusseren Besichtigung keine bedeutende Abmagerung; die Todtenstarre ist sehr ausgesprochen; an den abhängigen Körperstellen findet man hochgradige Leichenhypostase, in der Gegend des Kreuzbeins zuweilen die ersten Anfänge eines Decubitus. Sehr oft erscheinen die Nasenlöcher wie angeraucht und die Zähne und das Zahnfleisch mit einem schwärzlichen Belag überzogen. Auf der Haut finden sich oft zahlreiche Sudamina. Bei der Eröffnung der Leiche fällt das dunkelrothe Ansehen und die derbe und trockene Beschaffenheit der Muskeln auf. — Das im Herzen und in den Gefässen enthaltene Blut erscheint dickflüssig, dunkel, enthält nur wenige lockere schwarzroth gefärbte Coagula, selten spärliche entfärbte Fibrinausscheidungen. Die chemischen und mikroskopischen Untersuchungen des Typhusblutes haben bisher in Betreff der wesentlichen Anomalieen, d. h. derjenigen, welche direct von der Infection mit Typhusgift abhängen, negative Resultate ergeben. Die Verminderung des Fibrins kommt auch bei anderen Infectionskrankheiten vor, die Vermehrung der Blutkörperchen, von welcher hauptsächlich die dunkle Farbe des Blutes abhängt, scheint eine nur relative zu sein und durch die Eindickung zu entstehen, welche das Blut in Folge der stärkeren Verdunstung und des Wasserverlustes bei profusen Durchfällen erfährt. Bei längerem Bestehen des Typhusprocesses wird das Blut consumirt und arm an Eiweiss und an Blutkörperchen. — Das Gehirn und das Rückenmark lassen keine constanten anatomischen Veränderungen, welche den schweren während des Lebens beobachteten Functionsstörungen derselben entsprächen, wahrnehmen. Sie zeigen einen bald grösseren bald geringeren Blutgehalt und eine zuweilen anscheinend vermehrte, zuweilen aber auch anscheinend verminderte Consistenz. — In allen Fällen findet man Veränderungen in den Respirationsorganen: das früher (Bd. I. S. 31) beschriebene typhöse Larynxgeschwür gehört zumal in einzelnen Epidemieen zu den nicht seltenen Befunden. Constant sind die Zeichen eines bis in die feinsten Bronchien verbreiteten Katarrhs mit dunkler Röthung der Schleimhaut und spärlichem zähem Secret vorhanden. Die Lungen zeigen an den abhängigen Stellen in grösserer oder geringerer Ausdehnung Hypostase, bald nur hochgradige hypostatische Hyperaemie und eine durch Schwellung der Alveolenwände bedingte Verdichtung des Lungengewebes (Splenisation), bald hypostatisches Oedem, bald die sogenannte hypostatische Pneumonie (Bd. I. S. 121). Ausserdem sind nicht selten mehr oder weniger ausgebreitete Stellen des Lungengewebes, deren Bronchien durch Schwellung der Schleimhaut und durch angehäuftes Secret unwegsam geworden sind, collabirt und im Zustande der Atelektase (Bd. I. S. 112 ff.). Auch lobuläre und lobäre croupose Pneumonieen, welche nicht die abhängigsten Stellen der Lunge einnehmen und nicht von einer Hypostase abhängen, findet man in einzelnen Fällen schon auf der Höhe des Typhusprocesses, während sie allerdings weit häufiger erst nach Ablauf desselben vorkommen. Die Bronchialdrüsen sind geschwellt, blutreich, und zeigen zuweilen ein markiges Ansehen, wie wir es für die Mesenterialdrüsen beschreiben werden. — Das Herz ist gewöhnlich schlaff, das Herzfleisch bald blass, bald von schmutzig-rother Farbe; das Endokardium und die innere Haut der Gefässstämme sind stark imbibirt, roth und missfarbig. — Die. Milz ist sehr bedeutend, um das Doppelte bis um das Sechsfache vergrössert; ihre Hülle ist gespannt, ihr Parenchym breiig erweicht, von dunkel-violetter oder schwarzrother Farbe. In sehr seltenen Fällen findet man die Milzkapsel zerrissen und aus dem Einriss Blut in die Peritonaealhöhle ergossen. — Im Magenblindsack sind bald nur die grossen venösen Gefässe strotzend gefüllt, bald erscheint die Schleimhaut in Folge einer Injection der feinen Gefässe und einer nach dem Tode erfolgten Imbibition dunkel geröthet und aufgelockert. — Die wichtigsten anatomischen Veränderungen, welchen der Ileotyphus seinen Namen verdankt, findet man im Dünndarm. *Rokitansky,* dessen unübertroffene Beschreibung des „typhösen Processes auf der Krummdarmschleimhaut" wir unserer Darstellung zu Grunde legen, unterscheidet vier Stadien derselben. Im ersten Stadium, dem Stadium der Congestion, ist die Schleimhaut des Dünndarms der Sitz einer hochgradigen venösen Hyperaemie. Sie erscheint geschwellt, gelockert, trübe, mit Schleim und epithelialen Massen bedeckt. Dieser Zustand ist zwar über die ganze Dünndarmschleimhaut verbreitet, findet sich aber am Ausgesprochensten im unteren Theile desselben in der Nähe der Valvula Bauhini. Die Mesenterialdrüsen sind mässig geschwellt, weich, blutreich, von dunkler Farbe. Im zweiten Stadium, dem Stadium der typhösen Infiltration, nimmt die allgemeine Röthung und Schwellung der Schleimhaut ab und concentrirt sich auf die Umgebung der solitären und Peyer'schen Drüsen im unteren Theile des Ileum. In diesen Gebilden gehen höchst eigenthümliche für den Typhus pathognostische Veränderungen vor sich. Die Drüsen und Drüsenhaufen schwellen nämlich in grösserer oder geringerer Anzahl beträchtlich an, so dass sie eine halbe bis ganze Linie oder noch höher über das Niveau der umgebenden Schleimhaut hervorragen. Die gewöhnlich ziemlich derben durch die Schleimhaut grau oder gelbröthlich durchscheinenden Hervorragungen haben flache oder steil abfallende Ränder; sie sitzen auf der Muskelhaut unverschiebbar auf und sind mit der sie bedeckenden Schleimhaut innig verschmolzen. Der Umfang der geschwellten solitären Drüsen variirt von dem eines Hirsekorns bis zu dem einer Erbse. Die Peyer'schen Drüsenhaufen dagegen bilden Plaques von der Grösse eines Silbergroschens bis zu der eines Thalers; sie haben eine vorherrschend ovale Form und fliessen in der Nähe der Klappe gewöhnlich zusammen, so dass sie an dieser Stelle ein oft mehrere Zoll langes Darmstück einnehmen. Auf der Schnittfläche hat es den Anschein, als ob die kranken Darmdrüsen mit einer weichen, grauweissen oder blassröthlichen encephaloiden Masse infiltrirt wären, und obgleich man in neuerer Zeit erkannt hat, dass es sich bei der typhösen Erkrankung der Darmdrüsen keineswegs um eine Infiltration derselben mit einem amorphen Exsudate, sondern um eine excessive Vermehrung der ihnen auch unter normalen Verhältnissen eigenthümlichen zelligen Elemente handelt, hat man den sehr charakteristischen Ausdruck „markige Infiltration“ fast allgemein beibehalten. Zuweilen greift die Entartung über die Grenzen des Follikelapparates hinaus, und es findet auch in der Umgebung derselben im Bindegewebe der Schleimhaut eine „markige Infiltration“ — von den Bindegewebskörperchen ausgehende zellige Neubildungen (*Virchow*) — statt. Die Mesenterialdrüsen sind in diesem Stadium zu Bohnen- und Haselnussgrösse angeschwollen, von grauröthlicher Farbe und ziemlich bedeutender Resistenz. Im dritten Stadium, welches *Rokitansky* als Stadium der Auflockerung, Erweichung und Abstossung bezeichnet, weichen die Veränderungen, welche an den erkrankten Drüsen vor sich gehen, in den einzelnen Erkrankungsfällen wesentlich von einander ab. Nicht selten wird der Process rückgängig, ohne dass Zerstörungen in der Wand der Follikel und in der sie bedeckenden Schleimhaut eintreten; die Drüsen detumesciren, indem ihr Inhalt, nachdem die zelligen Elemente durch Fettmetamorphose untergegangen sind, resorbirt wird. Diese Fälle sind es, welche vorzugsweise dem sogenannten Abortivtyphus zu entsprechen scheinen. In anderen Fällen wird die Decke der Follikel in einen trockenen, bröckeligen, durch die Fäcalmassen gelb gefärbten Schorf verwandelt, und zwar erstreckt sich die Schorfbildung bald über den ganzen Drüsenhaufen, so dass die Grösse und Form des Schorfes der Grösse und Form der Plaques entspricht, bald bleibt sie auf einen Theil der Decke beschränkt, und der Schorf hat dann eine unregelmässige, eckige oder rundliche Form. In noch anderen Fällen endlich bersten die einzelnen Drüsen, aus welchen der Peyer'sche Plaque besteht, ohne dass ihre Decke verschorft, und entleeren ihren Inhalt nach Aussen. In Folge dessen bekommt die Oberfläche der Plaques ein eigenthümliches löcheriges oder netzförmiges Ansehen (Plaques à surface réticuleé). Die Mesenterialdrüsen sind in diesem Stadium am Bedeutendsten angeschwollen; einzelne derselben können die Grösse eines Tauben- oder selbst eines Hühnereies erreichen. Ihr Ueberzug ist gewöhnlich von bläulicher oder braunrother Farbe, während ihr Parenchym ein grauröthliches, markiges Ansehen hat. Im vierten Stadium, dem Stadium der Geschwürsbildung, werden die auf den Plaques oder den solitären Drüsen gebildeten Schorfe bald im Zusammenhang, bald nach vorhergegangenem Zerfall abgestossen, und es bleibt ein Substanzverlust, ein Typhusgeschwür zurück. Als die wichtigsten Charaktere der Typhusgeschwüre giebt *Rokitansky* folgende an: ihre Form ist, je nachdem sie aus einem solitären Follikel oder aus einem Peyer'schen Plaque hervorgegangen sind, rund oder elliptisch und, wenn auf den Peyer'schen Plaques nur eine partielle Schorfbildung stattgefunden hat, unregelmässig buchtig; ihre Grösse variirt von der Grösse eines Hanfkorns oder einer Erbse bis zu der eines Thalers, ihr Sitz ist der untere Theil des Dünndarms, und die aus den Peyer'schen Plaques hervorgegangenen Geschwüre finden sich selbstverständlich gegenüber der Insertion des Mesenterium. Der Längsdurchmesser der elliptischen Geschwüre entspricht der Längsachse des Darms, der Rand der Geschwüre wird von einem etwa 1''' breiten abgelösten, über der Geschwürsfläche verschiebbaren, blauröthlichen, später schiefergrauen Schleimhautsaum gebildet. Die Basis der Geschwüre ist eine zarte die Muscularis bekleidende Schicht des submucosen Bindegewebes. Die Mesenterialdrüsen beginnen sofort nach Abstossung der Schorfe abzuschwellen, bleiben aber noch längere Zeit hindurch grösser und blutreicher, als im Normalzustande. — Von diesen gleichsam normalen Vorgängen auf der Darmschleimhaut finden sich mannichfache Abweichungen, unter welchen wir die wichtigsten in Kürze erwähnen wollen. Zuweilen erreicht im zweiten und dritten Stadium die Hyperaemie der Schleimhaut oberhalb der geschwellten Drüsen und in der Umgebung derselben eine ungewöhnliche Höhe. Die Schleimhaut ist dunkel geröthet, mit Ekchymosen durchsetzt, die Plaques erscheinen wie schwammige, blutreiche polypöse Wucherungen, und dem Darminhalt ist eine oft bedeutende Menge von Blut beigemischt. Ein sehr gefährlicher Vorgang im dritten Stadium, dem Stadium der Schorfbildung, ist die Perforation des Darmes, welche dadurch geschieht, dass nicht nur in der Schleimhautdecke der Follikel, sondern auch an der entsprechenden Stelle der Serosa und der Muscularis eine Nekrotisirung eintritt. Die Perforation hat eine schwere Peritonitis zur Folge. Leichtere Entzündungen des Peritonaeum kommen auch ohne Perforation vor. Sehr mannichfach sind die Abweichungen, welche der Typhusprocess im Darmkanal in Betreff seiner Ausbreitung darbietet; bald sind nur einige wenige Peyer'sche Drüsen und solitäre Follikel erkrankt, bald ist das Ileum mit denselben wie übersäet. Im letzteren Falle findet man fast immer den Process in der Nähe der Klappe weiter vorgeschritten, als in den oberen Partieen des Darms, und zuweilen ist die Verschiedenheit der Stadien an den einzelnen Erkrankungsherden so auffallend, dass man zu der Annahme von „Nachschüben" gedrängt wird. In nicht seltenen Fällen nimmt auch das Kolon an der Erkrankung Theil (Colotyphus), und dann erleiden die solitären Drüsen des Kolon dieselben Veränderungen, welche an den solitären Drüsen des Dünndarms vor sich gehen. Weit seltener pflanzt sich der Process auf das Jejunum und selbst auf den Pylorustheil des Magens fort (Gastrotyphus), indem auch an diesen Stellen theils die solitären Drüsen, theils einzelne Stellen der Schleimhaut, welche gewöhnlich den Falten entsprechen, die für den Typhus charakteristischen Veränderungen erfahren.

Der Leichenbefund weicht in solchen Fällen, in welchen der Tod nach Ablauf des eigentlichen Typhusprocesses während der Rückbildung der Geschwüre und der übrigen Producte des Typhusprocesses eintrat, in mannichfacher Weise von dem bisher Beschriebenen ab, und wir dürfen uns nicht darauf beschränken, nur die Vorgänge zu beschreiben, welche der Heilung der Geschwüre vorangehen, sondern müssen auch einen kurzen Ueberblick über den Befund in den übrigen Organen geben, zumal da dieselben zuweilen in dieser Periode manche in den ersten Wochen gar nicht oder doch höchst selten vorkommende anatomische Veränderungen darbieten. Die Leichen von Individuen, welche in der dritten oder vierten Woche des

Typhus oder noch später gestorben sind, zeigen eine mehr oder weniger beträchtliche Abmagerung, blasse Hautdecken, mässige Todtenstarre und, wenn die Anaemie bedeutend ist, geringe Leichenhypostase. Zähne und Zahnfleisch sind in vielen Fällen noch mit einem schwärzlichen Belag überzogen. In der Gegend des Kreuzbeins, der Trochanteren, an den Ellenbogen, findet man gewöhnlich vorgeschrittenen Decubitus unter der Form mehr oder weniger ausgebreiteter, zuweilen bis auf den Knochen dringender Zerstörung der Haut und der übrigen Weichtheile. An den unteren Extremitäten ist bei vielen Leichen ein leichtes Oedem, und wenn die eine oder andere Schenkelvene durch einen Thrombus verstopft ist, sehr beträchtliche oedematöse Anschwellung der entsprechenden Extremität wahrzunehmen. Oft findet man endlich auf der Haut Petechien, Miliariabläschen, Ekthymapusteln, in manchen Fällen Abscesse im subcutanen und intermusculären Bindegewebe und vereiterte Parotidengeschwülste. — Bei der Eröffnung der Leiche erscheinen die Muskeln nicht mehr roth und trocken, sondern bleich und durchfeuchtet. Das im Herzen und in den grossen Gefässen enthaltene Blut hat seine dunkle Färbung verloren, ist flüssig und enthält nicht selten, zumal wenn sich Entzündungen in dem einen oder dem anderen Organe hinzugesellt haben, reichliche Faserstoffausscheidungen. — Das Gehirn ist gewöhnlich blass, feucht, die auf der Durchschnittsfläche hervortretenden Blutpuncte sind heller und stechen weniger als in der früheren Krankheitsperiode gegen die weisse Gehirnsubstanz ab. — In den Lungen findet man ausser ausgebreiteter Hypostase sehr häufig lobäre und lobuläre Pneumonieen, in den Pleurasäcken zuweilen entzündliche Exsudate; die etwa im Larynx vorhandenen Typhusgeschwüre dringen in die Tiefe, haben das Perichondrium erreicht oder haben auch dieses arrodirt. In seltenen Fällen findet man Perichondritis laryngea ohne Schleimhautgeschwüre (Bd. I. S. 44). — Das Herz ist auffallend schlaff und welk, das Endokardium und die Tunica intima der Gefässe stark imbibirt. — Die Milz ist detumescirt, ihr Ueberzug oft runzelig, ihr Gewebe schlaff und blass, zuweilen enthält sie haemorrhagische Infarcte. — Die Ueberfüllung der grossen Gefässe und die capilläre Hyperaemie des Magenblindsackes ist gleichzeitig mit der Anschwellung der Milz verschwunden. — Die Geschwüre im Dünndarm sind namentlich in solchen Fällen, in welchen der Tod in Folge anderweitiger Störungen eingetreten ist, im Heilen begriffen oder bereits vernarbt. *Rokitansky* beschreibt die Heilung und Vernarbung der Typhusgeschwüre folgendermaassen: der abgelöste Schleimhautsaum, welcher den Rand des Geschwürs bildet, legt sich von der Peripherie aus allmälig an die Basis des Geschwürs an und verschmilzt mit derselben, während er blasser wird und an Dicke abnimmt. Die zarte Bindegewebsschicht, welche die Muscularis am Grunde des Geschwürs bedeckt, wird weisslich, etwas verdickt und endlich zu einer serösen Platte, in welche der nach Innen sich verjüngende und an sie angelöthete Randsaum unmerklich übergeht. Allmälig rückt die Schleimhaut über dieser serösen Platte nach dem Centrum des Geschwürs vor, wird aber dabei in Folge der Dehnung, welche sie erleidet, dünner. Wenn die Schleimhautränder sich berühren und mit einander verschmelzen, ist die Heilung beendet. Die Narbe bildet eine durch die Verdünnung der Schleimhaut bedingte leichte Depression, ist häufig etwas pigmentirt, erscheint glatter als ihre Umgebung und ist mit sparsamen Zotten besetzt. Niemals führt das Typhusgeschwür bei seiner Vernarbung zu einer Verengerung des Darms. Während der Heilung der Darmgeschwüre kehren die Mesenterialdrüsen zu ihrem Normalvolumen zurück und schrumpfen nicht selten zu kleinen festen schiefergrauen Körpern ein. Einzelne werden auch wohl käsig und verkreiden später. Nicht immer geht die Heilung der Typhusgeschwüre in der beschriebenen Weise von Statten. Zuweilen verzögert sie sich, kommt aber endlich dennoch zu Stande. In anderen Fällen bildet sich an den Rändern und in der Basis der Geschwüre ein Verschwärungsprocess, der zur Arrosion von Gefässen und abundanten Darmblutungen oder zu Perforation der Darmwand führen kann. Ob bei diesen lentescirenden Typhusgeschwüren der endliche Durchbruch der Serosa durch Eiterbildung in ihrem Gewebe, durch umfänglichere Nekrose oder nach Zerstörung der Muscularis durch einfache Ruptur der dünnen Wand geschieht, ist schwer zu ermitteln. Der Umstand, dass nicht selten Diaetfehler und mechanisch wirkende Schädlichkeiten, z. B. Compression des Bauchinhalts beim Erbrechen, der Perforation vorhergehen, scheint dafür zu sprechen, dass wenigstens oft die Perforation der Serosa auf mechanische Weise zu Stande kommt. Ausser den Residuen des eigentlichen Typhusprocesses findet man, wenn der Tod in der späteren Periode der Krankheit eingetreten ist, zuweilen im Darmkanal, namentlich im Dickdarm, die anatomischen Veränderungen einer crouposen und diphtheritischen Schleimhautentzündung, welche in sehr seltenen Fällen auch in der Gallenblase angetroffen wird. — Endlich ist zu erwähnen, dass auch mehr oder weniger ausgebreitete Nephritis, sowie Thrombenbildung in den Venen zu den anatomischen Veränderungen gehören, welche nicht selten in den Leichen nach Ablauf des eigentlichen Typhusprocesses gefunden werden.

§. 3. Symptome und Verlauf.

In sehr vielen Fällen gehen dem deutlich ausgesprochenen Beginn der Krankheit Tage oder Wochen lang unbestimmte Vorboten vorher, aus welchen sich zwar zu dieser Zeit die Art der bevorstehenden Erkrankung noch nicht erkennen lässt, welche aber zuweilen später, nachdem die Krankheit ausgebrochen ist, diagnostische Bedeutung gewinnen, indem sie in fraglichen Fällen zur Unterscheidung des Typhus von anderen meist plötzlich und ohne Vorboten eintretenden Krankheiten beitragen können. Diese Vorboten sind ein allgemeines Krankheitsgefühl, psychische Verstimmung, grosse Mattigkeit und Abspannung, Appetitlosigkeit, gestörte Verdauung, unruhiger durch Träume gestörter Schlaf, Kopfschmerzen, Schwindel, herumziehende gewöhnlich für rheumatisch gehaltene Schmerzen in den Gliedern, nicht selten wiederholtes Nasenbluten. Die Dauer der Vorboten variirt von wenigen Tagen bis zu mehreren Wochen.

Als Anfang der eigentlichen Krankheit pflegt man den Zeitpunct zu betrachten, an welchem im Verlaufe der Vorboten zum ersten Male ein mehr oder weniger heftiger Frostanfall sich einstellte oder, wenn die Vorboten fehlten, die Kranken zuerst durch einen Frostanfall darauf aufmerksam wurden, dass sie krank seien. Nur selten ist indessen dieser Frostanfall so heftig und anhaltend wie die Frostanfälle, welche den Fieberparoxysmus eines Wechselfiebers oder eine Pneumonie einleiten; gewöhnlich fehlt ein eigentliches Schütteln und Zähneklappern. Oft bleibt es nicht bei einem einzigen Frostanfall, sondern es wiederholen sich mehrere; endlich giebt es Fälle, in welchen gar kein Frostanfall eintritt. Daraus folgt, dass man, zumal bei Kranken, welche wenig auf sich Acht haben, keineswegs immer im Stande ist, durch das Krankenexamen den Anfangstermin der Krankheit zu ermitteln und zu bestimmen, ob sie sich am 7. oder 8., am 13. oder am 14. Tage der Krankheit befinden.

Den pathologisch-anatomischen Stadien, welche der Typhusprocess auf der Darmschleimhaut erkennen lässt, entsprechen keineswegs scharf markirte klinische Stadien, so dass wir im Stande wären, die Krankheitserscheinungen, welche der Congestion, der typhösen Infiltration, der Schorfbildung, der Geschwürsbildung entsprächen, genau zu scheiden und Krankheitsbilder für diese einzelnen Phasen des Darmleidens zu entwerfen. Auch die Zeit, welche seit dem ersten Frostanfall verstrichen ist, giebt keinen bestimmten Anhalt für das pathologisch-anatomische Stadium, in welchem sich der Typhusprocess auf der Darmschleimhaut befindet; dagegen lässt sich behaupten, dass mit dem Ablauf der dritten oder spätestens mit dem Ablauf der vierten Woche der eigentliche Typhusprocess beendet ist, und dass die dann etwa noch vorhandenen Krankheitserscheinungen nur den Residuen desselben und der Reihe von secundären Erkrankungen angehören, welche sich in Folge der primären durch die typhöse Infection selbst bewirkten Veränderungen des Blutes und der einzelnen Organe entwickelt haben. Dem entsprechend unterscheidet *Hamernik* eine „erste und zweite Periode der typhösen Blutkrase", *Vogel* spricht in seinen Mittheilungen aus der Pfeuffer'schen Klinik von zwei Symptomengruppen, den „Intoxicationssymptomen" und den „Reactionssymptomen", *Griesinger* unterscheidet eine „erste und eine zweite Krankheitsperiode". Auch wir wollen die gesammten Krankheitserscheinungen in zwei Abschnitte eintheilen und zuerst die Symptome des Typhusprocesses selbst, später die Symptome der Folgezustände desselben besprechen. Jene fallen, wie oben angedeutet wurde, in die ersten drei oder vier Wochen, diese in die spätere Zeit des Krankheitsverlaufes.

Schon während der ersten Woche erreicht die Schwäche und Hinfälligkeit der Kranken einen hohen Grad; nur wenige vermögen es, in den ersten Tagen zeitweise das Bett zu verlassen; dabei klagen sie über einen mehr oder weniger heftigen Kopfschmerz, der seinen Sitz hauptsächlich in der Stirn hat, über vage schmerzhafte Empfindungen in den Extremitäten, über Brausen vor den Ohren, über Flimmern vor den Augen, über Schwindel, welcher besonders heftig wird, wenn sie sich im Bett aufrichten oder einige Schritte zu gehen versuchen. Der Schlaf ist unruhig und wird durch schwere Träume unterbrochen, in welchen die Kranken oft mit lauter Stimme einzelne Worte oder zusammenhängende Sätze sprechen. Während des Wachens sind die Kranken in der ersten Woche des Typhus fast immer bei vollem Bewusstsein, zeigen aber wenig Theilnahme und geben auf Fragen, welche man an sie richtet, nur langsame und verdrossene Antworten. Der Durst ist sehr lebhaft, der Appetit verschwunden, der Geschmack pappig oder bitter; viele Kranke verlangen, man solle ihnen ein Brechmittel verschreiben, weil ihr Magen verdorben sei. Der Stuhlgang ist zuweilen diarrhoisch, meist aber ist er in den ersten Tagen angehalten, und es treten erst gegen das Ende der Woche mehrere Male täglich breiige oder schon dünnflüssige Stuhlgänge ein; in noch anderen Fällen bleibt der Stuhlgang die ganze Woche hindurch träge und verleitet unvorsichtige Aerzte zur Darreichung von Laxanzen. Sind diese oder ist ein Brechmittel im Anfange der Krankheit verordnet, so treten fast immer frühzeitig heftige, schwer zu stillende Durchfälle ein. Die Durchfälle der Typhuskranken sind niemals von heftigen Kolikschmerzen begleitet.

Sehr oft stellt sich in der ersten Woche des Typhus wiederholtes Nasenbluten ein, welches nicht leicht abundant wird und den Kopfschmerz erleichtert. In den meisten aber nicht in allen Fällen verräth Husten und schleimiger Auswurf den schon in der ersten Woche fast immer physikalisch nachweisbaren Bronchialkatarrh. — Unter den objectiven Erscheinungen fällt zunächst das veränderte Aussehen der Kranken auf. So lange dieselben horizontal im Bette liegen, erscheint ihr Gesicht, namentlich ihre Wangen, dunkel geröthet; haben sie dagegen längere Zeit aufrecht gesessen, oder sind sie aus dem Bette aufgestanden, so erscheinen sie blass und haben ein verfallenes Ansehen. Die Zunge ist selbst in den ersten Tagen nur höchst selten dick belegt, feucht und breit mit seitlichen Eindrücken von den Zähnen; sie zeigt vielmehr einen dünnen weisslichen Epithelialbelag, durch welchen einzelne Papillen als rothe Puncte hervorragen, ist mit einem zähen klebrigen Schleim überzogen und erscheint schmal und spitz. Gewöhnlich stösst sich der dünne Epithelialbelag allmälig ab und hinterlässt nach *Vogel*'s vortrefflicher Beschreibung „eine feuchte, glatte wie mit einem Goldschlägerhäutchen überzogene oder schon zur Trockenheit geneigte stets hochrothe Zunge. Ist anfangs ein etwas dickerer, fester aufsitzender Zungenbelag vorhanden, so geschieht diese Abstossung gewöhnlich von der Spitze nach Hinten und vom Rande zur Mitte, wodurch der weissgelbe Belag von immer breiter werdenden hochrothen Rändern eingefasst erscheint; in manchen Fällen aber beginnt dieselbe auch central, so dass in der Mitte der Zunge ein schmalerer oder breiterer rother Längsstreif mit entschiedener Neigung zur Trockenheit erscheint, und zu beiden Seiten zwei weissgelbe, feuchtklebrige neben sich hat. Häufig wird der centrale Streif nach Vorn breit und verschwindet nach Hinten, so dass wir an der Zungenspitze nur ein mit der Spitze nach Hinten gekehrtes rothes Dreieck im weissen Zungenbelag bemerken." Trotz dieser eigenthümlichen Art von Ernährungsstörung an der Zungenoberfläche und von Secretionsverminderung in der Mundhöhle konnte *Vogel* bei der mikroskopischen Untersuchung des Zungenbelags nichts Charakteristisches in demselben wahrnehmen. Die Palpation und Percussion lässt keine Anomalieen des Herzens und der Lungen entdecken, bei der Auscultation aber hört man am Thorax schon in den ersten und ganz constant in den letzten Tagen der ersten Woche ein mehr oder weniger verbreitetes Pfeifen und Giemen (Rhonchus sibilans). welches dem Katarrh der kleinen Bronchialäste seine Entstehung verdankt. — Der Leib ist meist schon in den ersten Tagen etwas aufgetrieben und gespannt, ein tiefer Druck auf denselben ist für die meisten Kranken empfindlich, und zwar zeigt sich diese Empfindlichkeit gegen Druck nicht allein in der Ileocöcalgegend, sondern auch in der Gegend des Nabels und im Epigastrium. Bei Druck in die rechte Unterbauchgegend wird, namentlich wenn schon starke Durchfälle eingetreten sind, ein früher in seiner diagnostischen Bedeutung vielfach überschätztes gurrendes Geräusch, das sogenannte Ileocöcalgeräusch, wahrgenommen. Die Milzvergrösserung ist gegen das Ende der ersten Woche deutlich ausgesprochen. Die vergrösserte Milz hat gewöhnlich eine mehr horizontale Lage, überragt nur selten den Rippenbogen und ist durch die aufgetriebenen Gedärme nach Oben und Hinten gegen die Wirbelsäule verschoben. Nur ausnahmsweise ist daher der typhöse Milztumor der Palpation zugänglich, und auch in solchen Fällen macht es die weiche Beschaffenheit desselben gewöhnlich unmöglich, die Contouren des unteren Randes deutlich zu erkennen. Legt man dagegen die Kranken auf die rechte Seite und lässt sie die linke Hand auf den Kopf legen, so findet man bei der Percussion der unteren Rippen linkerseits eine Dämpfung, welche bis zu 6″ lang und bis zu 4″ breit ist, und welche, der 8., 9. und 10. Rippe entsprechend, nach Hinten beinahe die Wirbelsäule, nach Vorn den Rippenrand erreicht oder denselben überragt. Eine Ab- oder Zunahme der Milzvergrösserung um einen oder einige Centimeter ist trotz der gegentheiligen Behauptung der Virtuosen in der physikalischen Diagnostik nicht mit Sicherheit zu erkennen. Selbst wenn die Dämpfung unzweifelhaft um ein Geringes ab- oder zugenommen hat, muss man in Anschlag bringen, dass dies nicht allein von einer Verkleinerung oder Vergrösserung des Organs, sondern auch von einer Veränderung seiner Lage abhängen kann. Eine bedeutend angeschwollene Milz kann eine kleine Dämpfung machen, weil sie, durch die aufgetriebenen Gedärme in die Excavation des Zwerchfells gedrängt, nur mit einer kleinen Fläche der Thoraxwand anliegt. Auf dem Epigastrium und auf den angrenzenden Abschnitten des Bauches und der Brust findet man in den letzten Tagen der ersten Woche bei genauer Besichtigung oft schon einzelne blassrothe, etwa linsengrosse, zuweilen leicht hervorragende Roseolaflecke. Die wichtigsten objectiven Symptome sind endlich die des Fiebers. Die Körpertemperatur steigt in den ersten Tagen der Krankheit mit schwachen Morgenremissionen fast stetig und erreicht am 3., 4. oder 5. Tage bereits eine Höhe von 40° bis 41°,5. In der zweiten Hälfte der ersten Woche tritt in leichteren Fällen eine unbedeutende Abnahme ein, bei welcher jedoch die Temperatur in den Abendstunden nicht leicht niedriger als 40° wird. In den schwereren Fällen fehlt dieser Nachlass (*Wunderlich*). Die Pulsfrequenz steigt in der ersten Woche gewöhnlich auf 90–100 Schläge, oft auch noch höher. Die Höhe derselben entspricht keineswegs immer der Höhe der Körpertemperatur, da ausser dieser auch andere nicht in allen Fällen nachweisbare Einflüsse auf die Herzaction einwirken. Unter Anderem pflegt die Zahl der Pulsschläge, welche man gezählt hat, während der Kranke ruhig im Bette liegt, sich um 20–30 Schläge in der Minute zu vermehren, wenn der Kranke eine Zeit lang im Bette aufrecht gesessen, sich sonstwie angestrengt hat oder durch irgend ein Ereigniss aufgeregt ist. Was die Qualität des Pulses anbetrifft, so ist die Blutwelle meist ziemlich gross, die Arterie bleibt aber während ihrer Diastole weich, und sehr oft fühlt man, dass auf die erste Erhebung der Arterie eine zweite schwächere folgt – dass der Puls doppelschlägig ist. Der doppelschlägige Puls, welcher dem Abdominaltyphus zwar nicht ausschliesslich zukommt, aber bei keiner anderen Krankheit so häufig beobachtet wird, als bei dieser, und deshalb nicht ohne diagnostische Bedeutung ist, kommt vielleicht dadurch zu Stande, dass die contractilen Elemente der Arterienwand wenig thätig sind, sich nach der üblichen Redeweise in einem subparalytischen Zustande befinden. Wenigstens lässt sich annehmen, dass, wenn die Arterienwand gar keine contractilen Fasern enthielte und nur aus elastischen Elementen bestände, auf die erste Schwingung, welche durch die Blutwelle hervorgebracht wird, eine zweite deutlich sichtbare Schwingung, eine „Nachschwingung" folgen würde. – Der Urin ist in der ersten Woche der Heftigkeit des Fiebers entsprechend concentrirt, hochgestellt und von vermehrtem specifischem Gewicht (1020 und darüber). Die absolute Menge desselben ist, wenn die Kranken den Wasserverlust, den sie durch die stärkere Verdunstung und durch die Durchfälle erleiden, durch reichliches Trinken vollständig ersetzen, nach *Vogel*'s Untersuchungen nicht vermindert. Die im Verhältniss zu der zugeführten Nahrung bedeutend vermehrte Harnstoffproduction, welche der genannte Forscher zuerst constatirt hat, entspricht der erhöhten Körpertemperatur, welche allein auf der verstärkten Umsetzung der Gewebe beruhen kann. In späterer Zeit, wenn das Fieber verschwindet, hört auch die Vermehrung der Harnstoffproduction auf und sinkt wie die Körpertemperatur oft unter die Norm. Die Chloralkalien sind im Urin der Typhuskranken vermindert. Die Erklärung dieses Verhaltens ist weniger einfach, als die der Vermehrung des Harnstoffs. Zum Theil beruht dasselbe auf der beschränkten Zufuhr von Kochsalz mit den Speisen, zum Theil auf der vermehrten Ausscheidung der Chloralkalien mit den diarrhoischen Dejectionen, zum Theil auch vielleicht darauf, dass das Blut, während es an Eiweiss verarmt, grössere Mengen von Salzen zurückhält. Jedenfalls ist weder die Vermehrung des Harnstoffs noch die Verminderung der Chloralkalien eine für den Typhus charakteristische Veränderung des Harns, da sie sich auch bei anderen mit heftigem Fieber und mit Exsudationen verbundenen Krankheiten findet.

In der zweiten Woche des Typhus hören die Klagen über Kopf- und Gliederschmerzen auf, der Schwindel wird aber heftiger, und zu dem Brausen vor den Ohren gesellt sich fast constant Schwerhörigkeit, welche indessen nicht von einer Innervationsstörung, sondern von der Fortpflanzung des typhösen Mund- und Rachenkatarrhs auf die Tuba Eustachii und auf die Paukenhöhle abhängt. Der Gesichtsausdruck wird immer stupider, die Theilnahmlosigkeit immer grösser; das in den ersten Wochen meist noch klare Bewusstsein wird umnebelt, und die Kranken verfallen allmälig in einen Zustand von Somnolenz und von Betäubung, aus welchem man sie nur mit Mühe und nur auf kurze Zeit aufzurütteln vermag. Trotz des trockenen Mundes zeigen sie kein Verlangen nach Getränk, trinken aber mit grosser Gier, wenn man ein Glas mit Wasser an ihre Lippen bringt. Oft bedarf es wiederholter Aufforderungen und energischen Drängens, um den Kranken begreiflich zu machen, dass sie die Zunge zeigen sollen, und wenn es ihnen endlich nach einigen fruchtlosen und unzweckmässigen Versuchen gelungen ist, die zitternde Zunge heraus zu strecken, vergessen sie zuweilen, dieselbe zurück zu ziehen, und man muss sie auch zu diesem Act durch Anrufen und Anstossen drängen. Der Stuhlgang und Urin werden namentlich gegen das Ende der zweiten Woche sehr häufig in das Bett gelassen, weil den Kranken das Bedürfniss nach Entleerung des gefüllten Mastdarms oder der gefüllten Blase nicht zum Bewusstsein gelangt, oder weil sie versäumen, durch energische Willensimpulse die Schliessmuskeln in Contraction zu versetzen. Viele Kranke liegen fast regungslos in anhaltender Rückenlage im Bette; bringt man sie in eine Seitenlage, so folgen der Rumpf und die Glieder der eigenen Schwere, ohne dass die Kranken es versuchen, eine selbst unbequeme Lage zu wechseln. Nur zeitweise verrathen die zitternde Bewegung der Lippen oder einzelne unverständliche Worte, welche die Kranken murmeln, dass die psychischen Functionen nicht gänzlich erloschen sind (Febris nervosa stupida). Andere Kranke, welche ebenso unempfänglich für die Aussenwelt sind, sich ohne Rücksicht entblössen, auf Fragen keine Antwort geben, gegen die stärksten Reize kaum reagiren, zeigen in ihrem ganzen Gebahren, dass sie ein sehr bewegtes Traumleben führen; sie sind in beständiger Agitation, werfen die Bettdecke ab, so oft man sie zudeckt, setzen bald den einen bald den anderen Fuss aus dem Bette, versuchen aufzustehen oder fortzulaufen, sprechen laut oder leise zusammenhängende Worte, gesticuliren, führen unverkennbar Gespräche, werden verdriesslich, gerathen in Zorn, wenn man sie festhält oder sonst in ihrem Treiben beschränkt (Febris nervosa versatilis). Es ist erstaunlich, welche Energie und Consequenz derartige Kranke oft bei der beabsichtigten Ausführung ihrer krankhaften Willensregungen entwickeln. Zuweilen wiederholt sich während der ganzen Krankheit ein bestimmter Kreis von Wahnvorstellungen; die Kranken verfolgen irgend ein Ziel, welches sie nicht erreichen können, werden von irgend einer Sorge gepeinigt, mit welcher sie in beständigem Kampfe sind u. s. w.; in anderen Fällen wechseln die Phantasmata ohne deutlichen Zusammenhang bunt und wirr mit einander ab. Die Aufregung und Agitation pflegt am Abend und in der Nacht stärker zu werden, während des Tages nachzulassen. Zuweilen ist dieser Wechsel so bedeutend, dass während des Tages das Bild der Febris nervosa stupida, während der Nacht das Bild der Febris nervosa versatilis entsteht. — Es giebt zwar einzelne Fälle, in welchen die Kranken auch in der zweiten Woche des Typhus verstopft sind; in der Regel aber erfolgen zu dieser Zeit täglich mehrere Durchfälle von wässeriger Beschaffenheit. Die Zeit derselben, aus welcher man keinen Schluss auf die Zahl und die Verbreitung der Typhusgeschwüre machen darf, da das Verhalten des Durchfalls nicht von diesen, sondern von der Intensität und Extensität des sie begleitenden Katarrhs abhängt, variirt von drei bis sechs oder auch bis zu zwanzig und mehr innerhalb 24 Stunden; die letzteren Fälle gehören indessen zu den Ausnahmen, und Fälle, in welchen drei- bis viermal täglich Durchfälle eintreten, bilden die Regel. Die Dejectionen haben Farbe und Ansehen schlecht gekochter Erbsensuppen, in welchen das Erbsenmehl nicht gebunden ist, sondern sich zu Boden gesetzt hat. Sie reagiren alkalisch, enthalten nur Spuren von Eiweiss und weder Formelemente noch chemische Bestandtheile, welche für den Typhus specifisch sind. Die obere wässerige Schicht enthält vorzugsweise Salze und verdankt einem reichen Gehalt an kohlensaurem Ammoniak ihre stark alkalische Reaction. Der Bodensatz besteht aus Speiseresten, Detritus, Epithelien, Schleimkörperchen, zahlreichen Tripelphosphatkrystallen und kleinen gelblichen Flocken und Kügelchen, über deren Entstehung und Bedeutung nichts Genaueres bekannt ist. Die Respiration ist beschleunigt und oberflächlich. In manchen Fällen fehlt trotz des sehr verbreiteten Katarrhs aller Husten und aller Auswurf; in anderen Fällen husten die Kranken ziemlich viel und werfen reichlich einen zähen gefärbten Schleim aus. — Auch die objectiven Zeichen haben sich in der zweiten Woche zum Theil geändert. Die Wangen haben jetzt eine mehr bräunlich-rothe oder bläuliche Farbe, die Augenlider sind halb geschlossen, in ihren Winkeln klebt vertrockneter Schleim, die Conjunctiva ist injicirt, die

Nasenlöcher erscheinen wie angeraucht. An dem Zahnfleisch und an den Zähnen haftet bräunlicher schleimig zäher fuliginöser Beschlag. Die Zunge ist mit einer braunen Kruste überzogen, die sich allmälig durch Beimischung von Blut aus kleinen Rissen der Schleimhaut schwärzlich färbt. Die faulige Zersetzung, welche der Belag der Zunge und der Zähne erfährt, verursacht einen höchst widerwärtigen penetranten Geruch; die Beweglichkeit der Zunge ist sehr beeinträchtigt, so dass die Sprache sehr undeutlich, das Kauen harter Substanzen oft unmöglich und selbst das Trinken erschwert ist. — Die physikalische Untersuchung des Thorax ergiebt fast in allen Fällen mehr oder weniger ausgebreitete Verdichtungen der abhängigen Abschnitte der Lunge; der Percussionsschall ist auf beiden Seiten der Wirbelsäule weniger intensiv; bei der Auscultation hört man am Rücken schwaches vesiculäres oder unbestimmtes Athmen und feinblasige Rasselgeräusche, selten Bronchialathmen, an den übrigen Stellen des Thorax laute und zahlreiche Rhonchi. — Der Leib ist gewöhnlich durch den hochgradigen Meteorismus der Gedärme, dessen Erklärung ein bisher ungelöstes Problem ist, trommelartig aufgetrieben. Die Empfindlichkeit desselben gegen Druck besteht fort, ebenso in den meisten Fällen das Ileocöcalgeräusch. Die Milzanschwellung hat zugenommen; die Milz ist durch die meteoristischen Gedärme noch weiter nach Hinten und Oben gedrängt. Die Roseolaflecke sind in einzelnen Fällen ziemlich zahlreich geworden und haben sich vom Epigastrium und von der unteren Hälfte des Thorax auch auf den Rücken verbreitet; sehr oft sind zahllose Sudamina entstanden. Unter den objectiven Fiebererscheinungen zeigt die Körpertemperatur in den Abendstunden gewöhnlich 40°,5–41°,5; in den Morgenstunden tritt eine nur schwache Remission ein. Der weniger volle, weiche, fast immer doppelschlägige Puls erreicht oft eine Frequenz von 110–120 Schlägen oder noch mehr in der Minute. Der Urin enthält in vielen Fällen Spuren von Eiweiss.

In der d r i t t e n W o c h e des Typhus wird die Schwäche der Kranken excessiv; sie sind nicht mehr im Stande sich aufzurichten; die meisten rutschen, wenn das Bett abhängig ist, gegen das Fussende desselben herab, so oft man sie auch zurechtlegt. An den schlaffen Muskeln der Glieder sieht und fühlt man oft Contraction einzelner Muskelbündel, das sogenannte Sehnenhüpfen. Die Somnolenz und die Betäubung erreichen den höchsten Grad; die lauten Delirien hören auf; die Aufregung und die Unruhe weicht einem immer wachsenden Stupor; manche Kranken machen automatische Bewegungen mit den Händen oder zupfen an der Bettdecke. Stuhlgang und Urin werden fast immer in das Bett gelassen. Zuweilen wird auch der Detrusor vesicae gelähmt, die Blase dehnt sich aus, der Harn zersetzt sich und wird alkalisch. Der Belag auf der Zunge und auf den Zähnen wird dicker, borkiger und fötider; die etwa hervorgestammelten Worte sind völlig unverständlich; das Trinken ist mit grossen Schwierigkeiten verbunden. Auch die Brust- und Unterleibserscheinungen, die Athemfrequenz, die Rhonchi und Rasselgeräusche, die Dämpfung am Rücken, der Durchfall, der Meteorismus gelangen zu einer bedrohlichen Höhe. Die Milz vergrössert sich nicht mehr, beginnt vielmehr oft schon zu dieser Zeit zu detumesciren. Auch die Roseolaflecke pflegen in der dritten Woche bereits abzublassen, während die Sudamina sich mehren und in manchen Fällen Petechien entstehen. Bei den meisten Kranken bildet sich in der dritten Woche des Typhus ein Erythem in der Gegend des Kreuzbeins und alsbald durch Abstossung der Epidermis und durch das Vertrocknen der entblössten Cutis ein Schorf, welcher sich in die Breite und in die Tiefe ausdehnt. Auch in der Körpertemperatur und in der Pulsfrequenz ist im Beginn der dritten Woche eher eine Steigerung als eine Abnahme zu bemerken. Die Morgenremissionen sind undeutlich. Die meisten Fälle von tödtlichem Ausgang des Typhus fallen in die dritte Woche; der Tod erfolgt, wenn nicht besondere Zwischenfälle eintreten, nachdem die Prostration, die Schwäche, die Temperatur, die Pulsfrequenz den höchsten Grad erreicht haben, unter den Symptomen des Lungenoedems. Je mehr die Respiration beeinträchtigt ist, um so leichter und um so frühzeitiger kommt es zur Paralyse des Herzens. In günstiger verlaufenden Fällen stellt sich etwa in der Mitte der dritten Woche eine Abnahme der Krankheitserscheinungen ein. Der Zustand von tiefer Betäubung, während dessen die Kranken, wie wir sahen, ein oft sehr bewegtes Traumleben führen, weicht einem natürlichen Schlafe. Während des Wachens verräth der Ausdruck der Kranken, dass sie den Dingen in ihrer Umgebung, welche auf der Höhe der Krankheit für sie nicht vorhanden waren, eine gewisse Aufmerksamkeit schenken, dass sie die Personen, welche sie pflegen, erkennen. Der erste Blick, in welchem sich wieder Zuneigung und Dankbarkeit abspiegelt, darf als ein Fortschritt betrachtet werden, obgleich die Gefahr noch nicht vorüber ist, und obgleich die Hoffnungen, welche man an diese Erscheinung und an andere Zeichen der Besserung knüpft, oft genug scheitern. Je ruhiger und anhaltender der Schlaf wird, um so heller pflegt das Bewusstsein während des Wachens zu werden. Die Kranken fangen an über den Decubitus zu klagen und, um den Druck des Bettes auf die wunden Stellen zu vermeiden, unaufgefordert eine Seitenlage einzunehmen. Sie lassen den Stuhlgang und den Urin nicht mehr unter sich gehen, verlangen vielmehr nach der Bettschüssel, wenn sich Durchfall einstellen will, oder wenn die Blase gefüllt ist. Die Respirationsfrequenz nimmt ab, die Kranken husten häufiger und kräftiger auf und expectoriren den in den Bronchien sich ansammelnden weniger zähen und meist gelblich gefärbten Schleim ziemlich leicht. Die Durchfälle werden seltener und enthalten einzelne consistente Fäcalmassen. Das bläuliche und gedunsene Ansehen der Kranken verliert sich, das Gesicht wird blass. Die Zunge beginnt an den Rändern und an der Spitze feucht zu werden, der Belag derselben stösst sich allmälig ab; die Sprache wird verständlicher, die Schwierigkeit beim Trinken geringer. Auf der Brust hört man feuchte Rasselgeräusche, die Dämpfung zu den Seiten der Wirbelsäule verliert sich, das Respirationsgeräusch wird auch an diesen Stellen deutlich gehört, der Meteorismus nimmt ab, die Milzdämpfung verkleinert sich, die Roseolaflecke verschwinden. Mit der Defervescenz der übrigen Krankheitserscheinungen wird der Unterschied in der Morgen- und Abendtemperatur auffallend: während das Thermometer in der Achselhöhle in den Abendstunden noch auf 40–41° steigt, zeigt es in den Morgenstunden oft nur 38° und 39° oder noch weniger. Erst später weiden auch in den Abendstunden niedere Temperaturgrade beobachtet. Mit der Körpertemperatur sinkt auch die Pulsfrequenz, ohne jedoch mit derselben gleichen Schritt zu halten. Dabei hebt sich der Puls und verliert die dicrote Beschaffenheit. – Diese allgemeine Besserung, welche häufig erst in der vierten Woche eintritt, nachdem bis zum Schluss der dritten Woche die Intensität der Krankheitserscheinungen dieselbe geblieben oder noch gewachsen ist, geht zuweilen direct in die Reconvalescenz über, und nur die Langsamkeit derselben verräth, dass noch Residuen des Typhusprocesses, namentlich Darmgeschwüre, vorhanden sind; in anderen Fällen ist die Besserung eine nur vorübergehende, die Krankheitserscheinungen recrudesciren, und die Kranken gehen unter den Erscheinungen der Herzparalyse und des Stickflusses zu Grunde; in manchen Fällen endlich schliessen sich an die geschilderten Symptome die der verzögerten Rückbildung der typhösen Localisationen und der Folgezustände des Typhus (s. u.) an. Eine für unvorsichtige Aerzte und unfolgsame Kranke nicht selten verhängnissvolle Erscheinung der Reconvalescenz ist der oft bis zum Heisshunger gesteigerte Appetit. Wir kommen auf die Gefahr, welche diese Erscheinung mit sich bringt, noch einmal zurück. Alle Reconvalescenten verlieren das Haar. Da aber die Haarbälge nicht bleibende Ernährungsstörungen erfahren haben, so sprosst einige Zeit nach dem Ausfallen der alten Haare ein neuer Nachwuchs hervor.

Wir haben es versucht, das Krankheitsbild eines „normalen“ Typhus möglichst übersichtlich und einigermaassen vollständig zu entwerfen. Es würde uns aber zu weit führen, die sehr zahlreichen und mannichfachen Abweichungen, welche dasselbe in den verschiedenen Erkrankungsfällen darbietet, mit gleicher Vollständigkeit zu schildern, und wir müssen uns darauf beschränken, die wichtigsten Modificationen des Verlaufes und die wichtigsten und gefährlichsten Zwischenfälle, welche denselben unterbrechen, in Kürze aufzuführen.

Zunächst giebt es zahlreiche Fälle, welche sich in der ersten Woche weder durch eine auffallend geringe Intensität der Krankheitserscheinungen, noch durch andere Eigenthümlichkeiten auszeichnen, bei welchen aber in der zweiten Woche nicht wie bei einem „normalen“ Typhus die Krankheitserscheinungen sich verschlimmern und eine bedenkliche Höhe erreichen, sondern abnehmen und gegen das Ende der zweiten oder in der dritten Woche bereits verschwinden; der von *Lebert* für diese Fälle vorgeschlagene Name Abortivtyphus scheint mir vor anderen Namen, wie „Febricula“, „Febris typhoides“ u. s. w. den Vorzug zu verdienen, weil er besser als diese ausdrückt, dass es sich bei den in Rede stehenden Fällen nur um einen modificirten, auffallend gutartigen, abgekürzten Verlauf des Typhus und nicht etwa um eine besondere Krankheitsspecies handelt. Ein Krankheitsbild des Abortivtyphus aus der ersten Krankheitswoche zu entwerfen würde nach dem Gesagten eine unnütze Wiederholung sein; wir wollen daher nur darauf aufmerksam machen, dass sehr viele von den älteren Collegen als „gastrische Fieber“ oder als „Schleimfieber“ bezeichnete Fälle dem Abortivtyphus zugezählt werden müssen. Die früher sehr verbreitete Vorsicht, den entscheidenden Ausspruch, „ob man mit einem gastrischen Fieber oder mit einem Nervenfieber zu thun habe“, bis zum neunten Tage der Krankheit zu verschieben, war übrigens durchaus berechtigt und ist es noch heute. Die bei den Laien üblichen Bezeichnungen „gastrisches Fieber“ und „Nervenfieber“ entsprechen genau den Begriffen, welche die neueren Aerzte mit den Worten Abortivtyphus und normaler Typhus verbinden, und da es dem Laien gegenüber auf eine präcise wissenschaftliche Formulirung nicht ankommt, so ist dringend anzurathen, jener alten weisen Sitte treu zu bleiben. — Das Thermometer, wie es in der ersten Woche das sicherste Hülfsmittel zur Unterscheidung eines Typhus von einem genuinen fieberhaften Magen- und Darmkatarrh ist (Bd. I. S. 485), giebt in der zweiten Woche den sichersten Anhalt für die Entscheidung, ob die Krankheit als ein Abortivtyphus verlaufen wird oder nicht; die übrigen Erscheinungen täuschen weit leichter. Zeigt sich am achten oder neunten Tage der Krankheit, dass die

Temperatur des Körpers nicht mehr steigt, sondern langsam fällt, zeigt sich vor Allem, dass schon zu dieser Zeit beträchtliche Morgenremissionen erfolgen, so kann man fast sicher darauf rechnen, dass man mit einem Abortivtyphus zu thun hat. Diejenigen Fälle, in welchen gegen das Ende der zweiten Woche die Temperatur von Neuem steigt, und der weitere Verlauf dem früher entworfenen Krankheitsbilde entspricht, gehören zu den Seltenheiten. Der Schlaf der Kranken ist zwar auch bei dem Abortivtyphus in der zweiten Krankheitswoche unruhig und durch schwere Träume gestört, und die meisten Kranken sprechen im Schlaf; während des Wachens aber ist ihr Bewusstsein klar, und nur eine mehr oder weniger deutlich ausgesprochene Apathie erinnert an das Coma vigil der schweren Typhusformen. Die bronchitischen Erscheinungen halten sich auf einer mässigen Höhe; die Zahl der täglich eintretenden Durchfälle ist gering, oder die Diarrhöe fehlt ganz. Das Ansehen der Kranken ist mehr blass und angegriffen als bläulich und gedunsen. Die Zunge zeigt zwar Neigung zum Trockenwerden, bedeckt sich aber nicht mit einer festen Borke. Die Schwerhörigkeit bleibt aus, oder der niedere Grad derselben entspricht dem niederen Grade der Mund- und Rachenaffection. Der Leib ist weich und nur mässig aufgetrieben. Das Ileocöcalgeräusch und die Empfindlichkeit des Bauches gegen Druck werden häufig vermisst. Die Milzdämpfung zeigt sich nur wenig vergrössert. Nur ausnahmsweise zeigen sich einzelne Roseolaflecke im Epigastrium. Der Puls ist in den Morgenstunden und wenn der Kranke im Bette liegt nur mässig beschleunigt. — In der dritten Woche oder gegen das Ende der zweiten ist in den Morgenstunden die Körpertemperatur gewöhnlich normal und erfährt nur noch in den Abendstunden eine mässige Steigerung; die Zunge bleibt feucht; es stellt sich Appetit ein. Die krankhaften Erscheinungen der Brust- und Bauchorgane sind verschwunden, namentlich haben die Durchfälle aufgehört. Viele Kranke zeigen bereits das Verlangen aufzustehen, werden aber gewöhnlich bei den Versuchen sich aufrecht hinzustellen oder im Zimmer herumzugehen durch die grosse Schwäche überrascht, von der sie im Bette Nichts empfunden haben. Die Kräfte kehren nur langsam wieder, und diese langsame Reconvalescenz spricht für den schweren Krankheitsprocess, den die Kranken überstanden haben. — Die früher ausgesprochene Vermuthung, dass bei den Abortivtyphen keine Verschorfung der erkrankten Darmdrüsen eintrete, stützt sich nicht auf Leichenöffnungen, zu denen es bei dem günstigen Verlaufe der Krankheit an Gelegenheit fehlt, sondern auf das frühzeitige Aufhören der Durchfälle und auf das Ausbleiben der bei bösartigem und langwierigem Verlaufe des Typhus so häufig vorkommenden Folgezustände, namentlich solcher, welche auf einer verzögerten Heilung der Darmgeschwüre und einem in denselben Platz greifenden Verschwärungsprocess beruhen.

Von der besprochenen Modification des Typhusverlaufes wesentlich verschieden ist eine zweite, welche mit dem Namen des Typhus ambulatorius bezeichnet zu werden pflegt. Es kommt keineswegs selten vor, dass Individuen, welche nur an einem gewissen Grade von Mattigkeit und Abgeschlagenheit gelitten, den Appetit verloren und etwas Durchfall bekommen haben, dabei aber im Stande gewesen sind ihre Geschäfte zu besorgen oder eine Reise zu unternehmen, unter den Erscheinungen einer Darmperforation oder einer abundanten Darmblutung zu Grunde gehen, und dass man bei der Obduction zahlreiche Darmgeschwüre neben verschorften Plaques und markig infiltrirten Mesenterialdrüsen, kurz die anatomischen Veränderungen einer vorgeschrittenen typhösen Darmerkrankung vorfindet. Es bleibt für diese eigenthümlichen Krankheitsfälle kaum eine andere Erklärung übrig, als die Annahme, dass die Infection mit Typhusgift unter Umständen zwar locale Veränderungen im Darm, aber eine so geringe Alteration des Blutes und des Stoffwechsels hervorrufe, dass keine auffallenden Functionsstörungen entstehen.

Während bei dem Typhus ambulatorius die Störung des Allgemeinbefindens und das Fieber so unbedeutend sind, dass sie kaum beachtet werden, giebt es andere Typhusfälle, welche sich durch ungewöhnlich grosse Intensität des Allgemeinleidens und namentlich durch eine excessive Höhe des Fiebers auszeichnen. In diesen Fällen nimmt die Krankheit gewöhnlich einen tumultuarischen Verlauf. Schon in der ersten Woche steigt die Körpertemperatur auf 41° und darüber, die Pulsfrequenz auf 120 bis 130 Schläge in der Minute. Die Kranken liegen während des Tages in tiefer Somnolenz mit stupidem Ausdruck da und haben nachts heftige Delirien, so dass sie kaum im Bette zu halten sind. Frühzeitig treten Sehnenhüpfen, Flockenlesen, zuweilen auch convulsivische Erscheinungen auf. Gewöhnlich entspricht die Intensität der Localerscheinungen der Intensität des Allgemeinleidens. Die Zunge wird frühzeitig trocken und borkig, die bronchitischen Erscheinungen, die Zeichen von Verdichtung der Lunge, der Meteorismus, die Durchfälle, die Anschwellung der Milz erreichen schon in der ersten Woche einen so hohen Grad, wie sonst kaum gegen das Ende der zweiten Woche. Die höchste Prostration, das Herabrutschen im Bett, der kleine unregelmässige Puls, die sehr beschleunigte oberflächliche Respiration zeigen sich gegen das Ende der ersten oder im Anfange der zweiten Woche. Derartige

Kranke gehen oft schon früh an Herzlähmung und Lungenoedem zu Grunde. – Bei anderen Kranken mässigen sich die Erscheinungen nach einem in der ersten Woche tumultuarischen Verlauf und zeigen in der zweiten und dritten Woche keine auffallende Abweichungen. – Von den Typhusfällen mit grosser Intensität und tumultuarischem Verlaufe zu den Typhusfällen mit mässiger Intensität und von diesen zu dem Typhus ambulatorius giebt es zahllose Uebergangsformen, auf deren genaue Erörterung wir verzichtent müssen. Viele Fälle, welche Wochen lang unter den Namen „gastrisches Fieber" oder „Schleimfieber" behandelt werden und schliesslich, ohne dass das Sensorium benommen, die Zunge trocken wird, in Genesung enden, sind leichte Typhusfälle; aber man ist jedenfalls zu weit gegangen, wenn man die Kategorie der gastrischen. Fieber und der Schleimfieber gänzlich aus der Pathologie gestrichen hat. Wichtiger als die Roseola und wichtiger als die Schwellung der Milz ist wie wir oben angedeutet haben im concreten Falle für die Entscheidung der Frage, ob ein Typhus, also eine Infectionskrankheit, oder ein genuiner Darmkatarrh vorliege, die Höhe der Körpertemperatur.

Ein modificirtes Krankheitsbild entsteht ferner, wenn das typhöse Darmleiden sehr gering ist, oder wenn sich der Typhus, um den üblichen Terminus zu gebrauchen, gar nicht oder doch nur unbedeutend im Darm „localisirt" und „fast nur im Blute verläuft". Da sich namentlich in der ersten Woche die Unterscheidung des Abdominaltyphus von anderen acuten Infectionskrankheiten hauptsächlich auf die Darmerscheinungen stützt, so kann in solchen Fällen eine sichere Diagnose geradezu unmöglich sein, und man muss sich zuweilen begnügen, durch Ausschliessung anderer Infectionen eine Wahrscheinlichkeitsdiagnose zu stellen. – Fehlen die Darmerscheinungen gänzlich, oder sind sie nur in schwachen Andeutungen vorhanden, während die Bronchitis sehr heftig ist und sich frühzeitig mit Lungencollapsus und Hypostase oder mit ausgesprochenen pneumonischen Erscheinungen complicirt, so entsteht ein Krankheitsbild, welches man, zumal wenn in tödtlich verlaufenen Fällen die Obduction markige Infiltration der Bronchialdrüsen nachwies, als Pneumotyphus oder Bronchotyphus bezeichnet hat. Es ist leicht verständlich, dass derartige Fälle, bei welchen die Kranken schon durch das cyanotische Ansehen und das sehr beschleunigte und mühsame Athmen auffallen, zu den bösartigen Formen gehören. Während das heftige Fieber die Production von Kohlensäure zu einer excessiven Höhe steigert, erschwert die Erkrankung der Bronchien und der Lungen die Ausscheidung des massenhaft gebildeten deletären Gases. – Die Bildung typhöser Geschwüre im Larynx ist gewöhnlich nicht von charakteristischen

Symptomen begleitet und modificirt das Krankheitsbild des Typhus so wenig, dass man zur Aufstellung eines „Laryngotyphus“ noch weniger berechtigt ist, als zur Aufstellung eines Broncho- und Pneumotyphus. Während aber das typhöse Larynxgeschwür gewöhnlich in den ersten Krankheitswochen nicht erkannt wird und einen zufälligen Befund bei der Obduction bildet, spielt dasselbe und namentlich seine zögernde Rückbildung unter den Folgezuständen des Typhus eine wichtige Rolle.

Unter den Zwischenfällen, welche den normalen Verlauf des Typhus in den ersten Krankheitswochen unterbrechen, sind die wichtigsten die Darmperforationen, die Darmblutungen und die zuweilen in der zweiten und dritten Woche eintretenden abundanten Blutungen aus der Nase.

Die Perforationen des Darms, welche in den ersten Wochen der Krankheit dadurch erfolgen, dass nicht nur in der Schleimhautdecke der erkrankten Plaques, sondern auch in der Muscularis und in der Serosa an der betreffenden Stelle eine Schorfbildung eintritt, führt zu einer intensiven Peritonitis; da sich aber zuweilen vor der Perforation durch eine adhäsive Entzündung des Bauchfells eine Verklebung der Gedärme unter einander gebildet hat, so ist diese Peritonitis in manchen Fällen anfangs nicht eine totale, sondern eine partielle. Die ersten Zeichen der Perforation sind ein äusserst heftiger Schmerz im Bauche, der die Kranken selbst aus tiefer Betäubung zu erwecken pflegt, und der sich bei dem leichtesten Druck auf den Bauch zu einer excessiven Höhe steigert; dabei collabiren die Kranken plötzlich, ihr Gesicht wird entstellt, der Puls klein, die Extremitäten kühl, und meist nach 24 bis 36 Stunden tritt der Tod unter den Erscheinungen ein, welche wir für die durch Perforation entstandene Form der Peritonitis beschrieben haben (Bd. I. S. 632). Den sichersten Anhalt für die Diagnose einer Darmperforation giebt der Austritt von Luft in die Peritonaealhöhle, welcher sich dadurch verräth, dass die Leber von der Thoraxwand abgedrängt und dass in Folge dessen die Leberdämpfung verschwunden ist. Ohne dieses Symptom bleibt wenigstens eine entfernte Möglichkeit offen, dass die Peritonitis nicht durch Perforation des Darms entstanden sei.

Die Darmblutungen, welche in der ersten Woche des Typhus theils durch Arrosion von Gefässen bei der Lösung der Schorfe, theils durch Ruptur der überfüllten Capillaren der im §. 2. beschriebenen schwammigen Wulstungen der Schleimhaut oberhalb der Plaques entstehen, verrathen sich, wenn sie abundant sind, oft schon vor dem Auftreten von Blut in den Dejectionen durch den Collapsus der Kranken, mit welchem ein plötzliches bedeutendes Sinken der Körpertemperatur und zuweilen ein Freiwerden des

Sensorium verbunden ist. Der Blutverlust ist oft sehr bedeutend; nur selten aber sterben die Kranken unmittelbar an Verblutung: gewöhnlich hört die Blutung früher auf, der Typhus nimmt seinen Fortgang, aber die Kräfte des Kranken reichen nicht aus, denselben zu überstehen, und die meisten Kranken erliegen kürzere oder längere Zeit nach der Darmblutung der durch das Fieber und die Durchfälle vollendeten Erschöpfung.

Weit weniger gefährlich als die Darmblutungen sind die abundanten Blutungen aus der Nase, welche sich in der zweiten und dritten Woche des Typhus ereignen und einer bei hochgradigen Schwächezuständen häufig vorkommenden acuten haemorrhagischen Diathese ihre Entstehung verdanken. Sie können so heftig werden, dass man zur Tamponade schreiten muss, erschöpfen in solchen Fällen die Kräfte der Kranken in hohem Grade und verlangsamen wenigstens immer die Reconvalescenz. – Nicht selten erfolgen bei weiblichen Kranken auch Blutungen aus den Genitalien, welche durchaus nicht immer in die Zeit der Menstruation fallen. Von den Laien gewöhnlich als ein sehr günstiges Zeichen begrüsst, sind diese Blutungen meist mali ominis, obgleich der Blutverlust nicht sehr abundant ist.

Wenn sich die meisten Kranken von einem Typhus auch in dem Falle, dass sich die Darmgeschwüre unmittelbar nach Ablauf der Krankheit zur Heilung angeschickt haben, dass das Fieber verschwunden und der Appetit zurückgekehrt ist, nur äusserst langsam erholen, wenn selbst in diesem Falle 5–6 Wochen vergehen, ehe die Reconvalescenten ihre volle Leistungsfähigkeit wieder erlangen, so ist es nicht schwer verständlich, dass durch eine verzögerte Heilung der Darmgeschwüre, durch das Fortbestehen eines selbst mässigen von dem Darmleiden abhängenden Fiebers den Kranken eine grosse Gefahr erwächst. Wir sehen in den hierhergehörenden Fällen auf den eigentlichen Typhus Wochen lang alle Erscheinungen eines asthenischen Fiebers oder eines Fiebers bei geschwächten und anaemischen Individuen folgen. Das Sensorium bleibt benommen, wenn auch die stürmischen Delirien gewöhnlich verschwinden; die Schwäche der Kranken nimmt zu, das Herabrutschen im Bette erfolgt noch häufiger als zuvor. Die Zunge wird nicht wieder feucht oder wird von Neuem trocken; die bronchitischen Erscheinungen verlieren sich, aber die Hypostasen breiten sich aus; Milztumor und Roseolaflecke sind nicht mehr nachzuweisen, dagegen bestehen der Meteorismus und die Durchfälle in mehr oder weniger hohem Grade fort. Der Decubitus am Kreuzbein vergrössert sich, greift in die Tiefe und führt zu scheusslichen Zerstörungen. Auch an den Trochanteren, an den Ellenbogen und, wenn man die Kranken auf den Bauch legt, oft auch an den

Knieen entwickelt sich Decubitus. An verschiedenen Körperstellen, namentlich an solchen, welche einen vorübergehenden Druck erfahren, entstehen Petechien und Ekchymosen. Die Abmagerung wird excessiv; die erbleichte Haut ist beständig mit zerfliessenden Schweissen bedeckt. Auch die sichtbaren Schleimhäute werden blass und blutleer. Oft bilden sich leichte Oedeme an den unteren Extremitäten oder hochgradiges Oedem an der einen oder der anderen derselben in Folge von Thrombose der Schenkelvene. Sehr viele Kranke erliegen in der sechsten oder siebenten Woche oder noch später fast zum Skelett abgemagert diesen „lentescirenden" Typhusformen. — In anderen Fällen hören die Durchfälle auf, und die Darmgeschwüre heilen; aber der Decubitus reicht aus, um eine tödtliche Erschöpfung herbeizuführen; wenigstens findet man nicht selten tiefe Zerstörungen der Weichtheile mit Blosslegung der Knochen und frisch vernarbte Darmgeschwüre als alleinigen Sectionsbefund bei spät eintretenden Todesfällen. — Die Pneumonieen, die Pleuresieen, die Vereiterungen der Parotis, die diphtheritischen Entzündungen des Darms, die Nephritis und die übrigen Folgezustände des Typhus, von welchen wir im §. 2. gesprochen haben, verrathen sich, wie bei anderen sehr geschwächten Individuen, gewöhnlich mehr durch objective Zeichen als durch subjective Klagen. Schüttelfröste und neues Steigen der Körpertemperatur müssen den Verdacht erwecken, dass sich eine dieser consecutiven Erkrankungen entwickele, und zu genauer objectiver Untersuchung auffordern. — Wiederholte Schüttelfröste, sehr hoch gesteigerte Körpertemperatur, schneller Collapsus beruhen in den meisten Fällen auf Septichaemie, zu deren Entstehung die Resorption von Jauche aus den Decubitusstellen Veranlassung giebt. — Das Auftreten heftiger Schmerzen im Kehlkopf, Heiserkeit, Aphonie, und die Zeichen einer acuten Laryngostenose deuten auf eine Perichondritis laryngea, welche durch die in die Tiefe dringenden typhösen Larynxgeschwüre hervorgerufen werden, sich aber auch unabhängig von diesen als eine Folgekrankheit des Typhus entwickeln kann.

Wir müssen schliesslich erwähnen, dass in manchen Fällen noch in der fünften oder sechsten Woche, und zwar nicht nur während eines durch lentescirende Typhusgeschwüre erhaltenen fieberhaften Schwächezustandes, sondern auch während einer ungestört verlaufenden Reconvalescenz, Darmperforationen eintreten, welche ein schnelles Ende herbeiführen. — Weit seltener erfolgen zu dieser Zeit Blutungen aus lentescirenden Typhusgeschwüren.

Unter den Ausgängen des Typhus ist der Ausgang in Genesung der häufigste; er tritt etwa bei drei Viertel aller Fälle ein; doch giebt es Epidemieen, welche weit bösartiger sind, und auf der anderen Seite Epidemieen, in welchen die Mortalität geringer ist. Der Tod erfolgt in den meisten Fällen in der zweiten und dritten Woche auf der Höhe der Krankheit; allein wir haben bereits erwähnt, dass er bei tumultuarischem Verlauf auch schon während der ersten Woche und in protrahirten Fällen noch während der 5. und 6. Woche oder noch später eintreten kann. Die einzelnen Todesursachen sind bei der Darstellung der Symptome und des Verlaufs zur Genüge besprochen.

In einzelnen Fällen endet der Typhus in unvollkommene Genesung: es bleiben Nachkrankheiten zurück, namentlich häufig Innervationsstörungen, wie Neuralgieen, partielle Lähmungen, partielle Anaesthesieen oder auch psychische Störungen; zuweilen hinterlässt der Typhus eine nicht hinlänglich aufgeklärte Tabes und eine andauernde Anaemie und Hydraemie. Materielle Veränderungen, von welchen jene Innervationsstörungen abhängen, haben sich bei den bisherigen anatomischen Untersuchungen nicht nachweisen lassen. Ebenso ist die Annahme, dass das zurückbleibende Siechthum und die mangelhafte Blutbildung auf dem Untergang der Darmdrüsen und der Unwegsamkeit der Mesenterialdrüsen beruhe, hypothetisch. Nicht selten entwickelt sich während der Reconvalescenz von schwerem Typhus Lungenphthisis.

§. 4. Therapie.

Die Prophylaxis fordert in grossen Städten, in welchen der Typhus endemisch herrscht, sanitätspolizeiliche Maassregeln, durch welche die Durchtränkung des Bodens mit putriden Zersetzungsstoffen verhütet oder vermindert wird. Der Privatarzt, welcher auf die Abstellung dieses Uebelstandes nur selten einzuwirken im Stande ist, darf seine etwaigen Scrupel, ob der Abdominaltyphus auch wirklich ansteckend sei, nicht an das Krankenbett seiner Clienten mitbringen; ihm muss es genügen, dass die Nichtcontagiosität von Niemand erwiesen ist, um ihn so handeln zu lassen, als ob die Contagiosität erwiesen sei. Die Kranken sind von den Gesunden zu isoliren, und nur diejenigen Angehörigen, welche die Pflege des Kranken übernehmen, dürfen sich in der Nähe desselben aufhalten. Aus den Rheinlanden sind mir in den letzten Jahren einige sehr traurige Fälle, in welchen augenscheinlich durch die Vernachlässigung dieser Vorsicht fast alle Mitglieder einer Familie nach einander am Abdominaltyphus starben, bekannt geworden. — Prophylaktische Medicamente, welche vor der Infection mit Typhusgift schützen, kennen wir nicht.

Ist der Typhus ausgebrochen, so kann man unter gewissen Umständen den Versuch machen, den Verlauf desselben zu coupiren. Dass dies weder durch Darreichung von Brechmitteln noch durch Venäsectionen, welche man eine Zeit lang für diesen Zweck empfohlen hat, erreicht wird, dass diese Mittel im Gegentheil fast ausnahmslos einen schädlichen Einfluss auf den Verlauf des Typhus haben, ist jetzt allgemein anerkannt. Nur in dem einzigen Falle, dass unverkennbar unverdaute Speisen sich im Magen befinden, darf man ein Brechmittel aus Ipecacuanha verordnen, in allen anderen Fällen muss man dem unverständigen und oft sehr lästigen Drängen der Laien auf das Verschreiben eines Brechmittels unerbittlich Widerstand leisten. Ganz anders verhält es sich mit der Darreichung einiger grosser Dosen Calomel. Man kann nach den exacten Beobachtungen von Wunderlich kaum bezweifeln, dass es, zwar nur in seltenen Fällen, doch zuweilen wirklich gelingt, den Typhus durch diese Verordnung (nach *Wunderlich* genügen 1 bis 2 Dosen von je 5 Gran) zu coupiren, dass aber in der grössten Mehrzahl der Fälle, in welchen diese Verordnung im Verlaufe der ersten Woche und vor dem Eintritt starker Durchfälle getroffen wird, ein milderer Verlauf und eine kürzere Dauer der Krankheit erzielt wird. Die in der *Pfeuffer*'schen Klinik so wie die von mir selbst gemachten Erfahrungen stimmen mit denen aus *Wunderlich*'s Klinik durchaus überein. Ob das Calomel einen günstigen Einfluss auf das typhöse Darmleiden hat, indem es der Schorf- und Geschwürsbildung entgegenwirkt, und ob deshalb nur in der ersten Krankheitswoche, in welcher jene Veränderungen noch nicht eingetreten sind, ein günstiger Erfolg von der Darreichung des Calomel zu erwarten ist, lassen wir dahingestellt sein.

In den meisten Fällen sind wir dem Typhus gegenüber darauf angewiesen, alle schädlichen Einflüsse von den Kranken abzuhalten, gefahrdrohende Symptome zu bekämpfen und die Kräfte des Kranken durch diaetetische Maassregeln zu conserviren. Man sorge zunächst dafür, dass, wo es die Verhältnisse irgend gestatten, das Krankenzimmer nicht zu klein sei, und halte mit Strenge darauf, dass dasselbe regelmässig gelüftet werde. Für alle Typhuskranken ist frische und reine Luft ein wesentliches Bedürfniss, und sie erkälten sich keineswegs so leicht, als die Laien zu fürchten pflegen. Die Zimmertemperatur muss nach dem Thermometer geregelt und wo möglich auf 12° bis höchstens 14° R. erhalten werden. In Norddeutschland herrscht der Aberglaube, dass ein unter das Bett gestelltes Gefäss mit Wasser die Kranken vor dem Durchliegen schütze. Diese Maassregel ist, wenn sie auch den beabsichtigten Zweck nicht erfüllt, vielleicht dadurch nützlich, dass sie die Luft des Zimmers in einem gewissen Grad von Feuchtigkeit erhält. Auch auf das Lager der Kranken hat man seine volle Aufmerksamkeit zu richten. Die Bettdecke darf nicht zu schwer sein, das Betttuch darf keine Falten bilden. Die Bett- und Leibwäsche muss so oft gewechselt werden, als sie beschmutzt ist. Man versäume es nicht, wiederholt darauf aufmerksam zu machen, dass auch der Körper des Kranken während der ganzen Dauer des Typhus mit scrupuloser Sorgfalt rein gehalten werden muss. Selbst bei den reinlichsten Menschen sind diese Ermahnungen nicht überflüssig, weil dieselben oft in Vorurtheilen befangen sind und sich entweder fürchten, dem Kranken durch das Entblössen zu schaden, oder sich geniren, die Gegend des Afters und der Geschlechtstheile genau zu inspiciren und von den anhaftenden Excreten zu säubern. Eine Versäumniss in dieser Beziehung ist später oft nicht wieder gut zu machen. Das unbedeutendste Erythem an den Nates, welches man hätte verhüten können, bringt den Kranken im weitern Verlaufe des Typhus vielleicht in grosse Gefahr, weil es den Anfang eines ausgebreiteten Decubitus bildet. Werden die Kranken so schwach, dass sie nicht mehr im Stande sind sich selbst den Mund zu reinigen, so wasche man ihnen denselben fleissig mit einem in kaltes Wasser oder noch besser in kaltes Sodawasser getauchten feinen Leintuch aus. Namentlich entferne man dabei den auf den Zähnen und dem Zahnfleisch aufliegenden klebrigen Schlamm, ehe er zu fest vertrocknet und sich zersetzt. Selbst bei schon betäubten Kranken bemerkt man nach dieser Procedur gewöhnlich einen Ausdruck des Behagens und der Dankbarkeit. — Als Getränk passt am Besten unvermischtes Brunnenwasser oder Sodawasser, bei starkem Durchfall Hafer- oder Gerstenschleim. Alle Zusätze von Fruchtsäften, Pflanzensäuren, geröstetem Schwarzbrod u. s. w. zum Getränke werden den meisten Kranken bald zuwider. Die Kranken m ü s s e n fleissig trinken, um den durch die starke Verdunstung bewirkten Wasserverlust auszugleichen. Fordern sie in den spätem Stadien des Typhus kein Getränk, weil ihnen das Bedürfniss nach Wasserzufuhr nicht mehr zum Bewusstsein kommt, so muss ihnen dasselbe a n g e b o t e n werden. Auch gegen diese Vorschrift wird von schlecht instruirten oder gewissenlosen Krankenwärtern vielfach gesündigt. — Soll man den Kranken Nahrung reichen oder sie auf eine Diète absolue setzen? Die Ansichten über diesen Punct gehen weit aus einander. Die meisten deutschen und französischen Aerzte halten die Darreichung von Fleischbrühe, von Eiern und von anderen nahrhaften

Substanzen in fieberhaften Krankheiten überhaupt für so entschieden schädlich, dass ihnen „Fieberdiaet“ und Wassersuppe identisch sind. Von England aus hat man dagegen namentlich den deutschen Aerzten den Vorwurf gemacht, dass ihre diaetetischen Vorschriften den Typhuskranken die Zufuhr von Material, durch welches die verbrauchten Körperbestandtheile ersetzt werden könnten, abschnitten, und dass die Mortalität bei uns deshalb grösser sei als in England, weil wir unsere Typhuskranken gleichsam verhungern liessen. Es liegt dieser Behauptung etwas Wahres zu Grunde. Ich scheue mich nicht es auszusprechen, dass die Verschlimmerung eines bestehenden Fiebers durch Zufuhr von Milch, von Eiern und von Fleisch keineswegs eine durch exacte Beobachtungen erwiesene Thatsache ist, und ich halte es für möglich, dass durch den blinden Glauben an die Richtigkeit dieser eingewurzelten Hypothese vielfach Schaden angerichtet wird. Es unterliegt nicht dem mindesten Zweifel, dass bei jedem Fieber der Verbrauch der Körperbestandtheile bedeutend vermehrt ist, und dass keine Strapaze den Körper in so hohem Grade consumirt, als ein Fieber. Während anhaltende körperliche Anstrengungen meist ungestraft ertragen werden, weil der gesteigerte Verbrauch durch eine vermehrte Zufuhr von Nahrung gedeckt wird, gehen die meisten Kranken schliesslich am Fieber zu Grunde, weil bei ihnen kein ausreichender Ersatz für den gesteigerten Verbrauch geleistet wird. Halten wir uns speciell an den Typhus, so sehen wir, dass bei dieser Krankheitsform die Körpertemperatur mehrere Wochen lang über die Norm gesteigert und dem entsprechend die Harnstoffproduction bedeutend vermehrt ist; wir sehen im besten Falle, dass sich die aufs Aeusserste geschwächten oft um 10–20 Pfund leichter gewordenen Kranken nur äusserst langsam erholen, und müssen gestehen, dass diese Betrachtungen nicht zur Darreichung von Wassersuppen, sondern weit mehr zur Darreichung von Fleisch, von Milch, von Eiern auffordern, so lange nicht erwiesen ist, dass eine solche Diaet das Fieber steigert. Auf der anderen Seite kann es aber augenscheinlich den Kranken keinen Nutzen bringen, dass wir ihnen die genannten Nahrungsmittel zuführen, wenn dieselben nicht assimilirt werden; vielmehr würde es den Kranken grossen Schaden bringen, wenn wir ihren Magen mit Speisen füllten, welche nicht verdaut werden, spontane Zersetzungen eingehen und in Folge dessen die Magen- und Darmschleimhaut irritiren. Wir haben früher gesehen, dass Dyspepsie ein constanter Begleiter aller fieberhaften Krankheitszustände ist. Tragen wir dieser Erfahrung bei der Diaet der Typhuskranken nicht Rechnung, erwarten wir, dass der Magen eines Typhuskranken hinlänglich Magensaft producire, um grosse Quantitäten von Proteinsubstanzen zu verdauen, so werden wir die Kräfte desselben nicht heben, sondern eine Complication der Krankheit herbeiführen, durch welche die Gefahr noch vermehrt wird. Aus dem Gesagten ergiebt sich die Regel, welcher auch die praktische Erfahrung zur Seite steht, dass man Typhuskranken, wenn sie es sich irgend gefallen lassen, von Anfang an mehrere Male täglich in kleinen Quantitäten Milch und starke Fleischbrühe zuführen soll. Je länger sich die Krankheit hinzieht, je mehr die Erschöpfung der Kranken überhand nimmt, um so unermüdlicher muss man es wieder und wieder versuchen, den Kranken kräftige Nahrung, aber immer in kleinen Portionen und in flüssiger Form, beizubringen. Ausser diesen diaetetischen Maassregeln empfiehlt es sich, bei allen Typhuskranken kalte Abwaschungen des ganzen Körpers mit einfachem Wasser oder mit einer Mischung aus drei Theilen Wasser und einem Theil Essig machen zu lassen. Dieselben müssen täglich mehrere Male wiederholt werden, und man muss sie mit möglichst grosser Schonung und Vorsicht vornehmen lassen, damit den Kranken nicht die immer sehr wohlthuende und beruhigende Wirkung derselben durch die Belästigung während des Actes selbst verleidet wird. Bei einem milden und regelmässigen Verlaufe des Typhus kann man medicamentöse Verordnungen entbehren; indessen ist es fraglich, ob die hergebrachten Ordinationen von verdünntem Chlorwasser (Aqua oxymuriat. ℥ij, Aqua destill. ℥vj, Det. ad vitr. nigr. 2ständl. 1 Essl.) oder von Salzsäure in einem schleimigen Vehikel (Acid. muriat. conc. ʒβ, Mucil. Salep. ℥vj, Syr. spl. ℥j 2stündl. 1 Essl.) nicht wenigstens palliativen Nutzen bringen, und da es ohnehin nur wenige Patienten giebt, welche man ganz ohne Arznei behandeln darf, so ist die Verordnung der genannten Mixturen durchaus gerechtfertigt und verdient, wenn nicht besondere Veranlassungen vorliegen, vor anderen differenteren Ordinationen den Vorzug. Ebenso kann man der alten Sitte treu bleiben und in der zweiten Woche, wenn die Durchfälle und die bronchitischen Erscheinungen zunehmen, das Acid. muriat. nicht in einfachem Salepschleim sondern in einem schwachen Infus. Ipecac. (gr. viij:℥vj) und in der dritten Woche in einem schwachen Chinadecoct (ʒβ:℥vj Colat.) verordnen.

Die beschriebene Behandlungsweise reicht für die Mehrzahl der Fälle von Typhus aus. Aber es giebt zahlreiche Fälle, welche ein differentes Verfahren fordern, und in welchen nur durch energische therapeutische Maassregeln drohende Gefahren abgewandt werden können. Die grösste Gefahr für die Kranken liegt beim Abdominaltyphus wie bei dem exanthematischen Typhus und bei allen anderen Infectionskrankheiten in der Heftigkeit des Fiebers. Aber gerade gegen diese Gefahr besitzen wir auch die wirksamsten Mittel. Energische Wärmeentziehungen durch kalte Bäder oder durch wiederholtes Einschlagen der Kranken in kalte nasse Leintücher*) müssen in allen Fällen vorgenommen werden, in welchen die Körpertemperatur die Höhe von 41° übersteigt; sie bewirken constant ein Sinken der Körpertemperatur um einen Grad und darüber, und es dauert mehrere Stunden, ehe die Temperatur von Neuem ihre frühere Höhe erreicht. Für alle Aerzte, welche in einer extremen Steigerung der Körpertemperatur eine directe Gefahr für das Leben ihrer Kranken sehen, ist die Thatsache, dass diese Gefahr durch energische Wärmeentziehungen abgewandt werden kann, eine der wichtigsten Bereicherungen der Therapie. Dass diese Thatsache feststeht, hat *Liebermeister* durch seine therapeutischen Untersuchungen, auf deren demnächst erfolgende Veröffentlichung ich hier verweisen muss, zur Evidenz bewiesen. Ich will nur noch bemerken, dass nach den Mittheilungen von *Vogel* kalte Bäder auch in der *Pfeuffer*'schen Klinik zu den gebräuchlichsten Verordnungen beim Abdominaltyphus gehören, und dass dieselben, wenn auch nicht gesagt wird, welchen Einfluss sie auf die Körpertemperatur hätten, „als die beste Abkühlung und Beruhigung für stark fiebernde Typhuskranke" bezeichnet werden. — Vielleicht mögen auch die sehr viel häufiger angewendeten Eisumschläge auf den Kopf weniger durch eine Modification des Blutgehaltes im Schädel, als vielmehr durch Herabsetzung der Körpertemperatur ihren bekannten beruhigenden Einfluss ausüben. — Als ein für die erfolgreiche Behandlung des Typhus sehr wichtiges und wirksames aber vielleicht nicht ganz ungefährliches Mittel muss ferner das Chinin genannt werden. So wenig man alle Typhusfälle mit kalten Bädern und kalten Einschlagungen behandeln und von diesen Proceduren erwarten darf, dass sie den Typhus coupiren, eben so wenig darf man in allen Fällen Chinin verordnen und von der Darreichung desselben einen specifischen Einfluss auf den Gesammtverlauf des Typhus erwarten. Ist aber der Kranke in Gefahr, der extremen Heftigkeit des Fiebers zu erliegen, und lassen sich aus irgend einem Grunde energische Wärmeentziehungen nicht anwenden, so verordne man im Verlaufe eines Nachmittags etwa drei Dosen Chinin von je einem halben Scrupel. Die leichten Intoxicationserscheinungen, Schwindel, Brausen vor den Ohren, Schwerhörigkeit u. s. w., welche bei

*) Man stellt zwei Betten neben einander, breitet über das eine ein in kaltes Wasser getauchtes und ausgerungenes Betttuch, schlägt den Kranken in dasselbe ein und bedeckt ihn mit wollenen Decken; nach 10–20 Minuten bringt man ihn auf das andere Bett, welches ebenso vorbereitet ist; man wiederholt diese Procedur 4–6 Mal hinter einander und nimmt sie, wenn es nöthig ist, nach 12 Stunden von Neuem vor.

diesen Dosen zuweilen beobachtet werden, gehen bald vorüber, während das constant eintretende Sinken der Körpertemperatur und der Pulsfrequenz einen und oft auch mehrere Tage anhält.

Nächst dem Fieber sind es die Störungen in den Respirationsorganen, der Bronchialkatarrh, die Hypostasen, der Lungencollapsus, welche bei grosser Intensität und weiter Verbreitung die Kranken am Häufigsten in Gefahr bringen; aber wir sind leider dieser Gefahr gegenüber weit ohnmächtiger als gegen die, welche aus der Heftigkeit des Fiebers erwächst. Die von den meisten Autoren ertheilten Rathschläge, den Kranken bei stärkerer Bronchitis statt kühler Getränke lauwarme zu reichen, sind mehr der Theorie als der Praxis entnommen; am Bette eines Typhuskranken, wenn die auf die Haut gelegte Hand den Calor mordax empfindet, denkt Niemand ernstlich daran, durch ein warmes Infusum von Species pectorales gegen die Bronchitis zu Felde zu ziehen. Die gebräuchlichsten Verordnungen bei starker typhöser Bronchitis sind die Application von blutigen oder trockenen Schröpfköpfen, von warmen Umschlägen, von Sinapismen und Vesicatoren auf den Thorax und die innerliche Anwendung eines Infusum Ipecacuanhae (gr. viij:℥vj) oder eines Infusum Senegae (ʒβ:℥vj), denen man im späteren Verlaufe Liq. Ammon. anis. (ʒβ-ʒj) hinzuzusetzen pflegt. Erheblichen Nutzen bringen alle diese Verordnungen, von denen die zeitweise Application von blutigen und trockenen Schröpfköpfen noch am Häufigsten eine vorübergehende Erleichterung schafft, dem Kranken nicht, und die Hautreize haben sogar in den meisten Fällen einen nachtheiligen Einfluss. Hört man am Thorax verbreitete feuchte Rasselgeräusche, während die Expectoration stockt, so gebe man einige Dosen Flores Benzoës (gr. ij-jv) und, wenn diese Verordnung im Stich lässt, ein sicher wirkendes Brechmittel; wenn überhaupt ein therapeutischer Eingriff hier noch Nutzen schaffen und die drohende Gefahr abwenden kann, so ist es dieser. Um die Ausbreitung der Hypostasen zu verhüten, mag man es versuchen, die Kranken vor einer beständigen Rückenlage zu bewahren und sie bald auf die eine bald auf die andere Seite zu legen; allein leider lässt sich dieser gewiss gute Rath fast niemals auf die Dauer befolgen. Die Behandlung des Lungencollapsus und der Pneumonie fällt mit der der Bronchitis zusammen. Bei sehr profusem Nasenbluten halte man sich nicht zu lange bei der Verordnung von Mineralsäuren und kalten Umschlägen auf, sondern schreite frühzeitig zur Tamponade.

Unter den Darmerscheinungen bedürfen mässige Durchfälle keiner besonderen Behandlung. Werden die Ausleerungen sehr profus, und kehren sie sehr häufig wieder, so verordne man Adstringentia, namentlich Lösungen von Alaun (ʒj:℥vj) oder von Tannin (℈j-ʒβ:℥vj) mit einem Zusatz von Tinct. thebaica (℈j-ʒβ). Gegen den zuweilen sehr lästigen Tenesmus haben Stärkeklystiere mit 10–12 Tropfen Tinct. theb. fast immer günstigen Erfolg. — Bei sehr bedeutendem Meteorismus kann man es versuchen, die angesammelten Darmgase durch ein in den After eingeführtes langes elastisches Schlundrohr zu entleeren. — Eintretende Stuhlverstopfung ist durch Klystiere oder durch Darreichung von Ricinusöl zu bekämpfen. — Bei Darmblutungen lasse man coup sur coup kalte Umschläge oder Eisumschläge auf den Leib appliciren und gebe innerlich Alaun unter der Form des Serum lactis aluminatum. Auch bei Darmperforationen passen kalte Umschläge auf den Leib, namentlich aber die Darreichung von Opium in schnell wiederholten dreisten Dosen (1–2stündl. 1 gr.). Die Kranken dürfen dabei gegen den heftigen Durst in kurzen Pausen kleine Portionen Eiswasser und kleine Stückchen Eis verschlucken, aber man muss ihnen alle Nahrungsmittel für einige Tage entziehen. — Treten Zeichen von Peritonitis auf, welche nicht auf Darmperforation beruhen, so verdient gleichfalls die Application von kalten Umschlägen vor der von Blutegeln auf den Unterleib den Vorzug. — Bei einer Paralyse des Detrusor, welche von unerfahrenen und unvorsichtigen Beobachtern zum grössten Schaden der Kranken häufig übersehen wird, muss die Blase mindestens zweimal täglich durch den Katheter entleert werden.

Dass eine minutiöse Reinlichkeit wesentlich dazu beitrage, der Bildung eines Decubitus vorzubeugen, wurde bereits oben erwähnt. Sobald die ersten Zeichen eines Erythems bemerkt werden, muss man die gerötheten Stellen durch ein Luftkissen vor fernerem Druck schützen und sie täglich zu wiederholten Malen mit Aqua Goulardi, mit verdünntem Branntwein oder mit Rothwein waschen. Erodirte Stellen bedecke man mit Blei- oder Zinksalbe oder mit Ung. tannicum (Ung. contra decubitum Autenriethii) und touchire dieselben leicht mit Höllenstein. — Ist ein tiefer Substanzverlust mit unreinem Grund entstanden, so muss derselbe nach den Regeln der Chirurgie mit Kataplasmen, reizenden Salben oder mit rothem Präcipitat oder Höllenstein behandelt werden.

Sinken trotz aller Sorgfalt die Kräfte des Kranken mehr und mehr, wird der Puls kleiner, erreicht der Collapsus und die Prostration eine bedenkliche Höhe, so sei man dreist in der Darreichung von starkem Wein, namentlich von Madeira, Portwein u. s. w., oder von kräftigem Bier (*Pfeuffer*). Kein analeptisches oder stärkendes Medicament, welches sich in der Officin findet, hat eine Wirkung, welche sich mit der eines starken Weins vergleichen liesse. Die Furcht, dass die Darreichung von alkoholhaltigem Getränk das Fieber vermehre, ist nicht begründet, und man thut gut, nicht erst die äusserste Erschöpfung abzuwarten, ehe man etwas Wein erlaubt, sondern in allen Fällen, in welchen die Kranken schon im Anfang der dritten Woche oder gegen das Ende der zweiten Woche anfangen sehr schwach zu werden, ihnen täglich einen halben Schoppen eines leichten Weines zu erlauben.

Endlich muss während der Reconvalescenz die Diaet der Kranken mit der äussersten Vorsicht überwacht werden. Die Zahl der Kranken, welche, weil ihnen nicht genau gesagt wird, was und wie viel sie essen dürfen, durch die Schuld der Aerzte, oder, weil sie die ihnen gemachten Vorschriften nicht befolgen, durch eigene Schuld in der Reconvalescenz von Typhus sterben, ist eine verhältnissmässig grosse. Bei den lieber etwas häufiger zu wiederholenden Mahlzeiten dürfen immer nur kleine Portionen gestattet werden, damit die geringe Menge von Magensaft, welche im Magen des Reconvalescenten secernirt wird, für die vollständige Verdauung der Ingesta ausreicht. Alle unverdaulichen, reichliche Fäces bildenden Speisen sind streng zu verbieten. Eine an sich scheinbar unbedeutende Indigestion, ein mässiger Durchfall, ein leichtes Erbrechen müssen als höchst gefährliche Ereignisse betrachtet werden, weil sie eine Perforation noch nicht vernarbter Geschwüre herbeiführen können.

Malariafieber.

Kapitel IX.

Intermittirende Fieber. Wechselfieber.

§. 1. Pathogenese und Aetiologie.

Die intermittirenden Fieber oder Wechselfieber entstehen durch die Infection des Körpers mit einer Substanz, welche man Sumpfmiasma oder Malaria nennt. So wenig wir die Natur dieses Giftes kennen, so wissen wir doch mit Bestimmtheit, dass sich dasselbe nicht wie das Pocken-, das Masern-, das Typhusgift innerhalb des inficirten Organismus reproducirt, und dass es niemals von einem kranken Menschen auf einen gesunden übertragen wird. Disponirte Individuen, welche sich an Orten auf halten, an welchen im Boden, in der Luft, im Wasser dieses Miasma enthalten ist, erkranken an jenen Fiebern, während es kein constatirtes Beispiel davon giebt, dass Malariafieber durch kranke Individuen nach Plätzen, welche früher von denselben frei waren, verschleppt worden wären. Man pflegt aus diesem Grunde die Malariafieber im Gegensatz zu den „contagiösen" und den „miasmatisch-contagiosen" als „rein-miasmatische" Krankheiten zu bezeichnen.

Die Malaria selbst ist zwar kein Zersetzungsproduct (s. u.); aber die Zersetzung vegetabilischer Substanzen spielt unverkennbar bei der Entstehung der Malaria eine wichtige Rolle, indem durch dieselbe die Entwickelung des Giftes bedingt wird. — Für die Richtigkeit dieser Behauptung spricht zunächst die Thatsache, dass Malariafieber vorzugsweise in Sumpfgegenden endemisch herrschen, und dass an solchen Orten die Zahl der Erkrankungen ab- oder zunimmt, je nachdem die Bedingungen für die Zersetzung der in den Sümpfen enthaltenen abgestorbenen Vegetabilien sich ungünstig oder günstig gestalten. Tritt grosse Kälte ein, so dass die Sümpfe zufrieren, so hören die Wechselfieber auf. Dasselbe geschieht, wenn in dürren Jahren die Sümpfe vollständig austrocknen, oder wenn in sehr nassen Jahren eine dicke Wasserschicht den modernden Boden der Sümpfe vor der Einwirkung der Sommerwärme und der Luft schützt. Umgekehrt zeichnen sich in Sumpfgegenden heisse und nicht zu trockene Jahre und Jahreszeiten, in welchen die Sonnenstrahlen auf den zu Tage tretenden, aber feucht bleibenden Sumpfboden ungehindert einwirken können, durch die grosse Zahl der Wechselfieberfälle aus. Ob die Zersetzung bestimmter Vegetabilien oder eine besondere Beschaffenheit des Sumpfwassers mehr als eine andere die Entwickelung der Malaria begünstige, ist zweifelhaft. Die Mischung von Seewasser mit Quell- und Regenwasser, welche in Sümpfen in der Nähe des Meeres stattfindet und durch das Uebertreten des Meeres bei hoher Fluth oder bei starken Winden herbeigeführt wird, das sogenannte Brackwasser, scheint nach *Griesinger* besonders dadurch nachtheilig zu sein, dass sowohl viele Süsswasserpflanzen, als auch viele Seewasserpflanzen, welche jene Mischung enthält, weil sie in derselben nicht gedeihen können, absterben und verwesen. — Aehnlich wie die Sumpfgegenden verhalten sich in Beziehung auf das endemische Vorkommen von Malariafiebern die in der Nähe von Flüssen gelegenen Niederungen, welche jährlich wiederkehrenden Ueberschwemmungen ausgesetzt sind. Es bedarf keiner besonderen Auseinandersetzung, um darzuthun, dass auch durch Ueberschwemmungen ein massenhaftes Absterben und später, zumal bei darauf folgender grosser Hitze, ein sehr verbreitetes Verwesen von Vegetabilien herbeigeführt wird. — Das häufige Auftreten von Wechselfiebern an solchen Plätzen, an welchen eine lange Zeit hindurch vernachlässigter und sich selbst überlassener Boden wieder aufgebrochen oder eine bisher ganz uncultivirte Landstrecke urbar gemacht wird, schliesst sich an das Vorkommen der Wechselfieber in Sumpf- und Marschgegenden an, indem auch bei diesen Gelegenheiten massenhaft angehäufte abgestorbene Vegetabilien zu Tage gefördert und den Bedingungen einer fauligen Zersetzung ausgesetzt werden. — Endlich ist für manche Gegenden, in welchen Wechselfieber unter anscheinend entgegengesetzten Verhältnissen, namentlich bei grosser Trockenheit auftreten, nachgewiesen, dass der Boden sehr reich an Grundwasser ist, und dass unter einer trockenen porösen und durch die Sommerwärme zerklüfteten Rinde unterirdische Sümpfe vorhanden sind. — Diese gemeinschaftlichen Eigenthümlichkeiten, welche die meisten Gegenden erkennen lassen, in welchen Malariafieber herrschen, berechtigen uns jedoch, wie bereits oben angedeutet wurde, keineswegs zu dem Schlusse, dass die Malaria ein chemischer Körper, ein bei der Zersetzung vegetabilischer Substanzen sich bildendes organisches oder anorganisches, festes oder gasförmiges Product sei; im Gegentheil spricht das Vorkommen von Wechselfiebern an manchen Orten, von welchen es durchaus unwahrscheinlich ist, dass sie der Herd einer massenhaften oder specifischen Verwesung sind, und noch mehr das Nichtvorkommen von Wechselfiebern in manchen exquisiten Sumpfgegenden dafür, dass die eigenthümlichen Verhältnisse, welche in Sumpf- und Marschgegenden u. s. w. obwalten, zwar der Entwickelung der Malaria günstig sind, aber weder die Conditio sine qua non für die Entstehung der Malaria bilden, noch für sich allein ausreichen, um Malaria zu erzeugen. Fast noch schlagender wird dies durch die Beobachtungen bewiesen, nach welchen sämmtliche Individuen, welche Wasser aus einem bestimmten Sumpfe getrunken hatten, an Wechselfieber erkrankten, da diesen Beobachtungen eine grosse Zahl von anderen gegenübersteht, in welchen das Trinken von Wasser aus den verschiedensten Sümpfen ohne diesen Effect blieb. Wäre die krankmachende Potenz einfach das Product chemischer Zersetzung, so würde diese Exclusivität durchaus unerklärlich sein. — Es giebt ausgebreitete Länderstrecken, in welchen überall die Bedingungen zur Bildung von Malaria vorhanden sind, und in welchen überall Wechselfieber vorkommen; aber es giebt auch kleine umschriebene Malariaherde, an welchen alljährlich, während ringsum weit und breit der ganze District frei bleibt, in den Frühlings- und Sommermonaten zahlreiche Fälle von Wechselfieber beobachtet werden. An den zuletzt erwähnten wenig umfangreichen Malariaherden, in Dörfern, welche in der Nähe eines Sumpfes liegen, in einzelnen Stadttheilen oder Strassen, in welchen Wechselfieber endemisch herrschen, hat man interessante Beobachtungen über die Ausbreitung der Malaria gemacht, bei welchen sich unter Anderem herausgestellt hat, dass das Gift von seiner Ursprungsstelle sich leichter in horizontaler als in verticaler Richtung verbreitet, oft durch unbedeutende Hindernisse, z. B. Baumgruppen, Steinmauern u. s. w. aufgehalten wird und nur selten, vielleicht bei besonderen Luftzügen, die durch jene Hindernisse gebildeten Grenzen überschreitet.

Völlig räthselhaft ist das zeitweise sich wiederholende Auftreten ausgebreiteter Intermittensepidemieen. In solchen Epidemieen befällt die Krankheit in Gegenden, in welchen sie Jahre und Jahrzehnte lang gar nicht oder nur in einzelnen sporadischen Fällen beobachtet wurde, eine grosse Zahl von Menschen, während gleichzeitig an den Stellen, an welchen Wechselfieber endemisch herrschen, die Erkrankungsfälle ungewöhnlich häufig werden. Diese Epidemieen fallen nicht etwa immer in sehr heisse und gleichzeitig feuchte Jahre, so dass man sie davon ableiten könnte, dass sich die Bedingungen für eine massenhafte faulige Zersetzung vegetabilischer Substanzen ungewöhnlich günstig gestaltet und sich von den Plätzen, an welchen sie immer vorhanden sind, auf solche Plätze, an welchen sie gewöhnlich fehlen, verbreitet hätten, sondern scheinen entweder von anderen unbekannten die Bildung der Malaria gleichfalls befördernden Einflüssen oder von einer durch Luftströmungen bewirkten Verschleppung des Giftes von seiner Ursprungsstelle nach entfernten Plätzen abzuhängen. Grosse Intermittensepidemieen sind, ohne dass wir für dieses Verhalten eine Erklärung hätten, zu wiederholten Malen den Epidemieen der asiatischen Cholera vorhergegangen. In heissen Gegenden herrschen oft Cholera und Intermittens und noch häufiger Ruhr und Intermittens gleichzeitig (s. die nächsten Kapitel).

Am Rätselhaftesten ist das Vorkommen sporadischer Wechselfieber. Diejenigen Fälle, in welchen mit Malaria inficirte Individuen nach Plätzen, an welchen keine Malaria herrscht, übersiedeln und an ihrem neuen Wohnsitz noch eine Zeit lang die Symptome der Infection darbieten, dürfen nicht zu den sporadischen Fällen des Wechselfiebers gerechnet werden. Aber es kommen auch in den Städten und auf dem Lande isolirte Fälle von Intermittens vor, ohne dass die von demselben befallenen Individuen anderwärts inficirt sein können. Für diese Fälle bleibt keine andere Erklärung, als die Annahme eines auf sehr kleine, für die ausserhalb derselben befindlichen Individuen ungefährliche Herde beschränkten oder eines sehr schwachen nur bei einzelnen besonders disponirten Individuen wirksamen Miasmas übrig. — Die Annahme, dass unter Umständen Wechselfieber durch andere Ursachen als durch Infection mit Malaria entstehen könnten, ist von der Hand zu weisen.

Jedes Alter, jedes Geschlecht, jede Constitution zeigt Disposition zur Erkrankung an Intermittens, und wenn diese Disposition bei manchen Menschen grösser, bei anderen geringer ist, so hängt dies nicht mit den angeführten allgemeinen Differenzen, sondern mit anderen nur zum Theil bekannten individuellen Eigenthümlichkeiten zusammen. Erschöpfende Anstrengungen und andere schwächende Potenzen, Diaetfehler, namentlich aber Erkältungen steigern die Anlage in so hohem Grade, dass viele Individuen, welche sich lange Zeit der Malaria ungestraft ausgesetzt haben, erst am Wechselfieber erkranken, wenn eine der genannten Schädlichkeiten auf sie eingewirkt hat. Auf ähnliche Weise hat man es sich zu erklären, wenn Individuen, welche in einer Malariagegend frei geblieben sind, erst zu einer Zeit, in welcher sie dieselbe verlassen haben, an Wechselfieber erkranken. In solchen Fällen ist die Infection offenbar früher erfolgt, hat aber in dem für die Krankheit wenig disponirten Körper keine Wirkung geäussert und bewirkt erst dann nachtheilige Folgen, wenn der Organismus für das Zustandekommen derselben durch die Einwirkung anderer Noxen die nothwendige Disposition erlangt hat. — Unter den Einflüssen, durch welche die Anlage zur Erkrankung an Intermittens vermehrt wird, ist das einmalige oder das wiederholte Ueberstehen der Krankheit das am Meisten in die Augen fallende, ein Verhältniss, welches demjenigen direct entgegengesetzt ist, welches bei den acuten Exanthemen und beim Typhus stattfindet. Eine Accommodation des Organismus an das Gift findet nur insofern Statt, als manche Individuen, welche demselben lange Zeit ausgesetzt waren, nicht an ausgesprochenen Wechselfiebern, sondern an einem fieberlosen mit Vergrösserung der Milz verbundenen Siechthum erkranken. – Die geographische Verbreitung des Wechselfiebers ist eine ausserordentlich grosse; in der heissen Zone ist die Krankheit besonders häufig und herrscht an den meisten Orten, an welchen die Gegend sich nicht durch Trockenheit auszeichnet; in der gemässigten Zone kommt sie namentlich in bestimmten mehr oder weniger ausgedehnten Districten vor; in der eigentlichen kalten Zone giebt es keine Wechselfieber. Wir verweisen auch hier auf die Arbeit von *Griesinger* und auf die vortreffliche in Betreff der geographischen Verbreitung des Wechselfiebers besonders ausführliche Arbeit von *Hirsch.*

§. 2. **Anatomischer Befund.**

Leichenöffnungen von Individuen, welche an einfachem Wechselfieber gestorben sind, gehören zu den Seltenheiten. Sie ergeben ausser den Veränderungen, welche wir früher (Bd. I. S. 739, 747, 752 ff.) besprochen haben, keine charakteristischen Veränderungen. Die Anomalieen des Blutes, welche in den Fällen, in welchen durch die Infection mit Malaria einfache Wechselfieber entstehen, direct von der Infection abhängen, haben sich den bisherigen chemischen und mikroskopischen Untersuchungen entzogen. Die nach längerem Bestehen des Wechselfiebers constant eintretende Verarmung des Blutes an Blutkörperchen und an Eiweiss ist Folge der Consumption durch das hochgradige Fieber und vielleicht der Entartung der Milz. – Bei der Obduction von Individuen, welche an perniciösem Wechselfieber gestorben sind, findet man in den Leichen häufig die Zeichen der Melanaemie (Bd. I. S. 766) und zuweilen Residuen von Entzündungen, Blutergüssen oder hochgradiger Hyperaemie in den verschiedensten Organen.

§. 3. **Symptome und Verlauf.**

I. Einfaches Wechselfieber.

Die Incubationszeit bei der Malariainfection ist nicht genau bekannt. Wahrscheinlich ist es, dass höchstens 14 Tage von der Einwirkung des Giftes bis zum Eintreten der ersten Symptome verfliessen; in manchen Fällen scheinen sich die ersten Krankheitserscheinungen unmittelbar an die Einwirkung des Giftes anzuschliessen.

Bevor in dem Verlaufe des Wechselfiebers der intermittirende Charakter, welchem die Krankheit ihren Namen verdankt, deutlich hervortritt, bevor Fieberanfälle (Paroxysmen) und fieberfreie Intervalle (Apyrexie) mit einander ab wechseln, äussert sich die Infection mit Malariagift nicht selten durch ein anhaltendes, nur mehr oder weniger deutlich remittirendes und exacerbirendes Gestörtsein des Allgemeinbefindens und der verschiedensten Functionen. Dieses Allgemeinleiden, welches man wohl als das Prodromalstadium des Wechselfiebers bezeichnet, bietet keine charakteristischen Eigenthümlichkeiten dar und lässt sich nur durch die Rücksichtnahme auf die endemischen und epidemischen Verhältnisse richtig deuten und von dem Prodromalstadium anderer Infectionskrankheiten unterscheiden. Nach einer mehrtägigen Dauer der Prodromalerscheinungen, in anderen Fällen ohne dass dieselben vorbergegangen sind, tritt der erste Fieberparoxysmus auf.

Der Paroxysmus eines Wechselfiebers besteht aus drei Stadien: dem Froststadium, dem Hitzestadium, dem Schweissstadium. — Das Froststadium beginnt mit einer Anwandlung von Schwäche und grosser Mattigkeit, die Kranken gähnen viel und haben das Bedürfniss ihre Glieder zu strecken. Sehr bald gesellt sich zu diesen Erscheinungen ein subjectives Kältegefühl, welches anfangs in der Empfindung eines kalten sich von Zeit zu Zeit wiederholenden Ueberrieselns der Haut, später in einem anhaltenden Frieren besteht, so dass die Kranken das lebhafte Verlangen zeigen, sich möglichst warm zu bedecken. Wenn der Frost sich steigert, werden die Glieder von einem unwillkürlichen Zittern befallen, die Lippen beben, die Zähne klappern aneinander, oft wird der ganze Körper im Bette hin und her geschüttelt. Gleichzeitig mit dem Beginn des eigentlichen Frostanfalls stellt sich ein mehr oder weniger intensiver Kopfschmerz, ein Gefühl von Oppression auf der Brust und eine vermehrte Athemfrequenz ein; das Sprechen wird durch die Beschleunigung der Respiration und durch das Beben der Lippen undeutlich und coupirt; nicht selten erfolgt, besonders wenn kurz vorher Speisen aufgenommen worden sind, Erbrechen. Bei der objectiven Untersuchung fällt zunächst das veränderte Ansehen des Kranken auf: es gleicht dem eines Menschen, welcher ohne hinlänglich schützende Bekleidung hohen Kältegraden ausgesetzt ist und in Folge dessen heftig friert. Das Volumen des Körpers erscheint vermindert, das Gesicht ist eingefallen, die Nase spitz, die Ringe sind zu weit für die Finger. Da der Zufluss des arteriellen Blutes zur Haut beschränkt ist, so erscheint dieselbe auffallend blass, und da sich das Blut in den Venen und den venösen Capillaren anhäuft, haben namentlich die Lippen, die Nagelglieder der Finger und Zehen ein bläuliches Ansehen. Nicht selten ist der Zufluss des Blutes zu den Fingern vollständig aufgehoben: sie bekommen ein wächsernes Ansehen, sind ohne Gefühl und bluten nicht, wenn man sie verwundet. Ausserdem zeigt die Haut an den Extremitäten und am Rumpfe die bekannten Erscheinungen der Gänsehaut (Cutis anserina). Der Puls ist sehr frequent, auffallend klein und hart; die Urinsecretion ist meist vermehrt, der gelassene Urin hell und von geringem specifischem Gewicht. Durch die physikalische Untersuchung lässt sich meist eine Vergrösserung der Milz constatiren. Während im Froststadium die Temperatur des Körpers an der Peripherie in Folge des gehemmten Zuflusses von warmem Blut sich mehr und mehr mit der Temperatur ihrer Umgebung ins Gleichgewicht setzt und in Folge dessen in der That um mehrere Grade sinkt, ist die Temperatur des Blutes und der inneren Organe in einer schnellen Steigerung begriffen. Diese Steigerung, welche schon vor dem Eintritt des Frostanfalls beginnt, beträgt 2–3 Grad und in schweren Fällen noch mehr. – Die angeführten Symptome lassen sich zum grossen Theil darauf zurückführen, dass im Froststadium des kalten Fiebers sich die Muskeln der Haut und die Muskeln der peripherischen Arterien im Zustande einer krampfhaften Contraction befinden. Die unmittelbaren Folgen dieses Krampfes sind die Gänsehaut, die Kleinheit und die harte Beschaffenheit des Pulses, das Absterben der Finger. Von der Contraction der Hautmuskeln und der Gefässmuskeln der peripherischen Arterien hängt dann weiter das anscheinend verminderte Volumen des Körpers, die trockene Beschaffenheit und das bleiche Ansehen der Haut, die Anhäufung des Blutes in den Venen, das Sinken der Temperatur an der Oberfläche des Körpers ab. Das Frostgefühl des Kranken ist zu bedeutend, als dass man es allein von dem Sinken der Temperatur an der Peripherie ableiten könnte; dagegen beruht das lange Kühlbleiben der Körperoberfläche unter dicken Federbetten, welches besonders auffallend ist, weil die kühlere Oberfläche weniger Wärme an die Umgebung abgiebt, jedenfalls darauf, dass im Froststadium des Wechselfiebers in Folge der verminderten Blutzufuhr der Körperoberfläche auch weniger Wärme zugeführt wird. Durch die Störung der Circulation an der Peripherie wird endlich der Seitendruck in den Gefässen der inneren Organe gesteigert. Da wir aber nicht wissen, ob sich der Krampf der Gefässmuskeln auf die peripherischen Arterien beschränkt und sich nicht auch auf die im Innern verlaufenden Arterien erstreckt, so bleibt es zweifelhaft, ob die Kopfschmerzen, die Oppression, die vermehrte Athemfrequenz, das Erbrechen, die vermehrte

Urinsecretion, die Anschwellung der Milz von einer collateralen Fluxion zu den bei diesen Erscheinungen betheiligten Organen abgeleitet werden dürfen. Jedenfalls ist wie wir früher erwähnten eine collaterale Fluxion zur Milz nicht die einzige Ursache der Milzanschwellung. — Die Dauer des Froststadiums schwankt etwa zwischen $\frac{1}{2}$ und 3 Stunden; in den ersten Fieberanfällen pflegt dasselbe kürzer und weniger heftig zu sein, als in den späteren Anfällen; bei langer Dauer der Krankheit nimmt seine Intensität und seine Extensität gewöhnlich wieder ab. — Das Hitzestadium beginnt nicht plötzlich, sondern allmälig; das Frieren wird anfangs nur durch vorübergehende Wärmeschauer unterbrochen, und erst nach und nach stellt sich ein dauerndes Gefühl vermehrter Wärme ein. Die Kopfschmerzen werden dabei heftiger; die Kranken verfallen in grosse Unruhe und nicht selten in leichte Delirien oder in einen Zustand mässiger Betäubung: auch das Gefühl von Oppression auf der Brust nimmt zu, während die Athemzüge fast immer tiefer, freier und etwas langsamer werden. Der Durst ist sehr beträchtlich gesteigert. Gleichzeitig wird das Ansehen der Kranken verändert. Das Körpervolumen nimmt anscheinend zu, der Turgor der Haut kehrt zurück und wird bedeutend vermehrt, das blasse livide Ansehen, die cyanotische Beschaffenheit der Lippen und Nagelglieder, die Gänsehaut verschwinden; das Gesicht wird dunkel geröthet, oft schiessen Herpesbläschen an den Lippen empor; der früher kleine und unterdrückte Puls wird voll und entwickelt, die Carotiden schlagen heftig, der secernirte Harn erscheint saturirter, die Milzanschwellung nimmt zu. Die Temperatur des Körpers ist im Hitzestadium auch an der Peripherie erhöht; die Steigerung der Temperatur des Blutes erreicht im Anfange dieses Stadiums ihre Akme, bleibt längere Zeit auf der erreichten Höhe, und erst gegen das Ende des Hitzestadiums tritt ein langsames Sinken ein. — Alle diese Erscheinungen beweisen, dass der Krampf in den Muskeln der Haut und der Gefässe sich verloren hat und einem subparalytischen Zustande derselben gewichen ist. Die Relaxation des Hautgewebes und der Gefässwände erklären zur Genüge das verstärkte Einströmen des Blutes in die früher blutarmen Gebilde und damit auch den erhöhten Turgor und die vermehrte Wärme derselben. Die heftigen Kopfschmerzen, das Gefühl von Oppression auf der Brust, zu welchem sich nicht selten katarrhalische Erscheinungen gesellen, endlich die wachsende Schwellung der Milz lassen mit einiger Wahrscheinlichkeit vermuthen, dass sich die Arterien des Gehirns, der Bronchien, der Milz in einem ähnlichen Zustande befinden wie die Arterien an der Peripherie. Die Dauer des Hitzestadiums ist in den einzelnen Krankheitsfällen verschieden; zuweilen beträgt sie nur einige

Stunden oder noch weniger, in schwereren Fällen hält die trockene Hitze 6, 8 bis 12 Stunden an, ehe ein wohlthätiger Schweiss auf der Haut hervorbricht. – Das Schweissstadium beginnt mit dem Feuchtwerden der Haut in den Achselhöhlen und an der Stirn; bald aber verbreitet sich der duftende anfangs mässige, später sehr reichliche Schweiss über den ganzen Körper. Die Kranken fühlen sich wesentlich erleichtert, die Kopfschmerzen lassen nach und verschwinden allmälig ganz, das Sensorium wird frei, die Oppression verliert sich, die Tiefe und Frequenz der Athemzüge kehrt zur Norm zurück, der Durst ist weniger quälend, der Puls ist gross und weich, seine Frequenz nimmt ab. Der dunkle Urin setzt gewöhnlich reichliche Sedimente von harnsauren Salzen ab: diese Erscheinung beruht auf der hochgradigen in Folge des beträchtlichen Wasserverlustes durch Verdunstung und Schweissproduction entstandenen Concentration; sie fehlt, wenn die Kranken den Wasserverlust durch sehr reichliches Trinken ersetzen. Die in der Achselhöhle gemessene Körpertemperatur sinkt im Schweissstadium allmälig und erreicht gegen das Ende desselben annähernd die Norm. Der Paroxysmus ist vorüber und die Apyrexie beginnt. Die meisten Kranken verfallen in einen ruhigen Schlaf, aus welchem sie zwar sehr matt und angegriffen, aber mit einem relativen Wohlbefinden erwachen. – Wenn alle Stadien des Fieberanfalls deutlich ausgesprochen sind, so pflegt man die Intermittens als eine completa, wenn das eine oder das andere Stadium ausfällt oder nur schwach angedeutet ist, als eine incompleta zu bezeichnen. In seltenen Fällen sollen die einzelnen Stadien des Fiebers nicht die normale Reihenfolge beobachten und z. B. das Froststadium den Anfall schliessen, anstatt ihn zu eröffnen (Typus inversus).

Die Apyrexie ist nach den ersten Wechselfieberanfällen nur selten ganz „rein". Die Kranken haben während derselben zwar kein Fieber, in vielen Fällen sogar eine auffallend niedrige Körpertemperatur und eine auffallend geringe Pulsfrequenz; aber der Appetit ist oft vermindert, die Zunge belegt, die Verdauung unregelmässig; die Kranken sind empfindlich gegen Temperaturwechsel und klagen über ein unbestimmtes Krankheitsgefühl. Nach einigen Anfällen verlieren sich gewöhnlich diese Störungen, und man bemerkt während der Apyrexie keine anderen Krankheitserscheinungen, als eine stetig wachsende Schwäche und eine immer deutlicher werdende Blutverarmung. Zieht sich das Wechselfieber bedeutend in die Länge, so werden die Apyrexieen oft von Neuem unrein, und der intermittirende Typus nähert sich dem remittirenden (Febris intermittens subcontinua).

Nach dem Rhythmus, in welchem die Fieberanfälle auf einander folgen, unterscheidet man zunächst eine Intermittens quotidiana, tertiana und quartana. Bei der Quotidiana tritt der nächste Fieberanfall annähernd oder genau 24 Stunden, bei der Tertiana zweimal 24 Stunden, bei der Quartana dreimal 24 Stunden nach dem Eintritt des letzten Anfalls auf. Ob es auch Formen giebt, welche einen 5-, 6- bis 7tägigen Rhythmus einhalten, oder ob die Anfälle bei manchen Wechselfiebern selbst noch länger aus einander liegen, ist weniger sicher constatirt. Der häufigste Rhythmus ist der tertiane und der quotidiane. Tritt der Anfall an dem nächsten Fiebertage zu einer früheren Stunde ein als an dem letzten Fiebertage, so nennt man das Fieber anteponirend, im entgegengesetzten Falle postponirend. Durch fortwährend gesteigertes Anteponiren oder Postponiren kann sich der Rhythmus des Fiebers ändern und aus einer Tertiana eine Quotidiana werden und umgekehrt. Dauert ein Fieberparoxysmus so lange Zeit an, dass das Ende desselben fast in den Anfang des nächsten Anfalls fällt, so entsteht eine Febris intermittens subintrans. Als Febris intermittens duplicata bezeichnet man Wechselfieber, bei welchen die Apyrexie einer Quotidiana, Tertiana oder Quartana durch einen schwächeren kürzeren und oft auch zu einer anderen Tageszeit eintretenden Fieberanfall unterbrochen wird. Bei der Quotidiana duplicata kommen im Verlaufe jedes Tages zwei Anfälle, ein starker und ein schwacher, bei der Tertiana duplicata kommt jeden Tag ein Anfall, aber an den gleichen Tagen ein starker, an den ungleichen ein schwacher, bei der Quartana duplicata kommen zwei Tage nach einander Fieberanfälle, der je dritte Tag dagegen bleibt frei. — Wohl niemals beginnt ein Wechselfieber unter der Form einer Intermittens duplicata; gewöhnlich entwickelt sich dieser Rythmus erst bei längerem Bestehen und namentlich bei wiederholtem Recidiviren der Krankheit.

Der Verlauf des Wechselfiebers wird so häufig durch medicamentöse Eingriffe, namentlich durch Darreichung von Chinin modificirt, dass es nur wenige Aerzte giebt, welche aus eigener Anschauung den Verlauf eines sich selbst überlassenen Wechselfiebers oder — nach der üblichen Terminologie — den normalen Verlauf eines Wechselfiebers kennen. Den Homoeopathen verdanken wir auch in dieser Beziehung manche wichtige Belehrung. — Es unterliegt zunächst keinem Zweifel, dass der Wechsel von eigenthümlichen Fieberparoxysmen und Apyrexieen, durch welchen sich die Infection mit Malaria verräth, fast immer eine Zeit lang fortbesteht, auch wenn die Kranken der ferneren Einwirkung des Giftes entzogen sind. Ich habe unter Anderem bei einem jungen Seemanne, der in Greifswald an einem Wechselfieber litt, die Erfahrung gemacht, dass er 4 Wochen nach dem letzten Anfall auf hoher See ein Recidiv bekam. Es steht ferner fest, dass die Symptome der Malariavergiftung, wenn längere Zeit seit der Einwirkung des Giftes verflossen ist, fast immer ohne ärztliches Zuthun verschwinden. Man muss, um sich keinen Illusionen hinzugeben, festhalten, dass nicht nur solche Individuen, welche aus Malariagegenden fliehen, nachdem sie ein Wechselfieber acquirirt haben, sondern auch solche, welche am Orte bleiben, bis die Malaria daselbst erloschen ist, schliesslich der Einwirkung des Giftes entzogen werden. Zu einer Zeit, in welcher an einem sonst von Wechselfieber heimgesuchten Platze keine neuen Erkrankungen beobachtet werden, wäre es thöricht, die endliche Heilung eines bis dahin erfolglos behandelten Wechselfiebers als einen Beweis für die Wirksamkeit des angewandten Medicamentes anzusehen. Da die Herrschaft der Malaria in unseren Gegenden sich meist nur auf einige Monate erstreckt, so ist die Zahl der spontanen Heilungen gewiss viel grösser, als man gewöhnlich annimmt. — Eine andere Frage ist die, ob es vorkommt, dass bei fortdauernder Einwirkung des Giftes der Organismus gegen den schädlichen Einfluss desselben so sehr abgestumpft wird, dass die Intoxicationserscheinungen aufhören. Jedenfalls scheinen derartige Fälle zu den Seltenheiten zu gehören und diejenigen häufiger zu sein, in welchen bei fortdauernder Einwirkung der Malaria die Intoxicationserscheinungen nur modificirt werden und aus der reinen Intermittens eine Intermittens subcontinua oder ein chronisches fieberloses Malariasiechthum entsteht. — Die meisten Wechselfieber beginnen, wie bei der Besprechung des einzelnen Fieberparoxysmus und der einzelnen Apyrexie bereits angedeutet wurde, nachdem ein wenig charakteristisches Prodromalstadium vorhergegangen ist, als Intermittens tertiana oder quotidiana, und zwar mit anfangs unreinen, nach wenigen Anfällen aber reiner werdenden Apyrexieen. Schon nach einer kurzen Dauer der Krankheit wird meist das Ansehen der Kranken auffallend blass und kachektisch, und diese Veränderung tritt um so früher und um so hochgradiger ein, je bedeutender die Milz anschwillt. Bleibt die Milz klein, weil ihr Ueberzug rigide und unnachgiebig ist, oder weil andere uns unbekannte Momente ihre Anschwellung hindern, so bekommt die Gesichtsfarbe der Kranken erst später jenes eigenthümliche blasse und kranke Ansehen. Wir haben schon früher aus dieser Thatsache, welche sich in den meisten frischen Intermittensfällen sehr leicht constatiren lässt, sowie aus der zweiten Thatsache, dass die gesunde Gesichtsfarbe schnell zurückkehrt, wenn es gelingt, die Milz schnell zu verkleinern, den Schluss gezogen, dass die auffallend blasse Farbe der Kranken nach den ersten Anfällen des Wechselfiebers nicht allein und jedenfalls nicht ausschliesslich auf der allgemeinen Blutverarmung, sondern zum grössten Theil auf dem Mangel des Blutes in der Haut beruht, zu welchem die beträchtliche Blutanhäufung in der Milz mit Nothwendigkeit führen muss. Während der *Junod*'sche Schröpfstiefel an die eine oder die andere Extremität eines Menschen angelegt ist, entsteht eine hochgradige Hyperaemie der betreffenden Extremität und in Folge dessen ebenfalls eine Oligaemie des übrigen Körpers; wird der Stiefel entfernt, so retablirt sich schnell die normale Blutvertheilung. — Damit ist aber keineswegs gesagt, dass das Fieber einer Intermittens sich in Bezug auf die Consumption des Körpers anders verhalte, als jedes andere Fieber; im Gegentheil, lägen nicht zwischen den einzelnen Fieberanfällen jene bei dem Fortbestehen der Infection völlig räthselhaften Pausen, die Apyrexieen, in welchen die Consumption unterbrochen und in welchen durch reichliche Zufuhr von Nahrung dem Körper mehr als in anderen fieberhaften Krankheiten Ersatz geboten wird, so wäre sicher das Wechselfieber eine der gefährlichsten Krankheiten. Der Verbrauch der Körperbestandtheile ist bei den ungewöhnlich hohen Temperaturgraden (41° bis 42°), welche im Wechselfieber erreicht werden, sehr beträchtlich. Dies lässt sich nicht nur aus der gesteigerten Harnstoffproduction, sondern auch aus der bei jedem langbestehenden Wechselfieber eintretenden Abmagerung und Hydraemie mit Sicherheit schliessen. Dass die Production des Harnstoffs nur während des Anfalls und nicht auch während der Apyrexie vermehrt ist, unterliegt wohl keinem Zweifel; dagegen konnte ich in zwei Fällen von Intermittens quartana constatiren, dass die Ausscheidung des Harnstoffs auch während der Apyrexie vermehrt, oder mit andern Worten, dass der während des Paroxysmus in vermehrter Menge producirte Harnstoff zum Theil erst während der folgenden Apyrexie ausgeschieden wird. Wird den Fieberanfällen nicht zeitweise oder für die Dauer durch die Darreichung von Chinin Einhalt gethan, oder hören dieselben nicht frühzeitig von selbst auf, so erreicht die Hydraemie endlich einen so hohen Grad, dass sich in vielen Fällen ein mehr oder weniger beträchtlicher Hydrops entwickelt, bei welchem die Urinsecretion keineswegs vermindert und der Urin nur ausnahmsweise eiweisshaltig ist. Dieser Hydrops bildet ein Analogon zu den im Verlaufe anderer erschöpfenden Krankheiten vorkommenden Hydropsieen, wenn es auch wahrscheinlich ist, dass die bei langdauernden Wechselfiebern eintretende Gewebs- und Functionsstörung der Milz ebenfalls zur Entstehung der höheren Grade der Hydraemie und zu der grösseren Häufigkeit des Hydrops beitragen. Je länger das Wechselfieber besteht, um so mehr ist zu besorgen, dass sich bleibende Gewebsstörungen in der Milz, der Leber, den Nieren entwickeln, welche gewöhnlich die Form der speckigen Entartung mit gleichzeitiger Pigmentablagerung annehmen und zu einem irreparablen Siechthum führen. Auch giebt langdauerndes Wechselfieber nicht selten zur Entstehung einer chronischen parenchymatösen Nephritis, in anderen Fällen zur Entstehung einer haemorrhagischen Diathese (Scorbut) Veranlassung. — Diesen schweren Folgen einfacher Wechselfieber wird in den meisten Fällen durch ein zweckmässiges Curverfahren vorgebeugt, und nur ausnahmsweise kommt es selbst in Gegenden, in welchen eine intensive Malaria endemisch herrscht, bei einer umsichtigen Behandlung zu hochgradigem Hydrops, zu speckiger Entartung der drüsigen Organe des Unterleibs und zu einer irreparablen Kachexie. — Zwar ist weder das Chinin noch irgend ein anderes bekanntes Medicament ein sicheres Antidot gegen die Malariavergiftung, so dass durch die Darreichung desselben der ganze Krankheitsprocess abgeschnitten würde; aber die Wirkung des Chinin gegen das wichtigste und gefährlichste Symptom der Malariavergiftung, gegen das Fieber, ist eine fast unfehlbare. Nach Darreichung von Chinin in entsprechender Dosis bleibt fast ohne Ausnahme eine Reihe von Fieberanfällen aus; und da die Kachexie und die Blutverarmung, vielleicht auch zum Theil das Milzleiden hauptsächlich von dem Fieber abhängt, so kommen die Kranken während der Dauer der Chininwirkung nicht allein nicht mehr zurück, sondern sie bessern und erholen sich, auch wenn die Krankheit nicht erloschen ist. — Man mag immerhin der Kürze wegen die in zahlreichen Fällen einige Zeit nach dem Aussetzen des Chinin wiederkehrenden Fieberanfälle als Recidive bezeichnen; streng genommen hat man zu dieser Bezeichnung kein Recht, da diejenigen Fälle, in welchen diese sogenannten Recidive auch nach der Uebersiedelung in eine von Malaria freie Gegend eintreten, mit Sicherheit beweisen, dass nicht die Krankheit sondern nur ein Symptom derselben beseitigt war. Die Homoeopathen behaupten, dass bei ihrer Behandlung keine Rückfälle eintreten; dieser Behauptung liegt etwas Wahres zu Grunde: wenn bei homoeopathischer Behandlung die Fieberanfälle aufgehört haben, so ist die Krankheit erloschen. Der Umstand, dass nach der Darreichung von ausreichenden Dosen Chinin in vielen Fällen kein Recidiv eintritt, spricht einigermaassen für die Ansicht, dass das Chinin neben seiner palliativen Wirkung auf die Fieberanfälle auch einen günstigen Einfluss auf den gesammten durch die Malariainfection bewirkten Krankheitsprocess ausübe; doch ist es auch möglich, dass in solchen Fällen die palliative Wirkung anhält, bis der Krankheitsprocess erloschen ist. In den Fällen, in welchen die Wirkung des Chinin sicher eine nur palliative ist — und diese bilden die Mehrzahl — bleiben gewöhnlich etwa 7, 14 oder 21 Fieberanfälle aus, und der nächste Anfall tritt ungefähr nach Ablauf von 14 Tagen, von 3 oder 4 Wochen, selten früher ein. Nach meinen Beobachtungen sind die Angaben, nach welchen die Recidive fast immer regelmässig am 14., 21. oder 28. Tage eintreten, übertrieben; weit häufiger habe ich Recidive einige Tage vor oder nach jenen Terminen beobachtet. Es gehört keineswegs zu den Seltenheiten, dass drei bis vier Mal oder noch häufiger Recidive erfolgen, ehe die Krankheit, die dann mit Unterbrechungen Monate lang sich hinzieht, wirklich abgelaufen ist. Ich glaube, dass es durchaus gerechtfertigt war, den durch die Darreichung des Chinin modificirten Verlauf des Wechselfiebers in der Symptomatologie zu besprechen, da, wie bereits erwähnt wurde, die meisten Aerzte kaum Gelegenheit haben, Wechselfieber ohne diese Modification des Verlaufs zu beobachten. Vieles, was in den Lehrbüchern der Pathologie von dem Verlaufe des Wechselfiebers, namentlich von den Recidiven desselben gesagt wird, entspricht gewiss nicht dem Bilde der sich selbst überlassenen Krankheit.

II. Perniciose, comitirte Wechselfieber.

Für Kinder, für sehr alte und für alle sehr geschwächte und anderweitig kranke Individuen kann ein Wechselfieberanfall gefährlich werden, ohne dass er sich durch eine ungewöhnliche Intensität, durch eine ungewöhnlich lange Dauer oder durch Complicationen auszeichnet. Kinder, welche zu Convulsionen geneigt sind, bekommen im Froststadium nicht selten einen epileptiformen Anfall, wie er bei ihnen auch als initiative Erscheinung entzündlicher Krankheiten vorkommt. Gewöhnlich bringt derselbe keine Gefahr, zuweilen aber geht er in eine allgemeine mit dem Tode endende Paralyse über. Bei sehr alten oder sehr heruntergekommenen Personen liegt die Gefahr eines einfachen Fieberanfalls hauptsächlich in der drohenden vollständigen Erschöpfung des noch vorhandenen Restes von Kräften. — Derartige Fälle, welche nur wegen der individuellen Eigenthümlichkeit des befallenen Kranken einen üblen Ausgang nehmen, pflegt man nicht zu den perniciosen Wechselfiebern zu rechnen.

Manche Wechselfieber bekommen dadurch einen perniciosen Charakter, dass die gewöhnlichen Krankheitserscheinungen eine sehr grosse Intensität oder eine sehr lange Dauer annehmen. Hierher gehören z. B. diejenigen Fälle, in welchen die hyperaemische Schwellung der Milz so hochgradig wird, dass es zu einer Ruptur der Milzkapsel kommt, oder in welchen der Frost eine excessive Höhe erreicht, so dass eine gefährliche Stockung in der Circulation entsteht, ferner solche Fälle, in welchen der Fieberanfall nicht nach sechs bis zehn Stunden sondern erst nach vierundzwanzig Stunden oder noch später aufhört und eine äusserst hochgradige Erschöpfung hinterlässt, oder in welchen nur einzelne Stadien sich weit über die gewöhnliche Zeit hinaus erstrecken. Es ist mir in hohem Grade wahrscheinlich, dass auch manche von den sogenannten comitirten Formen des Wechselfiebers hierher zu rechnen sind, indem anzunehmen ist, dass es sich auch bei ihnen nicht um eine Complication, sondern um eine hochgradige Steigerung der gewöhnlichen Krankheitserscheinungen handelt. Schon bei dem einfachen normalen Wechselfieber kommt eine Steigerung der Körpertemperatur vor, wie sie kaum bei einer anderen Krankheit beobachtet wird; und nur die Kürze der Zeit, welche diese höchste Steigerung anhält, erklärt, dass dieselbe von den Kranken gewöhnlich ohne Lebensgefahr ertragen wird. In allen Krankheiten, in welchen die Körpertemperatur die höchste Grenze übersteigt oder sich nur längere Zeit auf einer bedeutenden Höhe hält, entwickeln sich Zeichen von hochgradiger Adynamie und endlich von Paralyse des Herzens, und diese Symptome sind es, welche auch bei einzelnen Formen des sogenannten comitirten Wechselfiebers die hervorstechendsten Erscheinungen bilden. So erinnert die tiefe Betäubung, in welche die Kranken bei der Febris intermittens comatosa verfallen, sowie die Delirien, welche dem Koma vorhergehen, durchaus an die Erscheinungen bei schweren Typhusfällen, bösartigen Masern und anderen mit excessivem Fieber verbundenen Infectionskrankheiten. In der Mehrzahl dieser Fälle findet man, wenn sie tödtlich verlaufen, bei der Obduction keine anatomischen Veränderungen im Gehirn. Bei der Febris algida wird der Puls immer kleiner, der Herzstoss immer schwächer, das Blut häuft sich in den Venen an, es entsteht Cyanose, die Temperatur an der Peripherie setzt sich mit der Temperatur der Umgebung fast vollständig ins Gleichgewicht, weil der Wärmeverlust bei der stockenden Circulation nicht durch Zufuhr von warmem Blute ersetzt wird; die Kranken werden kühl, kurz, es handelt sich allein um die Erscheinungen einer acuten Herzparalyse, welche auch ohne Complication durch die Intensität des Fiebers entstehen kann. Es unterliegt keinem Zweifel, dass gerade bei diesen schweren Formen des Wechselfiebers sich häufig massenhaft Pigment im Blute findet; aber die Coincidenz der Melanaemie mit dem schweren Verlauf des Wechselfiebers berechtigt uns nicht, letzteren als eine Folge der Melanaemie anzusehen. *Frerichs* berichtet von mehreren Fällen, in welchen sich bei der Obduction von Wechselfieberkranken, die unter schweren Gehirnerscheinungen starben, zwar Melanaemie, aber gerade in den Capillaren des Gehirns kein Pigment fand, und ich selbst habe einen ähnlichen Fall beobachtet.

Zu den comitirten, perniciosen Wechselfiebern im engeren Sinne muss man diejenigen Fälle rechnen, bei welchen Hyperaemie, Blutergüsse, Entzündungen und vielleicht auch die durch Verstopfung der Capillaren mit Pigmentschollen bedingten Circulationsstörungen in den verschiedenen Organen den bösartigen Verlauf der Krankheit bedingen. Wahrscheinlich liegen derartige Ernährungs- und Circulationsstörungen in den Centralorganen des Nervensystems den maniakalischen, apoplektiformen, epileptiformen und tetanusartigen Anfällen zu Grunde, welche zuweilen die Fieberparoxysmen compliciren und zu der Aufstellung einer Febris intermittens perniciosa maniacalis, apoplectica, epileptica, tetanica geführt haben. — Eine ziemlich heftige katarrhalische Bronchitis, welche während jedes Fieberparoxysmus exacerbirt und während jeder Apyrexie remittirt, bildet eine sehr häufige aber gewöhnlich nicht sehr gefährliche Complication des Wechselfiebers. Selten sind die Febres intermittentes comitatae pneumonicae und pleuriticae oder eine mit den übrigen Erscheinungen intermittirende Haemoptoe. In vielen Fällen von comitirtem Wechselfieber entsteht Ikterus. — Von Seiten des Darmkanals können massenhafte wässerige Transsudationen, stürmisches Erbrechen und profuse Durchfälle zur Bluteindickung führen und dem Fieberparoxysmus eine grosse Aehnlichkeit mit dem Stadium algidum der asiatischen Cholera verleihen. In manchen Fällen entstehen auch intermittirende profuse Darmblutungen. (Unter 51 von *Frerichs* beobachteten Fällen von perniciosem Wechselfieber kamen profuse Durchfälle 17 Mal, profuse Darmblutungen 3 Mal vor.) Ob die serosen Transsudationen und die Blutungen im Darmkanal durch die hochgradige acute Stauung entstehen, welche sich in den Gefässen des Darms bei der Verstopfung der Lebercapillaren durch Pigmentschollen bildet, ist wenigstens nicht für alle Fälle entschieden. Endlich sind die Complicationen der Intermittens mit Erkrankungen der Nieren zu nennen. Sie äussern sich durch Albuminurie, Haematurie und in den schwersten Fällen durch Suppressio urinae. (In den 51 Fällen wurde von Frerichs 20 Mal Albuminurie, 5 Mal Suppressio urinae beobachtet.)

Die perniciosen Wechselfieber kommen zwar vorzugsweise in den tropischen Fiebergegenden vor, gehören aber auch bei uns in solchen Gegenden, in welchen eine intensive Malaria herrscht, nicht zu den Seltenheiten und werden vereinzelt bei allen grossen Wechselfieberepidemieen beobachtet.

Der bösartige Charakter der Krankheit tritt entweder von Anfang an, oder erst bei dem zweiten, dem dritten oder einem noch späteren Anfälle hervor. Oft werden die Apyrexieen, nachdem bösartige comitirende Erscheinungen eingetreten sind, so unrein, dass die Diagnose überaus schwierig oder selbst unmöglich ist. Die meisten Kranken in den von *Frerichs* beobachteten Epidemieen waren mit der Diagnose eines Typhus in das Spital geschickt worden.

III. Larvirte Wechselfieber.

Während es die Regel ist, dass durch Infection mit Malaria ein intermittirendes Fieber entsteht, beobachtet man in nicht eben seltenen Ausnahmefällen, dass durch dieselbe Ursache statt des Symptomencomplexes eines Fieberparoxysmus eine Neuralgie entsteht, und dass die Anfälle dieser Neuralgie durch regelmässige Intermissionen, welche den Apyrexieen eines einfachen Wechselfiebers entsprechen, von einander getrennt sind. Diese Abweichungen von der Regel sind zwar in hohem Grade räthselhaft, aber dies gilt im Grunde auch von dem regelmässigen einfachen Wechselfieber, für welches uns selbst der Anfang eines Verständnisses abgeht. Die unter dem Einflüsse der Malaria entstandenen intermittirenden Neuralgieen, welche vorzugsweise den Namen der Intermittentes larvatae führen, betreffen am Häufigsten die Supraorbital-, seltener die übrigen Aeste des Trigeminus oder andere Nervenbahnen. Auf eine Schilderung der Anfälle können wir verzichten, da sie sich von neuralgischen Anfällen anderen Ursprungs nicht wesentlich unterscheiden. Uebrigens scheint es, dass sie meist von einem leichten, wenigstens thermometrisch nachweisbaren Fieber begleitet sind. — In sehr seltenen Fällen scheinen auch andere Erregungsanomalieen der cerebrospinalen und vasomotorischen Nerven unter dem Einflüsse der Malaria zu entstehen. Hierher gehören intermittirende Anaesthesieen, Lähmungen, Krämpfe, psychische Störungen, Hyperaemieen oder Oedeme verschiedener Organe.

§. 4. Therapie.

Die Prophylaxis fordert, dass der Staat durch sanitätspolizeiliche Maassregeln, welche nicht vor unser Forum gehören, die Schädlichkeiten, welche notorisch die Bildung der Malaria begünstigen, zu beseitigen sucht, dass er Sümpfe, in deren Nähe Wechselfieber endemisch herrschen, trocken legen lässt, dass er alljährlich überschwemmte Niederungen durch Anlegung von Dämmen schützt u. s. w. Ausserdem haben Individuen, welche genöthigt sind, sich vorübergehend oder für längere Zeit in Malariagegenden aufzuhalten, gewisse Maassregeln zu beobachten, welche besser als irgend ein prophylaktisches Medicament einen gewissen Schutz gegen den nachtheiligen Einfluss der Malaria gewähren. *Hauschka*, welcher in seinem Compendium der speciellen Pathologie und Therapie höchst präcise und praktische Verhaltungsmaassregeln für den Aufenthalt in Malariagegenden giebt, verlangt 1) dass man bei der Ankunft in eine gefährdete Gegend ohne Zögern die eigenthümliche Lebensweise der Eingeborenen annehme: an der Weichsel Schnaps, im Banate Slivovitz trinke, in Ungarn die Melonen und Gurken nur mit viel Paprika geniesse, in Italien viel Limonade und schwarzen Kaffee trinke und der Gewohnheit des Abendessens entsage, auch sich an den verschiedenen Orten der hergebrachten durch den Usus gerechtfertigten Verbesserungsmittel des Trinkwassers bediene; 2) dass man seine Kleidung der Temperatur der Tageszeiten entsprechend wechsle, sich namentlich vor der kühlen Abendluft durch wärmere Kleider schütze und während der Nacht die Fenster der Wohnung verschlossen halte; 3) dass man sich eine höher gelegene, trockene, von den Sümpfen u. s. w. möglichst entfernte Wohnung suche; 4) dass man sich vor Durchnässungen, Diaetfehlern und anderen Excessen hüte, damit man sich nicht eine anderweitige Erkrankung, durch welche die Disposition für die Malariainfection vermehrt wird, zuziehe; 5) dass man gewisse Dinge, den Genuss des Obstes, der Milch, das Baden in den Flüssen und Seen besonders nach Sonnenuntergang, den längeren Aufenthalt in der Nähe der Sümpfe vermeide. Am Gefährlichsten scheint das Schlafen im Freien zu sein.

Die Behandlung des Fieberanfalls kann sich fast immer auf eine Ueberwachung des Regime's beschränken. Sobald die ersten Anzeigen des Froststadiums bemerkt werden, muss der Kranke sich zu Bett legen. Man warne aber die Angehörigen, ihn mit übermässig schweren Kissen zu bedecken, da diese die Haut nicht erwärmen und die ohnehin gestörte Circulation in den peripherischen Theilen, sowie die ohnehin erschwerte Respiration nur noch mehr beeinträchtigen. Ist der Frost sehr heftig, so lasse man die Haut mit wollenen gewärmten Tüchern frottiren und bringe Wärmflaschen in das Bett. Die Einführung von heissem Getränk in den Magen der Kranken erleichtert weder die subjective Frostempfindung, noch erhöht sie die Temperatur in den peripherischen Theilen, welche ja trotz der bedeutenden Steigerung der Bluttemperatur gesunken ist; indessen kann man dem fast immer lebhaften Verlangen des Kranken nach warmem Getränk so weit nachgeben, dass man ihm einige Tassen Thee gestattet, wenn man sicher ist, dass er dieses Maass auch einhalten wird. Tritt im Froststadium heftiges Erbrechen ein, so verordne man Brausepulver, und wenn dieses im Stich lässt, einige Tropfen Opiumtinctur. Collabirt der Kranke während des Frostes in einer beunruhigenden Weise, so gebe man Analeptica, starken schwarzen Kaffee, starken Wein, Campher, Aether mit einem Zusatz von Opium, lasse die Haut anhaltend frottiren und lege Sinapismen. — Im Hitzestadium passt ein kühles Verhalten, leichte Bedeckung, reichliche Zufuhr von kaltem Getränk in kleinen Portionen, bei heftigen Congestionen zum Gehirn Kaltwasser- und Eisumschläge auf den Kopf und allenfalls eine locale Blutentziehung. Zu einer Venäsection darf man sich nur im äussersten Nothfall entschliessen, da sie selten Nutzen bringt und gewöhnlich einen gefährlichen Collapsus herbeiführt. Statt derselben hat sich während der Anfälle pernicioser Wechselfieber neben örtlichen Blutentziehungen und starken Ableitungen die Darreichung von Opiaten noch als das zweckmässigste Verfahren bewährt. — Das Schweissstadium muss im Bett abgewartet werden. Besondere Maassregeln um den Schweiss zu befördern sind überflüssig, da ein sehr profuses Schwitzen keinen Nutzen gewährt. Erst nach der Beendigung des Schweissstadiums dürfen die Kranken die Wäsche wechseln.

Die Behandlung während der Apyrexie hat die Aufgabe, die Wiederkehr der Anfälle durch Darreichung von Chinin zu verhüten, es müssten denn besondere Bedenken, nicht der Unterdrückung der Anfälle sondern der Darreichung des Chinin entgegenstehen. Die früher sehr verbreitete Ansicht, dass es für den Kranken vortheilhaft sei, wenn er eine gewisse Zahl von Fieberanfällen überstanden habe, und dass man das Fieber erst nach dem dritten, fünften oder gar erst nach dem siebenten Anfall vertreiben dürfe, beruhte auf falschen Voraussetzungen. Je früher der Kranke von seinen Fieberanfällen befreit wird, um so besser ist es für ihn. — Dagegen contraindicirt ein krankhafter Zustand der Magenschleimhaut, wie er sich zuweilen nach den ersten Anfällen des Wechselfiebers vorfindet, die Darreichung des schwefelsauren Chinin, und man thut wenigstens beim einfachen gutartigen Wechselfieber gut, diesen krankhaften Zustand zu beseitigen, ehe man zu der Verordnung des dem Magen feindseligen Salzes schreitet. Oft wird es bei der Behandlung des Wechselfiebers nicht sehr genau mit der Diagnose eines Magenkatarrhs oder eines Gastricismus genommen und mit der Verordnung von Brechmitteln Missbrauch getrieben; manche Aerzte halten es für selbstverständlich, dass die Cur mit einem Brechmittel eröffnet werde, andere verordnen Salmiak bis die Zunge dick belegt ist und lassen erst dann ein Brechmittel folgen, um den Körper für das Chinin vorzubereiten. Ohne die bestimmten Indicationen, welche wir früher für die Darreichung der Brechmittel bei Magenkatarrhen aufgestellt haben, halten wir es für ungerechtfertigt und mindestens für überflüssig, die Cur eines Wechselfiebers mit einem Brechmittel zu beginnen. Haben dagegen die Kranken im Beginn des Wechselfiebers grobe Diaetfehler gemacht, haben sie namentlich kurz vor dem Eintritt des Fieberanfalls ihren Magen mit Speisen gefüllt, die unverdaut geblieben sind, sich zersetzt haben und die Magenschleimhaut reizen, so liegt volle Veranlassung vor, ein Brechmittel zu verordnen. Die Unterscheidung eines durch Indigestion entstandenen Magenkatarrhs von der bei den meisten fieberhaften Krankheiten vorhandenen leichten Dyspepsie, welche keine Brechmittel fordert und uns nicht abhalten darf, ungesäumt Chinin zu verordnen, ist früher ausführlich besprochen worden. — Seit *Pfeufer*'s Empfehlung hat die Verordnung des Chinin in einer einzelnen etwas grösseren Dose mit Recht die Verordnung kleiner auf die Apyrexie vertheilter Dosen verdrängt. In der Regel genügt bei Erwachsenen die einmalige Darreichung von Chinin, sulphuric. gr. x, um die Anfälle zu coupiren; bei Kindern reichen 5 Gran, bei noch kleineren Kindern 2–3 Gran für diesen Zweck aus. Oft kommt noch ein schwacher rudimentärer Anfall zu Stande, und erst der zweite bleibt vollständig aus. Am Zweckmässigsten ist es, diese Dose Chinin nicht unmittelbar, sondern einige Stunden vor dem erwarteten Anfall nehmen zu lassen, damit man sicher ist, dass das Mittel noch während der Apyrexie einwirken kann. Nur wenn grössere Dosen Chinin von dem Kranken wieder ausgebrochen werden, sind kleine wiederholte Dosen vorzuziehen; man lässt in solchen Fällen alle 2 Stunden 2 Gran Chinin nehmen, bis 12–15 Gran während einer Apyrexie verbraucht sind. Am Häufigsten wird das Chinin in Pulver- oder Pillenform (Chinin. sulphur. gr. x, Extr. Gentian q. s. ut f. pill. No. iv) verordnet. Eine Lösung von doppelt schwefelsaurem Chinin (Chinin. sulphur. gr. x, Aqua Meliss. ℥iij, Acid. sulphur. dilut. ℈β, Syrup. ℥β) gilt für besonders wirksam, ist aber, zumal in grösseren Portionen, sehr schwer einzunehmen. Wird das Chinin auf keine Weise vom Magen vertragen, so kann man es, da es vom Mastdarm aus eben so sicher wirkt, den Kranken in der Form von Klystieren beibringen. Die übrigen Chininsalze haben vor dem schwefelsauren Chinin keine Vorzüge; das Chinoidin und die Tinct. Chinoidin. empfehlen sich wegen ihres geringeren Preises für die Armenpraxis; man lässt von letzterer während der Apyrexie zweistündlich 12–15 Tropfen oder kurze Zeit vor dem nächsten Anfall einen Theelöffel voll auf ein Mal nehmen. Nach *Wunderlich*'s Erfahrungen ist das wohlfeilere Chinidin ebenso wirksam als das Chinin. – Ist bei der besprochenen Behandlung ein Fieberanfall ausgeblieben, so bleibt fast ohne Ausnahme auch der zweite und dritte und so fort eine grössere Anzahl von Anfällen aus; indessen empfiehlt es sich, namentlich wenn die Milz nicht deutlich und stetig detumescirt, noch einige Tage lang kleinere Dosen Chinin fortgebrauchen zu lassen. Je vollständiger die Milz auf ihr normales Volumen zurückkehrt, um so grösser ist die Aussicht, dass kein Recidiv eintreten werde. Gegen das vielfach übliche Repetiren des Chinin unmittelbar vor dem 7., 14., 21. und 28. Tage habe ich mich bereits im vorigen Paragraphen ausgesprochen. Sehr häufig tritt bei diesem Verfahren das Recidiv gerade an dem Tage ein, welcher dem für das Einnehmen bestimmten vorhergeht. Für weit sicherer halte ich es, die Kranken darauf aufmerksam zu machen, dass am Wahrscheinlichsten mit dem Ablauf der zweiten, dritten oder vierten Woche ein Rückfall bevorstehe, und von ihnen zu verlangen, dass sie zu dieser Zeit auf das Genaueste auf etwaige Prodromalerscheinungen achten, und sobald der leiseste Verdacht aufkomme, dass ein Anfall bevorstehe, ungesäumt eine volle Dose Chinin nehmen sollen. Die meisten einigermaassen intelligenten Kranken vermögen sich durch genaue Aufmerksamkeit auf den rudimentären Anfall, welcher dem vollständigen Recidiv fast ohne Ausnahme vorhergeht, vor letzterem zu schützen. Die Ansicht, dass man bei Fieberrecidiven die Tinct. Cort. Chinae zu ℥j pro die anstatt des Chinin reichen solle, ist antiquirt. Ausser der Darreichung des Chinin oder der Wiederholung desselben hat man den Kranken alle die bei der Prophylaxis besprochenen Verhaltungsregeln dringend anzuempfehlen. Wenn es die Verhältnisse der Kranken gestatten, verlange man sogar, dass sie wenigstens auf 6 bis 8 Wochen die gefährdete Gegend verlassen. Dass diese Maassregel die Darreichung des Chinin nicht überflüssig macht, wurde bereits früher erörtert.

Entwickelt sich ein chronisches Malariasiechthum, so empfiehlt es sich, dem Kranken neben einer nahrhaften und kräftigen Kost täglich zweimal ein halbes Glas Chinawein (Tinct. Cort. Chin. opt. ℥j, Tinct. Cort. Cinnamom. ʒj, Elix. acid. Hall. ʒij auf eine Flasche Rheinwein) oder 3–4mal täglich einen Theelöffel der Tinct. Chinae compos. (Elix. robor. Whyttii) zu verordnen und mit dieser Verordnung grosse Dosen eines Eisenpräparates zu verbinden. Dieses Verfahren leistet in den meisten Fällen die augenscheinlichsten Dienste, so dass selbst ein vorgeschrittener Hydrops in kurzer Zeit ohne Anwendung irgend eines diuretischen Mittels zu verschwinden pflegt; lässt es wider Erwarten im Stich, so muss man unerbittlich auf einen vorübergehenden Wechsel des Aufenthaltsortes dringen, selbst wenn diese Maassregel mit grossen Schwierigkeiten und empfindlichen Opfern verbunden sein sollte.

Mit den bisher besprochenen therapeutischen Hülfsmitteln reicht man einem einfachen Wechselfieber gegenüber fast immer aus. Das Experimentiren mit Chinasurrogaten, mit Salicin, Piperin, Kochsalz u. s. w. hat zu negativen oder zweideutigen Resultaten geführt. Das einzige Febrifugum, welches ausser der Chinarinde und ihren Präparaten einiges Vertrauen verdient, ist das Arsenik in der Form der Solutio arsenicalis Fowleri (während der Apyrexie dreimal täglich 4–6 Tropfen). Ich halte die Anwendung des Arsenik als Febrifugum bei der weit sichereren und ungefährlicheren Wirkung des Chinin nur in den äusserst seltenen Fällen für gerechtfertigt, in welchen das China selbst in grossen Gaben im Stich lässt.

Bei dem perniciosen Wechselfieber kommt Alles darauf an, den Eintritt des nächsten Anfalls zu verhüten. Man darf bei dieser Form, abgesehen von den durch die comitirenden Erscheinungen während des Anfalls geforderten therapeutischen Eingriffen, nicht abwarten, dass sich eine vollständige Intermission entwickelt, ehe man Chinin giebt, muss dasselbe vielmehr, sobald ein geringer Nachlass der Erscheinungen bemerkt wird, in grossen Dosen zu ℈j bis ʒβ und darüber verordnen und muss, wenn die Kranken unfähig sind zu schlucken, ihnen diese Dose in Form von Klystieren beibringen.

Gegen die larvirten Wechselfieber leistet das Chinin fast dieselben Dienste, wie gegen die einfachen Wechselfieber; doch scheint seine Wirkung auch bei diesen eine nur palliative und symptomatische zu sein, da es keineswegs vor Recidiven schützt.

Kapitel X.

Remittirende und anhaltende Malariafieber.

§. 1. Pathogenese und Aetiologie.

Die remittirenden Sumpffieber kommen zwar vorzugsweise in den Tropenländern vor, werden aber auch bei uns in Gegenden, in welchen Malariakrankheiten endemisch herrschen, und zur Zeit von Intermittensepidemieen auch an anderen Orten als vereinzelte Fälle beobachtet. Ich darf daher die remittirenden Sumpffieber nicht den exotischen Krankheiten zuzählen und sie unberücksichtigt lassen, werde mich aber, da mir nur wenig eigene Beobachtungen zu Gebote stehen, bei der kurzen Besprechung derselben fast ausschliesslich an die vortreffliche Darstellung von *Griesinger* halten.

Dass die remittirenden Fieber durch Malariainfection entstehen, ergiebt sich erstens aus dem ausschliesslichen Vorkommen derselben in solchen Gegenden, in welchen theils durch die Beschaffenheit des Bodens und des Klimas, theils durch das Vorkommen zahlreicher Fälle von Intermittens mit Bestimmtheit geschlossen werden kann, dass eine intensive Malaria vorhanden ist, zweitens aber aus den zahlreichen Beobachtungen, nach welchen remittirende Fieber in intermittirende Fieber übergehen. Ob Modifikationen des Giftes und welche Modificationen desselben das veränderte Krankheitsbild bedingen, ist uns unbekannt. J e s c h w e r e r d i e I n t e r m i t t e n s f ä l l e s i n d, um so h ä u f i g e r kommen neben denselben r e m i t t i r e n d e F i e b e r zur Beobachtung.

§. 2. Anatomischer Befund.

Der Leichenbefund stimmt bei den remittirenden Fiebern in Betreff der Melanaemie mit dem Leichenbefund bei perniciosen Wechselfiebern überein. Wenigstens ist man fast in allen Gegenden, in welchen remittirende Fieber endemisch herrschen, bei den spärlich angestellten Sectionen auf die dunkle aschfarbige Pigmentirung der Gehirnrinde sowie auf die schwärzliche Farbe der Milz und der Leber aufmerksam geworden. Ausser diesen Veränderungen, welche übrigens nicht ganz constant sind, finden sich in den Leichen sehr oft die Spuren eines mehr oder weniger intensiven Ikterus bald mit Verstopfung der Gallengänge, bald ohne dieselbe, sowie Residuen von katarrhalischen und diphtheritischen Processen im Darm, seltener Blutergüsse im Magen, haemorrhagische Infarcte in der Lunge, lobuläre Pneumonieen.

§. 3. Symptome und Verlauf.

Griesinger unterscheidet drei Formen der remittirenden Fieber. Die erste leichteste Form beginnt nach der Darstellung dieses Beobachters mit einem schnell eintretenden schweren Krankheitsgefühl, heftigem Fieber und Gastricismus. Dazu gesellen sich alsbald Anschwellung der Milz, leichter Ikterus, unregelmässige oft ungefärbte Stuhlgänge, Herpes labialis. Die Mattigkeit der Kranken, die Kopf- und Gliederschmerzen, der Schwindel, das Ohrensausen, das Nasenbluten, die nicht selten beobachteten bronchitischen

Erscheinungen erinnern an das Krankheitsbild eines beginnenden Typhus; das Fieber aber zeigt von Anfang an einen auffallend remittirenden Charakter. Auf unregelmässige, später regelmässiger eintretende Exacerbationen, welche gewöhnlich einen Quotidianrythmus einhalten, folgen deutliche Remissionen. Diese gehen allmälig, indem sich während derselben stärkere Schweisse und eine grössere Euphorie einstellen, in vollständige Intermissionen über, und aus dem remittirenden wird ein einfaches intermittirendes Fieber. In anderen Fällen endet die Krankheit auch ohne diesen Uebergang durch allmälige Abnahme der Krankheitserscheinungen in Genesung. Die Dauer der Krankheit variirt von einigen Tagen bis zu drei Wochen.

Bei den schwereren Formen ist das Fieber sehr heftig, die Remissionen desselben sind nur im Beginn der Krankheit deutlich markirt; das Allgemeinleiden erinnert an das eines schweren Typhus, die Kranken verfallen in Stupor und Delirien, die Zunge wird trocken, die Milz schwillt an. Dazu kommen gewöhnlich aber nicht immer ikterische Erscheinungen, in anderen Fällen Symptome von complicirender Pneumonie, Dysenterie u. s. w., in noch anderen Fällen Andeutungen der sogenannten perniciosen Zufälle. Die Krankheit dauert gewöhnlich 8–14 Tage. Endet sie in Genesung, so geht sie meist zuvor in eine Intermittens über. Der Tod kann plötzlich unter den Erscheinungen eines perniciosen Wechselfiebers eintreten.

Die schwersten Formen verlaufen unter den Erscheinungen eines undeutlich und unregelmässig exacerbirenden und remittirenden Fiebers mit sehr ausgesprochener hochgradiger Adynamie. Die Kranken collabiren sehr schnell und verfallen frühzeitig in eine tiefe Apathie. Dazu kommen mannichfache aber nicht constante Ernährungs- und Functionsstörungen in fast allen Organen, so dass sehr verschiedenartig gestaltete Krankheitsbilder entstehen. Viele Kranke werden ikterisch. Oft stellen sich Blutungen aus der Nase, Blutbrechen, Haematurie, in anderen Fällen Albuminurie oder Suppressio urinae, in anderen cholera- und ruhrähnliche Erscheinungen ein; die Milz und Leber schwellen bedeutend an und werden häufig der Sitz einer Entzündung und Vereiterung. Auch in den serösen Häuten und in den Lungen bilden sich nicht selten entzündliche Exsudate, während in der äusseren Haut Petechien, Decubitus, Gangrän entstehen. Gewöhnlich tritt in diesen Fällen der Tod unter komatösen oder convulsivischen Erscheinungen oder unter den Symptomen der Febris algida ein.

§. 4. Therapie.

In den leichteren remittirenden Fiebern muss nach *Griesinger* vor Allem durch strenge Diaet, durch Säuren und unter Umständen durch Brech- und Abführmittel die acute Erkrankung der Gastrointestinalschleimhaut bekämpft werden. Zum Chinin soll man schreiten, sobald die Remissionen und Exacerbationen deutlich hervortreten und letztere mit einem Frost beginnen. Etwaige Complicationen müssen besonders berücksichtigt werden, da sie dem Chiningebrauch allein nicht weichen. Bei den schwereren und schwersten Formen bildet die möglichst frühzeitige und bis zur Besserung fortgesetzte Darreichung grosser Dosen Chinin die wichtigste Aufgabe. Daneben müssen die comitirenden Erscheinungen symptomatisch in ähnlicher Weise wie die des perniciosen Wechselfiebers behandelt werden.

Kapitel XI.

Cholera asiatica.

§. 1. Pathogenese und Aetiologie.

Man hat lange Zeit darüber debattirt, ob die Cholera ansteckend sei oder nicht. Diese Debatte konnte zu keinem Resultate führen, da die Streitfrage ungenau formulirt war. Die Thatsachen, welche jetzt über die Verbreitungsweise der Cholera feststehen, beweisen, dass die Krankheit weder in die Kategorie der ansteckenden, noch in die Kategorie der nicht ansteckenden Krankheiten nach der gewöhnlichen Bedeutung dieser Ausdrücke gehört. Auf der einen Seite wird die Cholera nämlich selbst bei dem innigsten Verkehr gesunder und kranker Individuen nicht von Person zu Person übertragen, auf der anderen Seite wird sie aber allein durch Cholerakranke verbreitet. Es sind die Dejectionen von Individuen, welche mit Choleragift inficirt sind, durch welche wahrscheinlich in allen und jedenfalls in den meisten Fällen die Verbreitung der Cholera geschieht. Eine grosse Reihe bis dahin dunkler und scheinbar sich widersprechender Thatsachen ist durch diese wichtige Erkenntniss, welche wir hauptsächlich *Pettenkofer* und *Delbrück* verdanken, aufgeklärt. Durch ein einziges mit Choleragift inficirtes Individuum, bei welchem die Intoxicationserscheinungen nur in einem einfachen und ungefährlichen Durchfall bestehen, kann die Krankheit nach einem bis dahin freigebliebenen Platze übertragen werden. Der Kranke reist vielleicht weiter und wird bald von seinem Durchfall befreit, aber er hinterlässt in dem Abtritt, den er benutzt hat, einen Stoff, welcher Veranlassung zu dem Ausbruch einer mörderischen Epidemie giebt. Es ist jetzt weit weniger räthselhaft, dass die Choleraepidemieen bei ihren Wanderungen keine bestimmte Richtung einhalten, dass sie sich vielmehr bald von Osten nach Westen, bald von Westen nach Osten, bald mit dem Wind, bald gegen den Wind verbreiten, dass sie immer den Verkehrsstrassen folgen, dass sie nicht in kürzerer Zeit, als die Menschen zu dieser Reise bedürfen, von einem Orte zum anderen fortschreiten, und dass sie seit der Errichtung von Eisenbahnen in einer bestimmten Zeit grössere Strecken zurücklegen als früher. Zum Theil haben selbst die grossen Sprünge, welche die Choleraepidemieen bei ihren Wanderungen machen, durch die wichtige Erkenntniss der Verbreitungsweise der Krankheit ihre Erklärung gefunden. – In den von der Cholera heimgesuchten Ortschaften sind die Häuser und Strassen, in welchen sich Kranke befinden, weil die Dejectionen derselben gewöhnlich in die Dunggruben und Rinnsteine gegossen werden, die am Meisten gefährdeten Plätze. Nicht selten bleibt ein einzelnes Haus oder eine einzelne Strasse sogar längere Zeit hindurch der e i n z i g e Herd der Krankheit, und nur solche Individuen, welche sich innerhalb der Grenzen dieses Herdes aufhalten, erkranken an der Cholera. Während aber das zuerst befallene Haus und die zuerst befallenen Strassen entvölkert werden, gelangt das Gift nach anderen Häusern und nach anderen Strassen, zum Theil dadurch, dass die Abtritte derselben von inficirten Kranken benutzt werden, zum Theil auf anderen Wegen, welche sich der Controlle entziehen. Oft genug wüthet gegen das Ende einer Epidemie die Cholera in einer Gegend der Stadt, welche im Beginn der Epidemie gänzlich verschont war, und die Gegend, in welcher die Bevölkerung vor wenigen Wochen decimirt wurde, ist jetzt völlig frei von Erkrankungsfällen. Aehnliche Erfahrungen sind an allen Orten gemacht worden, an welchen die Krankheit grassirt hat; sie sind aber in grossen dichtbevölkerten Städten schwieriger zu gewinnen, als an kleinen schwachbevölkerten Plätzen. Aus den vier Magdeburger Epidemieen, welche ich als städtischer Armenarzt zu beobachten Gelegenheit hatte, citire ich nur die eine Thatsache, welche einigermaassen für die Richtigkeit der *Pettenkofer*'schen Ansicht spricht: In der einen Epidemie war die Krankheit durch einen Rekrutentransport aus, dem von der Cholera heimgesuchten Stettin eingeschleppt worden, und es kamen in der ersten Woche nur in der Strasse, in welcher die kranken Rekruten eine Nacht lang im Quartier gelegen hatten, Erkrankungsfälle vor. In dem weitläufig gebauten und dünnbevölkerten Greifswald liess sich dagegen bei einer kleinen Epidemie, welche ich zu beobachten Gelegenheit hatte, fast in jedem einzelnen Erkrankungsfalle nachweisen, dass die befallenen Individuen die Abtritte der Häuser, in welchen Cholerakranke waren, oder solcher, deren Dunggruben an die der befallenen Häuser angrenzten, benutzt hatten, oder dass sie mit Leuten aus jenen Häusern, welche an Durchfall litten, Abtritte gemeinschaftlich benutzt hatten. Kein Land war vielleicht geeigneter, um die grossen Lücken auszufüllen, welche unsere Kenntniss von der Verbreitungsweise der Cholera nach dem Urtheil jedes nicht in bornirter Selbstzufriedenheit befangenen Sachverständigen darbietet, als das dünnbevölkerte Mecklenburg, welches im Jahre 1859 von einer furchtbar mörderischen Choleraepidemie heimgesucht wurde. Leider fand meine Absicht, während jener Epidemie an Ort und Stelle umfassende Beobachtungen über die Verbreitungsweise der Cholera anzustellen, unerwartete Schwierigkeiten.

Wenn wir es nun aber auch als erwiesen ansehen dürfen, dass die Cholera durch die Dejectionen von Cholerakranken im weitesten Sinne verbreitet wird, so scheint es doch, dass das Gift in frischen Cholerastühlen noch nicht ausgebildet ist, sondern sich in denselben erst später und vielleicht nur unter bestimmten seine Entwickelung begünstigenden Bedingungen bildet. Dafür sprechen ausser den lehrreichen Versuchen von *Thiersch* namentlich die Fälle, in welchen die Einverleibung frischer Dejectionen von Cholerakranken keine Erkrankung zur Folge hatte. Doch scheint ausnahmsweise auch Infection durch frische Dejectionen stattfinden zu können. Ueber die Bedingungen, welche die Entwickelung des Choleragiftes in den Dejectionen begünstigen und die Verbreitung des Giftes befördern, haben *Pettenkofer*'s höchst verdienstliche Forschungen gleichfalls zu wichtigen Resultaten geführt. Vor Allem hat sich herausgestellt, dass der Contact der Choleradejectionen mit in Zersetzung begriffenen animalischen Stoffen die Entwickelung des Choleragiftes in auffallender Weise begünstigt, ein Verhalten, welches an den Einfluss erinnert, den die Zersetzung animalischer Substanzen auf die Entwickelung des Typhusgiftes, die Zersetzung vegetabilischer Substanzen auf die Entwickelung der Malaria ausüben. Es ist keine Frage, dass die Unvorsichtigkeit, mit welcher die Ausleerungen der Cholerakranken in die gemeinschaftlichen Abtritte, auf angehäufte Misthaufen u. s. w. gegossen werden, dem Umsichgreifen der Krankheit Vorschub leistet, dass das Durchtränktsein des Bodens grosser Städte mit putriden Zersetzungsproducten eine wichtige Rolle bei der grösseren Intensität und Extensität spielt, welche die Krankheit gerade in grossen und volkreichen Städten zu erreichen pflegt, dass die Anhäufung von Schmutz und organischen Abfällen zu den wichtigsten „Hülfsursachen der Cholera“ (*Griesinger*) gehören. Die Nähe eines Flusses, der Stand des Grundwassers und namentlich ein Wechsel im Stande des Grundwassers (*Pettenkofer*) scheinen durch den begünstigenden Einfluss, den sie auf das Zustandekommen von Zersetzungsprocessen ausüben, der massenhaften Entwickelung des Giftes und damit dem schnelleren Umsichgreifen der Cholera und einer grossen Intensität derselben Vorschub zu leisten. Auch die Beschaffenheit des Untergrundes ist nicht ohne Einfluss auf die Entwickelung und namentlich auf die Verbreitung des Choleragiftes; eine lockere, poröse, imbibitionsfähige Beschaffenheit des Bodens ist für dieselbe günstig, eine compacte, felsige und wenig imbibitionsfähige Beschaffenheit ungünstig. Die aufgeführten Momente reichen indessen keineswegs aus, um alle Eigentümlichkeiten zu erklären, welche die Verbreitung der Cholera innerhalb eines grösseren Districtes oder innerhalb einer heimgesuchten Ortschaft darbietet. Wie manche Sumpfgegenden von Malaria frei bleiben und manche Gegenden, in welchen die uns bekannten für die Entwickelung der Malaria günstigen Bedingungen fehlen, von intensiver Malaria beherrscht werden, so bleiben auch zuweilen solche Plätze, an welchen die Verhältnisse anscheinend höchst günstig für die Entwickelung und Verbreitung des Choleragiftes sind, von der Cholera verschont, während solche Plätze, an welchen man das Gegenteil vermuten sollte, auf das Fürchterlichste heimgesucht werden. Vielleicht wird die Zukunft auch diejenigen Momente, welche ausser den bisher bekannten auf die Entwickelung und Verbreitung des Choleragiftes günstig oder ungünstig einwirken, aufklären; es würden dann jene scheinbaren Ausnahmen aufhören, und man würde sicher vorherbestimmen können, ob nach einem eingeschleppten Cholerafall eine intensive und extensive Epidemie ausbrechen werde oder nicht, und ebenso, welche Plätze während der Epidemie am Meisten gefährdet sein, welche verschont bleiben werden.

Die Empfänglichkeit für das Choleragift ist eine sehr verbreitete. Kein Lebensalter, kein Geschlecht, keine Constitution ist von derselben frei. In Zeiten, in welchen das Choleragift über eine ganze Stadt verbreitet ist, leiden fast alle Menschen, auch die, welche von schwereren Erkrankungsformen verschont bleiben, an einzelnen wahrscheinlich von der schwachen Einwirkung des Giftes abhängenden Beschwerden. Gewisse Einflüsse scheinen die Disposition zur Erkrankung an den schweren und schwersten Formen der Cholera zu vermehren oder die Widerstandsfähigkeit des Organismus gegen die Einwirkung des Giftes herabzusetzen. Hierher gehören vor Allem Diaetfehler, der Gebrauch von Brech- und Abführmitteln, Erkältungen, aber auch andere schwächende und krankmachende Einflüsse. Leichtsinnige Leute suchen zwar zur Zeit von Choleraepidemieen ihre Excesse dadurch zu entschuldigen, dass die Lebensweise keinen Einfluss auf das Erkranken an der Cholera haben könne, da auch Menschen, welche das vorsichtigste Leben führen, an den schwersten Choleraformen erkranken und sterben. Derartige Raisonnements bedürfen aber, selbst wenn sie ernst gemeint wären, keiner Widerlegung. Wer in Gefahr ist, mit einem Gifte, dessen Einwirkung viele Menschen tödtet, während andere dieselbe glücklich überstehen, vergiftet zu werden oder vergiftet zu sein, der handelt unvernünftig und unverantwortlich, wenn er seinen Körper Schädlichkeiten aussetzt, durch welche die Chancen für das glückliche Ueberstehen geringer werden, obgleich ihm die Vermeidung jener Schädlichkeiten selbstverständlich keine Garantie für den günstigen Ausgang gewähren kann. In den Pariser Spitälern soll die Zahl der aufgenommenen Cholerakranken an den Montagen ein Achtel mehr als an anderen Tagen betragen haben. In den Magdeburger Epidemieen hatte wiederholt der Beginn einer Krammesse, durch welche Gelegenheit zu Excessen aller Art gegeben wurde, einen höchst ungünstigen Einfluss auf die Zahl der Erkrankungs- und Sterbefälle.

In Betreff der zahlreichen und wichtigen historischen und geographischen Data, welche über die Cholera gesammelt sind, seitdem sie im Jahre 1830 zum ersten Male nach Europa gelangte, muss ich auf die Detailarbeiten, in welchen die verheerenden Wanderungen der Choleraepidemieen ausführlich beschrieben sind, verweisen, da ein unvollständiger Auszug aus denselben in der That wenig Interesse gewährt.

§. 2. Anatomischer Befund.

Die Choleraleichen bleiben auffallend lange warm; in einzelnen Beobachtungen wurde sogar nach dem Eintritt des Todes eine Steigerung der Körpertemperatur constatirt. Eine zweite höchst eigenthümliche Erscheinung an den Choleraleichen ist die oft noch mehrere Stunden nach dem Eintritt des Todes erfolgende Contraction einzelner Muskeln, durch welche die Extremitäten, namentlich die Finger, bewegt werden und ihre unmittelbar nach dem Sterben eingenommene Stellung verändern. Ich gestehe, dass sowohl die vor meinen Augen eintretende Beugung der Finger, als die veränderte Stellung, in welcher ich die Leichen wiederfand, nachdem ich sie einige

Stunden zuvor verlassen hatte, so oft ich diese Erscheinungen beobachtet habe, auf mich einen höchst peinlichen Eindruck hervorgebracht haben.

Ist der Tod auf der Höhe der Krankheit eingetreten, so ist schon das äussere Ansehen der Leichen ein höchst charakteristisches. Man findet sie meist in einer Stellung, welcher die geballten Hände, die in verschiedenen Richtungen gebogenen Glieder, die hervorspringenden Muskelbäuche einen eigenthümlichen drohenden Ausdruck verleihen („Fechterstellung“). Die hochgradige Todtenstarre ist schwer zu überwinden. Das Gesicht ist nicht selten in so hohem Grade entstellt, dass man dasselbe kaum wieder erkennt. Die Augen liegen tief in ihren Höhlen und sind mit breiten blauen Ringen umgeben; die Augenlider sind halb geschlossen; die unbedeckten Abschnitte des Bulbus sind pergamentähnlich, trocken, die Nase ist spitz und springt weit über die hohlen Wangen hervor. Die Lippen zeigen eine bläuliche, zuweilen eine tiefbraune Farbe. Auch die übrigen Theile der Körperoberfläche haben ein mehr oder weniger deutlich cyanotisches Ansehen. Am Auffallendsten tritt dasselbe an den Nagelgliedern und an den Nägeln der Finger und Zehen hervor. Dabei ist die Haut an den Fingern oft geschrumpft, runzelig, wie an den Fingern von Waschfrauen, welche den Tag über in Seifenwasser oder in einer scharfen Lauge gearbeitet haben. – Bei der Oeffnung der Leichen fällt zunächst die derbe und trockne Beschaffenheit des Unterhautbindegewebes und der dunkelroth gefärbten Muskeln auf. – Das Blut stellt eine dickliche Flüssigkeit von „heidelbeerartiger“ Färbung dar und enthält nur sparsame, weiche, schwärzliche Gerinnsel. Das vorhandene Blut ist im rechten Herzen und in den überfüllten Venen angehäuft, während die Arterien und oft auch das linke Herz fast vollständig leer sind. – Die Gehirnsinus und die Venen der Gehirnhäute strotzen von dunklem Blut, die Gehirnsubstanz ist trocken und derb. – Der Herzbeutel enthält kein Serum, seine innere Oberfläche fühlt sich klebrig an und ist oft mit Ekchymosen bedeckt, die Muskelsubstanz des Herzens ist contrahirt, derb, von schmutzigrother Farbe. – Die Pleurablätter sind wie der Herzbeutel und die übrigen serösen Häute mit einer klebrigen Schicht überzogen. Oft zeigen sich auch in ihnen zahlreiche, wenn auch selten umfangreiche Ekchymosen. – Die Lungen collabiren bei der Eröffnung des Thorax sehr schnell und sehr vollständig, augenscheinlich deshalb, weil der Austritt der Luft aus den Alveolen kein Hinderniss in den leeren und trockenen Bronchien findet. Bei einem Durchschnitt durch die Lunge fällt die trockene Beschaffenheit derselben und das Fehlen jeder Spur von Hypostase und Oedem als ein nur bei wenig Obductionen vorkommender Befund auf. – Die schlaffen, schwappenden

Dünndarmschlingen haben schon von Aussen betrachtet ein eigenthümlich rosenrothes Ansehen, während der Dickdarm seine normale Farbe zeigt. Bei der Eröffnung des Darms fliesst oft in enormer Menge eine ganz ungefärbte oder sehr schwach gefärbte mit weissen Flocken vermischte Flüssigkeit hervor, die sich ganz verhält, wie die später ausführlich zu beschreibenden „Reiswasserstühle“ der Cholerakranken. Die grössten Mengen von Transsudat im Darm habe ich in Fällen von sogenannter Cholera sicca (s. u.) gefunden. Die Schleimhaut des Dünndarms ist der Sitz einer feinen und dichten Injection, welche in der Nähe der Klappe am Stärksten ist und nach Oben allmälig abnimmt. Sehr häufig ist mit der Gefässüberfüllung ein mehr oder weniger massenhafter Blutaustritt in das Gewebe und auf die freie Fläche der Schleimhaut verbunden. Die Schleimhaut zeigt dann zahlreiche und oft sehr ausgebreitete Ekchymosen, und der Inhalt der Gedärme erscheint durch die Beimischung von Blut bald mehr bald weniger dunkel geröthet. In manchen Fällen ist der Dünndarm blass, und es lässt sich weder Gefässüberfüllung noch Ekchymosirung an demselben wahrnehmen; indessen da man auch in solchen Fällen den Darm mit grossen Mengen wässrigen Transsudats angefüllt findet, und da die massenhafte Transsudation jedenfalls aus überfüllten und nicht aus leeren Gefässen erfolgt ist, darf man die bleiche Beschaffenheit der Schleimhaut nur als Leichenerscheinung ansehen. Das nach dem Tode eintretende Erbleichen von Schleimhäuten, welche während des Lebens in hohem Grade hyperaemisch waren und sehr profus absonderten, ist eine an den sichtbaren Schleimhäuten alltäglich wahrzunehmende Erscheinung. In Folge einer oedematösen Durchtränkung ist die Schleimhaut und die ganze Darmwand geschwellt und aufgelockert. Auch die solitären und Peyerschen Drüsen sind bedeutend angeschwollen und mit Serum oder festem Exsudat gefüllt. Die einzelnen Follikel können die Grösse eines Hanfkorns erreichen. In Folge dieser Anschwellung der Darmdrüsen erscheint die Innenfläche des Darms wie übersät mit theils isolirt stehenden, theils conglomerirten körnigen Protuberanzen. Zuweilen bersten die einzelnen Follikel der Plaques, und dann zeigt die Oberfläche derselben ein siebförmig durchlöchertes oder netzförmiges Ansehen (plaques à surface reticulée). Der wichtigste Befund im Darm ist die massenhafte Abstossung der Epithelien. Die Darmzotten sind ihrer schützenden Decke entkleidet; an einzelnen Stellen ist der Epithelialbelag nur durch einen serösen Erguss emporgehoben und haftet noch locker an den Zotten an; an den meisten Stellen ist er aber bereits völlig abgestossen und liegt der Darmwand unter der Form schleimiger Fetzen auf oder bildet die bereits erwähnten weisslichen Flocken, welche in dem Transsudate schwimmen. Der Vergleich eines Choleradarms mit einem Stück der äussern Haut, von welcher die Epidermis durch ein Vesicator oder durch siedendes Wasser abgehoben ist, trifft vollständig zu, und wenn man in Anschlag bringt, dass die abgeschundene Fläche des Darms eine sehr bedeutende Ausdehnung hat, so begreift man kaum, dass manche Forscher von einem Missverhältniss zwischen den anatomischen Veränderungen im Darmkanal und den während des Lebens beobachteten schweren Krankheitserscheinungen gesprochen haben. Der Dickdarm zeigt keine constanten Veränderungen. Im Jejunum ist der Choleraprocess nur selten in hohem Grade entwickelt. Die Magenschleimhaut ist durch Hyperaemie und Ekchymosirung bald mehr bald weniger stark geröthet; ihr Gewebe ist in Folge seröser Infiltration geschwellt und gelockert. — Die Leber ist von normaler Consistenz und blasser Farbe; bei einem Durchschnitt durch dieselbe fliesst nur eine geringe Menge eines dicken, heidelbeerfarbigen Blutes aus den grossen Gefässen langsam über die Schnittfläche. Die Gallenblase ist fast immer mit dünnflüssiger bräunlicher oder grünlicher Galle strotzend gefüllt. — Die Milz bietet keine constanten Veränderungen dar. — Die Nieren sind in dem ersten Stadium der Cholera bis auf eine mässige venöse Hyperaemie von anscheinend normaler Beschaffenheit; in anderen Fällen sind schon zu dieser Zeit einzelne Stellen namentlich in den Pyramiden weisslich entfärbt, und man findet bei der mikroskopischen Untersuchung an diesen Stellen die Harnkanälchen mit trüben aufgequollenen Epithelien und fibrinösem Exsudate gefüllt. Die Schleimhaut der Harnwege ist mit schleimigen und epithelialen Massen bedeckt, die Harnblase contrahirt und fast immer vollständig leer. Die charakteristischen Veränderungen in den Choleraleichen, wenn der Tod auf der Höhe der Krankheit eingetreten ist, bestehen hiernach im Wesentlichen in den Residuen eines ausgebreiteten mit Abstossung der Epithelien und massenhafter Transsudation in den Darm verbundenen Katarrhs und in einer beträchtlichen Eindickung der Blutmasse.

In vieler Beziehung von dem Vorigen abweichend gestaltet sich der Leichenbefund, wenn der Tod im Reactionsstadium oder während des sogenannten Choleratyphoids eingetreten ist. — Die Glieder haben dann weniger constant eine gebogene Stellung, die Todtenstarre ist geringer; die Zähne und das Zahnfleisch sind oft mit einem trocknen schmutzigen Belag bedeckt, die Cyanose ist verschwunden oder nur schwach angedeutet. Das Unterhautbindegewebe und die Muskeln sind feuchter; das Blut ist flüssiger und weniger dunkel. — Die Gehirnhäute sind meist der Sitz einer feinen Injection; in den Maschen der Pia mater und in den Seitenventrikeln findet sich nicht selten eine grössere Menge von Flüssigkeit; die Gehirnsubstanz selbst ist feuchter; das rechte Herz ist meist noch immer überfüllt, das Endokardium und die innere Haut der grossen Gefässe sind stark imbibirt. Die Lungen sind in diesem Stadium nicht mehr trocken, sondern blutreich und oft der Sitz ausgebreiteter Oedeme und Hypostasen, in nicht seltenen Fällen auch der Sitz lobulärer oder lobärer Pneumonieen oder haemorrhagischer Infarcte. – Die äussere Fläche des Dünndarmes hat die rosenrothe Färbung verloren; der Inhalt zeigt gallige Färbung. – In manchen Fällen ist das Epithelium wiederersetzt, und es sind keine Ernährungsstörungen in der Schleimhaut nachzuweisen; oft aber findet man in demselben ausser geschwellten Plaques eine exquisit diphtheritische Entzündung, durch welche die Schleimhaut an mehr oder weniger umfangreichen Stellen in ihrer ganzen Dicke in bräunliche trockene Schorfmassen verwandelt ist. Diese secundäre Diphtheritis findet sich nicht nur im Dünndarm, sondern ist oft auch auf den Dickdarm verbreitet. Auch in der Gallenblase so wie in der Vulva und in der Vagina kommen ähnliche diphtheritische Processe vor. – Die Leber und die Milz sind nicht constant verändert, zeigen aber meist hochgradige Hyperaemie. In seltenen Fällen hat man Rupturen der Milz beobachtet. – Auch die Nieren sind blutreich und zeigen in vielen, aber keineswegs in allen Fällen die Zeichen einer acuten crouposen Entzündung. Die Harnblase ist in verschiedenem Grade mit einem gewöhnlich eiweisshaltigen Harn gefüllt.

§. 3. Symptome und Verlauf.

Fast alle Individuen, welche sich im Bereiche des Choleragiftes befinden, klagen über einen leichten Druck in den Präcordien, über Kollern im Bauche und über das Gefühl eines drohenden Durchfalls. Diese Erscheinungen einer leichten Indigestion, einer „gastrischen Turgescenz nach Unten“, welche unverkennbar durch die Einwirkung des Giftes auf den Organismus entstehen, steigern sich anscheinend nur bei einer gewissen Intensität der Infection oder bei einer gewissen Opportunität des Organismus zu einem mehr oder weniger schweren Krankheitsbilde. Man hat auch die zur Zeit einer herrschenden Choleraepidemie sehr häufig beobachteten Angstanfälle, Ohnmachten, Wadenkrämpfe und andere Innervationsstörungen von der Einwirkung des Choleragiftes ableiten wollen, und bei Laien hat sich die Annahme, dass die Furcht vor der Cholera höchst gefährlich sei oder den Anfang der Erkrankung bilde, so festgesetzt, dass es in Cholerazeiten Leute genug giebt, welche Furcht vor der Cholerafurcht (!) haben. Ich halte diese Auffassung für irrig und glaube, dass die erwähnten Symptome lediglich Folge des psychischen Eindrucks sind, den die furchtbare Seuche, die Krankheitsberichte, die zahlreichen und unerwarteten Todesfälle auf leicht erregbare Gemüther ausüben. Ganz dieselben oder doch sehr ähnliche Erscheinungen werden gewiss auch bei den Einwohnern einer bombardirten Stadt wahrgenomman; und wenn furchtsame Menschen keine Immunität gegen die Cholera zeigen, so werden sie doch nicht häufiger ergriffen, als unerschrockene Individuen. Niemals beginnt nach meiner Beobachtung ein Choleraanfall mit Angstgefühl, mit Ohnmacht, mit Wadenkrämpfen u. s. w., obgleich es oft genug vorkommt, dass erst diese Erscheinungen die Kranken dazu bestimmen, ärztliche Hülfe zu suchen. Examinirt man in solchen Fällen genau, so ergiebt sich immer, dass bald kürzere, bald längere Zeit ein Durchfall, auf den die Kranken kein Gewicht gelegt haben, vorhergegangen ist.

Die Dauer der Incubationszeit wird von manchen Beobachtern auf einen oder zwei Tage geschätzt, nach anderen soll sie 8 bis 14 Tage betragen. Die Gelegenheit zu einer genauen Controlle der Zeit, welche zwischen der Einwirkung des Giftes und dem Ausbruch der Krankheit liegt, bietet sich nicht gerade häufig dar. In einigen Fällen, welche ich selbst im Jahre 1859 in Greifswald beobachtete, sowie in mehreren Fällen, in welchen Dr. *Grüttner*, damals Unterarzt an der medicinischen Poliklinik in Greifswald, in einem kleinen Dorfe an der Mecklenburger Grenze den Termin der Infection annähernd genau ermitteln konnte, betrug die Dauer der Incubationszeit sicher nicht weniger als 36 Stunden und nicht mehr als 3 Tage.

Die leichteste Form, unter welcher die Cholera auftritt, ist die eines einfachen Durchfalls, welcher weder von Kolikschmerzen noch von Tenesmus begleitet ist und bis auf einen mässigen Grad von Mattigkeit und Abspannung zu keinen Störungen des Allgemeinbefindens und der einzelnen Functionen Veranlassung giebt. Die Ausleerungen folgen einander in kürzeren oder längeren Pausen, die entleerten Massen sind auffallend copiös, von wässeriger Beschaffenheit, aber weder geruchlos noch entfärbt. In die officiellen Choleralisten werden diese Erkrankungsfälle zwar nicht eingetragen, aber sie müssen, wenn auch nicht vor dem Forum der Polizei, so doch vor dem Forum der Wissenschaft, jedenfalls zu den Cholerafällen gerechnet werden. Hierfür sprechen 1) die grosse Zahl der Durchfälle, welche in Cholerazeiten vorkommen, obgleich fast alle verständigen Menschen Diaetfehler, Erkältungen und andere Schädlichkeiten sorgfältig vermeiden; 2) die grosse Hartnäckigkeit dieser Durchfälle und die geringe Wirksamkeit der Opiate gegen dieselben; 3) die notorische Verschleppung der Cholera durch Individuen, welche an jenen Durchfällen leiden; vor Allem aber 4) die zahlreichen Uebergänge von einfachen „Choleradiarrhöen" in die schwersten Formen der Krankheit. Sehr viele Kranke, namentlich aus der ärmeren Volksklasse, welche sich noch am Mittag, weil ein einfacher Durchfall, der den gewöhnlichen Hausmitteln nicht weichen wollte, sie beunruhigte, in eigener Person ein Recept aus der Wohnung des Arztes abgeholt haben, liegen schon am Abend kalt, pulslos und cyanotisch in einem fast desolaten Zustande auf ihrem Bette.

Den Uebergang von den leichtesten Formen der Cholera zu den schwersten bilden diejenigen Fälle, in welchen zu den Durchfällen stürmisches Erbrechen hinzutritt, in welchen die Dejectionen ein charakteristisches Ansehen annehmen und die berüchtigten „Reiswasserstühle" darstellen, ohne dass jedoch eine namhafte Eindickung des Blutes und eine Paresis des Herzens, durch welche das grauenhafte Krankheitsbild der asphyktischen Cholera entsteht, sich entwickelte. Diese noch milde Form oder diesen noch niederen Grad der Krankheit, welcher sich freilich oft schnell zu dem höchsten Grade steigert, hat man wohl als „erethische Form" der Cholera oder als „Cholerine" von dem einfachen Choleradurchfall einerseits und von der asphyktischen Cholera andererseits getrennt. Die Entfärbung der Dejectionen hängt vorzugsweise oder allein von der excessiven Verdünnung derselben durch die enorme Masse der in den Darm transsudirten Flüssigkeit ab; je copiöser daher die einzelnen Durchfälle sind, und je schneller sie auf einander folgen, um so vollständiger und um so früher verliert sich die braune Farbe und der fäcale Geruch der entleerten Massen. Zuweilen wird bei dem ersten Durchfall der gesammte Inhalt des Darmes ausgeleert. In solchen Fällen bestehen die Dejectionen schon bei dem zweiten Durchfall aus einer fast farb- und geruchlosen Flüssigkeit, in welcher eine grössere oder geringere Menge weisser Flocken suspendirt ist. Aus der Farblosigkeit der Dejectionen darf keineswegs geschlossen werden, dass die Bildung oder die Ausscheidung der Galle in den Darm aufgehört habe; denn auch wenn die Galle in normaler Menge producirt und in den Darm ergossen wird, kann sie auf die Färbung der überaus grossen Quantität der Flüssigkeit keinen merklichen Einfluss haben. Die chemische und mikroskopische Untersuchung der Cholerastühle hat ergeben, dass das aus den Darmcapillaren transsudirte Serum sehr arm an Eiweiss, dagegen verhältnissmässig reich an Salzen, namentlich an Kochsalz ist, und dass die weissen Flocken, welche in dem Serum schwimmen, theils aus cohärenten Fetzen des Darmepithels, theils aus jungen Zellen, theils aus Detritus bestehen. Als unwesentliche und inconstante Beimischungen enthalten die Cholerastühle Krystalle von Tripelphosphat, Speisereste, Parasiten, Vibrionen und Pilze. Oft finden sich endlich in den Dejectionen Blutkörperchen, und in solchen Fällen ist die Flüssigkeit etwas reicher an Eiweiss, welches mit den Blutkörperchen aus den verletzten Capillaren hindurchgetreten ist. — Diese Beschaffenheit der Cholerastühle, welche von allen Autoren als pathognostisch anerkannt wird, giebt ein vollständiges Verständniss für alle übrigen Symptome der Cholera. Man ist berechtigt, die Vorgänge, welche im Darm durch die Infection mit Choleragift hervorgerufen werden, mit denen zu vergleichen, welche auf der äusseren Haut durch die Application eines Blasenpflasters bestehen. Hier wie dort wird die schützende Decke abgehoben, während eine massenhafte Transsudation aus den Capillaren zu Stande kommt. Nur von der Intensität und Extensität dieses Processes hängt es ab, ob der Wasserverlust, den das Blut erleidet, eine gefahrdrohende Höhe erreicht, und ob sich Erscheinungen von Herzparalyse einstellen. Diejenigen Fälle, in welchen der Wasserverlust des Blutes durch Zufuhr von Wasser einigermaassen ausgeglichen werden kann, und in welchen die Herzaction nur wenig geschwächt wird, entsprechen dem Krankheitsbilde der Cholerine. — Mit dem Eintreten der charakteristischen Cholerastühle wird der schon bei der einfachen Choleradiarrhöe vorhandene Durst sehr beträchtlich gesteigert. Dieses quälende Symptom bedarf kaum einer besonderen Erklärung, da es in allen Fällen vorkommt, in welchen dem Blute Wasser entzogen wird, sei es, dass in fieberhaften Krankheiten die Perspiratio insensibilis verstärkt, sei es, dass die Schweissproduction oder die Urinsecretion vermehrt ist. Bei der Cholerine ist der Wasserverlust des Blutes stärker und deshalb der Durst grösser, als bei der einfachen Choleradiarrhöe. Zu den charakteristischen Ausleerungen, dem heftigen Durste, der Mattigkeit und Hinfälligkeit gesellt sich meist noch eine für die Kranken sehr lästige und nicht genügend zu erklärende Erscheinung: es entstehen nämlich in längeren oder kürzeren Pausen krampfhafte Contractionen einzelner Muskeln, namentlich der Wadenmuskeln, welche zuweilen eine halbe bis ganze Minute lang andauern und von sehr empfindlichen Schmerzen begleitet sind. Diese Crampi sind übrigens nicht für die asiatische Cholera pathognostisch, sondern werden auch bei heftigeren Anfällen von Cholera nostras beobachtet. — In günstig verlaufenden Fällen werden die Ausleerungen allmälig seltener und weniger copiös, die in den Darm ergossene Galle reicht wieder aus, um das Darmtranssudat anfangs blass, später dunkel zu färben; endlich hören die Durchfälle auf, und der Kranke tritt in die Genesung; immer aber ist die Reconvalescenz eine langsame. In anderen Fällen recrudescirt die Krankheit, nachdem sie sich bereits zum Guten zu wenden schien, von Neuem, und erreicht eine bedrohliche Höhe. In noch anderen Fällen endlich tritt überhaupt keine Besserung ein, und das Bild der Cholerine wandelt sich schnell oder langsam in das der asphyktischen Cholera um.

Die asphyktische Form der Cholera beruht auf der höchsten Steigerung des Choleraprocesses im Darm. Wenigstens lassen sich alle Symptome, welche diese Form charakterisiren, ungezwungen von der schweren und verbreiteten Erkrankung der Darmschleimhaut und der massenhaften Transsudation aus den Darmcapillaren ableiten. Die Angaben, dass im Verlauf von Choleraepidemieen auch Individuen unter den Erscheinungen der Pulslosigkeit, der Reptilienkälte, der Cyanose u. s. w. zu Grunde gegangen seien, welche weder an Durchfall noch an Erbrechen gelitten hätten, und in deren Darm bei der Obduction keine charakteristischen Veränderungen gefunden worden wären, sind in den letzten Epidemieen immer seltener geworden, so dass heutzutage von fast allen erfahrenen Aerzten das Vorkommen einer „Cholera sicca“, welches man in den ersten Choleraepidemieen ziemlich allgemein für erwiesen hielt, in Abrede gestellt wird. Anders verhält es sich mit den Ansichten über die Abhängigkeit der übrigen Symptome der asphyktischen Cholera von der Erkrankung des Darmkanals. Viele Aerzte, welche letztere für constant halten, leiten keineswegs die übrigen Symptome der Cholera von derselben ab, sondern glauben, dass die Erkrankung des Darmkanals bei der Cholera asiatica keine grössere Bedeutung für den gesammten Symptomencomplex der Cholera, wie das typhöse Darmleiden für den Symptomencomplex des Abdominaltyphus habe. Wir kommen auf das Irrige dieser Auffassung später zurück. — Die asphyktische Cholera entwickelt sich in zahlreichen Fällen aus einer Choleradiarrhöe oder einer Cholerine, welche mehrere Tage lang bestanden hat; mindestens eben so oft aber treten die Enscheinungen, welchen diese Form ihren Namen verdankt, schon einige Stunden nach dem ersten Choleradurchfall ein. Durch diesen scheint der ganze Inhalt des Darms ausgeschüttet zu werden; die Kranken sind erstaunt, dass das benutzte Geschirr fast gefüllt ist, die meisten ahnen aber nicht, dass sie sich in grosser Gefahr befinden und versäumen es, gegen den einfachen und schmerzlosen Durchfall Hülfe zu suchen, während sie vielleicht früher wegen jedes unbedeutenden Kolikschmerzes ihren Arzt belästigt haben. Auf den ersten Durchfall folgt bald ein zweiter, auf diesen ein dritter und so fort in kurzen Pausen eine grössere Zahl. Die entleerten Massen sind auffallend copiös und dünnflüssig und nehmen bald, indem sie farblos werden und den Fäcalgeruch verlieren, den Charakter der Reiswasserstühle an. Schon bei dem zweiten oder dritten Durchfall werden viele Kranke von dem Gefühl der äussersten Schwäche und Hinfälligkeit oder selbst von einem Anfall leichter Ohnmacht befallen, so dass sie nicht ohne Hülfe von dem Nachtstuhl in das Bett zu gelangen vermögen; auch stellen sich meist schon zu dieser Zeit schmerzhafte Contractionen in den Wadenmuskeln und ein mit jedem Durchfall sich steigerndes gieriges Verlangen nach Getränk ein. Je mehr die Kranken trinken, um so frühzeitiger gesellen sich zu den Durchfällen auch Anfälle von Erbrechen, durch welche anfangs der zufällige Inhalt des Magens, später grosse Massen einer schwachgelb gefärbten Flüssigkeit ausgeleert werden. Die Schwäche der Kranken wächst mit rapider Schnelligkeit, die Stimme wird klanglos (Vox cholerica), die Ausleerungen gehen unwillkürlich ab, die Harnsecretion hört auf, die schmerzhaften Muskelkrämpfe werden heftiger und kehren häufiger wieder; der quälende Durst ist nicht zu löschen, und zu diesen Erscheinungen gesellt sich ein Gefühl von grosser Angst und Beklemmung, welches neben den Wadenkrämpfen das quälendste Symptom der Cholera bildet. Inzwischen hat auch das Ansehen des Kranken eine wahrhaft erschreckende Veränderung erfahren; die Augen sind in ihre Höhlen zurückgesunken, die Nase ist spitz geworden, die Wangen sind tief eingefallen (Facies cholerica); die Haut an den Händen bildet Runzeln wie bei Waschfrauen, die den Tag hindurch gewaschen haben; erhebt man die Haut an den Händen zu einer Falte, so bleibt dieselbe eine Zeit lang stehen und verschwindet nur langsam. Die Lippen, die Extremitäten, die Genitalien sind in mehr oder weniger hohem Grade blau gefärbt; oft hat die ganze Körperoberfläche ein bläuliches oder graues Ansehen angenommen. Der gleich nach den ersten Durchfällen kleiner werdende Radialpuls ist bei vielen Kranken schon eine Stunde nach dem Beginn des Choleraanfalls nicht mehr zu fühlen. Endlich verschwindet auch der Puls an den Carotiden, der Herzstoss und die Herztöne werden undeutlich, und während die Circulation immer unvollständiger wird, während immer weniger warmes Blut zur Körperoberfläche gelangt, sinkt die Temperatur derselben namentlich an den unbedeckten Stellen zu der eines Leichnams herab (Stadium algidum). Selten klagen die Kranken über Kopfschmerz, häufiger über Schwarzwerden vor den Augen, über Sausen vor den. Ohren, über Schwindel. Das Bewusstsein ist nicht getrübt, aber die meisten Kranken sind auffallend apathisch, klagen zwar über Schmerzen und Beklemmung, sind aber gleichgiltig gegen die Gefahr und antworten unlustig und langsam. Die Reflexerregbarkeit ist vermindert, in schweren Fällen rufen selbst reizende Dämpfe weder Husten noch Niessen hervor; die Kranken blinzeln nicht, wenn man den Finger der Conjunctiva nähert, und zucken nicht zusammen, wenn man sie anspritzt. – Es ist nicht zu verwundern, wenn in den ersten Choleraepidemieen selbst solche Aerzte, welche die Reiswasserstühle für ein pathognostisches Symptom der Cholera hielten, welche ihren Clienten das vorsichtigste antidiarrhoische Regimen verordneten und jeden Durchfall energisch bekämpften, wenn selbst solche Aerzte nicht noch einen Schritt weiter gingen und das Darmleiden als den Ausgangspunct der übrigen Symptome und als die eigentliche Quelle der Gefahr anerkannten. Die rapide Schnelligkeit, mit welcher sich die Kranken veränderten, die schweren Störungen fast aller Functionen, die Pulslosigkeit, die Kälte, die Suppressio urinae, die Vox cholerica, die Facies cholerica, die stehenbleibende Hautfalte, der Umstand, dass zahlreiche Kranke in diesem Zustande in die Choleraspitäler aufgenommen wurden, welche dort weder Durchfall noch Erbrechen hatten, und von denen sich nicht immer ermitteln liess, dass sie vor ihrer Aufnahme stürmische Ausleerungen gehabt hätten, fühlten zu unhaltbaren Hypothesen. Man gab zwar zu, dass das Choleragift zu einer Erkrankung des Darmkanals führe; daneben aber wurde dasselbe beschuldigt, einen deletären Einfluss auf das Blut, das Nervensystem und mehr oder weniger auf alle Organe und Gebilde und zwar in directer Weise, zuweilen selbst mit Verschonung des Darmkanals auszuüben. Diejenigen Fälle, in welchen sich das Stadium algidum im Zeitraum weniger Stunden entwickelt, sind allerdings weniger geeignet, um die Abhängigkeit des gesammten Symptomencomplexes von dem Darmleiden zum Verständniss zu bringen, als solche, in welchen sich das Stadium algidum langsam im Verlaufe mehrerer Tage ausbildet. Bei der Identität des schliesslich entstehenden Krankheitsbildes kann man aber kaum bezweifeln, dass auch die rapid verlaufenden Fälle in derselben Weise erklärt werden müssen. – Die nächste Folge der massenhaften Transsudation aus den Darmcapillaren und der gehemmten Aufsaugung des eingeführten Getränks ist eine Eindickung des Blutes, eine acute Verarmung desselben an Wasser und Salzen. So lange diese Eindickung nur einen mässigen Grad erreicht, bleibt sie, wie wir bereits erwähnten, ohne wesentlichen Einfluss auf die Circulation und auf die Blutvertheilung im Körper; nur der Durst wird vermehrt und die Urinsecretion vermindert. Wie aber eine Verbrennung zweiten Grades, welche gefahrlos ist, so lange sie umschriebene Stellen der Körperoberfläche betrifft, höchst gefährlich wird, wenn sie über weite Strecken verbreitet ist, und wie man es nicht wagen dürfte, die ganze Körperoberfläche eines Menschen durch Vesicatore ihrer schützenden Epithelialdecke zu berauben, so gesellen sich zu einer ausgebreiteten und intensiven Choleraerkrankung des Darmkanals die schweren und gefahrdrohenden Erscheinungen, welche das Stadium algidum charakterisiren. Das seines Wassers beraubte Blut nimmt begierig Flüssigkeit aus den Interstitien aller Gewebe auf. In Folge dessen werden alle Gewebe trocken und auf ein geringes Volumen reducirt; daher wird die Nase spitz, daher fallen die Wangen ein, daher sinken die Augäpfel wirklich tiefer in die Orbita zurück, daher endlich verschrumpft die Haut an den Fingern, und daher bleibt die Falte stehen, zu welcher man die trockene alles Turgors beraubte Haut erhebt. Selbst pathologisch angehäufte Flüssigkeiten, gegen welche bis dahin therapeutische Eingriffe ohne Erfolg geblieben sind, Ergüsse in die Pleurahöhlen, in die Gelenkkapseln u. s. w. werden resorbirt. Nässende Ausschläge und Geschwüre bekommen eine pergamentartig trockene Oberfläche. Eben so einfach, wie die Resorption der interstitiellen Flüssigkeiten, erklärt sich aus der hochgradigen Eindickung des Blutes das Versiegen aller Secretionen, der Speichel-, der Thränen-, der Schweiss-, der Harnsecretion; es fehlt dem Blute in der That das für diese Secrete nothwendige Material. Bei der Suppressio urinae ist indessen auch das Stocken der Circulation (s. u.) in Anschlag zu bringen. — Die hochgradige Abschwächung der Herzaction, von welcher das Schwach- und Undeutlichwerden des Herzstosses und der Herztöne, das Kleinwerden und das Verschwinden des Pulses an den Radialarterien und selbst an den Carotiden abhängen, scheint zum Theil auf dem deprimirenden Einfluss zu beruhen, welchen plötzlich eintretende schwere Erkrankungen, namentlich der Unterleibsorgane, auf das vegetative Nervensystem und vor Allem auf die Herznerven ausüben. Ich habe zu wiederholten Malen unmittelbar nach der Perforation eines Magengeschwürs Pulslosigkeit, hochgradige Cyanose und Marmorkälte der Extremitäten beobachtet, und in einem bereits früher erwähnten Falle von Perforation des Duodenum die Diagnose auf eine Cholera sicca stellen sehen. Auf der anderen Seite ist es nicht unwahrscheinlich, dass der stockende Blutlauf in den Capillaren des Herzfleisches die Paresis des Herzens verschuldet. Wir wissen, dass das Blut die Capillaren nur dann frei zu passiren im Stande ist, wenn die einzelnen Blutkörperchen durch eine hinreichende Menge von Intercellularflüssigkeit von einander getrennt sind. Ein Wasserverlust, wie ihn das Blut in schweren Cholerafällen erleidet, muss daher die Circulation in den Capillaren erschweren oder selbst unmöglich machen; und stockt das Blut in den Capillaren des Herzfleisches, so ist nach allen physiologischen und pathologischen Erfahrungen eine Paresis des Herzens die unausbleibliche Folge. — Die Cyanose, welche im Stadium algidum der Cholera eintritt, beruht auf derselben Ursache, auf welcher die Cyanose im Verlaufe anderer Krankheiten beruht; die Arterien, welche kein Blut vom Herzen aus erhalten, contrahiren sich und pressen ihren Inhalt in die Capillaren und Venen. Die Anhäufung des Blutes in diesen Abschnitten des Gefässsystems bringt aber bei der Cholera einen ungewöhnlich hohen Grad der Cyanose hervor, weil das Blut sehr concentrirt und in Folge dessen relativ reich an farbigen Blutkörperchen ist, und weil es ausserdem durch die Verlangsamung der Circulation einen ungewöhnlich hohen Grad von Venosität und damit von dunkler Färbung angenommen hat. Versucht man es, im Stadium algidum einen Aderlass zu instituiren, wie dies in den ersten Choleraepidemieen sehr häufig geschah, so springt ein dicker dunkler Blutstrahl aus der gespannten Vene hervor; indessen dringt kein neues Blut nach, der Strahl verliert sich bald, und es lassen sich dann nur mit grosser Mühe durch Drücken und Streichen einige weitere Tropfen Blut entleeren. Mit der Wiederherstellung der Circulation verschwindet die Cyanose, obgleich das Blut zu dieser Zeit noch immer eine sehr dunkle heidelbeerartige Färbung hat. — Aus der durch die Eindickung des Blutes bewirkten Stockung des capillären Blutlaufs erklärt sich auch ein Symptom, für welches ich im Jahre 1848 bei der Abfassung meiner Schrift: „Ueber die symptomatische Behandlung der Cholera" noch keine Deutung zu geben im Stande war, nämlich das Gefühl von grosser Angst und Beklemmung, welches im Stadium algidum fast niemals fehlt. Der Wechsel des Blutes in den Lungencapillaren ist für den Respirationsact ein eben so nothwendiges Erforderniss, wie der Wechsel der Luft in den Lungenalveolen, und ein Stocken der Circulation erzeugt ebenso das Gefühl des Lufthungers und der Beklemmung, wie Hindernisse in den Bronchien oder in den Alveolen, durch welche der Ein- und Austritt der Luft gehemmt ist. Dass der Respirationsact bei der Cholera trotz der ergiebigen Excursionen des Thorax und trotz des ungehinderten Zutritts der Luft zu den Lungenalveolen unvollständig zu Stande kommt, ist durch den Nachweis eines abnorm geringen Kohlensäuregehaltes der von Cholerakranken exhalirten Luft dargethan. — Endlich ist auch das im Stadium algidum beobachtete Aufhören der bei der Cholerine und schon beim einfachen Choleradurchfall verminderten Urinsecretion leicht zu erklären. Wir wissen, dass die Menge des secernirten Harns vorzugsweise von der Höhe des Seitendrucks in den Glomerulis der Malpighi'schen Kapseln abhängt; wir haben bereits früher auseinandergesetzt, dass bei Herz- und Lungenkrankheiten, welche eine geringe Füllung des linken Herzens und des arteriellen Gefässsystems zur Folge haben, die Urinsecretion bedeutend vermindert ist; und wir können uns daher nicht darüber wundern, dass im Stadium algidum der Cholera, in welchem die Herzaction auf ein Minimum reducirt und der Puls selbst in grösseren Arterien nicht zu fühlen ist, die Urinsecretion aufhört. Die niedere Temperatur an den peripherischen Theilen des Körpers scheint theils durch die verminderte Production von Wärme (in Folge der beschränkten Sauerstoffaufnahme), theils durch die verminderte Zufuhr von warmem Blut zur Haut (in Folge der geschwächten Herzaction) zu entstehen.

Die asphyktische Cholera nimmt einen sehr acuten Verlauf. Viele Kranke sterben in den ersten 6, 12 bis 24 Stunden. Nur selten dauert das Stadium algidum länger als zwei Tage. Einige Zeit vor dem Tode hören oft die Entleerungen auf, und man muss sich hüten, diese Erscheinung, welche keineswegs auf dem Cessiren der Transsudation, sondern lediglich auf der Lähmung der Darmmuskeln beruht, als ein günstiges Zeichen aufzufassen. Das Sterben der Cholerakranken macht den Eindruck eines allmäligen Auslöschens; namentlich fehlt in der Agonie das Trachealrasseln (Röcheln), welches kurz vor dem Tode bei fast allen anderen Krankheiten auftritt. — In günstig verlaufenden Fällen werden die Durchfälle seltener und weniger copiös, und die dem Magen zugeführten Flüssigkeiten werden nicht mehr sofort wieder ausgebrochen. Auf diese ersten Zeichen der Besserung, welche in allen Fällen die günstige Wendung der Krankheit einleiten, folgen alsbald Erscheinungen, welche beweisen, dass ein Theil der zugeführten Flüssigkeiten resorbirt, und dass in Folge dessen die Eindickung des Blutes ausgeglichen wird. Der capilläre Blutlauf wird wiederhergestellt, der Puls kehrt zuerst an den Carotiden, bald auch an den Radialarterien zurück, die Cyanose verschwindet, der Turgor der Haut wird wiederhergestellt, die Entstellung des Gesichtes verliert sich, — die Krankheit tritt aus dem Stadium algidum in das Stadium der Reaction. Zuweilen bietet dieses Stadium kaum noch besondere Krankheitserscheinungen dar und bildet bereits den Anfang der Reconvalescenz; es treten dann, nachdem die asphyktischen Erscheinungen aufgehört haben, noch einige Durchfälle ein, durch welche grosse Mengen normal gefärbter Massen mit prononcirt fäcalem Geruch entleert werden. Schon am zweiten oder dritten Tage erfolgen breiige oder geformte Ausleerungen, oder es stellt sich Verstopfung ein. Alles deutet darauf hin, dass die abgestossene Epithelialdecke regenerirt ist. Man kann diese Fälle füglich mit denen vergleichen, bei welchen die durch ein Vesicator erzeugte superficielle Dermatitis in wenigen Tagen durch Regeneration der Epidermis vollständig ausgeglichen wird. Auch die im Stadium algidum vorhandene Stockung des capillären Blutlaufs hat, wenn das Stadium der Reaction den Anfang der Reconvalescenz bildet, in keinem Organ zu namhaften Störungen der Ernährung geführt; nur der erste Urin, welcher von den Kranken entleert wird, ist in Folge der Stockung in den Venen und venösen Capillaren (Bd. II. S. 5), welche der Wiederherstellung der normalen Circulation vorhergeht, fast ausnahmslos eiweisshaltig. – In anderen Fällen, in welchen die Verletzung der Darmschleimhaut weniger schnell und weniger vollständig ausgeglichen wird, hören im Reactionsstadium zwar die stürmischen Entleerungen auf, aber ein mässiger Durchfall, durch welchen noch immer dünnflüssige, sehr übelriechende, grünlich gefärbte Massen entleert werden, besteht fort, der Puls bleibt klein, die Temperatur an den Extremitäten niedrig, und die Kranken sind in grosser Gefahr, durch eine neue Exacerbation des Darmleidens an Erschöpfung zu Grunde zu gehen. Zur erneuten Entwicklung eines Stadium algidum mit völligem Verschwinden des Pulses, Cyanose und Marmorkälte kommt es dabei gewöhnlich nicht; sehr oft geht die unvollständige Reaction in das sogenannte Choleratyphoid über, nicht selten endet sie aber auch, nachdem die Durchfälle aufgehört haben, in eine protrahirte Reconvalescenz. – Ein noch anderes Krankheitsbild entsteht dadurch, dass nach dem Verschwinden des Stadium algidum der Puls nicht nur wiederkehrt, sondern ungewöhnlich voll und kräftig wird, dass die früher gesunkene Temperatur zu einer abnormen Höhe steigt, die Wangen dunkel geröthet, die Augen injicirt werden und Zeichen von fluxionärer Hyperaemie zum Gehirn und zu anderen Organen entstehen. Diese „stürmischen Reactionserscheinungen" sind schwer zu deuten. Ich halte es für das Wahrscheinlichste, dass sie wenigstens zum Theil von der noch nicht völlig ausgeglichenen abnormen Blutbeschaffenheit und von der damit zusammenhängenden Erschwerung des capillären Blutlaufs abhängen. Auch die Erscheinungen der stürmischen Reaction gehen oft unmerklich in die des Typhoids und im anderen Falle in die der Reconvalescenz über.

Mit dem gemeinsamen Namen des „Choleratyphoids" hat man die secundären Erkrankungen bezeichnet, welche in vielen Fällen auf den eigentlichen Choleraanfall folgen. Aus der Thatsache, dass diese Nachkrankheiten sich fast ausschliesslich an die asphyktische Cholera, niemals an den einfachen Choleradurchfall, höchst selten an die Cholerine anschliessen, dabei aber keineswegs constant auf jeden Anfall der asphyktischen Form folgen, dürfen wir den Schluss ziehen, dass dieselben nicht unmittelbar von der Infection mit Choleragift abhängen, sondern erst in den verschiedenen während eines Choleraanfalls und namentlich während eines Anfalls der asphyktischen Cholera vor sich gehenden pathologischen Processen begründet sind. Ein ähnliches Verhalten haben wir beim Typhus kennen gelernt, bei welchem gleichfalls auf die eigentlichen Intoxicationserscheinungen in vielen, aber nicht in allen Fällen Symptome mannigfacher durch den Typhusprocess hervorgerufener secundärer Erkrankungen folgen. Es ist leicht begreiflich, dass das Stocken des eingedickten Blutes in den Capillaren und die damit zusammenhängende Unterbrechung des Stoffwechsels, wenn sie viele Stunden, einen vollen Tag oder noch länger anhält, einen höchst gefährlichen Einfluss auf den Ernährungszustand und die Functionen der Organe ausüben kann, und wir haben in der That im §. 2. eine Reihe entzündlicher Ernährungsstörungen aufgeführt, deren Residuen sich in den Leichen von Individuen, die erst nach dem Ablauf des eigentlichen Choleraanfalls gestorben sind, vorfinden. Dieser Ansicht über die Entstehung der secundären Erkrankungen — des Choleratyphoids — entspricht auch die Thatsache, dass dieselben am häufigsten vorkommen, wenn das Stadium algidum sehr ausgesprochen war und sehr lange anhielt. Dass die secundären Entzündungen mehr oder weniger latent bleiben und sich oft nur durch Symptome hochgradiger Adynamie („typhöse Erscheinungen") verrathen, ist eine Eigenthümlichkeit, welche auch andere Entzündungen zeigen, wenn sie geschwächte Individuen befallen. Wir wollen nur daran erinnern, dass eine Pneumonie bei sehr alten und decrepiden Subjecten, wenn die physikalische Untersuchung versäumt wird, sehr häufig wegen der äusseren Aehnlichkeit des Krankheitsbildes und wegen des Fehlens subjectiver Symptome von Seiten der kranken Lunge als Schleimfieber, nervöse Grippe, Typhus u. dergl. diagnosticirt wird. — Nach meiner Erfahrung ist die acute croupose Nephritis und die Retention des Harns, zu welcher die durch dieselbe verursachte Verstopfung der Harnkanälchen führt, zwar eine häufige Nachkrankheit der asphyktischen Cholera, aber keineswegs, wie es vielfach behauptet worden ist, die constante oder auch nur die häufigste Ursache des Choleratyphoids. Bleibt die Urinsecretion nach dem Verschwinden der asphyktischen Erscheinungen unterdrückt, oder enthält der in sehr geringer Quantität gelassene Harn Tage lang sehr viel Eiweiss und sehr zahlreiche Fibrincylinder, tritt von Neuem Erbrechen ein, klagen die Kranken über heftigen Kopfschmerz, verfallen sie später in Koma oder in epileptiforme Convulsionen, so darf man die Diagnose auf acute croupose Nephritis und auf sogenannte uraemische Intoxication stellen. In solchen Fällen hat man zuweilen eine Incrustation der Haut mit krystallinischem Harnstoff beobachtet. — Sehr viele Kranke lassen am ersten und am zweiten Tage nach dem Aufhören der asphyktischen Erscheinungen normale, und wenn sie reichlich trinken, selbst abnorm grosse Quantitäten von Harn; auch ist bei ihnen der anfangs vorhandene Eiweissgehalt des Harns gewöhnlich nach einigen Tagen verschwunden, aber dennoch verfallen sie in einen Zustand grosser Apathie, ihr Sensorium wird benommen, es stellen sich mussitirende Delirien ein, die Zunge wird trocken und borkig, der Puls frequent und oft doppelschlägig, die Temperatur erhöht, die Kranken rutschen gegen das Fussende des Bettes herab, und das äussere Bild gleicht so vollkommen dem eines schweren Typhus, dass es sicher diese Fälle sind, welche zur Aufstellung des Namens Choleratyphoid geführt haben. Gewöhnlich sind neben dem geschilderten Symptomencomplex Durchfälle vorhanden, durch welche sehr übelriechende, mit zusammenhängenden Epithelialfetzen gemischte Massen entleert werden, und während die Kranken sich gewöhnlich durch lautes Anrufen und andere Irritamente kaum aus ihrem komatösen Zustand erwecken lassen, verzerren sie das Gesicht oder kommen zu sich und klagen über Schmerzen, wenn man einen stärkeren Druck auf ihren Unterleib ausübt. Man hat in diesen Fällen mit der diphtheritischen Entzündung des Darms zu thun, welche sich überaus häufig an die katarrhalische dem eigentlichen Choleraprocess angehörige Enteritis anschliesst, und welche vielleicht durch den Reiz hervorgerufen wird, den der Darminhalt auf die gleichsam geschundene Darmschleimhaut ausübt; die Mehrzahl der Kranken, welche in diesen Zustand verfallen, erliegen demselben unter den Zeichen der höchsten Erschöpfung. – Wenn sich statt der diphtheritischen Entzündung des Darms eine diphtheritische Entzündung der Genitalien, eine Pneumonie, eine Pleuritis oder eine andere entzündliche Folgekrankheit der Cholera entwickelt, so ist, wie wir oben bereits angedeutet haben, das äussere Bild des Kranken nicht wesentlich von dem eben geschilderten verschieden. Die von dem Fieber abhängigen typhoiden Erscheinungen prävaliren, und die subjectiven Symptome des Localleidens treten in den Hintergrund oder fehlen gänzlich. – In manchen Fällen endlich wird weder während des Lebens, noch auch bei der Obduction eine locale Läsion gefunden, von der das erschöpfende Fieber, welchem eine grosse Zahl von Kranken nach Ablauf des eigentlichen Choleraanfalls erliegt, abgeleitet werden könnte. – Man hat ein besonderes Gewicht darauf gelegt, dass während des sogenannten Choleratyphoids nicht selten ein bald mehr maculöses, bald mehr papulöses, bald mehr erythematöses Exanthem beobachtet werde, und man hat sogar das „Cholera-Exanthem“ dem „Typhus-Exanthem“ an die Seite gestellt und das Vorkommen desselben als einen Beweis für die Gleichartigkeit oder die Verwandtschaft des Choleratyphoids und des Typhus ansehen wollen. Das Choleraexanthem ist indessen kein constantes Symptom des Choleratyphoids, hat keinen für das Choleratyphoid pathognostischen Charakter und kommt nach meinen Beobachtungen vorzugsweise in den freilich sehr zahlreichen Fällen vor, in welchen während des Stadium algidum wiederholt oder anhaltend Sinapismen auf die Extremitäten applicirt, oder in welchen die Extremitäten energisch frottirt wurden. Das Exanthem, welches vorzugsweise die Extremitäten befällt, sich oft auch aut den Rumpf verbreitet, scheint mir demnach wie die übrigen Folgezustände der Cholera eine durch das anhaltende Stocken der Circulation und den unterbrochenen Stoffwechsel erzeugte Ernährungsstörung der Haut darzustellen, deren Zustandekommen durch vorhergegangene Reizungen der Haut begünstigt wird. Uebrigens ist man in neuerer Zeit darauf aufmerksam geworden, dass man auch die diagnostische Bedeutung des Typhusexanthems überschätzt hat, und dass auch bei vielen anderen fieberhaften Krankheiten vereinzelte Roseolaflecke und Erytheme vorkommen.

§. 4. Therapie.

Die sanitätspolizeilichen Maassregeln, durch welche man hoffen kann, der Verbreitung von Choleraepidemieen Einhalt zu thun, lassen wir unerörtert und wollen nur darauf aufmerksam machen, dass sich in der Mecklenburger Epidemie des Jahres 1859 zur Evidenz herausgestellt hat, dass die nach den Erfahrungen, die bei den ersten Choleraepidemieen gemacht worden waren, fast allgemein für gänzlich unwirksam erklärten Quarantainen und Absperrungen vollen Schutz gewähren, wenn dieselben nur mit der erforderlichen Energie und Consequenz gehandhabt werden. Da ein Mensch, welcher an einem scheinbar einfachen und unschuldigen Durchfall leidet, das Choleragift nach einem bis dahin verschonten Platze übertragen und daselbst eine mörderische Epidemie zum Ausbruch bringen kann, so muss an Plätzen, welche sich schützen wollen, überhaupt jeder Verkehr nach Aussen abgeschnitten werden.

Es würde uns gleichfalls zu weit führen, wenn wir die polizeilichen Maassregeln, welche die Aerzte in Ortschaften, in welchen die Cholera ausgebrochen ist, von den Behörden fordern müssen, ausführlich besprechen wollten, und wir können uns auch hier nur auf einzelne Andeutungen beschränken. Da die Abtritte, die Dunggruben, die schmutzigen Rinnsteine der massenhaften Entwicklung des Choleragiftes Vorschub leisten, so muss für eine Reinigung und resp. Desinfection derselben mit aller Energie gesorgt werden. Niemals dürfen die Cholerastühle in die gemeinsamen Abtritte geschüttet werden. Einer meiner Schüler, Dr. *Reich*, damals noch Student in Greifswald, erreichte, als er im Jahre 1859 als Choleraarzt nach Tribsees, einer kleinen Stadt an der Mecklenburger Grenze, gerufen wurde, durch energisches Fordern von der dortigen Polizei, dass sie in alle Abtritte eine angemessene Quantität einer Eisenvitriollösung eingiessen liess. Grosse Wasserkufen, mit dieser Flüssigkeit gefüllt, wurden vor jedes Haus gefahren, um den Einwohnern diese Procedur, deren Ausführung genau controllirt wurde, zu erleichtern.*) Die Aerzte müssen ferner von den Behörden fordern, dass hinlänglich grosse und zweckmässig eingerichtete Choleralazarethe, in welchen Kranke mit verdächtigen Diarrhöen von denen mit ausgesprochenen schweren Choleraanfällen getrennt werden können, errichtet und mit einer ausreichenden Zahl erfahrener Krankenwärter versehen werden; sie müssen darauf dringen, dass durch Suppen- und Speiseanstalten so viel als möglich für eine gesundheitsgemässe Ernährung der ärmeren Bevölkerung gesorgt wird, und dass durch nüchterne und einfache Publicationen den Laien die Gefahr, welcher sie sich durch die Vernachlässigung eines einfachen schmerzlosen Durchfalls aussetzen, zur Kenntniss gebracht wird.

Die prophylaktischen Maassregeln, welche die Aerzte ihren einzelnen Clienten beim Ausbruch einer Choleraepidemie zu empfehlen haben, sind folgende: Da man in viel grösserer Gefahr ist, in einer Stadt, in welcher die Cholera herrscht, und noch mehr in einem Hause, in welchem sie ausgebrochen ist, von dem Choleragift inficirt zu werden, als an anderen Orten, so ist es nicht irrationell, wenn Leute, die ohne Opfer grosse Reisen unternehmen können, vor der Cholera fliehen. Derartigen Individuen ist dringend an das Herz zu legen, 1) dass sie frühzeitig abreisen, 2) dass sie sich möglichst weit entfernen, und 3) dass sie nicht zurückkehren, bevor die Epidemie bis auf die letzten Spuren erloschen ist. Denjenigen Clienten, welche am Orte verbleiben müssen, verbiete man auf das Strengste, einen fremden Abtritt zu benutzen. Man lasse sie ferner eine sehr vorsichtige Diät halten, d. h. alle schwer verdaulichen Speisen und alle diejenigen Speisen und Getränke, welche nach allgemeinen und individuellen Erfahrungen zum Durchfall disponiren, vermeiden. Eine vollständige und plötzliche Umwandlung der Lebensweise ist nicht anzurathen und namentlich der mässige Genuss von gutem Rothwein

---

*)Ich wage nicht zu behaupten, dass Tribsees die im Verhältniss zu den benachbarten Ortschaften geringe Zahl der Erkrankungsfälle lediglich der Energie des Dr. *Reich* verdanke, da selbstverständlich auch andere nicht zu controllirende Momente bei diesem Verhalten mitgewirkt haben können.

und von kräftigem, nicht zu jungem und nicht sauer gewordenem Bier zu gestatten. Jede Unmässigkeit ist dagegen streng zu verbieten. Den thörichten Einwänden, dass diese Maassregeln unnütz seien, da viele Leute, welche strenge Diät hielten, erkrankten, und viele, welche unvorsichtig lebten, verschont blieben, muss man mit vernünftigen Gründen entgegentreten, und Leute, welche überhaupt für Gründe zugänglich sind, darauf aufmerksam machen, dass Niemand wissen könne, ob er nicht bereits mit Choleragift inficirt sei, und dass der ihm etwa bevorstehende Choleraanfall sicherlich einen schweren Verlauf nehmen werde, wenn ausser dem Choleragift noch eine andere Schädlichkeit auf den Darmkanal einwirke. Endlich halte ich es für zweckmässig, seine Clienten ausdrücklich anzuweisen, sofort nach einem Arzte zu schicken, sobald sie von einem Durchfall befallen werden sollten, bis zum Eintreffen des Arztes aber sich zu Bett zu legen, einige Tassen heissen Kaffee oder heissen Pfeffermünzthee zu trinken und eine gewisse Zahl von den ihnen im Vorrath zu verschreibenden „Choleratropfen“ einzunehmen. Dass eine energische Diaphorese in der That zuweilen einen Choleraanfall coupirt, lässt sich nicht in Abrede stellen. Wenigstens beobachtet man in jeder Choleraepidemie, dass einzelne Individuen, welche von copiösen Durchfällen, grossem Schwächegefühl, Wadenkrämpfen und selbst von Erbrechen befallen wurden, und welche sofort gegen diese Erscheinungen grosse Quantitäten heissen Getränks (gewöhnlich Kaffee mit Rum) genossen haben, einige Stunden später tief in Betten begraben, von Schweiss triefen, während der Durchfall, bei welchem oft schon fast entfärbte, sich den Reiswasserstühlen nähernde Massen ausgeleert wurden, ebenso wie das Erbrechen aufgehört hat. Auch lehrt die Erfahrung, dass in solchen Fällen, wenn die Diaphorese zu frühzeitig unterbrochen wird, nicht selten ein wirklicher Choleraanfall zum Ausbruch kommt, und dass man gut thut, keinem Kranken zu gestatten, das Bett zu verlassen, ehe ein geformter Stuhlgang eingetreten ist. Die „Choleratropfen“, welche zur Zeit herrschender Choleraepidemieen, gewöhnlich noch besonders nach einem sehr beschäftigten Arzte benannt, von den Apothekern im Handverkauf abgegeben werden, bestehen aus Opiumtinctur, gewöhnlich mit einem überflüssigen und vielleicht selbst ihre Wirksamkeit abschwächenden Zusatz von ätherischen Tincturen. Ihre Anwendung ohne besondere ärztliche Verordnung ist desshalb zu gestatten, weil das Opium eines der wirksamsten Mittel gegen die Choleradiarrhöe ist (s. u.), und weil es um so eher Erfolg verspricht, je frischer der Fall ist. Besonders renommirt sind die sogenannten russischen Choleratropfen (℞ Tinct. Valer. aeth. ℥ij, Vin. Ipecacuanh. ℥j, Tct. Op. croc. ℈j, Ol. Menth. pip. gtt. v. M. D. S. 1–2 stündl. 20–25 Tropfen).

Wenn die sorgfältigste Prophylaxis oft genug erfolglos bleibt, so sind wir noch weniger im Stande, nach dem wirklich erfolgten Ausbruch der Cholera der Indicatio causalis oder der Indicatio morbi zu genügen. Fast in jeder Choleraepidemie werden zwar gegen das Ende derselben, wenn die Bösartigkeit der Krankheit nachgelassen hat, und die Zahl der Genesungsfälle grösser wird als die der Sterbefälle, sowohl von Aerzten als von Charlatans einzelne Specifica empfohlen. Indessen der Ruf derselben hat bisher niemals die ersten Wochen einer späteren Epidemie überdauert. Die Radix Sumbul, der Carbo trichloratus und andere als Panaceen gegen die Cholera gepriesene Medicamente oder Geheimmittel sind mit Recht bei Seite gestellt. — Wir müssen uns somit der Cholera gegenüber darauf beschränken, die Erfüllung der Indicatio symptomatica anzustreben, und wir werden dabei um so bessere Erfolge haben, je mehr wir gerade diejenigen Erscheinungen, von welchen die übrigen abhängen, ins Auge fassen und mit besonderer Energie bekämpfen. Sicher war es falsch, wenn in den ersten Choleraepidemieen das symptomatische Verfahren vorzugsweise darin bestand, dass man versuchte, durch Dampfbäder die gesunkene Temperatur der Haut zu heben, oder dass man aus demselben Grunde im Stadium algidum der Cholera die Kranken heissen Thee trinken liess, aber ihnen jeden Tropfen kalten Wassers entzog; dass man fast in allen Fällen von asphyktischer Cholera eifrig bemüht war, Blut zu entziehen u. s. w. Das Sinken der Hauttemperatur nimmt in der Reihe der Erscheinungen, zu welchen die Infection mit Choleragift führt, erst eine späte Stelle ein, der warme Thee, welcher leichter als alles andere Getränk wieder ausgebrochen wird, ist den Kranken weit weniger zuträglich, als kleine Mengen kalten Wassers, die Venäsectionen können die Schwäche der Herzaction, von welcher die Anhäufung des Blutes in den Venen abhängt, nicht heben. — Die symptomatische Behandlung der Cholera hat vor Allem die Aufgabe, das Darmleiden zu bekämpfen; sie muss versuchen, der massenhaften Transsudation von Serum aus den Darmcapillaren, der Quelle aller übrigen Symptome und der Quelle der Gefahr, Einhalt zu thun. Die zweite Aufgabe der Indicatio symptomatica ist es, den Wasserverlust des Blutes zu ersetzen. (Gelänge es, einen asphyktischen Cholerakranken in Schweiss zu bringen, während die Transsudation im Darm fortbestände, so würde man ihm durch die vermehrte Wasserentziehung direct schaden.) Die dritte Aufgabe endlich, welche man freilich von Anfang an neben den vorigen im Auge zu behalten hat, ist, der drohenden Paralyse des Herzens entgegenzutreten. In welcher Weise das Opium, das ultimum refugium auch bei der Behandlung aller übrigen Durchfälle, antidiarrhoisch wirkt, ob es neben der Verlangsamung der Darmbewegung die Secretion der Darmschleimhaut beschränkt, lassen wir unerörtert; jedenfalls verdankt es seiner antidiarrhoischen Wirkung eine überaus verbreitete Anwendung auch gegen die Cholera. Fast alle Aerzte, selbst wenn sie sich überzeugt haben, dass das Opium in zahlreichen Fällen dem Choleradurchfall keinen Einhalt gethan hat, flüchten bei neuen Erkrankungsfällen von Neuem zur Darreichung des Opium, weil ihnen einzelne Erfahrungen seine günstige Wirkung auch gegen den Choleradurchfall ausser Zweifel gestellt haben. Ich kann diesem Verfahren nur vollständig beistimmen und verordne gleichfalls gegen den Choleradurchfall, ehe ich zu einer anderen Behandlung übergehe, das Opium, aber nicht in der Form von Choleratropfen, sondern entweder in der Form des Dower'schen Pulvers, oder als Tinctur in einem schleimigen Vehikel ohne Zusatz von ätherischen Substanzen. Hat der Kranke mehrere Dosen Opium (zu gr. $\frac{1}{2}$ bis gr.j) im Verlauf einiger Stunden genommen, und hat sich dabei der Durchfall gebessert, so ist es zweckmässig, kleinere Dosen so lange fortzugeben, bis der Eintritt eines normalen Stuhlgangs beweist, dass die massenhafte Transsudation im Darm aufgehört hat. Besteht dagegen trotz wiederholter Gaben von Opium der Durchfall fort, oder verschlimmert er sich, collabirt der Kranke sichtlich, wird seine Haut kühl, verlieren die Dejectionen ihre Färbung, so halte ich den Fortgebrauch des Opium für contraindicirt, während mir kalte, coup sur coup wiederholte Umschläge auf den Leib und die Darreichung von Calomel (stündlich gr.j) gerade in solchen Fällen die wesentlichsten Dienste geleistet haben. Ich verweise in Betreff des günstigen Eindrucks, den dieses Verfahren, namentlich die Application der kalten Umschläge auf den Leib, sofort fast auf alle Kranken hervorbringt, in Betreff der Wirkung, welche dasselbe auf den Gesammtverlauf der Krankheit ausübt, und in Betreff der Principien, welche mich bei der Anwendung desselben geleitet haben, auf meine bereits erwähnte Broschüre: „Die symptomatische Behandlung der Cholera, Magdeburg 1848," und will nur erwähnen, dass *Pfeufer* im Jahre 1854, als er beauftragt war, die bayerischen Aerzte über die Behandlung der herannahenden Cholera zu informiren, ihnen mein Verfahren als das auch nach seinen Erfahrungen erfolgreichste empfahl. Das von anderer Seite, namentlich von *Levy* in Breslau empfohlene Argentum nitricum, welches ich wiederholt anstatt des Calomel zu reichen versucht habe, weil ich a priori für dasselbe eingenommen war, hat mir Nichts geleistet. Die zweite Aufgabe: den Wasserverlust, welchen das Blut erlitten hat, durch Zufuhr von Wasser auszugleichen, wird noch am ehesten erreicht, wenn man die Kranken kleine Portionen eiskalten Wassers oder kleine Stücke Eis in kurzen Pausen verschlucken lässt. Grössere Quantitäten von Flüssigkeit, namentlich warmes Getränk, werden gewöhnlich sofort wieder ausgebrochen. Jedenfalls lässt sich behaupten, dass die Cholerakranken, seitdem man ihnen fast allgemein kaltes Wasser zu trinken erlaubt, weniger leiden, als zu der Zeit, in welcher man ihnen trotz des furchtbar quälenden Durstes alles Getränk entzog oder ihnen höchstens gestattete warmen Thee zu trinken. — Mit dem Aufhören der Transsudation aus den Darmcapillaren und mit der Wiederherstellung der resorbirenden Thätigkeit der Magen- und Darmschleimhaut stellt sich zwar gewöhnlich alsbald die normale Circulation wieder her, und es wird sogar die im Stadium algidum auf ein Minimum gesunkene Herzthätigkeit sehr oft, ohne dass irgend ein Reizmittel verordnet wurde, innerhalb weniger Stunden über die Norm verstärkt; aber aus dieser Thatsache lässt sich keineswegs der Schluss ziehen, dass die Anwendung von Reizmitteln (auf deren Darreichung man sich in den früheren Epidemieen fast ausschliesslich beschränkte) bei der Behandlung der Cholera überflüssig und entbehrlich sei. Vielmehr ist es, sobald der Puls sehr klein wird, und die Kranken sichtlich collabiren, dringend angezeigt, von Zeit zu Zeit ein Reizmittel zu reichen, um wo möglich das Herz so lange vor einer vollständigen Paralyse zu bewahren, bis der überaus acute Process im Darmkanal abgelaufen ist. Unter den Reizmitteln ist in Eis gestellter Champagner, weil er neben der erregenden Wirkung auf das Nervensystem keinen irritirenden Einfluss auf die Magen- und Darmschleimhaut ausübt, den meisten anderen, namentlich den ätherischen Oelen, dem Ammonium carbonicum und anderen scharfen Substanzen vorzuziehen. Für die Armenpraxis eignet sich am besten Rum oder Arak mit Wasser verdünnt. Sehr günstig wirkt es in einzelnen Fällen, wenn man von Zeit zu Zeit die Darreichung von Eis und Eiswasser durch die Zufuhr einiger Tassen heissen starken Kaffee's unterbricht. Zwar wird derselbe gewöhnlich bald wieder ausgebrochen, aber oft erst, nachdem der Puls inzwischen etwas kräftiger geworden und die Temperatur der Körperoberfläche etwas gehoben ist. Haben die Entleerungen nach Oben und Unten aufgehört, während das Fortbestehen der asphyktischen Erscheinungen beweist, dass eine Lähmung der Darmmusculatur und nicht etwa das Cessiren der Transsudation diese Wendung der Krankheit bewirkt hat, so ist vorzugsweise die reizende Behandlung am Platze und die Wiederkehr der Entleerungen das sicherste Zeichen ihrer günstigen Wirkung. — Gegen die schmerzhaften Muskelkrämpfe haben Frictionen der Haut mit Senfspiritus gewöhnlich einen palliativen Nutzen; dagegen warne ich vor der sehr gebräuchlichen Application der Sinapismen. Ich habe oft erlebt, dass diese, da die Kranken, auch wenn man die Sinapismen lange Zeit liegen lässt, nur selten über brennende Schmerzen klagen, und da die Angehörigen in ihrer Bestürzung über die entsetzlichen Krankheitserscheinungen oft den Kopf verlieren und die Sinapismen vergessen, halbe Tage lang liegen blieben, und dass man in der Reconvalescenz mit den hartnäckigen und lästigen Hautentzündungen zu thun hatte, welche durch die Sinapismen hervorgerufen waren. – Den Cholerakranken während des eigentlichen Anfalls Nahrung zu geben, verbietet sich von selbst; aber auch, nachdem der Anfall vorübergegangen und die Reaction eingetreten ist, muss man mit der Zufuhr von Nahrungsmitteln äusserst vorsichtig sein und darf, um den kranken (abgeschundenen) Darm vor jedem Insult zu bewahren, höchstens etwas verdünnte Milch, etwas Fleischbrühe und etwas Zwieback erlauben. Erst wenn ein breiiger oder geformter Stuhlgang eingetreten ist, sind nahrhaftere und compactere Nahrungsmittel zu gestatten. Ein Verstoss gegen diese Vorsichtsmaassregel pflegt sich schwer zu rächen.

Für die Behandlung des Reactionsstadiums und noch mehr für die Behandlung der unter dem Namen des Choleratyphoids zusammengefassten Folgekrankheiten der Cholera lassen sich keine allgemeinen Regeln aufstellen, da die in jedem einzelnen Falle einzuschlagende Behandlungsweise auf eine genaue Analyse der Krankheitserscheinungen basirt werden muss. Die früher sehr verbreitete Sitte, gegen stürmische Reactionserscheinungen Venäsectionen zu verordnen, ist verwerflich. Sind Erscheinungen hochgradiger Fluxion zum Gehirn vorhanden, so passt die Application von Eisumschlägen auf den Kopf und von Blutegeln hinter die Ohren. Doch hüte man sich, das bei Kindern sehr häufig auf den Choleraanfall folgende Hydrocephaloid mit Gehirnhyperaemie und Gehirnoedem zu verwechseln. Beruhen die schweren Krankheitserscheinungen des Choleratyphoids auf uraemischer Intoxication, so wende man, so gering die Aussicht auf Erfolg ist, die früher besprochene Behandlungsweise an. Folgt auf den Choleraanfall ein asthenisches Fieber mit typhoiden Erscheinungen, bei welchem der Leib aufgetrieben und schmerzhaft wird, und von Zeit zu Zeit dünnflüssige, aber gefärbte und übelriechende Ausleerungen erfolgen, so bedecke man den Leib mit Kataplasmen und verordne kleine Dosen Calomel mit Opium. Ebenso trage man den Entzündungen, welche sich nach überstandenen Choleraanfällen in den verschiedenen Organen entwickelt haben, unter Berücksichtigung der sehr erschöpften Kräfte der Kranken Rechnung.

Kapitel XII.

Ruhr. — Dysenterie.

§. 1. Pathogenese und Aetiologie.

Die Ruhr ist eine Infectionskrankheit;*) sie unterscheidet sich aber von dem Typhus und anderen Infectionskrankheiten dadurch, dass die Infection mit Ruhrgift nur im Darmkanal zu nachweisbaren pathologischen Veränderungen führt. Die im Verlaufe der Ruhr in anderen Organen und im Blute beobachteten Anomalieen, sowie das mehr oder weniger heftige Fieber, von welchem die Krankheit begleitet ist, sind secundäre durch das Darmleiden hervorgerufene Erscheinungen. Die Ruhr schliesst sich somit auf das Engste an die Cholera an, bei welcher gleichfalls die Infection zunächst eine schwere Erkrankung der Darmschleimhaut und erst in zweiter Reihe in Folge dieses primären Leidens Veränderungen in der Blutmischung, in der Circulation, in dem Ernährungszustand der verschiedenen Organe erzeugt. Freilich ist die Darm-Erkrankung bei der Ruhr eine andere als bei der Cholera und dem entsprechend der Einfluss der Ruhr auf die Blutmischung u. s. w. von dem der Cholera durchaus verschieden.

Ueber die Natur des Ruhrgiftes herrscht ein eben so grosses Dunkel, als über die Natur des Choleragiftes, des Typhusgiftes und über die Natur aller anderen Miasmen und Contagien; aber wir kennen wenigstens einen Theil der Bedingungen, welche die Bildung oder auch vielleicht die Vermehrung des Giftes begünstigen. Zunächst spricht der Umstand, dass Ruhr und Intermittens sehr häufig neben einander epidemisch oder endemisch vorkommen, mit Wahrscheinlichkeit für die Annahme, dass die Entwicklung der Malaria und die Entwicklung des Ruhrgiftes durch dieselben oder doch durch sehr ähnliche Verhältnisse begünstigt werden. Aus dieser Thatsache darf man keineswegs schliessen, dass die Malaria und das Ruhrgift verwandt seien, oder dass das eine nur eine Modification des anderen sei; man muss vielmehr bei der ungleichen Wirkung beider Gifte es für wahrscheinlich halten, dass sie specifisch von einander verschieden sind. — Die Erfahrung lehrt aber weiter, dass auch an solchen Plätzen, an welchen Malariakrankheiten nicht endemisch herrschen, und zu solchen Zeiten, in welchen dieselben

*) Von der nicht auf Infection beruhenden „katarrhalischen Ruhr" war früher, Bd. I. S. 554 ff., die Rede.

auch nicht epidemisch vorkommen, die Anhäufung vieler Menschen in einem verhältnissmässig engen Raum zur Entstehung verheerender Ruhrepidemieen Veranlassung giebt: Dieser Umstand macht es wahrscheinlich, dass nicht nur die faulige Zersetzung vegetabilischer Substanzen, sondern auch die faulige Zersetzung animalischer Substanzen auf die Entstehung oder auf das Gedeihen des Ruhrgiftes günstig einwirkt. Ruhrepidemieen sind eine furchtbare Geissel für kriegführende Armeen, zumal in heissen Gegenden.

Es scheint, dass das Ruhrgift sich immer oder unter begünstigenden Umständen im Körper des inficirten Individuums reproducirt, und dass die Dejectionen der Ruhrkranken das Gift oder eine Vorstufe desselben enthalten; denn während es völlig unerwiesen ist, dass die Ruhr von Person zu Person ansteckt, ist es mehr als wahrscheinlich, dass durch die Dejectionen von Ruhrkranken, durch Nachtstühle, Bettschüsseln, Klystierspritzen, welche von Ruhrkranken benutzt wurden, die Krankheit auf gesunde Individuen übertragen wird. Auch durch dieses Verhalten schliesst sich die Ruhr an die Cholera an, während dasselbe gleichfalls gegen die Verwandtschaft des Ruhrgiftes und der Malaria spricht. Wesshalb sollten nicht die gleichen Einflüsse der Entwicklung specifisch verschiedener Gifte Vorschub leisten, da doch gleiche Einflüsse das Gedeihen der verschiedenartigsten Pflanzen und Thiere begünstigen?

Man hat auch Erkältungen und Durchnässungen des Körpers, grosse Strapazen, den Genuss von unreifem Obst und andere Schädlichkeiten als Ursachen der Ruhr aufgeführt, und es lässt sich nicht leugnen, dass Individuen, welche den genannten Schädlichkeiten ausgesetzt sind, leichter an der Ruhr erkranken als andere. Nichtsdestoweniger ist die Infection mit dem specifischen Gift die einzige Ursache der in Rede stehenden Krankheit, und die Rolle, welche jene Schädlichkeiten in der Aetiologie der Ruhr spielen, ist lediglich die, dass sie den Organismus empfänglicher für die Einwirkung des Giftes machen, oder mit andern Worten, dass sie die Disposition für die Ruhr steigern.

§. 2. Anatomischer Befund.

Die anatomischen Veränderungen, welche man bei der Obduction in den Gedärmen von Ruhrkranken vorfindet, bilden ein Prototyp der diphtheritischen Entzündungsform. Die kranken Stellen der Schleimhaut sind mit einem fibrinreichen Exsudat infiltrirt und in Folge der Compression, welche die ernährenden Gefässe der Schleimhaut durch das Exsudat erfahren haben, nekrotisirt und in einen Schorf verwandelt. Ist der Schorf abgestossen, so findet sich an der entsprechenden Stelle ein Substanzverlust in der Schleimhaut. Je nachdem dieser Substanzverlust oberflächlich und von geringem Umfange ist oder in die Tiefe dringt und sich über grössere Strecken der Darmschleimhaut erstreckt, sind die durch den Ruhrprocess angerichteten Zerstörungen einer vollständigen oder unvollständigen Ausgleichung fähig. Nur im ersteren Falle kann der Darm ad integrum restituirt werden, während im letzteren Falle an der Stelle der zerstörten Schleimhaut ein schwieliges, nicht selten den Darm constringirendes Narbengewebe zurückbleibt.

Bei den leichtesten Graden der Ruhr findet man die Schleimhaut des Dickdarms namentlich auf der Höhe der nach Innen vorspringenden Falten durch Injection und Ekchymosirung dunkel geröthet und zum Theil mit einem grauweissen weichen, den Epithelialbelag einschliessenden Exsudat infiltrirt. Es hat in diesen Fällen den Anschein, als ob die Schleimhaut an den kranken Stellen mit einem kleienförmigen Beschlag bedeckt sei; streift man aber mit dem Scalpellstiel diesen Beschlag ab, so bleibt ein oberflächlicher Substanzverlust zurück, ein Beweis, dass das Exsudat nicht der Schleimhaut auf lag, sondern sich in die Substanz derselben hineinerstreckte. Das submucose Bindegewebe ist serös infiltrirt und geschwellt. Die Serosa erscheint durch Oedem trübe und glanzlos. Diese Veränderung findet sich vorzugsweise und gewöhnlich ausschliesslich im Dickdarm, und es gehört überhaupt zu den Ausnahmen, dass sich der Ruhrprocess auch auf den unteren Abschnitt des Dünndarms verbreitet. – Bei höheren Graden der Ruhr bedecken bald mehr glutinöse, bald mehr derbe membranöse grauweisse Schichten an umfangreichen Stellen die innere Darmoberfläche; sie lassen sich nur schwer und nur gleichzeitig mit der Schleimhaut abstreifen. Sind sie bereits losgestossen, so liegt das submucose Bindegewebe zu Tage. Die ganze Darmwand erscheint durch das hochgradige Oedem des submucosen Gewebes, der Muscularis und der Serosa bedeutend verdickt, namentlich aber sind einzelne Stellen, entsprechend den Inseln und Streifen, welche durch das Exsudat gebildet werden, so beträchtlich gewulstet, dass sie auf der Innenfläche des Darms bucklige Hervorragungen bilden. Der seröse Ueberzug des Dickdarms nimmt bei diesem höheren Grade der Ruhr gewöhnlich an der Entzündung Theil, ist mit einer dünnen Fibrinschicht bedeckt und durch dieselbe mit der Umgebung verklebt. Der kranke Darm ist ansehnlich erweitert und mit epithelialen Massen, Exsudatfetzen und einer sehr eiweissreichen Flüssigkeit, der mehr oder weniger Blut beigemischt ist, angefüllt; er enthält gewöhnlich keine Fäcalmassen. – Bei den höchsten Graden der Ruhr ist nach *Rokitansky* „die Schleimhaut in grossen Strecken zu einer schwarzen, morschen, zerreisslichen, wie verkohlten Masse, die nicht selten später als solche in Form röhriger Lappen abgestossen und ausgeführt wird, entartet: das submucose Gewebe erscheint entweder theils von einer verkohlten Blutmasse, theils einer blutig-serösen Flüssigkeit getränkt, oder aber erbleicht, und das in seinen Gefässen enthaltene Blut zu einer schwarzen, starren und pulverigen Masse verkohlt, später aber in Folge einer behufs der Abstossung des Ertödteten, in dem ungekränkten tieferen Stratum eingetretenen reactiven Entzündung eiterig infiltrirt. Die Peritonaealhaut ist neben einer schmutzig graulichen Entfärbung und völligen Glanzlosigkeit hier und da von sehr erweiterten Capillargefässen injicirt, mit einem meist bräunlich missfarbigen, jauchig zerfliessenden Exsudat überkleidet. Das eine aashaft riechende, schwarzbraune kaffeesatzähnliche Flüssigkeit enthaltende Darmstück erscheint entweder im Zustande passiver Erweiterung, oder man findet es collabirt und nach längerer Dauer des Processes die Muskelhaut geschrumpft, erbleicht, fahl und leicht zerreissbar."

Die dem kranken Darmabschnitt angehörenden Drüsen des Mesokolon sind in höherem oder niederem Grade blutreich, geschwellt und aufgelockert. Die Leber ist hyperaemisch und bei den bösartigen Rühren der Tropen nicht selten der Sitz abscedirender Entzündungen, welche sich wohl daraus erklären, dass die Darmvenen Jauche oder Emboli aus dem kranken Darmstück der Leber zuführen.

Ist der Tod nicht auf der Höhe der Krankheit eingetreten, so erlischt entweder der Ruhrprocess, oder es bleibt eine lentescirende Entzündung („chronische Ruhr") zurück, welcher eine nicht geringe Zahl von Kranken noch spät erliegt. Im ersteren Falle werden die Ränder der Substanzverluste durch das Bindegewebe, welches sich im Grunde derselben bildet und sich allmälig constringirt, einander genähert, bis sie sich endlich, wenn die Lücke nicht zu gross ist, berühren. Dabei kommt es in ähnlicher Weise wie bei heilenden Magengeschwüren bald zu Darmstricturen, bald bleibt das normale Lumen des Darms erhalten. Ist dagegen die Lücke sehr gross, so treffen die Ränder derselben nicht zusammen, und man findet an mehr oder weniger umfangreichen Stellen die innere Oberfläche des Darms nicht von der Schleimhaut, sondern von dem die Schleimhaut ersetzenden schwieligen Narbengewebe bekleidet. Letzteres bildet nach *Rokitansky*'s trefflicher Beschreibung nicht selten „fibröse Stränge und Streifen, die leistenähnlich nach der Darmhöhle hineinragen, einander in verschiedener Richtung durchkreuzen, besonders aber nicht selten als klappen- oder ringförmige Duplicaturen in das Darmlumen hereintreten, und hiermit eine ganz eigens gestaltete Strictur des Colonschlauches bewerkstelligen.“ — Nimmt das Darmleiden dagegen einen chronischen Verlauf, ohne zur Heilung zu tendiren, so verwandeln sich die Substanzverluste in lentescirende Geschwüre, und es entwickeln sich ausserdem im Darme diejenigen Veränderungen, welche wir früher (Bd. I. Seite 555.) als folliculäre Verschwärung beschrieben haben. In der verdickten, stark pigmentirten Schleimhaut bilden sich aus den entzündeten Follikeln anfangs runde, später ausgebuchtete Geschwüre; zuweilen entstehen auch in dem verdickten submucosen Gewebe Abscesse und fistulöse Gänge, welche später die Muscularis durchbrechen und zu Peritonitis oder auch zur Bildung von Abscessen in der Umgebung des Mastdarms führen.

§. 3. Symptome und Verlauf.

Dem eigentlichen Ausbruch der Krankheit gehen zuweilen mehrere Tage Vorboten voraus, welche in einer unbestimmten Störung des Allgemeinbefindens und in Unregelmässigkeiten der Verdauung, namentlich Appetitlosigkeit, Durst, leichten Kolikschmerzen, Neigung zu Durchfall bestehen. — Den Anfang der Krankheit bezeichnet nur selten ein Schüttelfrost und auch nicht einmal häufig leichtes Frösteln und andere Fiebererscheinungen. In den meisten Fällen beginnt vielmehr die Ruhr mit einem scheinbar unschuldigen Durchfall, durch den fäculente Massen von unverdächtigem Ansehen entleert werden, dem nur mässige Kolikschmerzen vorhergehen, und der noch gar nicht oder nur in leichten Andeutungen von dem später so lästig werdenden Tenesmus begleitet ist. Je häufiger aber die Durchfälle auf einander folgen, um so heftiger und anhaltender werden die kolikartigen Schmerzen (Tormina ventris), welche einige Zeit vor jeder Ausleerung beginnen und kurz vor dem Eintritt derselben eine quälende Höhe erreichen. Die Entleerungen selbst sind von einem überaus peinigenden und schmerzhaften Drängen auf den Mastdarm, zu welchem sich häufig Harnzwang gesellt, begleitet. Trotz des heftigen und lange anhaltenden Drängens werden verhältnissmässig sehr geringe Mengen nicht mehr fäculenter, sondern schleimiger, grau gefärbter Massen (Dysenteria alba) oder schleimig-blutiger Massen (Dysenteria rubra), zuweilen auch reines Blut entleert. In manchen Fällen gehen von Zeit zu Zeit mit den schleimigen oder schleimig-blutigen Massen einzelne harte Skybala ab. Unmittelbar nach einer Entleerung fühlt sich der Kranke erleichtert und hat gewöhnlich nur Schmerzen, wenn man einen stärkeren Druck auf den Leib, namentlich auf die Gegend des Colon ausübt;

bald aber, oft schon nach wenigen Minuten, beginnen die Tormina von Neuem; der Kranke krümmt sich und wimmert, und wenn die Schmerzen den höchsten Grad erreicht haben, tritt von Neuem Tenesmus ein und werden wiederum verhältnissmässig geringe Mengen der fade riechenden Ruhrdejectionen entleert. Es kommt vor, dass sich diese Scene 20- bis 30mal oder noch häufiger innerhalb 24 Stunden wiederholt. Im Verlaufe der Krankheit gesellen sich, auch wenn sie anfangs fehlten, constant Fiebererscheinungen zu den übrigen Symptomen hinzu. — Bei mässiger Intensität der Darmerkrankung hat das Fieber einen erethischen oder synochalen Charakter, der Puls ist mässig beschleunigt, voll und hart. Bei den höchsten Graden der Krankheit aber nimmt das Fieber frühzeitig einen asthenischen Charakter an; der Puls wird klein und seine Frequenz erreicht eine bedeutende Höhe. Man hat je nach der Beschaffenheit des Fiebers eine entzündliche, eine adynamische und eine putride oder typhöse Ruhr unterschieden. Diese Kategorien entsprechen ziemlich genau den verschiedenen Graden der Ruhr, welche wir im §. 2. beschrieben haben. Selbst bei den leichtesten Graden der Ruhr und bei mässigem Fieber werden die Kranken durch den sehr beträchtlichen Eiweissverlust, durch die Schmerzen und durch die Schlaflosigkeit sehr angegriffen; sie bekommen ein blasses Ansehen, der anfangs volle Puls wird klein, die Stimmung wird äusserst deprimirt, die Mattigkeit und Abgeschlagenheit erreicht eine bedeutende Höhe. Filtrirt man die Dejectionen und setzt dem Filtrat Salpetersäure zu, so ergiebt sich selbst in solchen Fällen, in welchen die Dejectionen kaum einen röthlichen Schimmer zeigen und unter dem Mikroskop nur vereinzelte Blutkörperchen erkennen lassen, dass der Eiweissgehalt der filtrirten Flüssigkeit ein so bedeutender ist, dass fast der ganze Inhalt des Reagensglases erstarrt. Dieser bedeutende Eiweissverlust erklärt es auch, wesshalb bei dem günstigsten Verlaufe der Krankheit, bei welchem nach 4 bis 8 Tagen die Tormina und der Tenesmus schwächer werden und allmälig verschwinden, und bei welchem oft schon mit dem Ende der ersten oder dem Anfang der zweiten Woche die entleerten Massen eine fäculente normale Beschaffenheit annehmen, die Reconvalescenz fast immer eine sehr langsame ist. Die Blutbeschaffenheit eines Reconvalescenten von der Ruhr ist, wie *Schmidt* sehr treffend bemerkt, der Blutbeschaffenheit eines an Morbus Brigthii leidenden Kranken sehr ähnlich, und ich kann die Beobachtungen, nach welchen in der Reconvalescenz von leichten Ruhranfällen häufiger als nach anderen Krankheiten von gleich kurzer Dauer allgemeiner Hydrops sich entwickelte, auch aus meiner Erfahrung bestätigen. — Bei den höheren Graden der Ruhr folgen sich die

Entleerungen in sehr kurzen Pausen, die kolikartigen Schmerzen hören fast nicht auf und steigern sich zeitweise zu einer unerträglichen Höhe, der Leib ist schon gegen einen leichten Druck empfindlich. Auch der Tenesmus ist anhaltender und quälender als bei den leichteren Graden der Krankheit. Die Dejectionen enthalten viel Blut, zahlreiche Flocken und Fetzen und zuweilen grössere häutige Concremente. In vielen Fällen wird auch reines Blut in grösseren Quantitäten ausgeleert. Der Puls ist in den ersten Tagen der Krankheit beschleunigt und voll; seine Frequenz erreicht im weiteren Verlaufe eine bedeutende Höhe, während gewöhnlich seine Füllung sich schnell verringert. Dazu kommt eine schwere Störung des Allgemeinbefindens, völlige Appetitlosigkeit, trockene Zunge, tiefe Depression der Kräfte und der Stimmung, oft auch Benommenheit des Sensorium und leichte Delirien. — Verläuft die Krankheit günstig, so vermindern sich die Beschwerden allmälig, die Pausen zwischen den einzelnen Ausleerungen werden grösser, die Dejectionen werden wieder bräunlich gefärbt und nehmen wieder einen fäcalen Geruch an; die ihnen noch längere Zeit hindurch beigemischten Epithelial- und Exsudatmassen, so wie der Blutgehalt werden geringer; der Puls hebt sich, die Zunge wird feuchter, das Sensorium freier; aber immer ist die Reconvalescenz eine überaus langsame, und es gehen im besten Falle Wochen darüber hin, ehe der Kranke das Bett verlassen kann. — Nimmt die Krankheit einen tödtlichen Ausgang, so wird der Puls immer kleiner, die Apathie wächst, das Bewusstsein schwindet, die Klagen über Schmerzen und Tenesmus hören auf, die Ausleerungen gehen unwillkürlich ab, und der Kranke stirbt, wie in anderen schnell erschöpfenden Krankheiten, unter den Erscheinungen einer allgemeinen Paralyse. — Geht die Krankheit aus der acuten in die chronische Form über, ein bei den höheren Graden der Ruhr sehr häufig eintretender Fall, so verliert sich das Fieber, und es entsteht dasselbe Krankheitsbild, welches wir für die folliculäre Darmverschwärung entworfen haben. Gewöhnlich wechselt Durchfall mit Verstopfung ab; zeitweise werden normale Fäces, denen schleimig-blutige oder eiterige Massen anhängen, zu anderen Zeiten wird allein eine puriforme Flüssigkeit, das Product der verschwörenden Schleimhaut entleert, die Kranken magern im höchsten Grade ab und gehen nach Monate lang andauerndem Siechthum marantisch und gewöhnlich hydropisch zu Grunde. — Heilen endlich die im Darm entstandenen Substanzverluste der Schleimhaut mit Hinterlassung einer narbigen Strictur, so schliesst sich an das Krankheitsbild einer protrahirten Ruhr höheren Grades das einer Darmstenose an (Bd. I. S. 565). Der Kranke leidet für den Rest seines Lebens an habitueller Verstopfung und an den mannigfachen

Störungen, welche sich dieser Anomalie anzuschliessen pflegen. Bei genauer Erforschung der aetiologischen Momente, welche einem sehr hartnäckigen und lange bestehenden Unterleibsleiden zu Grunde liegen, kommt man nicht selten auf eine vor vielen Jahren oder Jahrzehnten überstandene schwere Ruhr zurück. – Bei den höchsten Graden der Ruhr, der putriden, septischen Form der Autoren, nehmen die Dejectionen, nachdem der Anfang der Krankheit dem oben aufgeführten Bilde entsprochen hat, allmälig ein missfarbiges, braunrothes oder schwärzliches Ansehen und einen aashaften Geruch an; auch sind ihnen nicht selten grössere schwarze brandige Schleimhautfetzen beigemischt. Der Puls wird frühzeitig sehr klein und äusserst frequent, die Extremitäten werden kühl, während der Rumpf brennend heiss ist; die Kranken collabiren, ihr Gesicht wird entstellt, die Zunge und das Zahnfleisch überziehen sich mit einer trocknen Borke, das Sensorium wird tief benommen. Die Tormina und der Tenesmus hören schon in den ersten Tagen auf, die missfarbigen, dünnen, sehr übelriechenden Massen fliessen wegen der Erschlaffung des Sphinkters unwillkürlich ab und arrodiren die Theile, mit welchen sie in Berührung kommen. Oft gesellen sich in derartigen Fällen zu den Symptomen der Adynamie die einer acuten haemorrhagischen Diaethese, Blutungen aus der Nase, Petechien u. s. w. hinzu. Die Kranken können schon in den ersten Tagen der septischen Ruhr erliegen, und der Ausgang in Genesung gehört bei diesem Grade der Erkrankung, welcher vorzugsweise in Feldlagern, in belagerten Städten oder unter sonst ungünstigen Aussenverhältnissen epidemisch grassirt, zu den seltenen Ausnahmen. – Nicht eben häufig sterben Ruhrkranke bei den höheren und höchsten Graden der Erkrankung an Peritonitis oder Septichaemie; in den Tropen erliegt wahrscheinlich eine nicht unbedeutende Zahl der Kranken noch spät den sich während der Krankheit entwickelnden Leberabscessen.

§. 4. Therapie.

Die Prophylaxis fordert zunächst, dass die Bedingungen, welche nach den bisherigen Erfahrungen die Bildung oder Vermehrung des Ruhrgiftes begünstigen, so viel als möglich beseitigt werden; die zu diesem Zwecke geforderten Massregeln sind nach den im §. 1. angeführten Thatsachen theils solche, welche bereits bei der Prophylaxis des Wechselfiebers, theils solche, welche bei der Prophylaxis des Typhus und der Cholera besprochen wurden. – Da die Dejectionen von Ruhrkranken sehr wahrscheinlich die Träger des in dem inficirten Organismus reproducirten Giftes sind, so fordert die Prophylaxis ferner, dass die von Ruhrkranken benutzten Bettschüsseln, Klystierspritzen u. s. w. unter keiner Bedingung von andern Kranken benutzt werden, und dass man die Dejectionen von Ruhrkranken nicht in die gemeinschaftlichen Abtritte, sondern in besondere Gruben schüttet und mit einer Lösung von Eisenvitriol versetzt. — Endlich verlangt die Prophylaxis, dass alle diejenigen Schädlichkeiten, welche die Disposition zur Erkrankung an der Ruhr vermehren, indem sie den Körper empfänglicher für die Einwirkung des Giftes machen, sorgfältig vermieden werden. So wenig Jemand durch den Genuss von unreifem Obst, durch das Schlafen auf dem nassen Boden u. s. w. die Ruhr acquirirt, wenn er sich nicht gleichzeitig dem Ruhrgift aussetzt, so sicher ist es, dass zur Zeit herrschender Ruhrepidemieen jene Einflüsse dem Ausbruch der Krankheit Vorschub leisten.

Der Indicatio causalis und der Indicatio morbi vermögen wir bei der Ruhr nicht zu entsprechen, da uns das Wesen des Ruhrgiftes unbekannt ist, und da wir kein specifisches Mittel kennen, welches als Antidot die Einwirkung desselben paralysirte. Man ist daher mit Recht von den Versuchen, die Ruhr durch gewaltsame Eingriffe, Aderlässe, Brechmittel, starke Laxanzen, grosse Dosen Opium u. s. w. zu coupiren, zurückgekommen und beschränkt sich darauf, die Erfüllung der Indicatio symptomatica anzustreben. Die symptomatische Behandlung der Ruhr verspricht aber nur dann günstige Erfolge, wenn die Abhängigkeit der Durchfälle, der Tormina, des Tenesmus und aller übrigen Krankheitserscheinungen von der diphtheritischen Entzündung der Darmschleimhaut festgehalten wird. Trägt man diesem Verhältniss nicht Rechnung, giebt man z. B. auch in solchen Fällen, in welchen oberhalb der entzündeten Darmstrecken harte Kothmassen angehäuft sind, Opiate, um die Durchfälle zu „stopfen“, so verschlimmert man die Krankheit, da angehäufte und zersetzte Kothmassen für sich allein ausreichen, eine diphtheritische Darm-Entzündung hervorzurufen. Bei den leichteren Graden der Ruhr empfiehlt es sich, die Cur mit der Darreichung einer milden Laxans, am besten aus Ricinusöl oder Tamarindendecoct bestehend, zu beginnen und zu dieser Verordnung jedesmal zurückzukehren, wenn die Dejectionen einen bis zwei Tage lang keine Fäcalmassen enthalten haben. Die Ratio dieses Verfahrens ergiebt sich aus dem eben Gesagten. Nur in solchen Fällen, in welchen der Magen mit unverdauten Ingestis angefüllt ist, ist es gerathen, im Beginn der Krankheit ein Brechmittel aus Ipecacuanha ohne Zusatz von Tartarus stibiatus zu reichen. Der Kranke muss auch bei dem leichtesten Grade der Ruhr andauernd das Bett hüten, darf nichts Festes geniessen, muss vielmehr auf strenge Suppen-Diät gesetzt werden.

Ist er kräftig und vollsaftig, so ist eine schleimige Wassersuppe genügend, ist er dagegen schwächlich und anaemisch, so thut man gut, von vorn herein auf die Erhaltung der Kräfte Rücksicht zu nehmen und den Genuss von concentrirter Fleischbrühe anzurathen. Fast allen Kranken gewährt die Application von warmen Breiumschlägen auf den Bauch Erleichterung. Sind die Tormina sehr heftig, und werden sie durch die Kataplasmen nicht gebessert, oder ist der Leib ungewöhnlich empfindlich gegen Druck, so leistet die Application von Blutegeln auf den Unterleib (bei Erwachsenen 10–20 Stück), deren Bisse man längere Zeit unter dem Breiumschläge nachbluten lässt, vorzügliche Dienste. Innerlich reicht man eine Emulsion und Abends eine mässige Dosis Opium. Für viele Fälle von leichter Ruhr reicht diese Behandlung aus, in anderen aber mehren sich trotz, derselben die Durchfälle, die Tormina und der Tenesmus werden heftiger, und auch das Fieber steigert sich zu grösserer Intensität. In solchen Fällen, sowie bei den höheren Graden der Ruhr, bei welchen auch fast immer örtliche Blutentziehungen indicirt sind, verdient die Darreichung von Calomel mit Opium das meiste Vertrauen. Man giebt gewöhnlich 2stündl. gr. 1 Calomel mit gr. $\frac{1}{4}$ Opium, und ich glaube, dass diese Form, zumal wenn man ausserdem Abends 5–10 Gr. Pulv. Doweri reicht, den Vorzug vor den gleichfalls empfohlenen grossen Dosen Calomel (϶β) verdient. Tritt bei dem fortgesetzten Gebrauch des Calomel Salivation ein, so muss man dasselbe aussetzen und das Opium allein verordnen, am besten als Tinctur in einem schleimigen Vehikel oder in einem schwachen Ipecacuanha-infusum. Auch wird gerade in solchen Fällen eine Verbindung von Plumbum aceticum mit Opium gerühmt. Immer aber halte ich es für gerathen, neben den kleinen auf den Tag vertheilten Gaben Abends eine volle Dosis Opium zu reichen. Lässt auch diese Behandlung im Stich, so ist von der innerlichen Darreichung des Argentum nitricum und der vegetabilischen Adstringentien, namentlich des Tannin, noch weniger zu erwarten. Der Anwendung der zuletzt genannten Mittel in der Form von Klystieren, welche von vielen Autoren gerühmt wird, steht nach meinen Erfahrungen die grosse Schwierigkeit, bei dem heftigen Tenesmus Klystiere zu appliciren, und der nachtheilige Einfluss, den der Reiz der noch so vorsichtig eingeführten Spritzen und des eingespritzten Medicaments auf den Tenesmus ausübt, entgegen. Auch müssten die Klystiere, wenn das Medicament mit der kranken Fläche in ihrer ganzen Ausdehnung in Berührung kommen sollte; sehr gross sein; der Inhalt einer einfachen Klystierspritze gelangt nicht weit über den Mastdarm hinaus. — Bei den höchsten Graden der Ruhr bleibt in den meisten Fällen jede Behandlung erfolglos. Die grosse

Prostration des Kranken, die drohende Paralyse verbietet sowohl die Blutentziehungen, als die Darreichung von Calomel und Opium, und man muss sich darauf beschränken, durch tonisirende und reizende Medicamente wo möglich die Kräfte des Kranken zu erhalten und der allgemeinen Paralyse vorzubeugen. — Gegen die chronische Ruhr verdienen, zumal wenn der Tenesmus nachgelassen hat, Klystiere aus einer Lösung von Argentum nitricum oder aus Zincum sulphuricum das meiste Vertrauen. Ist keine Kothanhäufung oberhalb der kranken Stelle vorhanden, oder ist der Abgang der schleimig-eiterigen und blutigen Massen mit dem Abgang verdünnter Fäcalmassen verbunden, so kann man auch innerlich Adstringentia reichen, und ich gebe in solchen Fällen dem Catechu (ʒij auf ℥vj Wasser und ℥β Gummi arabicum, zweistündlich einen Esslöffel) vor dem Tannin und dem Argentum nitricum, von denen es sehr zweifelhaft ist, ob sie in wirksamer Form bis in den Dickdarm gelangen, den Vorzug. — Bleiben nach der Ruhr Darmstricturen zurück, so müssen dieselben nach den früher besprochenen Regeln behandelt werden.

Zweiter Abschnitt.
Chronische Infectionskrankheiten.

Kapitel I.
Syphilis.

§. 1. Pathogenese und Aetiologie.

Es ist eine in neuerer Zeit allgemein anerkannte Thatsache, dass die einzige Ursache der Syphilis die Infection des Organismus mit einem specifischen Gifte, dem sogenannten syphilitischen Virus ist. Die Frage, wann und wie sich das syphilitische Gift zuerst entwickelt hat, lassen wir auf sich beruhen. Es steht fest, dass dasselbe heutzutage nicht mehr autochthon entsteht, sondern nur noch im Organismus des mit demselben inficirten Individuums reproducirt wird, dass die Uebertragung dieses im menschlichen Organismus reproducirten Giftes auf ein von der Krankheit freies Individuum die einzige Art und Weise ist, in welcher sich die Syphilis verbreitet. Hiernach gehört die Syphilis zu denjenigen Infectionskrankheiten, welche man als „rein contagiöse“ bezeichnet.

Das syphilitische Contagium ist nicht wie das Masern-, Pocken- und Scharlachcontagium flüchtiger Natur, so dass es in die Atmosphäre der Kranken überginge und Individuen, welche sich innerhalb derselben aufhalten, inficirte, sondern es ist fixer Natur und an gewisse pathologische Secrete, namentlich an den Eiter syphilitischer Geschwüre gebunden. In diesen Trägern lässt sich das syphilitische Gift weder durch das Mikroskop, noch durch die chemische Untersuchung nachweisen. Der Eiter syphilitischer Geschwüre verhält sich morphologisch und chemisch nicht nachweisbar anders, als der Eiter nicht syphilitischer Geschwüre. Gelangt das syphilitische Gift unter die Epidermis eines gesunden Individuums, mag es eine zarte Epidermislage durchdringen, oder mag an der Stelle, an welcher es mit der Haut in Berührung kommt, sich ein Einriss oder eine Abschilferung der Epidermis vorfinden, so entsteht eine umschriebene Dermatitis, aus welcher sich alsbald ein Geschwür, ein „Schanker“ oder ein „primär syphilitisches Geschwür“ bildet. Auf diesen ersten Effect des syphilitischen Giftes folgt in vielen Fällen nach einiger Zeit ein zweiter, welcher darin besteht, dass sich an Stellen, welche von der der Einwirkung des Giftes entfernt sind, gleichfalls Geschwüre oder anderweitige Ernährungsstörungen, „secundär syphilitische Affecte“ entwickeln. Wir müssen diese Data, auf welche wir bei der Symptomatologie näher eingehen werden, schon hier erwähnen, weil sie für das Verständniss einiger wichtigen, die Pathogenese und Aetiologie der Syphilis betreffenden Streitfragen unerlässlich sind. Es wird nämlich zunächst von namhaften Forschern die Behauptung aufgestellt, dass es nicht ein, sondern zwei syphilitische Gifte gebe. Das eine derselben führe niemals zu secundärer Syphilis, sein nachtheiliger Einfluss beschränke sich vielmehr darauf, dass es an der Stelle, auf welche es einwirke, ein Schankergeschwür und zuweilen ausserdem eine Entzündung und Vereiterung der benachbarten Lymphdrüsen hervorrufe. Es verhalte sich somit analog wie das Vaccinagift, welches gleichfalls nur an den Impfstellen eine Eruption von Pocken hervorrufe, zu der sich zuweilen Lymphangitis und Lymphadenitis geselle. Das durch die Einwirkung dieses Giftes entstandene Schankergeschwür zeige die später zu beschreibenden Eigentümlichkeiten des „weichen Schankers“, und es sei für dasselbe charakteristisch, dass an allen Körperstellen, auf welche man das Secret des Geschwüres einimpfe, eine Pustel entstehe, aus der sich nach wenigen Tagen ein weicher Schanker entwickle. — Nach der Einwirkung des zweiten syphilitischen Giftes folge dagegen auf das primäre Geschwür constant die Entwickelung secundärer Affecte, so dass sich dieses Gift analog dem Variolagift verhalte, bei welchem gleichfalls auf die Eruption von Pocken an den Impfstellen constant die Eruption von Pocken an anderen Stellen folge. Das durch dieses zweite Gift erzeugte Schankergeschwür habe die Eigentümlichkeit des indurirten Schankers, und es sei für dasselbe charakteristisch, dass Impfungen mit dem Secrete desselben am Körper des schon mit indurirtem Schanker behafteten Individuum keine Schankergeschwüre zur Folge hätten. — Dass diese Auffassung richtig ist, dass wirklich zwei specifisch verschiedene Arten des syphilitischen Giftes existiren, ist noch immer nicht endgültig entschieden. Selbst gegen die Richtigkeit der Thatsachen, auf welche sich die Lehre von der Duplicität des syphilitischen Giftes stützt, sind von competenter Seite Einwendungen erhoben. Zuverlässige Forscher behaupten, dass nach ihren Beobachtungen sehr oft ein Geschwür, welches anfangs die Charaktere des weichen Schankers zeige, im weiteren Verlaufe die Eigenthümlichkeiten des indurirten Schankers annehme, und dass auch auf einen weichen Schanker nicht selten secundäre Syphilis folge. Die Anhänger der Lehre von der Duplicität des syphilitischen Giftes nehmen an, dass in allen Fällen, in welchen ein weicher Schanker später indurirt, eine gleichzeitige Infection mit beiden Giften stattgefunden habe, dass anfangs nur der Effect des einen, der weiche Schanker, vorhanden gewesen sei, zu dem sich — wegen der längeren Incubationsdauer — erst später der Effect des anderen Giftes, die Induration, hinzugeselle. Sie müssen ferner annehmen, dass in allen Fällen, in welchen angeblich auf einen weichen Schanker secundäre Erscheinungen gefolgt sind, ein Fehler in der Diagnose begangen worden sei. — Die Behauptung, dass Impfungen mit dem Secrete eines weichen Schankers stets Pusteln und Schankergeschwüre erzeugen, während Impfungen mit dem Secrete eines indurirten Schankers bei dem damit behafteten Individuum negative Resultate ergäben, wird keineswegs von allen Seiten bestätigt. — Noch weniger aber geben alle die Autoren, welche die Richtigkeit der Thatsachen anerkennen, damit die Richtigkeit der Schlüsse zu, welche die Vertreter der Lehre von der Duplicität des syphilitischen Virus aus denselben gezogen haben. Vielmehr deuten gewichtige Autoritäten die verschiedenen Resultate der mit den Secreten von weichem und mit den Secreten von hartem Schanker angestellten Impfungen in der Weise, dass bei der Induration, welche der weiche Schanker erfahre, auch das Secret desselben inodificirt werde und seine contagiösen Eigenschaften einbüsse. Andere halten die Induration des Schankergeschwürs ebenso wie den Ausbruch von Ernährungsstörungen an Stellen, welche von der Einwirkungsstelle des Giftes entfernt sind, bereits für ein Symptom der allgemeinen Infection und erklären sich die Erfolglosigkeit der Impfung bei einem mit hartem Schanker behafteten Individuum aus der „Durchseuchung“ desselben und aus der Immunität gegen neue Infection durch die Producte secundärer Affectionen, welche diese Durchseuchung mit sich bringt (s. u.). Weit entfernt, in der schwebenden Differenz ein entscheidendes Urtheil abgeben zu wollen, müssen wir auf die hohe Wichtigkeit aufmerksam machen, welche die ermittelten Thatsachen, mag die eine oder die andere Deutung derselben sich später als richtig herausstellen, schon jetzt für die Praxis haben. Wenn erfahrene Syphilidologen behaupten, dass sich der weiche Schanker niemals indurire, so dürfen wir jedenfalls annehmen, dass die Induration eines anfangs weichen Schankers zu den Seltenheiten gehört, und wir werden die früher sehr verbreitete Ansicht, dass es die dringendste Aufgabe des Arztes sei, den Schanker zu zerstören, „bevor er sich indurire,“ nicht mehr in ihrer früheren Ausdehnung gelten lassen. Wenn ferner namhafte Autoritäten behaupten, sie hätten niemals auf den weichen Schanker secundäre Syphilis folgen sehen, so dürfen wir gleichfalls annehmen, dass Ausnahmen von dieser Regel äusserst selten sind, und wir werden noch mehr, als es bisher schon von vielen Aerzten geschah, bei der Behandlung des weichen Schankers von einer differenten innerlichen (antidyskrasischen) Behandlung abstehen. Endlich hat die Thatsache, dass mit dem Secret der gefährlichsten Schankerform keine erfolgreichen Impfungen bei dem damit behafteten Individuum sich vornehmen lassen, die lange bestandene Illusion zerstört, dass das Fehlschlägen der Impfung mit dem Secret eines verdächtigen Geschwürs den Beweis gegen die syphilitische Natur desselben liefern könne. — Eine zweite nicht minder wichtige Streitfrage, welche indessen in neuerer Zeit der Entscheidung näher gerückt ist, als die Frage nach der Einheit oder Duplicität des syphilitischen Virus, ist die, ob die Syphilis nur durch primäre oder ob sie auch durch secundäre Affecte von kranken auf gesunde Individuen übertragen werden könne. *Ricord*, welcher lange Zeit auf das Eifrigste die Contagiosität der secundären Syphilis bestritten hat, stützte seine Ansicht vor Allem auf die negativen Resultate der Impfung mit dem Secrete secundärer Affectionen. Dieser scheinbar so schlagende Beweis hat sich als ungenügend und trügerisch herausgestellt. Nur wenn die Impfversuche, wie es von *Ricord* geschah, bei Individuen angestellt wurden, welche bereits an indurirtem Schanker oder an secundären Zufällen litten, ergaben sie negative Resultate; wurden aber Impfversuche mit dem Secrete secundärer Affecte und selbst mit dem Blute von Syphilitischen bei gesunden oder wenigstens von Syphilis freien Individuen angestellt, so wurden positive Resultate erzielt. Wenn auch bei den gerechten Bedenken, welche die zuletzt erwähnten Impfversuche den meisten Forschern einflössten, die Zahl der beweisenden Experimente eine nicht sehr grosse ist, so steht denselben doch eine nicht unbeträchtliche Anzahl klinischer Beobachtungen, welche keine andere Deutung als die durch secundäre Affecte vermittelte Ansteckung zulassen, zur Seite, und es wird, wie bereits oben angedeutet wurde, in neuerer Zeit die Contagiosität der secundären Syphilis fast allgemein anerkannt. Wenn nun aber auch die negativen Resultate der Impfversuche mit dem Secrete secundärer Affecte bei solchen Individuen, welche einen indurirten Schanker hatten, an secundärer Syphilis litten oder früher an secundärer Syphilis gelitten hatten, nicht bewiesen, was sie beweisen sollten, so ergaben sie doch die interessante Thatsache, dass Individuen, welche mit indurirtem Schanker oder secundärer Syphilis behaftet sind oder behaftet waren, gegen die Einwirkung des giftigen Secretes secundärer Affecte eine Immunität besitzen. Es fehlt für diese Erscheinung keineswegs an Analogieen. Impft man in die Haut eines Individuums, welches vor längerer oder kürzerer Zeit die Pocken überstanden hat, den Inhalt einer Pockenpustel ein, so ergiebt sich gleichfalls ein negatives Resultat; es entsteht keine Pockeneruption, und zwar keineswegs deshalb, weil die Pocken nicht contagiös wären, sondern deshalb, weil ein Individuum, welches die Pocken überstanden hat, dadurch eine Immunität gegen das Pockengift erlangt hat. — Wir müssen hier noch einmal kurz auf die erste Frage zurückkommen, weil es für die Entscheidung derselben nicht unwichtig ist, zu erwähnen, dass dieselben Individuen, bei welchen die Impfung mit dem Secrete secundärer Affecte negative Resultate ergiebt, wenn man ihnen das Secret weicher Schanker einimpft, an den Impfstellen Pusteln bekommen, die sich in weiche Schankergeschwüre umwandeln, und dass man diesen Versuch mehr als hundertmal mit demselben Erfolge wiederholen kann. Dieses verschiedene Verhalten ein und desselben Individuums gegen die Einwirkung des Secretes secundärer Affecte und weicher Schankergeschwüre spricht mit Bestimmtheit gegen die völlige Uebereinstimmung beider Secrete oder des in denselben enthaltenen Giftes und ist die wichtigste Stütze der Lehre von der Duplicität des syphilitischen Virus.

Die Disposition für die Syphilis ist sehr verbreitet. Weder das Alter, noch das Geschlecht, noch die Constitution scheinen einen Einfluss auf die grössere oder geringere Empfänglichkeit für die Ansteckung mit syphilitischem Gifte zu haben. Wenn erwachsene Menschen in der Blüthe des Lebens häufiger an Syphilis erkranken als Kinder und Greise, Männer häufiger als Frauen, kräftige und gesunde Individuen häufiger als schwache und kranke, so liegt dies lediglich darin, dass sich jene häufiger der Gefahr der Ansteckung aussetzen als diese, nicht aber darin, dass sie für die Ansteckung empfänglicher wären. Individuen mit einer dünnen Epidermis werden wohl deshalb leichter angesteckt als andere, weil die virulenten Flüssigkeiten bei ihnen leichter die schützende Decke durchdringen, oder weil ihre Epidermis schon durch geringe Insulte eine Continuitätsstörung, durch welche das Gift unmittelbar auf das Corium eindringen kann, erleidet. Unter welchen Umständen die Disposition für die Ansteckung mit dem Secrete secundärer Affecte erlischt, wurde besprochen. Die Ergebnisse der Syphilisation, d. h. der absichtlichen Hervorrufung zahlreicher Schankergeschwüre durch Impfung, scheinen zu beweisen, dass bei sehr häufig wiederholter Uebertragung von Schankereiter die Empfänglichkeit für die Ansteckung durch denselben erschöpft wird.

Die Uebertragung der Syphilis geschieht bei Weitem am häufigsten durch den Coitus mit einem an Syphilis leidenden Individuum. Es kommen zwar auch Ansteckungen durch Küsse, durch unkeusche Betastungen, durch die Benutzung von Abtritten, Tabakspfeifen, Trinkgläsern und anderen mit syphilitischem Gift imprägnirten Utensilien vor; es werden beim Touchiren zuweilen Aerzte und Hebammen durch syphilitische Frauen, und umgekehrt

Frauen durch Aerzte und Hebammen, welche syphilitische Geschwüre an den Fingern haben, angesteckt; ebenso werden in einzelnen Fällen Ammen durch das Saugen syphilitischer Kinder und umgekehrt Kinder durch das Saugen an syphilitischen Ammen inficirt; aber alle diese und andere Gelegenheitsursachen der Syphilis, so häufig sie von den Kranken vorgeschützt werden, sind verschwindend selten gegen den unreinen Beischlaf. Verletzungen der Epidermis oder des Epithelium beim Coitus an den Stellen der Genitalien, welche mit dem Gifte in Berührung kommen, begünstigen die Uebertragung; dass aber solche Verletzungen nothwendig seien, damit die Uebertragung zu Stande komme, ist nicht erwiesen. Man sieht im Gegentheil gar nicht selten Schanker an solchen Stellen der Genitalien sich entwickeln, an welchen man nach dem inficirenden Coitus trotz der sorgfältigsten Untersuchung keine Continuitätstörung in der Epidermis erkennen konnte. Auch an anderen mit einer zarten Epidermis bekleideten Stellen, an den Lippen, an den Brustwarzen, scheint die Uebertragung ohne Verletzung der Epidermis einzutreten, während an den Händen und an anderen mit einer dicken Epidermislage bedeckten Hautstellen der Contact des syphilitischen Giftes ohne gleichzeitige Verwundung ohne Folgen bleibt.

§. 2. Symptome und Verlauf.

Die Dauer der Incubationszeit ist, wenn die Ansteckung durch das Secret eines weichen Schankers erfolgte, nach der übereinstimmenden Ansicht aller zuverlässigen Beobachter eine sehr kurze. *Ricord* behauptete sogar, dass gar keine Incubationszeit existire, dass vielmehr unmittelbar nach der Einwirkung des Giftes an der Einwirkungsstelle Veränderungen eintreten, welche nur, weil sie sehr geringfügig seien, in den meisten Fällen übersehen würden. Meist nach drei bis vier Tagen, zuweilen noch früher, selten erst im Anfang der zweiten Woche, zeigt sich an der Stelle, auf welche das Gift eingewirkt hat, ein circumscriptes Erythem oder ein von einem rothen Hof umgebenes Bläschen. Am nächstfolgenden Tage bildet sich nach Abstossung der Epidermis aus der rothen Hautstelle oder dem Bläschen, welche man übrigens nur selten zu beobachten Gelegenheit hat, ein rundliches Geschwür. Hat das Gift auf eine kleine Wunde eingewirkt, so bedecken sich gewöhnlich schon am zweiten oder dritten Tage nach der Ansteckung die Ränder des Einrisses oder resp. der Boden der Abschilferung mit einem schmutziggrünen Exsudate, die Umgebung der Wunde röthet sich, und es entsteht ein Geschwür, dessen Grösse und Form der Grösse und Form der Wunde entspricht. Bringt man endlich absichtlich das Secrect eines weichen Schankers durch einen Stich unter die Epidermis, so bildet sich am zweiten Tage nach der Impfung eine umschriebene Röthe, am dritten Tage erhebt sich die geröthete Stelle um ein Weniges über das Niveau ihrer Umgebung, am vierten Tage wird aus dem flachen Knötchen ein kleines Bläschen, in den nächstfolgenden Tagen mehrt sich der Inhalt des Bläschens und wird trübe und eiterartig. Zwischen dem fünften und achten Tag durchbricht der Eiter seine Decke, und es tritt ein rundes Geschwür von der Grösse eines Stecknadelkopfes bis zur Grösse einer Erbse zu Tage. — Weit länger dauert nach *Bärensprung* die Incubationszeit, wenn die Ansteckung durch das Secret eines indurirten Schankers erfolgt ist. Es treten nämlich dann die ersten Veränderungen, welche nach den Beobachtungen des genannten Forschers in der Bildung der Induration bestehen, erst am 28. bis 30. Tage nach der Infection ein. — Auch nach der Ansteckung mit dem Secrete secundärer Affecte oder mit dem Blute syphilitischer Kranker beträgt die Dauer der Incubationszeit, wie sich namentlich aus den Impfversuchen ergiebt, mindestens drei bis vier Wochen.

Wir werden zunächst die Symptome und den Verlauf der einzelnen durch syphilitische Infection entstandenen Ernährungsstörungen besprechen und später eine kurze Beschreibung des Gesammtverlaufes der Syphilis folgen lassen.

I. Das primär-syphilitische Geschwür, der Schanker.

Man ist genöthigt, die beiden wichtigsten Schankerformen, den weichen und den indurirten Schanker gesondert zu besprechen, weil sie in ihren Erscheinungen und in ihrem Verlaufe vielfach von einander abweichen. Beide Formen compliciren sich unter Umständen mit einem diphtheritischen Process in den Rändern oder im Boden des Geschwürs, durch welchen umfangreiche Zerstörungen in die Breite oder in die Tiefe angerichtet werden können; in anderen Fällen steigert sich die Ernährungsstörung an der Einwirkungsstelle des Giftes zu einer Ertödtung und Putrescenz der ergriffenen Theile. Der erstere Vorgang entspricht dem phagedaenischen Schanker, der letztere dem gangraenösen Schanker.

Der weiche oder einfache Schanker erscheint im Stadium des Wachsens und der Blüthe als ein unregelmässiges, gewöhnlich rundliches Geschwür, an welchem sich die Tendenz sich zu vergrössern deutlich erkennen lässt. Die Ränder des Geschwürs sind scharf abgeschnitten und erscheinen wie zernagt, der Boden des Geschwürs hat ein speckiges Ansehen, welches darauf beruht, dass das mit entzündlichem Exsudat infiltrirte Gewebe im Zerfall begriffen ist. Schickt sich der weiche Schanker zur Heilung an, so hört die Bildung des Detritus in seinem Grunde auf, das speckige Ansehen desselben verschwindet („der Schanker reinigt sich"), und auf dem Boden und an den Rändern des Geschwürs entstehen Granulationen, durch welche der Substanzverlust allmälig ausgefüllt wird. Je nach dem Umfang und der Tiefe des Schankers bleibt nach der Heilung desselben eine mehr oder weniger deutliche strahlige Narbe zurück. Der Zeitpunkt, in welchem die Heilung des Schankers beginnt, ist äusserst variabel. Es giebt weiche Schanker, welche sich schon nach acht bis vierzehn Tagen reinigen, mit Granulationen bedecken und sich in einfache Geschwüre verwandeln, welche keinen inoculirbaren Eiter absondern, während andere Monate lang sich vergrössern, ihr charakteristisches Ansehen, d. h. zernagte Ränder und einen speckigen Grund, behalten und oculirbaren Eiter secerniren. – Der Sitz des weichen Schankers ist in der grossen Mehrzahl der Fälle an den Genitalien, und bei Frauen, bei welchen das virulente Gift leicht nach abwärts fliesst, am After. Primäre weiche Schankergeschwüre an den Lippen, an den Brüsten, an den Fingern und an anderen Körperstellen sind entsprechend dem, was wir über die Aetiologie der Syphilis gesagt haben, verhältnissmässig selten. Bei Männern wird das äussere Blatt des Praeputium, sowie die äussere Bedeckung des Penis selten befallen, weit häufiger das innere Blatt des Praeputium und die Glans, am häufigsten die Uebergangsstelle des Praeputium in die Glans und das Frenulum. Die Geschwüre am Frenulum pflegen frühzeitig das Frenulum zu perforiren, und wenn man nicht die stehen bleibende Brücke spaltet, schwer zu heilen. Bei tiefen Geschwüren an der Uebergangsstelle des Praeputium in die Corona glandis wird zuweilen das lockere subcutane Gewebe mit dem Secrete des Schankers infiltrirt, und es bildet sich ein virulenter Abscess. Der Harnröhrenschanker ist im Ganzen selten; gewöhnlich beginnt er schon an der Mündung der Harnröhre, und man bemerkt, auf den geschwellten und dunkel gerötheten Lippen derselben einen kleinen, sich nach Innen ausbreitenden Substanzverlust. In anderen Fällen sitzt der Harnröhrenschanker tiefer und verräth sich nur durch den eiterigen Ausfluss aus der Harnröhre, sowie durch Schmerzen an einer bestimmten Stelle derselben, welche beim Harnlassen und bei äusserem Druck zunehmen. Ist der in der Harnröhre völlig verborgene Schanker nicht mit einem Tripper complicirt, so wird er leicht erkannt, da die geringe Menge des aus der Harnröhre fliessenden Eiters auffällt und vor der Verwechselung mit einem Tripper schützt; aber erst die erfolgreiche Impfung mit dem Secrete stellt die Diagnose sicher. Ist dagegen die Harnröhrenschleimhaut gleichzeitig der Sitz eines Trippers, so bleibt der Schanker in den meisten Fällen unerkannt, weil bei dem reichlichen Ausfluss und bei dem Fehlen anderer auffallender Erscheinungen die Impfung fast immer versäumt wird. Bei den Frauen sitzt der weiche Schanker am häufigsten an den kleinen Labien, am Scheideneingang und an der hinteren Commissur; Harnröhrenschanker kommen bei Frauen gar nicht vor, und auch Schanker in der Vagina und um die Portio vaginalis sind selten. – Die Zahl der vorhandenen weichen Schanker beschränkt sich im Beginn gewöhnlich auf nur ein oder einige Geschwüre. Später aber wird durch Selbstansteckung die Zahl der weichen Schankergeschwüre bisweilen sehr bedeutend. Namentlich umgiebt in einzelnen Fällen bei längerem Bestehen ein Kranz später confluirender Geschwüre die Glans. Eine grössere Zahl eigenthümlich gruppirter Bläschen oder Geschwüre, welche sich zu gleicher Zeit entwickelt haben, ist ein durchaus beruhigender Befund. Man hat es bei demselben mit Herpes praeputialis, nicht mit Schankergeschwüren zu thun. Die häufigste Complication weicher Schankergeschwüre ist, abgesehen von den Bubonen, von welchen wir später reden werden, ein Oedem der Vorhaut, welches namentlich die Schanker am Frenulum und an der inneren Fläche der Vorhaut zu begleiten pflegt und, wenn die vordere Mündung des Praeputium eng ist, sehr oft zu „Phimosen" und „Paraphimosen" führt; ferner, und zwar gleichfalls vorzugsweise bei enger Mündung des Praeputium, eine ekzematöse Entzündung der inneren Fläche des Präputium und der Eichel, welche eine sehr reichliche, eiterige Absonderung im Gefolge hat und unter dem Namen des Eicheltrippers bekannt ist.

Der indurirte Schanker beginnt, wie wir bereits erwähnten, nach *Bärensprung* nicht mit einem Erythem oder einem Bläschen, aus welchem sich nach Abstossung der Epidermis ein Geschwür bildet, dessen Grund oder dessen Umgebung sich später indurirt; es geht im Gegentheil mit seltenen Ausnahmen, für welche der genannte erfahrene Syphilidolog eine besondere Erklärung giebt, die Induration der Geschwürsbildung vorher: „der indurirte Schanker bildet sich durch Zerfall eines seiner Entwicklung vorangehenden festen Krankheitsproductes." Ich habe in neuerer Zeit zu wenig Gelegenheit, Schanker zu beobachten, um mir darüber ein Urtheil zu erlauben, ob die Anschauung *Bärensprung*'s oder die Anschauung fast aller übrigen Syphilidologen, welche derselben direct entgegensteht, die richtige sei, gestehe aber, dass mich die Beobachtungen von *Bärensprung* deshalb in hohem Grade frappirt haben, weil ich in meiner früheren Praxis, in welcher ich sehr zahlreiche Fälle von Schanker und besonders auch sehr zahlreiche Fälle von ganz frischen Schankern beobachtet habe, sehr viel häufiger auf frische Schanker gestossen bin, welche bereits indurirt waren, als auf weiche Schanker, welche sich erst später indurirt hätten. Für die Fälle, in welchen zu dem weichen Schanker sich später die Induration hinzugesellt, nimmt *Bärensprung* an, dass das Secret des einen und des anderen Giftes gleichzeitig auf dieselbe Stelle eingewirkt habe. Die nächste Zeit muss eine Bestätigung oder Widerlegung dieser höchst wichtigen und für die Beobachter, denen ein reiches Material zu Gebote steht, leicht zu controllirenden Aufstellungen über die Entstehung des indurirten Schankers bringen. Die Induration, welche einen entwickelten indurirten Schanker begleitet, findet sich entweder nur im Boden, oder gleichzeitig im Rande des Geschwürs. Im ersteren Falle ragt das ganze Geschwür über seine Umgebung hervor (Ulcus elevatum), man fühlt an der erkrankten Stelle eine mehr oder weniger dicke, oft knorpelharte Scheibe. Die Oberfläche dieser meist regelmässig geformten und glatten Scheibe secernirt eine nur spärliche und dünne Flüssigkeit, ist oft etwas missfarbig und zeigt nicht das speckige Ansehen und nicht die zernagten Ränder des einfachen weichen Schankers. Im anderen Fälle, in welchem sich die Induration vorzugsweise im Rande des Geschwürs entwickelt, ist dasselbe von einem callösen Wall umgeben, während es in der Mitte etwas vertieft erscheint. Der indurirte Schanker ist sehr hartnäckig, seine Heilung beginnt nicht leicht vor der fünften und sechsten Woche und lässt oft Monate lang auf sich warten. Im besten Falle erfolgt die Heilung, nachdem die Härte des Bodens und des Randes durch fettige Degeneration und Resorption geschwunden oder durch das Umsichgreifen der Verschwärung zerstört ist. Sehr oft aber wird die Geschwürsfläche allmälig vom Rande aus mit-einer zarten Narbenhaut überzogen, während die Induration in der Tiefe und in der Umgebung der Narbe fortbesteht. Die in letzterer Weise geheilten Schankergeschwüre haben grosse Neigung zu recidiviren; ein geringfügiger Insult reicht aus, um die dünne Decke zur Exfoliation zu bringen und dadurch einen „Wiederausbruch“ des Schankers zu bewirken. — Der häufigste S i t z des indurirten Schankers ist unter der Corona glandis und am Frenulum, doch kommt er auch an der Glans, am Praeputium, an der äusseren Fläche des Penis und an anderen Stellen vor, auf welche das Gift eingewirkt hat. — Die Zahl der harten Schanker wird wegen der Nichtimpfbarkeit ihres Secretes niemals so gross, als unter Umständen die Zahl der weichen Schanker. Meist findet man nur ein oder zwei Geschwüre. — Unter den C o m p l i c a t i o n e n des indurirten Schankers sind Oedem der Vorhaut,

Phimose, Paraphimose, ekzematöse Entzündung des Präputium (Eicheltripper) ebenso häufig als beim weichen Schanker. Die den indurirten Schanker fast regelmässig begleitenden indolenten Bubonen werden wir gesondert besprechen.

Der phagedaenische Schanker geht gewöhnlich aus dem weichen Schanker hervor. Er sondert ein dünnflüssiges, jauchiges, sehr übelriechendes Secret ab, hat eine unregelmässige Form, einen unebenen grauweissen oder grünlichen, aus nekrotisirtem Gewebe und Infiltrat bestehenden Boden, ausgezackte livide Ränder, ist von einem kupferrothen Hof umgeben, greift rasch um sich und zerstört bei Männern nicht selten in grossem Umfange das Praeputium, die Glans, die äussere Haut des Penis, das Scrotum, bei Frauen die Schaamlippen, den Damm, die Umgebung des Afters. Der phagedaenische Schanker kommt nur bei heruntergekommenen kachektischen Individuen vor und verliert mit der Besserung der Constitution seinen bösartigen Charakter. In solchen Fällen begrenzt sich die Zerstörung, der diphtheritische Beschlag im Boden des Geschwürs wird losgestossen, es bilden sich gesunde Granulationen, und das bösartige fressende Geschwür wird so in ein einfaches Geschwür mit der Tendenz zur Vernarbung verwandelt. Wird die Constitution des Kranken nicht gebessert, oder wird sie sogar durch schädliche Einflüsse, namentlich durch Mercurialgebrauch, noch weiter depravirt, so complicirt sich der Zerstörungs-Process, der ohne Schranken fortschreitet, schliesslich mit einem lentescirenden Fieber, welches den Kranken aufreibt.

Der gangraenöse Schanker stellt bald eine Modification des phagedaenischen Schankers dar, bald entwickelt er sich aus einem einfachen oder indurirten Schanker, indem der Boden und die Umgebung der einen oder der anderen Geschwürsform in einen bleifarbenen, später schwarzen unempfindlichen feuchten Brandschorf verwandelt wird. In der nächsten Umgebung des Brandes findet sich eine düstere Röthung und in weitem Umkreis ein beträchtliches Oedem. Durch ein Umsichgreifen der Gangraen kann ein grosser Theil des Penis, der Labien und des Perinaeums zerstört und durch das Allgemeinleiden, welches die Gangraenescenz begleitet, das Leben des Kranken bedroht werden. In anderen Fällen begränzt sich die brandige Zerstörung frühzeitiger, es bildet sich eine Demarcationslinie, die abgestorbenen Partieen werden abgestossen, und der Process heilt mit Hinterlassung eines grösseren oder kleineren Defects. Die Ursachen des Brandigwerdens von Schankergeschwüren sind zum Theil dunkel. Zu manchen Zeiten kommen in Folge unbekannter Einflüsse brandige Schanker überaus häufig oder doch häufiger als zu anderen Zeiten vor. Für viele Fälle lassen sich indessen theils mechanische Verhältnisse, Zerrung und Spannung der entzündeten Theile, namentlich bei Complication mit Phimose und Paraphimose, oder chemische Einflüsse, Reizung der Geschwüre in Folge der Zersetzung angehäuften Secretes, als Ursachen der Gangraenescenz nachweisen.

II. Die syphilitischen Bubonen.

Man unterscheidet zwei Formen von syphilitischen Bubonen. Bei der ersteren handelt es sich um die Anschwellung und Vereiterung einer einzelnen durch Resorption des syphilitischen Virus entzündeten Lymphdrüse, bei der zweiten um die unter dem Einfluss der syphilitischen Infection entstandene ohne alle Tendenz zur Vereiterung verlaufende Vergrösserung und Induration einer grösseren Zahl von Lymphdrüsen. Die erstere Form führt den Namen der acuten, die zweite den Namen der chronischen oder indolenten Bubonen.

Die Frage, ob die acuten Bubonen auch als das erste Zeichen einer syphilitischen Ansteckung vorkommen, oder ob ihnen immer ein Schanker vorhergeht, ist vielfach discutirt worden. Da Schankergeschwüre gewöhnlich schnell heilen, wenn sich eiternde Bubonen hinzugesellen, so ist es verständlich, dass diejenigen Schanker, welche sich sehr frühzeitig mit acuten Bubonen compliciren, leicht übersehen werden. Es ist mir nicht selten gelungen, bei Kranken, welche behaupteten, ihr Bubo habe sich primär entwickelt, ohne dass ein Geschwür an den Genitalien vorhergegangen sei, einen kleinen Substanzverlust oder eine frische Narbe aufzufinden. Zuverlässige Beobachtungen lassen indessen keinen Zweifel darüber bestehen, dass in einzelnen seltenen Fällen das syphilitische Gift, wie es ohne nachweisbare Verletzung der Epidermis zum Corium gelangt ist, auch von dort, ohne vorher eine Ernährungsstörung an der Stelle der Aufnahme hervorzurufen, in ein Lymphgefäss aufgenommen und durch dieses einer benachbarten Lymphdrüse zugeführt werden kann. – Einen Bubo, welchem kein Schankergeschwür vorhergegangen ist, nennt man einen Bubon d'emblée. – Am Häufigsten entwickelt sich ein acuter Bubo in der zweiten, dritten oder vierten Woche, seltener erst in der fünften und sechsten Woche, zuweilen schon in den ersten Tagen nach der Entstehung des Schankers. Weiche Schanker, zumal solche, welche am Frenulum sitzen, compliciren sich am Häufigsten mit eiternden Bubonen; bei indurirten Schankern gehört diese Complication zu den Ausnahmen. Das erste Symptom des acuten Bubo ist eine schmerzhafte Empfindung an einer umschriebenen, nicht weit von den Genitalien entfernten Stelle der Schenkelbeuge. Bei der objectiven Untersuchung bemerkt man an dieser Stelle eine kleine, gegen leichten Druck äusserst empfindliche Geschwulst, welche einer mässig vergrösserten Inguinaldrüse entspricht. Der im Verhältniss zu der geringen Anschwellung heftige Schmerz, die Nähe der Geschwulst an den Genitalien, der Umstand, dass nur eine oder einige, niemals eine grössere Zahl von Lymphdrüsen angeschwollen ist, lassen schon früh erkennen, dass man mit einem acuten, zur Eiterung tendirenden Bubo und nicht mit dem Anfangsstadium chronischer indolenter Bubonen zu thun hat. Der weitere Verlauf des acuten Bubo ist verschieden. In sehr seltenen Fällen zertheilt sich die Entzündung, indem sich die Anschwellung und der Schmerz in der kranken Drüse allmälig verliert. Für diese Fälle ist es nicht unwahrscheinlich, dass sich nur die Entzündung von der entsprechenden Stelle am Penis auf die Lymphdrüse verbreitet hat, ohne dass gleichzeitig das syphilitische Virus derselben zugeführt ist, oder, mit anderen Worten, dass man mit einem c o n s e n s u e l l e n, nicht virulenten Bubo zu thun hat. Der beschriebene Vorgang, nämlich die Ausbreitung einer Entzündung durch die Lymphgefässe auf die benachbarten Lymphdrüsen, ist auch bei gutartigen Ulcerationen der Haut keineswegs selten. – Weit häufiger, und bei virulenten Bubonen wahrscheinlich immer, bildet sich in der entzündeten Lymphdrüse Eiter. Dieser durchbricht im günstigsten Falle frühzeitig die Hülle der Drüse und die sie bedeckende mit ihr verlöthete Haut. In anderen Fällen aber wird das Bindegewebe in der Umgebung der Drüse in weiterem Umfange der Sitz einer entzündlichen Infiltration. Die Geschwulst erreicht eine bedeutende Grösse und lässt sich nicht mehr verschieben. Das Gehen wird für die Kranken sehr beschwerlich. Man sieht es ihnen an, so sorgfältig sie es meist zu verbergen suchen, dass sie den Fuss auf der leidenden Seite schonen. – Bei Individuen, welche zu Fieber geneigt sind, gesellen sich Temperatur-Erhöhung, Pulsbeschleunigung, gestörtes Allgemeinbefinden und andere Fiebersymptome hinzu. So vergeht längere Zeit, ehe sich die Haut röthet, und ehe man an einer umschriebenen Stelle Fluctuation bemerkt. Macht man an dieser Stelle einen Einstich, oder entleert sich aus derselben, nachdem die Haut braunroth geworden ist und sich mehr und mehr verdünnt hat, der Eiter spontan, so detumescirt nur ein kleiner Theil der Geschwulst, welche oft die Grösse einer Faust erreicht und eine unregelmässig höckerige Form bekommen hat. Später bildet sich auch an anderen Stellen Fluctuation und Durchbruch des Eiters, aber es dauert oft Wochen und Monate lang, ehe die Geschwulst trotz der vielfachen

Abscesse, welche sich in derselben gebildet haben, an Umfang abnimmt. Einen eben so langwierigen und hartnäckigen Verlauf nimmt der acute Bubo, wenn sich der Eiter aus der entzündeten Lymphdrüse in die Umgebung ergossen und in dieser Senkungen und Hohlgänge gebildet hat, oder auch, wenn der in der entzündeten Lymphdrüse angehäufte Eiter erst spät, nachdem die phlegmonöse Entzündung in ihrer Umgebung bereits an mehreren Stellen den Ausgang in Abscessbildung genommen hat, seine Hülle durchbricht. Nach dem Aufbruch der entzündeten Drüse und der Entleerung des Eiters verhält sich das zurückbleibende Geschwür wie ein primärer weicher Schanker und liefert ein impfbares Secret. Es hat unregelmässige, blaurothe, meist etwas unterminirte Ränder, einen speckigen Grund und schickt sich meist erst spät zur Heilung an. Der aus einem vereiterten Bubo hervorgegangene Schanker kann sogar die Charaktere des phagedaenischen oder des gangraenösen Schankers annehmen und in solchen Fällen zu ausgebreiteten Zerstörungen, zur Arrosion der Schenkelgefässe, zu Peritonitis führen.

Wir haben bereits erwähnt, dass die indolenten chronischen Bubonen vorzugsweise oder ausschliesslich auf den indurirten Schanker folgen, und dass der ihnen zu Grunde liegende Process sich fast immer über eine grössere Zahl von Lymphdrüsen verbreitet. Die wesentlichen Veränderungen der Drüsen bestehen nach *Virchow* in einer zelligen Hyperplasie, d. h. in einer Vermehrung der in den Follikeln enthaltenen Lymphzellen und in einer Wucherung der Bindegewebselemente des Stroma. Selten endet dieser Process mit Erweichung und Vereiterung der Drüse. In der Regel folgt auf die Hyperplasie später eine fettige Entartung und Resorption oder eine partielle herdweise auftretende käsige Metamorphose (unvollständige fettige Entartung mit Eintrocknung) der zelligen Elemente, welche der Drüse angehören und aus ihrem Gewebe hervorgerufen sind. — Die indolenten Bubonen entwickeln sich in der Regel ohne Schmerzen; die einzelnen Drüsen schwellen bis zur Grösse einer Mandel, selten bis zur Grösse einer Wallnuss an; doch können durch Conglomerate geschwellter Drüsen umfangreiche Tumoren gebildet werden. Die indolenten Bubonen finden sich nicht nur in den Weichen, sondern auch an andern Stellen, namentlich am Halse. Wenn, wie es selten geschieht, der Ausgang in Vereiterung eintritt, so pflegt das umgebende Bindegewebe nicht wie bei den acuten Bubonen im weiteren Umfange der Sitz einer entzündlichen Infiltration zu werden; man bemerkt vielmehr, ohne dass der Tumor wächst, an einer umschriebenen Stelle desselben Fluctuation. Diese Stelle vergrössert sich, bis die ganze Drüse in eine fluctuirende Geschwust mit auffallend schlaffen Wänden verwandelt ist.

Erst spät verwächst die Haut mit der Drüse, wird geröthet, verdünnt und schliesslich von einem dünnen Eiter durchbrochen. Das sinuöse Geschwür, welches nach der Entleerung des Eiters zurückbleibt, heilt sehr langsam, und es vergehen oft Monate, ehe der Boden des Geschwürs sich mit Granulationen bedeckt, und ehe die unterminirten Ränder desselben mit dem Boden verwachsen. Bei dem Ausgange in einfache fettige Degeneration und Resorption der zelligen Elemente, durch deren Vermehrung die Vergrösserung der Drüsen entstanden war, findet eine langsame und gleichmässige Verkleinerung der Drüsen statt. Kommt es dagegen in den angeschwollenen Drüsen zu einer auf einzelne Herde beschränkten käsigen Entartung, so nehmen sie bei der Verkleinerung eine ungleichmässige höckerige Beschaffenheit an.

III. Kondylome. Feigwarzen.

Nur die breiten, von einer dünnen Epidermislage bekleideten und, wenn sie ihren Sitz auf der äusseren Haut haben, gewöhnlich oberflächlich exulcerirten und mit einem schleimigen übelriechenden Secrete bedeckten Kondylome sind syphilitischen Ursprungs. Die spitzen, mit dicker Epidermis überzogenen trockenen Kondylome sind die Folge örtlich einwirkender Schädlichkeiten und entstehen namentlich an solchen Stellen, welche mit Tripperschleim benetzt werden. Die syphilitischen Kondylome sind unter den Erscheinungen der allgemeinen Infection fast die häufigsten; sie fehlen nur selten in der Reihe der krankhaften Processe, welche sich nach und nach unter dem Einfluss der syphilitischen Infection entwickeln. Auch sind es in der Regel die Kondylome, welche zuerst auf den (indurirten) Schanker folgen und die Reihe jener Ernährungsstörungen eröffnen. Die äussere Form und die histologische Beschaffenheit der Kondylome wurde bereits früher beschrieben (Bd. II. S. 408). Auf der äusseren Haut ist der häufigste Sitz der weichen Kondylome zwischen den Hinterbacken, ferner bei Frauen an den grossen Labien, bei Männern am Scrotum und an der äusseren Fläche des Penis; zuweilen breiten sie sich über die innere Fläche der Oberschenkel aus. Seltener kommen weiche Kondylome zwischen den Zehen, an den Brustwarzen, etwas häufiger in den Mundwinkeln und an den Commissuren der Augenlider vor. Häufig zerklülten die Kondylome, zumal wenn sie zu ausgebreiteten Wucherungen zusammengeflossen sind, und geben dadurch Veranlassung zu schmerzhaften und hartnäckigen Geschwüren. Auch in der Umgebung der Kondylome bilden sich in der Haut nicht selten Risse oder Schrunden (Rhagaden), welche mit heftigen Schmerzen verbunden sind und langsam heilen. — Von den auf den Schleimhäuten vorkommenden syphilitischen Kondylomen (Plaques muqueuses) wurden die Kondylome der Mund- und Rachenhöhle (Bd. I. S. 447) und die kondylomatösen Wucherungen, welche, das syphilitische Larynxgeschwür zu begleiten pflegen (Bd. I. S. 32), bereits besprochen.

IV. Syphilitische Erkrankungen der Haut. Syphiliden. Syphilitische Exantheme.

Die syphilitischen Erkrankungen der Haut beruhen zum grössten Theil auf Hyperaemieen und Exsudationsprocessen. Das bei den letzteren gesetzte Exsudat wird bald nur in das Gewebe der Cutis, bald auf die freie Fläche derselben, bald gleichzeitig an beide Localitäten ergossen. Auf den dadurch entstehenden Modificationen und auf dem verschiedenen Umfang und der verschiedenen Verbreitung der Efflorescenzen beruht die Eintheilung der Syphiliden in zahlreiche Species. Da sich aber die Eintheilung aller übrigen, nicht durch syphilitische Infection entstandenen Hyperaemien und Entzündungen der Haut gleichfalls auf diese Momente stützt, so dürfen wir uns bei der Besprechung der Syphiliden kurz fassen und uns auf eine Schilderung der Differenzen beschränken, durch welche sich die syphilitischen von den nicht syphilitischen Exanthemen unterscheiden.

Unter den gemeinschaftlichen Eigenthümlichkeiten der syphilitischen Exantheme ist es die Farbe derselben, auf welche man von jeher ein besonderes Gewicht gelegt hat. In der That zeigen alle syphilitischen Exantheme wenigstens nach längerem Bestehen eine eigenthümlich kupferrothe Färbung, und chronische Exantheme, an welchen diese Färbung nicht hervortritt, dürfen, selbst wenn sie sich bei notorisch syphilitischen Personen vorfinden, nicht als Folge der Syphilis angesehen werden. Umkehren lässt sich dieser Satz keineswegs. Nicht jedes Exanthem von kupferroter Färbung ist deshalb syphilitischer Natur, wie die Psoriasis und vor Allem die Acne rosacea (welche wegen ihrer Farbe den Namen „Kupferrose" führt) zur Genüge beweisen. Der Ursprung der Kupferfarbe ist wohl darin zu suchen, dass dem Roth, welches durch capilläre Hyperaemie entsteht, Blau, Gelb und Braun, welche kleinen Blutextravasaten und den Veränderungen des ausgetretenen Haematins ihre Entstehung verdanken, beigemischt sind. Bei ganz frischen syphilitischen Exanthemen fehlt die Kupferfarbe, entweder weil noch keine Extravasate gebildet sind, oder weil das extravasirte Blut noch keine Farbenveränderung erfahren hat. — Eine zweite Eigenthümlichkeit der syphilitischen Exantheme, welche mit der zuerst genannten genau zusammenhängt, indem sie gleichfalls auf der allmäligen Umwandlung des ausgetretenen Haematins in Melanin beruht, besteht darin, dass nach der Heilung der Exantheme fast immer pigmentirte Stellen in der Haut zurückbleiben. — Die syphilitischen Exantheme unterscheiden sich ferner von den nicht syphilitischen dadurch, dass sie noch weniger als diese reine Formen darstellen. Man findet fast immer bei demselben Individuum Efflorescenzen, welche theils in diese, theils in jene Species gehören, und einzelne Efflorescenzen, bei denen man zweifelhaft ist, ob man sie zu der einen oder der anderen Species zählen soll. So findet man z. B. oft rothe Flecke, welche man Anstand nimmt, als Roseola zu bezeichnen, weil sie mit Epidermisschuppen bedeckt sind, und welche man auf der anderen Seite auch nicht füglich als Psoriasis bezeichnen kann, weil die Auflagerung der Epidermisschuppen weit weniger massenhaft ist, als bei der nicht syphilitischen Psoriasis. — Ebenso wichtig für die Unterscheidung syphilitischer und nicht syphilitischer Exantheme ist die Stelle, an welcher die Efflorescenzen ihren Sitz haben. Die syphilitischen Exantheme kommen nämlich am Häufigsten an solchen Stellen der Haut vor, welche der Luft ausgesetzt sind, und an solchen, unter welchen unmittelbar das Periost liegt. Besonders verdächtig ist es, wenn ein Exanthem, welches für eine bestimmte Localität eine Vorliebe hat (wie z. B. die Psoriasis für die Kniee und Ellenbogen), diese Stellen verschont und eine Stelle befällt, an welcher es sonst nicht vorzukommen pflegt (wie die Psoriasis in den Handtellern). — Als weitere Eigenthümlichkeiten der syphilitischen Exantheme, welche indessen auch bei vielen anderen chronischen Hautausschlägen vorkommen, pflegt man anzuführen, dass die Efflorescenzen gewöhnlich eine rundliche Form haben, dass sie in der Kälte deutlicher hervortreten, als in der Wärme, dass sie höchst selten das Gefühl von Jucken und Brennen hervorrufen. — In fraglichen Fällen ist es schliesslich für die Entscheidung, ob ein Exanthem syphilitischen Ursprungs sei oder nicht, von Wichtigkeit zu ermitteln, ob demselben ein Schanker vorhergegangen ist, oder ob anderweitige syphilitische Affecte gleichzeitig vorhanden sind.

Die häufigste Form der syphilitischen Hauterkrankung ist ein maculöses Exanthem, die Roseola syphilitica. Dem Ausbruch der kleinen, unregelmässig runden, nicht selten stellenweise confluirenden Roseolaflecke geht häufig ein fieberhaftes Allgemeinleiden vorher. Die Flecke erscheinen sowohl im Gesicht, als am Rumpf, als an den Extremitäten, sind anfangs hellroth, werden später livide und kupferfarben; sie liegen theils im Niveau der Haut, theils ragen sie um ein Weniges über dasselbe empor. Im letzteren Falle haben sie Aehnlichkeit mit den Quaddeln einer Urticaria, ohne aber wie diese mit einem Gefühl von Jucken verbunden zu sein. Nach längerem Bestehen bekommen die Roseolaflecke ein schmutzig-braunrothes Ansehen und hinterlassen, wenn sie endlich abblassen, graubraune Flecke. Bei dem Erblassen der Roseolaflecke findet zuweilen eine kleienförmige Abschilferung der Epidermis statt.

Das papulöse Syphilid, der Lichen syphiliticus, zeichnet sich vor anderen Lichenformen hauptsächlich durch seine kupferrothe Färbung aus. Die Papeln sind von verschiedener Grösse, stehen bald vereinzelt, bald in Gruppen, finden sich im Gesicht, am Rumpf und an den Extremitäten und sind bei längerem Bestehen in der Regel mit abgestossenen Epidermisschuppen bedeckt. Bilden sich auf der Höhe der Knötchen kleine Pusteln, so nennt man das Exanthem gewöhnlich Acne syphilitica, auch wenn die Talgdrüsen, auf deren Erkrankung die übrigen Akneformen beruhen, unbetheiligt sind.

Der syphilitische Schuppenausschlag, die Psoriasis syphilitica, geht häufig aus einer Roseola syphilitica oder aus einem Lichen syphiliticus hervor; die einzelnen Flecke erreichen nur selten einen bedeutenden Umfang, können aber sehr zahlreich werden. Oft verschwinden, wie bei der nicht syphilitischen Form, in der Mitte die Infiltration und die Schuppenbildung, während der Process an der Peripherie weiter um sich greift, so dass aus der Psoriasis guttata und nummularis eine Psoriasis scutellata, annulata und gyrata wird. Die Farbe der syphilitischen Psoriasis ist dunkler als die der nicht syphilitischen. Die Schuppendecke ist meist nur dünn. Nicht selten bilden sich Risse in der intiltrirten Haut, welche zu Verschwärungen führen. Die Kniee und Ellenbogen bleiben, wie bereits erwähnt wurde, von der syphilitischen Psoriasis fast immer verschont. — Die in den Handtellern und Fusssohlen vorkommende Psoriasis, welche immer syphilitischen Ursprungs ist, beginnt mit der Bildung kleiner runder oder ovaler Flecke von blassrother oder gelblicher Farbe und schwieliger Beschaffenheit. Nachdem die verdickte Epidermis an diesen Stellen sich abgestossen hat oder von den Kranken abgekratzt worden ist, tritt die kupferrothe und infiltrirte Cutis von einem Kranz vertrockneter und sich abschilfender Epidermis umgeben zu Tage. Dieser Kranz vergrössert sich, während das Centrum zu heilen beginnt oder sich von Neuem mit einer hornartigen Epidermisschicht überzieht. In den Falten der Hand entstehen dabei oft tiefe geschwürige Schrunden.

Das pustulöse Syphilid wird, je nachdem es kleine spitze oder breite und flache Pusteln bildet, als Impetigo syphilitica oder als Ecthyma syphiliticum bezeichnet. Die Pusteln stehen meist vereinzelt, seltener in Gruppen, kommen namentlich im Gesicht und auf dem behaarten Kopf vor, sind von einem kupferrothen Hof umgeben, trocknen zu Borken ein, welche auf dem Kopfe besonders lästig sind, weil sie beim Kämmen leicht abgekratzt werden. Unter den Borken der Ekthymapusteln bilden sich zuweilen tiefe Geschwüre. Die pustulösen Syphilide pflegen ziemlich hartnäckig zu sein und überdauern in manchen Fällen alle übrigen Symptome der Syphilis.

Weit seltener als die pustulösen sind die vesiculösen und bullösen Syphilide. Erstere haben eine grosse Aehnlichkeit mit Varicellen, und man pflegt sie deshalb wohl als Varicellae syphiliticae zu bezeichnen. Fast immer geht dem Ausbruch der meist sehr zahlreichen und mehr oder weniger über den ganzen Körper verbreiteten Bläschen ein fieberhaftes Allgemeinleiden vorher. Die einzelnen Bläschen schiessen auf rothen Maculis auf, sind mit einer anfangs durchsichtigen, später trüben Flüssigkeit gefüllt und trocknen zuletzt zu runden schwärzlichen Krusten ein. Nach dem Abfallen der Krusten bleiben bräunliche Flecke zurück. Auch diese Form ist hartnäckig und zieht sich durch wiederholte Nachschübe oft Wochen und Monate lang hin. — Unter den bullösen Syphiliden unterscheidet man die Rupia syphilitica und den Pemphigus syphiliticus. Die erstere zeigt die früher (S. 457) beschriebenen Charaktere der Rupia, namentlich das Vertrocknen der Blasen zu eigenthümlich geformten Borken, welche man mit umgekehrten Austerschalen zu vergleichen pflegt. Ob eine Rupia syphilitischen Ursprungs ist oder nicht, lässt sich wohl nur durch die Anamnese und die Complicationen entscheiden. Einigen Anhalt giebt auch der Umstand, dass die nicht syphilitische Rupia nur an den Extremitäten, die syphilitische auch an anderen Körperstellen vorkommt. — So gewöhnlich der Pemphigus neonatorum Symptom der angeborenen Syphilis ist, so selten ist der Pemphigus adultorum syphilitischer Natur. Doch habe ich Fälle beobachtet, bei welchen über diese kein Zweifel bestand. Es heilten nämlich in diesen Fällen die sparsam aufgeschossenen grossen Blasen, nachdem sie geplatzt waren, eine runde arrodirte nässende Fläche hinterlassen und sich nicht beborkt hatten, mit anderen gleichzeitig vorhandenen syphilitischen Affecten bei einer mercuriellen Behandlung in kurzer Zeit, und ohne dass neue Eruptionen gefolgt wären.

Die bösartigste Form der Syphiliden besteht in der Bildung von Knoten im Gewebe der Haut. Man bezeichnet diese Knoten als Tubercula syphilitica und die syphilitische Hauterkrankung, welche zur Bildung dieser Knoten, zur Schmelzung derselben und zur Zerstörung der Cutis führt, als Lupus syphiliticus, der aber trotz mannigfacher äusserlicher Uebereinstimmung von dem eigentlichen Lupus (S. 476) wesentlich verschieden ist. Die Grösse der einzelnen Knoten variirt von der einer Erbse bis zu der einer Bohne; sie stehen theils unregelmässig zerstreut, theils in Gruppen und bilden auf der Haut rundliche Hervorragungen von exquisiter Kupferfarbe. Die anfangs beträchtliche Härte der Knoten schmilzt nach längerem Bestehen und macht einer auffallend geringen Resistenz Platz. Discrete syphilitische Tuberkel kommen vorzugsweise im Gesiebt, namentlich auf der Stirn, wo sie die „Corona Veneris" bilden, auf den Wangen und auf der Nase vor. Nicht selten breiten sie sich auf die Schleimhaut der Nasen-, der Mund- und der Rachenhöhle aus. Der Ausbruch zahlreicher, unregelmässig gruppirter Knoten wird vorzugsweise an den Streckseiten der Extremitäten, vor Allem an den Unterschenkeln und in der Gegend der Schulterblätter beobachtet. Die Veränderungen, welche die syphilitischen Knoten erfahren, verhalten sich einigermaassen ähnlich wie die der nicht syphilitischen Lupusknoten. In manchen Fällen kommt es zum Zerfall der Knoten, zur Resorption der zerfallenen Massen, zum Einsinken der Haut und zur Narbenbildung, ohne dass eine Verschwärung vorhergegangen wäre; in anderen Fällen führen die Knoten zu einer Vereiterung ihrer Umgebung, und nachdem die Haut von dem Eiter durchbrochen ist, zur Entstehung bösartiger Geschwüre. Man kann somit auch einen Lupus syphiliticus non exedens (exfoliativus) und einen Lupus syphiliticus exedens unterscheiden, und da die Zerstörung bald oberflächlich bleibt, bald in die Tiefe dringt, da ferner auch der syphilitische Lupus oft im Centrum vernarbt, während er an der Peripherie um sich greift, so passt die Eintheilung in einen oberflächlich zerstörenden und in einen tiefer zerstörenden Lupus, sowie die Aufstellung einer serpiginösen Form auch für den syphilitischen Lupus.

Die Haare fallen bei Syphilitischen sehr häufig aus; indessen wenn die Kopfhaut nicht der Sitz von Exanthemen ist, so handelt es sich bei diesem Process in der Regel nur um ein Defluvium capillorum; die Haarsäcke gehen nicht zu Grunde, und nach dem Erlöschen der Syphilis wird der Haarwuchs so üppig als zuvor. Die syphilitischen Exantheme der Kopfhaut zerstören dagegen gewöhnlich die Haarsäcke und führen zu dauernder Kahlköpfigkeit, zur Alopecia.

Auch die Nägel erleiden bei Syphilitischen durch Betheiligung des Nagelbettes an einer syphilitischen Hauterkrankung zuweilen Veränderungen.

Bei einfacher Infiltration des Nagelbettes, welche in manchen Fällen die Psoriasis syphilitica begleitet, degenerirt der Nagel, wird deform, rissig und hornartig, bei den seltenen Verschwärungen des Nagelbettes, der syphilitischen Onyxis, wird dagegen der Nagel abgestossen.

V. Die syphilitischen Erkrankungen der Schleimhäute.

Wir haben bei der Besprechung der Krankheiten der Mund- und Rachenhöhle die syphilitischen Erkrankungen der diese Höhlen auskleidenden Schleimhäute (Bd. I. S. 447) und bei der Besprechung der Kehlkopfkrankheiten die syphilitische Laryngitis (Bd. I. S. 32) bereits beschrieben. — Auf der Nasenschleimhaut kommen syphilitische Geschwüre vor, welche sich sehr ähnlich wie die syphilitischen Geschwüre im Rachen verhalten. Haben sie ihren Sitz in den hinteren Abschnitten der Nase, so sind sie schwer zu erkennen und oft nur aus einem ichorösen Ausfluss aus der Nase zu vermuthen. Bei zweckmässiger Behandlung heilen sie meist ziemlich schnell, vernachlässigt haben sie nicht selten Caries und Nekrose der Nasenknochen im Gefolge. — Auch im Mastdarm kommen, abgesehen von den seltenen Fällen, in welchen der Mastdarm der Sitz primärer Schankergeschwüre ist, syphilitische Ernährungsstörungen vor; diese bestehen theils in einer auf einzelne Herde beschränkten Infiltration der Schleimhaut und in der Bildung von Rhagaden in den indurirten Plaques, theils in dem Zerfall der Schleimhaut zu mehr oder weniger umfangreichen Geschwüren. Beide Formen machen den Stuhlgang äusserst schmerzhaft, führen zu einem blutig-schleimigen oder eiterartigen Ausfluss aus dem After und geben oft zur Bildung von Stricturen des Mastdarms Veranlassung.

VI. Die syphilitische Iritis.

Die Entzündung der Iris und der Chorioidea gehört zu den Ernährungsstörungen, welche sich nicht eben selten unter dem Einfluss der syphilitischen Infektion bilden. Sie complicirt besonders häufig syphilitische Exantheme. Specifische Eigenthümlichkeiten, durch welche sich die syphilitische Iritis und Chorioiditis von anderen nicht syphilitischen Entzündungen dieser Membranen unterscheiden, namentlich die Verzerrung der Pupillen nach Innen und Oben, werden von den neueren Ophthalmologen in Abrede gestellt. Zuweilen bilden sich kleine rothe Excrescenzen auf der Iris, welche Aehnlichkeit mit Kondylomen haben.

VII. Syphilitische Erkrankungen des Periosts und der Knochen.

Ein häufiges Symptom eingewurzelter Syphilis sind Schmerzen im Verlaufe der Knochen, ohne objectiv wahrnehmbare Veränderungen an denselben. Diese Schmerzen sind gewöhnlich anfangs vage, später auf einzelne meist nahe unter der Haut gelegene Knochen, vor Allem auf die Tibia und die Schädelknochen fixirt; sie vermehren sich beim Druck und pflegen während des Tages zu remittiren, während der Nacht zu exacerbiren. Diese „Dolores osteocopi" haben ihren Grund unverkennbar in einer leichten Erkrankung des Periosts, welche schnell und vollständig ausgeglichen werden kann und sich daher wahrscheinlich auf eine mässige Hyperaemie und ein entzündliches Oedem beschränken. Die starke Zerrung, welche das ohnehin straffe Periost schon bei einer geringfügigen serösen Infiltration erhält, erklärt zur Genüge die Heftigkeit der Schmerzen.

In schweren Fällen von inveterirter Syphilis bilden sich nicht selten unter heftigen, sich während der Nacht zu einer excessiven Höhe steigernden Schmerzen Anschwellungen an einzelnen Knochen, welche man, wenn sie von weicher teigiger Beschaffenheit sind, gewöhnlich als Gummata, wenn sie dagegen eine bedeutende Härte besitzen, als Tophi bezeichnet. Sie finden sich wie alle übrigen syphilitischen Leiden des Periosts und der Knochen vorzugsweise an den Schädelknochen, an den Schienbeinen, am Sternum und an anderen dicht unter der Haut gelegenen Knochen. Die Gummata haben ihren Namen von der visciden Flüssigkeit, welche beim Einstechen der Geschwülste aus ihnen hervorquillt. Sie sind das Product einer entzündlichen Wucherung des Periosts und bestehen aus jungen Bindegewebselementen und einer reichlichen flüssigen Intercellularsubstanz. Die Gummigeschwülste können sich verkleinern und vollständig verschwinden, indem die Flüssigkeit und nach vorhergegangenem fettigem Zerfall auch die zelligen Elemente resorbirt werden. In anderen Fällen bildet sich in ihnen Eiter, und sie verwandeln sich in Abscesse, welche spontan oder nach künstlicher Eröffnung ihren Inhalt nach Aussen ergiessen. – Die Tophi, obgleich sie von Anfang an eine beträchtliche Härte zeigen und Unkundigen leicht als Auftreibung des Knochens imponiren, sind frisch entstandene umschriebene Verdickungen und Erhebungen des Periosts durch ein entzündliches Exsudat. Die Periostitis, welcher sie ihre Entstehung verdanken, hat eine sehr geringe Tendenz zur Eiterbildung, und bei frühzeitiger und zweckmässiger Behandlung gelingt es oft, die Tophi zur Zertheilung zu bringen. Bei längerem Bestehen der Tophi wird das verdickte Periost der Sitz einer Knochenneubildung, die Tophi werden dann in der That in Exostosen verwandelt und bilden sich nicht mehr zurück. Ausser den zuletzt erwähnten durch eine vom Periost ausgehende Knochenneubildung entstandenen Exostosen giebt es indessen auch solche, welche auf einer entzündlichen Wucherung des Knochens selbst beruhen. – Die Tophi und Exostosen können durch Druck auf benachbarte Nerven Neuralgieen, Anaesthesieen und Lähmungen verursachen, und wenn sie auf der inneren Fläche des Schädels sitzen, zu schweren Gehirnerscheinungen führen.

Die syphilitische Caries und die syphilitische Nekrose sind in manchen Fällen die Folge einer eiterigen Periostitis, bei welcher der zwischen Periost und Knochen ergossene Eiter das betroffene Knochenstück von einem Theil seiner ernährenden Gefässe abgetrennt hat; in anderen Fällen entstehen sie dadurch, dass eine von den Weichtheilen ausgehende in die Tiefe dringende Ulceration das Periost zerstört und den Knochen entblösst hat; in noch anderen Fällen endlich ist das Periost anfangs nicht betheiligt, und die Caries oder die Nekrose sind die Ausgänge einer unter dem Einfluss der syphilitischen Infection entstandenen Knochenentzündung. Die Frage, wesshalb die Entblössung des Knochens von seinem Periost und die Osteitis in manchen Fällen zu einer Verschwärung des Knochens – zur Caries –, in anderen Fällen zu dem Absterben eines grösseren Knochenstücks – zur Nekrose – führt, lassen wir unerörtert, da sie in das Bereich der allgemeinen Chirurgie gehört. Exfoliirt sich in Folge syphilitischer Nekrose ein grösseres Knochenstück, so wird der Substanzverlust nur selten durch Knochenneubildung ausgefüllt; es bleibt gewöhnlich für immer eine deprimirte Stelle oder, wenn der Knochen perforirt war, eine Lücke mit glatten Rändern zurück. Die Caries und die Nekrose kommen bei Syphilitischen ungleich häufiger an den Knochen des Gesichtes und des Schädels, als an Knochen des Rumpfes und der Extremitäten vor, ohne dass jedoch letztere, namentlich das Sternum, die Tibia, die Clavicula ganz verschont blieben. Die scheusslichsten Zerstörungen richtet die Syphilis in den Knochen der Nase und im harten Gaumen an. Meist wird zuerst der Vomer und die Lamina perpendicularis des Siebbeins zerstört, so dass beide Nasenhöhlen durch mehr oder weniger umfangreiche Lücken in Communication treten. Später geht das knöcherne Septum oft vollständig zu Grunde, auch die Muscheln, die Wände der Siebbeinzellen und der Oberkieferhöhle, die Nasen- und Thränenbeine werden zerstört, die Nase verliert ihren Halt, sinkt hinter der Nasenspitze ein, während sich die Spitze aufwärts richtet. Greift der Process auf den Boden der Nasenhöhle über, so entsteht oft nach Perforation des harten Gaumens eine Communication zwischen Mund- und Nasenhöhle, und während des Essens dringen die Speisen und Getränke in letztere ein. Seltener beginnt die Zerstörung des harten Gaumens von Munde aus; doch habe ich an der unteren Fläche des hatten Gaumens die Exfoliation eines Knochenstückes von der Grösse eines Guldens ohne syphilitische Ozaena beobachtet. – Entsteht die Caries und Nekrose der Nasenknochen in Folge von Geschworen in der Schleimhaut, welche in die Tiefe dringen und das Periost zerstören, so haben die Kranken längere Zeit hindurch einen ichorösen, übelriechenden, oft blutigen Ausfluss aus der Nase, dem später kleine, schwärzliche Knochenstücke beigemischt werden. Oft findet man in solchen Fällen die Nasenscheidewand perforirt, ohne dass die Hautdecken der Nase besondere Veränderungen darbieten. Geht dagegen der Zerstörung der Nasenknochen eine syphilitische Periostitis vorher, so wird die äussere Haut frühzeitig dunkel geröthet, die Gesichtshälfte oedematös, zuweilen werden die bedeckenden Weichtheile durch den Eiter und die Knochenfragmente durchbrochen, und es bleiben Fistelöffnungen am Nasenrücken zurück. Die syphilitische Ozaena kann nach mehr oder weniger umfangreicher Zerstörung der Nasenknochen vollständig heilen. Ich habe neuerlichst bei der Obduction eines Syphilitischen neben einer ausgebreiteten frischen Anostosis excentrica (s. u.) einen vollständigen Defect des knöchernen Septums, sämmtlicher Nasenmuscheln und der inneren Wand der Oberkieferhöhle gefunden, aber nirgends lag der Knochen bloss: die geräumige Höhle, welche die Nase darstellte, war mit einer glatten narbigen Membran ausgekleidet.

Ausser der Caries und Nekrose kommt bei inveterirter Syphilis ein drittes destruirendes Knochenleiden vor, welches zuerst von *Bruns* genauer beschrieben ist, während *Virchow* zuerst auf die häufige Abhängigkeit desselben von syphilitischer Infection aufmerksam gemacht hat. Bruns definirt diese eigenthümliche Art des Knochenschwundes, welche er als Anostosis excentrica bezeichnet, als ein von der inneren Oberfläche der Markkanälchen und Markzellen ausgehende, mit Schwellung und Röthung des diese Räume durchziehenden Gewebes, aber nicht mit Eiterbildung verbundene excentrische Auflösung und Verflüssigung der Knochenmasse, durch welche zunächst das Lumen der Markräume auf Kosten ihrer Wände vergrössert, später aber bei fortschreitender Resorption auch ein Zusammenfliessen derselben zu unregelmässigen Höhlen bewirkt werde. Die erkrankte Knochenstelle bekomme in Folge dieses Processes das poröse, schwammige Ansehen cariöser Knochen, und man könne an macerirten Knochen nicht unterscheiden, ob sie durch Caries oder excentrische Anostose zerstört seien. Gehe die excentrische Anostose von der äusseren Wand der Schädelknochen aus, so nehme diese zuerst an der Oberfläche ein rauhes, zernagtes und zerfressenes Ansehen wie bei superficieller Caries an; später aber greife der Substanzverlust immer tiefer und könne sogar an einzelnen Stellen zur Perforation der Schädelwand führen. Die innere Oberfläche des Perikranium sei in der Ausdehnung der Erkrankung geröthet, gewulstet, granulirend, das Markgewebe, welches die erkrankte Knochenpartie durchzieht, in eine rothe, gefässreiche, mit dem Perikranium innig zusammenhängende Masse verwandelt; nirgends sei eine Spur von eiterigem Secrete ersichtlich; die anstossende Knochensubstanz bleibe entweder unverändert, oder es erfolge eine Neubildung von Knochensubstanz an der Grenze der kranken Stelle, welche dieselbe wallartig umgebe, sowie auch beim Vorkommen dieses Processes an der Aussenfläche des Schädels eine ausgedehnte Knochenneubildung an der inneren Fläche des Schädelgewölbes erfolgen könne. Diese Beschreibung der Anostosis excentrica, welche wir fast wörtlich dem Handbuche von *Bruns* entnommen haben, stimmt so genau mit der Beschreibung, welche *Virchow* von der Caries sicca oder der entzündlichen Atrophie der Knochenrinde bei Syphilitischen giebt, überein, dass man kaum bezweifeln kann, dass beide Forscher ein und denselben Krankheitszustand geschildert haben. — *Virchow* ist durch die mikroskopische Untersuchung des weichen Gewebes und der mehr soliden und resistenten, in ihren Spitzen eine gelblich-weisse, sehr trockene Substanz einschliessenden Massen, welche er in anderen Fällen in den Lücken syphilitischer Knochen fand, zu der Ueberzeugung gekommen, dass der zapfen- oder kegelförmige Inhalt der Lücken aus Gummigeschwülsten bestehe, und dass von diesen Gummigeschwülsten der Schwund des Knochens ausgehe.

VIII. Die syphilitische Sarkocele.

Unter dem Einfluss der syphilitischen Infection entsteht zuweilen eine entzündliche Erkrankung des Hodens, welche sich durch gewisse Eigenthümlichkeiten, namentlich durch ihren Sitz und durch ihren langsamen Verlauf, von anderen Formen der Orchitis unterscheidet. Die Erkrankung geht von der Albuginea und von deren Fortsetzungen aus und führt zu einer entzündlichen Wucherung von jungem Bindegewebe auf der Innenfläche der Albuginea und zwischen den Samenkanälchen. Unter dem Druck des neugebildeten Bindegewebes, welches sich später retrahirt und eine derbe schwielige Beschaffenheit annimmt, auch wohl an einzelnen Herden eine käsige Metamorphose erfährt, schwindet die eigentliche Drüsensubstanz. Selten nimmt die syphilitische Orchitis den Ausgang in Eiterung. – Die Symptome der syphilitischen Orchitis sind eine langsam fortschreitende Vergrösserung des einen oder des anderen Hodens, welche sich völlig schmerzlos oder unter zeitweise auftretenden lancinirenden Schmerzen entwickelt. Der Hoden wird dabei auffallend hart, verliert seine regelmässige Form und kann den Umfang einer Faust erreichen. Nicht selten complicirt sich die Sarkocele mit einem serösen Erguss unter die Tunica vaginalis popria. In manchen Fällen greift die Erkrankung, nachdem sie in dem einen Hoden weitere Fortschritte gemacht hat, auf den anderen Hoden über. – *Virchow* unterscheidet ausser der eigentlichen Sarkocele syphilitica, welche er als Orchitis gummosa auffasst, und für die er das Vorkommen fester Knoten von trockener, harter, weisslich-gelber, homogener Beschaffenheit inmitten der sehnig indurirten Masse als pathognostisch erklärt, eine syphilitische Periorchitis und eine einfache, nicht gummöse Orchitis. Erstere könne unter der Form der Hydrocele auftreten, bedinge aber gewöhnlich sehr bald Verdickungen der Albuginea testis und der Tunica vaginalis propria, Adhaesionen oder vollständige Synechieen derselben. Letztere führe zu massenhafter Wucherung des interstitiellen Gewebes, welches sich später verdichte, ein bläuliches oder weissliches sehniges Ansehen annehme und eine Atrophie der Samenkanälchen im Gefolge habe, aber nicht zu der Entwicklung jener gelben tuberkelähnlichen Herde, welche die Orchitis gummosa charakterisiren.

IX. Syphilitische Erkrankung des Bindegewebes, der Muskeln und der inneren Organe.

Auch in dem subcutanen und submucösen Bindegewebe, sowie in den Interstitien der Muskeln kommen bei inveterirter Syphilis kleine Geschwülste vor, welche bald mehr die Charaktere der syphilitischen Hauttuberkel, bald mehr die der Gummigeschwülste darbieten. Sie bilden sich in manchen Fällen bei zweckmässiger Behandlung zurück, während sie in anderen Fällen in Eiterung übergehen und zu Abscessen und hartnäckigen Geschwüren führen.

In den Muskeln und auffallender Weise vor Allem im Biceps bilden sich bei Syphilitischen in seltenen Fällen Contracturen; sie scheinen der Ausgang einer parenchymatösen Entzündung der Muskelsubstanz zu sein, bei welcher die Muskelfibrillen zerfallen und die durch Resorption ihrer Residuen entstandenen Lücken durch eine vom Perimysium ausgehende Bindegewebswucherung ausgefüllt werden (Bd. I. S. 310). Für diese Entstehungsweise sprechen die Anschwellung, die gestörte Function und die Schmerzen, welche in dem betroffenen Muskel der Verkürzung desselben vorherzugehen pflegen. — Noch seltener als die erwähnte syphilitische Muskelerkrankung scheinen Gummigeschwülste zu sein, welche von beschäftigten Syphilidologen an den Muskel- und Sehnenscheiden beobachtet wurden und einen ähnlichen Verlauf wie die Gummigeschwülste des Periosts nahmen.

Unter den syphilitischen Erkrankungen der inneren Organe haben wir die syphilitische Hepatitis im ersten Band (S. 678) besprochen. Ob es ausser dieser (gummösen) Form noch eine einfache interstitielle Hepatitis syphilitica und eine Perihepatitis syphilitica giebt, lassen wir dahingestellt sein. — Ebenso müssen weitere Beobachtungen bestätigen oder widerlegen; ob die in schwieliges Bindegewebe eingekapselten käsigen Herde im Herzfleisch, welche man in einzelnen Fällen bei Syphilitischen beobachtet hat, mit der Syphilis in genetischem Zusammenhang standen oder zufällige Complication derselben waren, und ob sie im ersteren Falle als käsig eingedickte Herzabscesse (Bd. I. S. 310 ff.) oder als käsig metamorphosirte Gummigeschwülste aufzufassen waren. Die spärlichen Beobachtungen frischer Gummigeschwülste im Herzfleisch bei gleichzeitigem Vorkommen von Gummigeschwülsten oder syphilitischen Tuberkeln in anderen Organen sind der letzteren Auffassung günstig. *Virchow* spricht sogar von einer Perikarditis und Endokarditis syphilitica und von einer einfachen und einer gummösen Myokarditis syphilitica.

Dass in seltenen Fällen bei Syphilitischen im Gehirn Abscesse und in den Gehirnhäuten chronische, zu einer Degeneration der Nerven führende Entzündungsprocesse vorkommen, wurde gleichfalls früher erwähnt. Auch in Betreff der Herde im Gehirn, welche als käsig eingedickte Abscesse oder als gelbe Tuberkel imponiren, ist es nicht unwahrscheinlich, dass sie zum Theil ältere käsig entartete Gummigeschwülste waren.

Dasselbe gilt von den oft schwer zu deutenden schwieligen und käsigen Herden, welche man bei Syphilitischen in den Lungen und in anderen Organen gefunden hat.

Der von *Virchow* aufgestellte und für viele Organe durchgeführte Satz, dass die Syphilis zu zwei Reihen von Ernährungsstörungen führe, von denen die eine sich den gewöhnlichen hyperplastischen und entzündlichen Formen anschliesse, während die andere (die Entwicklung von Gummigeschwülsten) mehr Analogie mit specifischen Irritationen darbiete, verdient eine volle Beachtung und eine eingehende Prüfung.

Der Gesamtverlauf der Syphilis.

Es ist eine höchst auffallende Erscheinung, dass die Infection mit syphilitischem Gifte zeitweise handgreifliche Symptome hervorruft, während zu anderen Zeiten keine — wenigstens keine für uns erkennbare — Zeichen das Fortbestehen der Infection verrathen. Nach der Heilung eines Schankers verstreichen in der Regel mindestens einige Wochen, ehe sich Kondylome, Exantheme oder andere Folgen der syphilitischen Infection bemerkbar machen, und nachdem diese verschwunden sind, tritt in der Regel von Neuem eine von Krankheitserscheinungen freie Zeit ein, bis wiederum eine zweite Reihe syphilitischer Affecte das anscheinende Wohlbefinden unterbricht. Dieser im Verlaufe der Krankheit gewöhnlich noch öfter sich wiederholende Wechsel hat bisher keine irgend plausible Erklärung gefunden. Der Zeitraum, welcher zwischen der Heilung des Schankers und dem ersten Auftreten von Zeichen der allgemeinen Infection liegt, und der Zeitraum, welcher die einzelnen Attaquen der secundären Affecte von einander trennt, ist in den einzelnen Fällen verschieden. Die Ursachen dieser Verschiedenheit, die Einflüsse, welche die Dauer der Latenz abkürzen oder sie verlängern, sind uns gleichfalls zum grössten Theil unbekannt. Doch scheint es, dass bei einer kräftigen Constitution und bei einer üppigen Lebensweise die Symptome der allgemeinen Infection früher eintreten und früher wiederkehren, als bei den entgegengesetzten Verhältnissen, und dass ausserdem die längere oder kürzere Dauer der Latenz von der Art der angewandten Behandlung abhängig ist. *Bärensprung* spricht sich, gestützt auf eine reiche Erfahrung, dahin aus, dass bei einer nicht mercuriellen Behandlung niemals eine mehrmonatliche oder gar mehrjährige Latenz zu Stande komme, dass vielmehr secundäre Affecte oder Recidive derselben spätestens sechs Wochen nach der Heilung eines indurirten Schankers oder nach der Beseitigung der zuletzt behandelten secundären Affecte auftreten. Er trägt kein Bedenken, einen jeden Kranken, welcher ohne Quecksilberpräparate behandelt ist, für definitiv geheilt zu erklären, wenn er ein Vierteljahr nach seiner Cur von den Symptomen constitutioneller Syphilis frei geblieben ist. Wenn diese Angaben sich bestätigen sollten, so würden die sicher constatirten Fälle von einer zehn- bis zwanzigjährigen Latenz der Syphilis lediglich auf Rechnung der mercuriellen Behandlung kommen. Eine so lange Latenz gehört indessen, mag der Kranke mit oder ohne Mercur behandelt worden sein, jedenfalls zu den seltenen Ausnahmen. Ebenso ist es selten, dass secundäre Erscheinungen vor der Heilung eines erst seit Kurzem bestehenden Schankers auftreten. In der Regel folgen die ersten secundären Erscheinungen vier bis acht Wochen oder ein Vierteljahr nach der Heilung des Schankers, und auch die Rückfälle pflegen etwa ebenso weit auseinander zu liegen.

Die Reihenfolge, in welcher die Symptome der syphilitischen Infection auftreten, und die Combinationen, welche sie unter einander bilden, lassen annähernd eine bestimmte Norm erkennen. Wenn Jemand von einem indurirten Schanker geheilt ist, so hat er alle Aussicht, nach einigen Wochen oder Monaten von Kondylomen, von einem maculösen Exanthem, von einer syphilitischen Angina heimgesucht zu werden; aber er ist zu dieser Zeit sicher vor einem syphilitischen Lupus und vor syphilitischen Knochenleiden. Umgekehrt, wenn Jemand seit Jahren wiederholte Rückfälle syphilitischer Affecte gehabt hat, so ist er in Gefahr, von destruirenden Erkrankungen der Haut und des Unterhautbindegewebes, von Caries und Nekrose heimgesucht zu werden, aber nicht von breiten Kondylomen oder von einer Roseola syphilitica. Man hat diejenigen Ernährungsstörungen, welche, sich häufig mit einander combinirend, in der Reihenfolge der syphilitischen Affecte die erste Reihe einzunehmen pflegen, als secundäre Affecte, diejenigen, welche, ebenfalls häufig mit einander combinirt, erst später zu folgen pflegen, als tertiäre Affecte bezeichnet. Zu den secundären Affecten rechnet man gewöhnlich die indolenten Bubonen, die Kondylome, die Exantheme mit Ausnahme des Lupus, die oberflächlichen Schleimhautgeschwüre, die Iritis, zu den tertiären den syphilitischen Lupus, die Krankheiten der Knochen, die Gummigeschwülste und die Tuberkel des subcutanen, des submucosen und interstitiellen Bindegewebes, die syphilitischen Erkrankungen der Muskeln und der inneren Organe. Vergleicht man diese beiden Reihen mit einander, so ergiebt sich, dass die secundären Affecte einen minder bösartigen, d. h. weniger destruirenden Charakter haben als die tertiären Affecte, und dass sie sich gewöhnlich auf die oberflächlichen Gebilde, namentlich auf die Haut und die Schleimhäute beschränken, während die tertiären Affecte auch auf die tiefer gelegenen Organe übergreifen. Die Eintheilung in secundäre und tertiäre Formen bewährt sich, abgesehen von diesen gemeinschaftlichen pathologischen Eigenthümlichkeiten der einen oder der andern Reihe, auch in Betreff der Therapie. Eine scharfe Abgrenzung der tertiären von den secundären Formen ist schon wegen des Eintheilungsprincips selbstverständlich unmöglich, und der Streit, ob die Uebergangsformen, z. B. die Sarkocele, welche nicht zu den frühesten Symptomen der allgemeinen Infection gehören, aber dem Lupus und den Knochenkrankheiten gewöhnlich vorhergehen, und welche auch in Bezug auf die Bösartigkeit und den Sitz der

Erkrankung zwischen beiden Reihen in der Mitte stehen, zu den secundären oder tertiären Affecten zu rechnen seien, ist müssig und unpraktisch. — In seltenen Ausnahmefällen bilden destruirende Knochenleiden die ersten oder doch frühzeitige Symptome der allgemeinen Infection. Die Gegner der mercuriellen Behandlung beschuldigen den Mercur, dieses frühzeitige Auftreten tertiärer Zufälle zu bewirken, oder sie gehen sogar noch weiter und behaupten, dass der Gebrauch der Mercurialien, indem er den nachtheiligen Einfluss der syphilitischen Infection auf den Organismus steigere, überhaupt das Zustandekommen tertiärer Zufälle verschulde; die Syphilis, wenn sie nicht mit Mercur behandelt sei, lasse die Knochen verschont. Wenn beide Behauptungen in diesem Umfange unrichtig sind, so liegt denselben doch etwas Wahres zu Grunde: Ist nämlich die Krankheit nicht getilgt, während die Constitution der Kranken durch übermässigen und unvorsichtigen Quecksilbergebrauch zerrüttet ist, so entstehen häufiger bösartige Formen, namentlich Lupus und Knochenaffectionen, als in den Fällen, in welchen die Syphilis in einem noch ungeschwächten Körper haust. Fast scheint es sogar, dass eine bei jedem Recidiv sich steigernde Bösartigkeit der syphilitischen Affecte, welche in Fällen auftritt, bei welchen kein Quecksilber angewandt wurde, ebenfalls in einer durch die früheren Attaquen bewirkten Depravation der Constitution begründet sei. Wenigstens beobachtet man bei kräftigen Individuen in der Regel das Gegentheil: ist bei ihnen die Syphilis noch nicht völlig getilgt, so ist das Recidiv meist milder, als der letzte Anfall.

Während syphilitische Kranke bis auf leichte Fiebererscheinungen, welche dem Auftreten der ersten secundären Symptome vorherzugehen und dieselben zu begleiten pflegen, die syphilitische Infection eine gewisse Zeit hindurch ohne merkliche Störung ihres Allgemeinbefindens zu ertragen pflegen, entwickelt sich bei ihnen, wenn immer neue Rückfalle eintreten, wenn ihre Nachtruhe durch heftige Knochenschmerzen gestört ist, wenn langwierige Eiterungen ihre Kräfte consumiren, und vor Allem, wenn gleichzeitig angreifende Mercurialcuren angewendet werden, schliesslich ein allgemeiner Marasmus, die sogenannte Cachexia syphilitica. Dieser Name ist insofern nicht ganz passend, als die Infection mit dem syphilitischen Virus nicht unmittelbar, sondern erst mittelbar durch die Ernährungsstörungen, zu welchen sie führt, oder durch die angewendeten Curmethoden die Cachexie hervorruft. Dem entsprechend fehlen auch der Cachexia syphilitica specifische Eigenschaften, durch welche sie sich von anderen durch nicht syphilitische Consumptionsprocesse entstandenen kachektischen Zuständen unterschiede. Selbst die speckigen (amyloiden) Degenerationen der Leber, der

Milz, der Nieren und anderer Organe, welche häufig die syphilitische Kachexie begleiten, kommen dieser nicht ausschliesslich zu, sondern entwickeln sich auch im Verlaufe langwieriger nicht syphilitischer Knocheneiterungen, sowie im Verlauf der Malariakachexie, der Scrophulose, der Rhachitis u. s. w.

§. 3. Therapie.

Die Behandlung des primären Schankers muss sich nach dem Charakter des vorhandenen Geschwürs richten; ein indurirter Schanker fordert andere therapeutische Maassregeln als ein weicher Schanker. Die Abortivmethode, d. h. die Zerstörung frischer Schanker durch energische Anwendung von Aetzmitteln, hat in neuerer Zeit sehr an Credit verloren; die ihr nachgerühmten glänzenden Erfolge, welche darin bestehen sollten, dass sie, zur rechten Zeit angewendet, den Ausbruch secundärer Symptome mit fast absoluter Sicherheit verhüte, sind dubiös geworden, seitdem sich die Ansicht, dass auf einen weichen Schanker, möge er mit Aetzmitteln behandelt sein oder nicht, selten oder niemals secundäre Syphilis folge, mehr und mehr Geltung verschafft hat. Selbst ein constantes Ausbleiben der secundären Syphilis nach der Anwendung der Aetzmittel würde, wenn die geätzten Schanker weiche waren, nicht mehr als Beweis für die Wirksamkeit der eingeschlagenen Therapie zu benutzen sein. Dauert aber bei dem indurirten Schanker die Incubationszeit wirklich drei bis vier Wochen, entsteht er durch Zerfall eines festen Productes in seiner Basis, und ist er, wie von *Bärensprung* und anderen Syphilidologen angenommen wird, sogar ein Zeichen der allgemeinen Infection, „das erste secundäre Symptom", so kann man sich auch von der noch so gründlichen Zerstörung eines noch so frischen indurirten Schankers keinen Erfolg versprechen. Meine eigene Erfahrung spricht nicht zu Gunsten der Abortivmethode, welche ich im Beginn meiner Magdeburger Praxis vielfach angewendet habe. Die Resultate meiner Behandlungsweise haben mich sogar für einige Jahre um das Renommee gebracht, die Syphilis mit Glück zu behandeln; denn es war dem früher (Bd. II. S. 83) geschilderten Publicum nicht entgangen, dass eine grosse Zahl der von mir „nach der neuen Methode" behandelten Kranken entweder eiternde Bubonen oder secundäre Affecte bekommen hatte. Wäre ich fest überzeugt, dass ein weicher Schanker sich niemals indurirte, so würde ich die Abortivmethode gar nicht anwenden; da ich aber bisher noch nicht zu dieser festen Ueberzeugung gelangt bin, zerstöre ich einen Schanker, den ich in der ersten Woche seines Bestehens in Behandlung bekomme, durch energisches Aetzen mit Wiener

Aetzpaste, in der Idee, durch dieses Verfahren doch vielleicht der Induration und der allgemeinen Infection vorzubeugen. Das noch immer vielfach geübte Touchiren des frischen Schankers mit Höllenstein halte ich für durchaus verwerflich, indem es ohne Zweifel die Entstehung eiternder Bubonen befördert und keinenfalls vor allgemeiner Infection schützt.

Gegen den weichen Schanker wende ich niemals Mercurialien an, aber ich unterwerfe Individuen, welche an einem weichen Schanker leiden, einer sorgfältigen, sowohl allgemeinen, als örtlichen Behandlung, um eine frühzeitige Heilung des Schankers zu erzielen, und um wo möglich die Entwicklung von Bubonen zu verhüten. Gestatten es die Verhältnisse der Kranken, so ist es gerathen, sie in das Zimmer zu sperren oder ihnen wenigstens alles unnöthige Gehen zu verbieten. Da ferner die meisten Kranken, welche an weichen Schankern leiden, junge kräftige Menschen sind, welche ein mehr oder weniger üppiges Leben führen, Spirituosen geniessen u. s. w., so passt für die meisten Fälle die Verordnung einer knappen Diät (Morgens und Abends eine Wassersuppe, Mittags Fleischsuppe und etwas Fleisch), das Verbot von Kaffee, von Wein, Bier und anderen Spirituosen und die Darreichung kleiner Dosen eines abführenden Salzes, bei wohlhabenden Kranken etwa ein bis zwei Gläser Friedrichshaller oder Püllnaer Bitterwasser morgens nüchtern. Wenn der weiche Schanker bei dieser Behandlung gewöhnlich viel schneller heilt, als bei einer Vernachlässigung strenger diätetischer Vorschriften, so hat dies, wie oben angedeutet wurde, seinen Grund hauptsächlich in der Individualität und in der üppigen Lebensweise der meisten Kranken, welche sich der Ansteckung mit syphilitischem Gifte ausgesetzt haben; die obigen Vorschriften passen nicht, sie können sogar höchst nachtheilig sein und die Heilung des Schankers verzögern, wenn sie Individuen verordnet werden, welche schlecht ernährt und kachektisch sind; für diese ist im Gegentheil die Verordnung einer kräftigen und nahrhaften Diaet und die Darreichung von etwas Wein oder Bier indicirt und übt einen günstigen Einfluss auf die Heilung des Schankers aus. — Die örtliche Behandlung des weichen Schankers muss nach den für die Behandlung atonischer Geschwüre — als deren Prototyp das weiche Schankergeschwür angesehen werden kann — geltenden Regeln geleitet werden. Im Allgemeinen sind daher Salben zu vermeiden, und die Geschwüre mit warmem Chamillenthee oder einer leicht reizenden Flüssigkeit zu verbinden. Am Häufigsten werden zum Verbinden angewandt der aromatische Wein, die Aqua phagedaenica nigra oder lutea. In der Regel reicht es aus, das Geschwür zweimal täglich frisch zu verbinden, nachdem man es zuvor mit Chamillenthee gereinigt und ein örtliches warmes Bad von Chamillenthee angewendet hat. Eine zu häufige Erneuerung des Verbandes ist nachtheilig. Behält der Boden des Geschwürs bei dieser Behandlung anhaltend ein speckiges Ansehen, so empfiehlt es sich, von Zeit zu Zeit auf das Geschwür eine dünne Lage von rothem Präcipitat zu streuen. Hat das Geschwür seine specifischen Eigenschaften verloren, und zögert trotzdem seine Heilung, so kann man es, da dann keine Bubonen mehr zu furchten sind, leicht mit Höllenstein touchiren und mit einer Zink- oder Bleisalzlösung verbinden. Ist das Frenulum perforirt, so ist die stehenbleibende Brücke frühzeitig zu spalten. Hindert eine Phimose das Verbinden des Schankers, so müssen regelmässige Einspritzungen unter die Vorhaut gemacht werden, um das angesammelte Secret zu entfernen. Unter Umständen kann die Operation der Phimose nothwendig werden; doch ist sie auf die dringendsten Fälle zu beschränken, da sich meist die ganze Schnittfläche in ein Schankergeschwür verwandelt.

Entwickelt sich während des Bestehens eines weichen Schankers ein acuter Bubo, oder entsteht derselbe, ohne dass man ein Schankergeschwür bemerkt, so ist die Aussicht, dass die Entzündung der Drüse nicht in Vereiterung übergehen werde, so gering, dass man die Application von Blutegeln, die Einreibung grauer Quecksilbersalbe, das Anlegen eines Druckverbandes und andere für die Zertheilung der Bubonen empfohlenen therapeutischen Proceduren sich und dem Kranken am Besten erspart. Ich lasse einen acuten Bubo mit einem einfachen Pflaster, gewöhnlich mit Emplastrum fuscum (dem sogenannten Hamburger, Nürnberger oder Züllichauer Universalpflaster) bedecken und das Pflaster mit einer Spica befestigen. In einzelnen Fällen zeitheilt sich der Bubo auch bei dieser Behandlung, in anderen geht er, ohne dass die Kranken sehr belästigt werden, in Vereiterung über. Zeigt sich frühzeitig an einer Stelle, welche unverkennbar der Drüse selbst angehört, Fluctuation, so entleere ich sofort den Eiter durch einen oder durch mehrere Einstiche; ist dagegen das Bindegewebe in der Umgebung der Drüse bereits der Sitz einer phlegmonösen Entzündung, und zeigt sich an einer Stelle, welche augenscheinlich einem phlegmonösen Abscess, nicht der vereiterten Drüse entspricht, Fluctuation, so beeile ich mich nicht mit der Eröffnung des Abscesses, sondern warte lieber ab, bis die Umgebung der erweichten Stelle gleichfalls vereitert, oder bis die Härte derselben unter dem Druck des Eiters geschmolzen ist. Ist dies erreicht, und ist die Haut oberhalb der fluctuirenden Stelle bedeutend verdünnt, so verwandle ich durch anhaltendes Bestreichen mit Kali causticum die ganze Decke des Abscesses in einen Brandschorf. Bei diesem Verfahren, welches ich im Hamburger Krankenhause kennen gelernt habe, muss man die Nachbartheile vor der Benetzung mit dem während des Bestreichens zerfliessenden Kali causticum schützen; es ist freilich sehr schmerzhaft, gewährt aber den grossen Vortheil, dass sich keine Hohlgänge und keine unterminirten Ränder bilden, dass vielmehr schon am anderen Tage nach Abstossung seiner Decke der Boden des Abscesses als ein günstig geformtes Geschwür zu Tage tritt. Die Heilung erfolgt bei dieser Behandlung nach meiner Erfahrung in viel kürzerer Zeit, als wenn man wieder und wieder in jede neue Stelle, an welcher sich Fluctuation zeigt, einen Einstich macht, mit dem Scalpell die sich bildenden Hohlgänge spaltet und die unterminiren Ränder abträgt.

Den indurirten Schanker behandle ich, wenn nicht besondere Umstände die Anwendung derselben contraindiciren, mit Quecksilberpräparaten. Ich weiss sehr wohl, dass der indurirte Schanker auch bei einer nicht mercuriellen Behandlung heilt, und dass die mercurielle Behandlung keine Garantie gegen das Auftreten secundärer Symptome gewährt; aber die unbestrittene Thatsache, dass die Heilung bei einer mercuriellen Behandlung schneller erfolgt, als bei einer nicht mercuriellen, und dass secundäre Symptome nach einer mercuriellen Behandlung seltener und später eintreten als nach einer nicht mercuriellen Behandlung, genügt mir, um jener vor dieser den Vorzug zu geben. Dazu kommt, dass nach meiner Erfahrung eine vorsichtige Darreichung von Quecksilberpräparaten weit seltener, als es von den Gegnern derselben behauptet wird, zu nachtheiligen Folgen führt. Ich habe im ersten Jahre meiner Praxis keine Mercurialien gegen syphilitische Affecte angewendet, habe aber schon im zweiten Jahre angefangen, jeden indurirten Schanker und fast alle secundären Affectionen (s. u.) mit Mercurialien zu behandeln. Die Zahl der in dieser Weise von mir behandelten Kranken kann sich freilich nicht mit der Zahl von Kranken messen, welche auf der syphilitischen Abteilung eines grossen Spitals in wenigen Jahren behandelt werden; aber sie ist gross genug, um zu beweisen, dass man den nachtheiligen Einfluss der Mercurialbehandlung in hohem Grade übertrieben hat. Da ich die meisten Kranken, welche ich an Syphilis behandelt habe, später unter den Augen behielt, und da ich bei Vielen nach ihrer Verheirathung Hausarzt wurde, so hätten mir die nachtheiligen Folgen der Mercurialcuren weniger leicht entgehen können, als manchem Vorsteher einer grossen syphilitischen Abteilung, der seine Kranken nach ihrer Entlassung aus den Augen verliert. Die bis zu 11 Jahren fortgesetzte, zum Theil sehr genaue Beobachtung einer nicht unbedeutenden Zahl von Individuen, welche vorsichtig geleitete Mercurialcuren durchgemacht haben, hat mich aus einem Gegner zu einem entschiedenen Anhänger der mercuriellen Behandlung gemacht.

Es liegt ausser dem Plane meiner Arbeit, die grosse Zahl der renommirten Mercurialcuren aufzuzählen, oder wohl gar die minutiösen Vorschriften, welche die einzelnen Curen enthalten, die Zahl der Pillen, welche jeden Tag zu nehmen ist, den Modus des Steigens und Fallens mit der Dosis, ausführlich auseinanderzusetzen. Ich gestehe, dass ich die scharf zugeschnittenen Methoden nicht nur für überflüssig, sondern sogar für gefährlich halte, weil unerfahrene oder leichtsinnige Aerzte dadurch verleitet werden, die verschiedensten Individualitäten nach derselben Schablone zu behandeln. Die Erfahrung hat gelehrt, dass die Wirksamkeit des Quecksilbers gegen die Syphilis nicht davon abhängt, in welcher Form dasselbe angewendet wird, ob als Oxydul oder als Oxyd, ob in der Form eines Sauerstoffsalzes oder in der Form einer Chlor- oder Jodverbindung; ebenso ist es für die Wirksamkeit des Quecksilbers gegen die Syphilis gleichgültig, auf welchem Wege es dem Blute zugeführt wird, ob durch die Schleimhaut des Darmtractus oder durch die äussere Haut: bei der Auswahl des zu verordnenden Präparates muss uns daher hauptsächlich die Rücksicht leiten, dass dasselbe neben seiner antisyphilitischen Heilwirkung dem Organismus möglichst wenig Nachtheil bringe. Da aber der schädliche Einfluss, welchen das Quecksilber auf den thierischen Organismus ausübt, nur zum Theil genügend erklärt werden kann, so vermögen wir nur den untergeordneten Schaden, den die Darreichung von Quecksilberpräparaten der Darmschleimhaut zufügt, zu vermindern oder zu verhüten, indem wir ein Präparat wählen, welches weniger schädlich als andere auf die Darmschleimhaut einwirkt, oder indem wir das Quecksilber nicht durch die Darmschleimhaut, sondern durch die äussere Haut dem Blute zuführen. Hielten wir den nachtheiligen Einfluss, welchen die vorsichtige Darreichung des Calomel, des Quecksilberjodür und anderer Quecksilberpräparate auf die Darmschleimhaut ausübt, für sehr erheblich oder für sehr nachhaltig, so würden auch wir die Wiedereinführung der Schmiercur als einen bedeutenden Fortschritt in der Therapie der Syphilis begrüssen. Da wir aber diesen Nachtheil für geringfügig und für fast immer vorübergehend halten, so können wir unmöglich in die Exclamationen derer einstimmen, welche von der Wiedereinführung der Schmiercur in die Therapie der Syphilis eine neue Aera derselben datiren möchten. Damit soll keineswegs gesagt sein, dass wir die Einreibung von Unguentum cinereum in die äussere Haut nicht für eine sehr zweckmässige Anwendungsweise des Quecksilbers gegen die Syphilis halten; wir bedienen uns derselben sogar, zumal in der klinischen Praxis sehr häufig; denn sie leistet Alles, was eine Mercurialcur leisten kann, und wir kennen keinen anderen Nachtheil derselben, als den, dass die Salivation zuweilen unerwarteter und heftiger eintritt, als bei anderen Curen. Im Ganzen befolgen wir die von *Sigmund* für die heutzutage übliche „Schmiercur" (welche im Vergleich zu der berüchtigten und lebensgefährlichen grossen Schmiercur von *Louvrier* und *Rust* kaum diesen Namen verdient) aufgestellten Grundsätze, ohne uns jedoch pedantisch an jede einzelne von *Sigmund* gegebene Vorschrift zu halten. Wir lassen, nachdem die Kranken einige warme Bäder genommen haben, täglich eine halbe, und wo Gefahr im Verzuge ist, eine ganze Drachme grauer Quecksilbersalbe in die Haut einreiben, und zwar gewöhnlich den ersten Tag an den Unterschenkeln, den zweiten Tag an den Oberschenkeln, den dritten Tag an den Armen, den vierten Tag am Rücken, den fünften Tag von Neuem an den Unterschenkeln und so fort. Auf eine bestimmte Reihenfolge dieser Stellen kommt es selbstverständlich nicht an. An den Stellen, welche sie erreichen können, machen die Kranken die Einreibungen selbst, an den übrigen macht sie der Wärter. Jede Einreibung muss zehn Minuten bis eine Viertelstunde lang fortgesetzt werden. Vor der nächsten Einreibung werden die früher eingeriebenen Stellen mit Wasser und Seife abgewaschen. Das Zimmer braucht nicht wärmer als 14–16° R. zu sein und muss täglich gelüftet werden. Dem Wechsel der Wäsche steht Nichts entgegen. Eine Hungerkur mit der Schmierkur zu verbinden, ist überflüssig, vielleicht sogar schädlich. Sobald sich die ersten Spuren einer Salivation zeigen, muss die Cur unterbrochen und alle der Haut noch anhaftende Salbe sorgfältig durch ein Bad oder durch gründliches Abwaschen entfernt werden. Tritt nach dem Aufhören der Salivation ein Stillstand in der Heilung des Schankers oder in dem Schmelzen der Induration ein, oder schreitet, wenn die Cur gegen secundäre Affecte angewandt wurde, die Besserung derselben nach dem Aufhören der Salivation nicht fort, so lasse ich noch einige Einreibungen folgen, durch welche dann die Heilung fast immer vollendet wird. — Das Princip, bei dem Eintreten der Salivation die Cur abzubrechen, befolge ich nicht nur, wenn ich das Quecksilber in Salbenform anwende, sondern auch bei jeder anderen Mercurialcur, und zwar aus dem einfachen Grunde, weil ich das Eintreten der Salivation für ein willkommenes Zeichen dafür halte, dass eine genügende Menge von Quecksilber resorbirt ist. Mag man graue Salbe in die Haut einreiben, oder mag man Quecksilberpräparate dem Darm zuführen, immer wird nur ein gewisser Theil des angewendeten Quantums resorbirt, ein anderer Theil bleibt auf der Haut liegen oder wird resp. mit den Fäces ausgeleert. Selbst wenn uns daher genau bekannt wäre, eine wie grosse Dosis Quecksilber dem Blute zugeführt werden müsste, um die vollständige Heilung einer syphilitischen Affection herbeizuführen, so wüssten wir noch immer nicht, wie viele Dosen von grauer Salbe wir einreiben, oder wie lange wir Calomel, Quecksilberjodür, Sublimat u. s. w. innerlich verabreichen müssen, um unser Ziel zu erreichen. Die Salivation ist freilich kein Maasstab für die absolute Menge des resorbirten Quecksilbers; aber sie zeigt sicher an, dass genug Quecksilber aufgenommen ist, um einen entschiedenen Effect auf die Oekonomie des Körpers hervorzubringen. Dass mit diesem einen Effecte, dem Eintreten der Salivation, fast immer ein zweiter, die beginnende Heilung syphilitischer Ernährungsstörungen coincidirt, folgt schon aus der irrthümlichen Auffassung der Salivation als einer wohlthätigen Krise, zu der sich eine nicht kleine Zahl namentlich älterer Aerzte bekennt. Wenn ich nach dieser Auseinandersetzung das Eintreten der Salivation bei einer Mercurialcur etwa ebenso wie die Erweiterung der Pupille bei der Behandlung der Epilepsie mit Atropin für ein werthvolles Zeichen halte, dass die dargereichte Dosis genügt, so ergiebt sich von selbst, dass ich es nicht als Nachtheil einer Curmethode betrachten kann, dass sich bei derselben frühzeitig die ersten Spuren von Salivation einstellen, dass ich es aber allerdings für einen entschiedenen Nachtheil halten muss, wenn man nicht Gelegenheit hat, die Cur zu unterbrechen, ehe die Salivation (der ich jeden heilsamen Einfluss abspreche, und die ich sofort durch die Darreichung von Kali chloricum in einer Lösung von ʒj auf ℥vj oder in der Form von Pastillen bekämpfe) eine bedeutende Höhe erreicht hat. Lässt man in Fällen, in welchen man zweifelhaft ist, ob man die Cur abbrechen oder ob man sie fortsetzen soll, noch einen Tag die bisher gereichte Dosis Calomel, Quecksilberjodür oder Sublimat weitergebrauchen, so riskirt man bei der Kleinheit dieser Dosis weit weniger, dass eine sehr heftige Mundaffection eintreten wird, als wenn man noch einmal eine halbe Drachme grauer Salbe in die Haut einreibt. — Der zuletzt angeführte Grund und die Ueberzeugung, dass die innerliche Darreichung der Mercurialpräparate bei einiger Vorsicht dem Darmkanal keinen dauernden Schaden zufügt, hat mich, wie ich oben bereits angedeutet habe, trotz der vielfachen Anpreisungen der Inunctionscuren in der Privatpraxis der inneren Anwendung des Quecksilbers treu bleiben lassen. — Das von mir gegen den indurirten Schanker in den meisten Fällen angewandte Quecksilberpräparat ist das Calomel. Man kann demselben wohl unter allen Quecksilberpräparaten am Wenigsten den Vorwurf machen, dass es, in mässigen Dosen dargereicht, der Darmschleimhaut einen erheblichen und anhaltenden Schaden zufüge. Hätte es eine solche Wirkung, so würde bei der sonstigen überaus verbreiteten Anwendung des Calomel zumal in der Kinderpraxis eine grosse Zahl von Menschen unter derselben zu leiden haben. Ich will nur daran erinnern, dass die *Plummer*'schen Pulver bei Ophthalmieen und anderen scrophulösen Leiden, die kleinen Dosen Calomel bei Kinderdurchfällen, die grösseren bis zum Eintritt der Salivation fortgesetzten Dosen bei Croup, bei Pleuritis und bei anderen entzündlichen Krankheiten noch jetzt zu den häufigsten Verordnungen gehören und bis vor zehn oder zwanzig Jahren eine noch weit ausgebreitetere Anwendung fanden. Eine überaus reiche Erfahrung hat gelehrt, dass unzählige Menschen, welche, abgesehen von einer antisyphilitischen Cur, kürzere oder längere Zeit hindurch Calomel gebraucht haben, keinen bleibenden Nachtheil für ihre Verdauung oder für ihr übriges Befinden von dieser Verordnung zurückbehielten, sondern nach derselben ebenso gesund wie früher waren. — Wenn trotzdem das Calomel wenigstens bei uns in Deutschland keinen besonderen Ruf als Antisyphiliticum geniesst, wenn das Hydrargyrum muriaticum corrosivum von den meisten Praktikern dem Hydrargyrum muriaticum mite vorgezogen wird, wo es sich darum handelt, gegen einen indurirten Schanker oder ein secundäres Symptom ein Mercurialpräparat zu verordnen, so wendet man gegen das Calomel hauptsächlich zweierlei ein, erstens, dass es häufig Durchfall hervorrufe, zweitens, dass es frühzeitig zu Salivation führe. Weder den einen noch den anderen Einwand kann ich gelten lassen; dass der im Anfang einer Calomelcur gewöhnlich eintretende Durchfall (abgesehen davon, dass er sich fast immer nach wenigen Tagen verliert) der Cur einen wesentlichen Abbruch thue, ergiebt sich aus meinen Beobachtungen durchaus nicht, und da trotz des Durchfalls frühzeitig Salivation eintritt, so dürfen wir mit Bestimmtheit schliessen, dass nicht alles Calomel ausgeleert, dass vielmehr ein hinreichendes Quantum im Darm resorbirt und dem Blute zugeführt wird. Was aber den zweiten Einwand anbetrifft, so halte ich das frühzeitige Eintreten der Salivation aus den oben angegebenen Gründen für einen Vorzug, nicht für einen Nachtheil. Ich gestehe, dass ich gerade in solchen Fällen, in welchen in Folge individueller Eigenthümlichkeiten der Kranken die Salivation später eintritt, als ich erwarte, oder auch gänzlich ausbleibt, besorgt werde, ob ich nicht dem Körper eine zu grosse Menge von Quecksilber zuführe, weil mir der werthvolle Anhalt fehlt, nach welchem der Zeitpunkt zum Aussetzen des Mittels bestimmt werden kann. Erwachsenen Kranken gebe ich zweimal täglich 1 Gr. oder dreimal täglich $\frac{1}{2}$ Gr. Calomel. Wenn ich das Calomel in Pulverform verordne, so lasse ich die Pulver vor dem Einnehmen in Oblaten einwickeln, um die Mundschleimhaut vor dem Contact mit dem Präparate zu schützen. Gewöhnlich aber lasse ich das Calomel mit Pulvis und Extractum Liquiritiae zu Pillen machen, von denen jede gr. β enthält. – Nächst dem Calomel habe ich am Häufigsten das Quecksilberjodür (Protojoduretum Hydrargyri, Hydrargyrum jodatum flavum) angewendet. Ich kenne keinen Vorzug, den dieses Präparat vor dem Calomel hätte, wohl aber habe ich in den meisten Fällen bei dem Gebrauch desselben heftige Leibschmerzen eintreten sehen, welche die beim Calomelgebrauch vorkommenden Durchfälle fast nie begleiten. Wegen dieser lästigen Erscheinung verbindet *Ricord*, dessen Autorität das Protojoduretum Hydrargyri hauptsächlich sein grosses Renommée und seine verbreitete Anwendung verdankt, dasselbe mit Narcoticis; aber auch neben den *Ricord*'schen Pillen (℞ Hydrarg. jodat. flav., Lactucar. gall. ana ʒjβ; Extr. Opii aquos. gr.ix., Extr. Guajac. aquos. ʒj; f. pillul. nro. xxxvj) bin ich häufig genöthigt gewesen, den Kranken wegen ihrer Leibschmerzen Opium zu verordnen, so dass ich schliesslich von der Anwendung des Quecksilberjodürs zurückgekommen bin. Ich will von den übrigen Quecksilberpräparaten schliesslich nur noch mit wenigen Worten den Sublimat erwähnen, denn wenn ich selbst auch keineswegs zu seinen Verehrern gehöre und ihn den besprochenen Quecksilberpräparaten weit nachstelle, so möchte er doch in der Therapie der Syphilis wohl das gebräuchlichste Präparat sein. Die ätzenden Eigenschaften des Präparates verbieten, dasselbe in grösseren Dosen zu geben. Ein allmäliges Steigen mit der Dose halte ich für völlig unzweckmässig. Hofft man damit den Magen an die Einwirkung des Sublimats zu gewöhnen, so dass er später grössere Dosen erträgt, ohne angeätzt zu werden? Oder zu welchem Zwecke giebt man zu der Zeit, in welcher es darauf ankommt, den richtigen Zeitpunkt zum Abbrechen der Cur zu treffen, damit man dem Körper nicht mehr Quecksilber zuführe, als nöthig ist, eine grössere Dose als im Beginn der Cur? Man rühmt dem Sublimat hauptsächlich nach, dass er erst spät Salivation hervorrufe, und dass bei einer Sublimatcur dem Körper weniger Quecksilber zugeführt werde, als bei anderen Curen. Ich kann es indessen unmöglich als einen Vorzug ansehen, dass die chemischen Eigenschaften des Sublimats dazu zwingen, denselben in solchen Dosen zu reichen, in welchen der beabsichtigte Zweck, dem Blute eine hinlängliche Menge von Quecksilber einzuverleiben, nur langsam erreicht wird, und ich kann durchaus nicht zugeben, dass bei einer Calomelcur, wenn mit dem ersten Eintreten der Salivation die Cur abgebrochen wird, dem Blute viel grössere Mengen von Quecksilber zugeführt werden, als bei einer Sublimatcur, welche man gleichfalls erst dann abbricht, wenn sich Salivation zeigt. – Dass nichtsdestoweniger viele Menschen durch Sublimatcuren und namentlich auch durch die besonders unzweckmässige *Dzondi*'sche Sublimatcur von ihrer Syphilis geheilt werden, stelle ich keineswegs in Abrede. Will man Sublimat anwenden, so lasse man das Mittel nicht bei leerem Magen einnehmen, gebe dasselbe in Pillenform, lasse aber die Pillen nicht nach der *Dzondi*'schen Vorschrift mit Brodkrume und Zucker, sondern mit Pulv. und Extract. Liquiritiae bereiten und steige nicht wie bei der *Dzondi*'schen Cur von $\frac{1}{5}$ Gran auf $1\frac{1}{2}$ Gran, sondern lasse täglich etwa $\frac{1}{2}$ bis $\frac{3}{4}$ Gran in getheilter Dose verbrauchen. Um die Magenschleimhaut vor der corrodirenden Wirkung des Sublimats zu schützen, hat man vorgeschlagen, statt des Sublimats das Quecksilberalbuminat, also die Verbindung zu reichen, welche sich bei dem Gebrauch des reinen Sublimats erst im Magen auf Kosten der Magenschleimhaut bildet, und die Erfahrung hat gelehrt, dass bei dieser Verordnung in der That die doppelte Dosis ohne allen Nachtheil ertragen wird. Wäre ich nicht mit der Wirkung der vorher erwähnten Mittel sehr wohl zufrieden, so würde ich zu dem Albuminat meine Zuflucht nehmen. *Bärensprung* empfiehlt für dasselbe folgende Formel: ℞ Hydrargyr. bichlorat. corrosiv. gr. ji, Ovum unum, Aqu. destillat. ℥vj, Ammon. muriat. ʒj. Misce exactissime. Filtra D.S. 2 stündlich 1 Esslöffel. — Die diaetetischen Vorschriften, welche man auch bei den inneren Mercurialcuren zu geben hat, müssen sich nach der Individualität der Kranken richten. In der Regel ist es zweckmässig, die Diaet zu beschränken, ohne gerade die Kranken hungern zu lassen; dagegen ist es unter denselben Umständen, unter welchen wir es für die Behandlung des weichen Schankers empfohlen haben, gerathen, den Kranken auf eine nahrhafte Kost zu setzen. Die vielfach übliche Verabreichung grosser Mengen von Holzthee ist überflüssig. Um endlich den Kranken, während wir ihn einer eingreifenden Behandlung unterwerfen, nicht gleichzeitig anderen krankmachenden Schädlichkeiten zu exponiren, müssen wir seine ganze Lebensweise regeln und sein Befinden sorgfältig überwachen. Schon desshalb ist es dringend angezeigt, syphilitische Kranke, welche eine Mercurialcur gebrauchen, zumal im Winter im Zimmer zu halten und sie täglich zu besuchen. — Die örtliche Behandlung des indurirten Schankers muss im Wesentlichen nach denselben Grundsätzen geleitet werden, welche wir für die örtliche Behandlung des weichen Schankers empfohlen haben. In den meisten Fällen reicht es aus, den Schanker täglich einige Male in Chamillenthee zu baden und ihn dann mit in Chamillenthee getauchter Charpie zu bedecken.

Wenn wir uns oben dahin ausgesprochen haben, dass der indurirte Schanker zwar auch ohne Mercurialgebrauch heile, dass aber bei einer nicht mercuriellen Behandlung die Heilung langsamer erfolge, als bei einer mercuriellen, und dass nach jener häufiger und frühzeitiger secundäre Symptome eintreten als nach dieser, so gilt dies auch von den Entziehungscuren und Hungercuren, von der methodischen Anwendung abführender Salze, von der Behandlung des Schankers mit dem *Zittmann*'schen Decocte und anderen componirten Gebräuen, durch welche man beabsichtigt, gleichzeitig die Haut, die Nieren und den Darm zu verstärkter Thätigkeit anzutreiben, während man die Nahrungszufuhr auf ein Minimum reducirt. Verfährt man bei diesen Curen sehr energisch, setzt man z. B. den Ernährungszustand des Körpers durch eine mit aller Strenge durchgeführte einfache oder gar verdoppelte *Zittmann*'sche Cur sehr tief herab, so gelingt es allerdings zuweilen, die Heilung des Schankers zu beschleunigen, aber oft, während die Kranken eben anfangen, sich von dem 11- oder 22tägigen Hungern, Schwitzen und Laxiren zu erholen, beginnt auch schon die Entwicklung der ersten secundären Symptome.

Die Darreichung von Jodpräparaten gegen den indurirten Schanker ist völlig nutzlos, geniesst aber bei manchen Aerzten, welche nur auf dem Lande oder in kleinen Städten practiciren, selten Gelegenheit haben, Syphilis zu behandeln, und vor Mercurialcuren eine übertriebene Scheu haben, grosses Vertrauen. Ich erinnere mich aus meiner Magdeburger Praxis mehrerer Fälle, in welchen Reisende, welche kleinere Städte besucht und die Aerzte derselben wegen eines indurirten Schankers consultirt hatten, mit Jodexanthemen, wie ich sie später niemals wieder beobachtet habe, in meine Behandlung kamen; aus den mitgebrachten Recepten ergab sich oft ganz deutlich, dass das Jodexanthem für ein syphilitisches Exanthem gehalten worden war; man hatte nämlich, je mehr das Exanthem sich ausbreitete, um so grössere Dosen Jodkalium verschrieben.

Die secundären und tertiären Symptome der Syphilis müssen mit der grössten Umsicht und Ueberlegung behandelt werden, weil therapeutische Missgriffe vielleicht bei keiner anderen Krankheit so schweren Schaden anrichten, als bei der constitutionellen Syphilis. Die Mercurialcuren leisten gegen secundäre und tertiäre Affecte fast immer glänzende Dienste; sie haben nicht nur eine Besserung und Heilung der vorhandenen Symptome, sondern in vielen Fällen auch eine vollständige und dauernde Herstellung der Kranken zur Folge; werden sie aber in ungeeigneten Fällen er und immer wieder angewendet, so tilgen sie die Syphilis nicht, geben ihr vielmehr den bösartigen Character, bei welchem die Knochen zerstört werden, Degenerationen innerer Organe entstehen und selbst das Leben der Kranken in

Gefahr kommt. Wenn in neuerer Zeit die entsetzlichen Formen der Syphilis seltener geworden sind, als früher, so hat diese Erscheinung ihren Grund gewiss zum Theil darin, dass die grosse Schmiercur und andere Uebertreibungen mehr und mehr aus der Therapie der Syphilis verbannt sind, und dass man überhaupt einen beschränkteren und vorsichtigeren Gebrauch von den Quecksilberpräparaten macht. — Man hat die Indication für die Mercurialcuren bei constitutioneller Syphilis vielfach in der Weise formulirt, dass man gesagt hat: „nur die s e c u n d ä r e n Symptome fordern die Anwendung von Mercurialpräparaten, während die t e r t i ä r e n die Anwendung von Jodpräparaten verlangen". Wenn auch etwas ungenau, so ist dieser Ausspruch doch im Ganzen richtig: bei denjenigen Affecten, welche unzweifelhaft in die Reihe der secundären Erscheinungen gehören, sind die Mercurialien in den meisten Fällen indicirt, und bei denjenigen Affecten, welche unzweifelhaft in die Reihe der tertiären Affecte gehören, sind sie in den meisten Fällen contraindicirt. Aber man pflegt mit Recht dem obigen Ausspruche hinzuzufügen, dass auch bei secundären Affecten, wenn bereits zu wiederholten Malen Mercurialcuren ohne hinreichenden Erfolg angewandt worden seien, eine nochmalige Wiederholung derselben contraindicirt sei. — Aus dem, was ich früher über den Verlauf der Syphilis gesagt habe, werden die Principien verständlich sein, welche ich selbst bei der Anwendung der Mercurialcuren gegen constitutionelle Syphilis befolge, und es wird sich aus denselben ergeben, wesshalb ich die oben angeführte, vielfach übliche Formulirung der Indicationen für dieselbe als im Ganzen richtig, aber als ungenau bezeichnet habe. Wenn ein Individuum kürzere oder längere Zeit nach der Heilung eines indurirten Schankers von Kondylomen, von einem Exanthem oder von einem anderen Zeichen syphilitischer Infection heimgesucht wird, so nehme ich keinen Anstand, mag der indurirte Schanker mit oder ohne Mercurialien behandelt worden sein, eine Mercurialcur, und zwar die äussere Anwendung grauer Quecksilbersalbe oder die innere Darreichung des Calomel zu verordnen, es müsste denn der höchst seltene Fall vorliegen, dass entweder aus dem Allgemeinbefinden des Kranken oder aus der Form der syphilitischen Affection (welche in einer Knochenaffection oder in einem syphilitischen Lupus bestände), oder aus beiden Momenten hervorginge, dass bereits die Constitution des Kranken durch die Syphilis oder durch die gegen den Schanker angewendete Mercurialcur schwer gelitten hat. Nur in diesen seltenen Ausnahmefällen halte ich die Verordnung einer Mercurialcur schon bei dem ersten Auftreten von Zeichen allgemeiner Infection für contraindicirt, und zwar deshalb, weil man fast mit Sicherheit darauf rechnen kann, dass, wenn es nicht gelingt, die Syphilis durch die Mercurialcur zu tilgen, das nächste Recidiv einen höchst perniciösen Character haben wird. — Der Erfolg, welchen die Mercurialcuren gegen die secundären Affecte bei einer noch nicht geschwächten Constitution haben, ist dagegen, wie bereits früher erwähnt wurde, ein höchst eclatanter. Die Kondylome, die Exantheme, die Angina u. s. w. schicken sich meist noch weit schneller als ein mit Mercurialien behandelter indurirter Schanker zur Heilung an, und es gibt sehr zahlreiche Fälle, in welchen die Cur nicht nur die vorhandenen Affecte beseitigt, sondern auch den Kranken radical von der Syphilis heilt. — Diesen stehen aber allerdings andere gegenüber, in welchen die Krankheit durch die Cur nur latent geworden, aber nicht erloschen ist: Fälle, in welchen einige Zeit nach dem Verschwinden der zuletzt vorhandenen syphilitischen Affecte neue Symptome der Syphilis — oder wie man sich gewöhnlich ausdrückt, Recidive derselben — eintreten. Diese Recidive verlangen je nach ihrem Verhalten eine sehr verschiedene Behandlung. Bestehen sie in sehr unbedeutenden Ernährungsstörungen, etwa in flachen Plaques muqueuses an der Zunge oder in einzelnen kleinen Pusteln auf dem Kopfe, sind sie augenscheinlich gutartiger, als die früher vorhandenen Affectionen, so ist es nicht gerathen, von Neuem eine Mercurialcur zu instituiren. Die Syphilis erlischt keineswegs immer plötzlich, weit häufiger verliert sie sich, wie die Scrophulose, langsam und allmälig, und wir dürfen auf dieses allmälige Erlöschen hoffen, wenn die neuen Symptome gutartiger sind, als die alten. Wenn ich in den zuletzt erwähnten Fällen Mercurialcuren nicht für indicirt halte, so rathe ich doch, derartige Kranke sehr genau zu überwachen, sie auf eine schmale Diät zu setzen und sie so lange nach Möglichkeit vor allen Schädlichkeiten zu bewahren, bis die letzten Zeichen der Syphilis verschwunden sind. Für derartige Kranke passt auch allenfalls die Verordnung einer Entziehungscur und selbst die des *Zittmann*'schen Decocts. Während diese Curen auf der Höhe der Krankheit einen höchstens palliativen Nutzen bringen, scheinen sie, wenn die Krankheit im Erlöschen ist, das völlige Verschwinden derselben in der That zu beschleunigen. — Zeigen dagegen die Recidive, dass die Krankheit keineswegs einen milderen Character angenommen hat, sind die neuen Ernährungsstörungen ebenso bedeutend oder noch bedeutender als die früheren, gehören sie aber noch in die Reihe der secundären Affecte, und hat, was damit gewöhnlich zusammenfällt, die Constitution des Kranken noch nicht sichtlich gelitten, so verordne ich von Neuem eine Mercurialcur, und zwar unter gewissen Umständen, z. B. bei Geschwüren im Rachen, die schnell um sich greifen und sich mit syphilitischer Laryngitis complicíren, selbst eine eingreifendere Cur als früher: ich lasse täglich eine Drachme grauer Quecksilbersalbe einreiben oder gebe ähnlich wie bei der *Weinhold*'schen Cur einen Tag um den anderen oder jeden Tag zwei Dosen Calomel von je 10 Gran. Wenn man neuerdings von der *Weinhold*'schen Cur vielfach behauptet, dass sie völlig unzweckmässig sei, dass sie immer nur als eine Laxircur angesehen werden könne, dass sie keine Salivation hervorrufe, und dass sie keinen wesentlichen Einfluss auf die Heilung syphilitischer Affecte ausübe, so sind das aprioristische Ansichten, denen meine in mehr als 30 Fällen bei der Darreichung von halben Scrupeldosen Calomel gemachten Erfahrungen direct entgegenstehen. — Gehören endlich die Recidive unzweifelhaft in die Reihe der tertiären Symptome, oder gehören sie auch nur zu den Uebergangsformen von der Reihe der secundären zu der Reihe der tertiären Symptome, hat gleichzeitig die Constitution der Kranken, sei es durch die Syphilis, sei es durch die angewandten Mercurialcuren, unverkennbar gelitten, so sind die Mercurialcuren contraindicirt und sogar höchst gefährlich. Ich wende selbst da, wo nur das eine oder das andere dieser Momente, die Form der Ernährungsstörung oder die augenscheinlich depravirte Constitution des Kranken vorliegt, nicht einen Gran Quecksilber an und bin fest überzeugt, dass man durch diese Vorsicht den schlimmen Folgen der mercuriellen Behandlung sicher vorbeugen kann.

Ich kann mich bei der Aufstellung der Indication für die Behandlung der Syphilis mit J o d p r ä p a r a t e n sehr kurz fassen; denn in allen denjenigen Fällen, in welchen man nicht auf ein baldiges spontanes Erlöschen der Syphilis hoffen kann, und in welchen zugleich die Mercurialcuren nach der obigen Darstellung contraindicirt sind, ist die Darreichung von Jodpräparaten dringend angezeigt und leistet die glänzendsten Dienste. Beschränkt man die Jodcuren auf die angeführten Fälle, wendet man sie aber in diesen mit derselben Consequenz wie in den früher geschilderten die Mercurialcuren an, so wird man sich bald überzeugen, dass die Wirksamkeit des Jod gegen die Syphilis der des Quecksilbers nicht nachsteht. — Das in der Therapie der Syphilis gebräuchlichste Jodpräparat ist das Jodkalium. Man lässt dasselbe gewöhnlich in der Form einer wässrigen Lösung zu ℈β–ʒβ pro die gebrauchen. Von manchen Aerzten werden grössere Dosen verordnet, oder es wird die Jodkaliumlösung durch einen Zusatz von gr. j–ij Jod verstärkt, ohne dass dadurch, wie es scheint, der Erfolg wesentlich beschleunigt wird. Auch das Jodeisen ist nach meiner Erfahrung trotz der gegentheiligen Behauptung *Bärensprung*'s ein sehr wirksames und bei vorgeschrittener Anaemie sehr zu empfehlendes Jodpräparat. Ich verordne es gewöhnlich als

Syrupus Ferri jodati (℞ Syrup. Ferr. jodat. ʒij, Syr. Sacchari ℥ij. M. D. S. 2stündl. 1 Theelöffel) und habe bei dieser Verordnung zu wiederholten Malen Jodkatarrh und Jodexantheme beobachtet. Der Eintritt dieser Symptome fordert bei Jodcuren ebenso wie der Eintritt der Salivation bei Mercurialcuren, dass man die Cur unterbricht. Hat die Unterbrechung einen Stillstand in der Besserung zur Folge, so muss die Cur nach dem Aufhören des Katarrhs und nach dem Verschwinden des Exanthems von Neuem begonnen werden. — Nicht die Jodcur, sondern der Ernährungszustand der Kranken, bei welchen sie indicirt ist, fordert in fast allen Fällen, dass man die Diät nicht verkürzt, sondern dass man im Gegentheil eine kräftige und nahrhafte Kost und den Genuss von etwas Wein und Bier gestattet. Sehr heruntergekommenen Individuen verordne ich sogar neben dem Jod nicht selten Eisen- und Chinapräparate oder Leberthran.

Die örtliche Behandlung der secundären und tertiären Affecte kann sich auf die Exstirpation lang bestehender Kondylome (da diese bei einer mercuriellen Behandlung zwar immer trocken werden, aber sich zuweilen nicht vollständig zurückbilden), bei der Iritis auf die Anwendung von Atropin und von örtlichen Blutentziehungen, auf einzelne chirurgische Hülfeleistungen, welche durch destruirende Hautentzündungen, durch Caries und Nekrose u. s. w. nothwendig werden, beschränken. — Die meisten secundären und tertiären Formen bedürfen keiner örtlichen Behandlung.

Die Syphilisation, welche in den letzten 10 Jahren namentlich von *Auzias Turenne*, *Sperino* und *Boekh* als eine sichere Methode, die Syphilis zu tilgen und dem Körper eine Immunität gegen neue Infection zu verleihen, gepriesen wurde, hat sich schon jetzt fast um allen Credit gebracht und wird höchstens noch von den Gründern und einzelnen eigensinnigen oder fanatischen Jüngern der neuen Lehre angewendet. Das Verfahren bei der Syphilisation besteht darin, dass man so lange auf der Haut eines mit der Syphilis behafteten Individuums durch Impfung Schankerpusteln hervorruft, bis endlich die Impfungen erfolglos bleiben. Abgesehen davon, dass einzelne Individuen durch mehrere Hundert, andere selbst durch ein bis zwei Tausend geimpfte Schanker keine Immunität gegen neue Impfungen erlangten, hat man auch bei solchen Individuen, bei welchen die Impfungen schliesslich erfolglos blieben, keineswegs constant eine Heilung der bestehenden secundären Affectionen beobachtet, so dass es auch für die Fälle, in welchen eine Heilung derselben eintrat, mehr als zweifelhaft bleibt, ob die Heilung eine Folge der Syphilisation war.

Kapitel II.

Syphilis congenita s. hereditaria.

§. 1. Pathogenese und Aetiologie.

Wir lassen diejenigen Formen der Syphilis neonatorum, welche entstehen, wenn ein Kind während der Geburt durch syphilitische Geschwüre an den Genitalien seiner Mutter, oder wenn ein Säugling durch syphilitische Geschwüre an den Brustwarzen, an den Lippen und an anderen Körperstellen seiner Mutter oder seiner Amme angesteckt wird, in dem Folgenden unberücksichtigt, da sich dieselben weder in Betreff ihres Ursprunges, noch in Betreff ihres Verlaufes wesentlich anders verhalten, als die Syphilis adultorum. Unter der Syphilis congenita hereditaria, von welcher wir allein reden wollen, versteht man diejenige Form der Syphilis neonatorum, zu welcher die constitutionelle Syphilis des Vaters zur Zeit der Zeugung oder die constitutionelle Syphilis der Mutter zur Zeit der Schwangerschaft schon im Embryo den Grund gelegt hat. Die Art und Weise, in welcher die Krankheit vom Vater oder von der Mutter auf den Embryo übergeht, ist völlig dunkel, und wir wollen uns deshalb auf eine einfache Aufzählung der bekannten und einigermaassen constatirten Thatsachen beschränken, ohne uns auf den Versuch einer Erklärung derselben einzulassen.

Wird eine Frau, während sie an secundärer Syphilis leidet, schwanger, so stirbt die Frucht fast immer frühzeitig ab und wird durch einen Abortus oder eine Frühgeburt ausgestossen. Die vorgeschrittene Fäulniss des Foetus hindert in diesen Fällen gewöhnlich zu erkennen, ob derselbe Spuren der Syphilis an sich trägt oder nicht. Auch wenn eine Frau, welche zur Zeit der Conception gesund war, während ihrer Schwangerschaft secundär syphilitisch wird, erfolgt gewöhnlich Abortus oder Frühgeburt und die Ausstossung eines bereits verwesten Foetus. In anderen Fällen wird das Kind zwar ausgetragen, stirbt aber kurz vor der Geburt oder während derselben ab, und man bemerkt an seinem elenden Körper entweder deutliche Spuren der Syphilis oder ausser der Magerkeit gar keine Anomalien. Nur selten wird das Kind lebend geboren und längere oder kürzere Zeit am Leben erhalten. In diesen Fällen sind entweder schon gleich nach der Geburt Symptome der Syphilis vorhanden, oder die Syphilis ist noch latent, und die Symptome derselben treten erst nach Wochen oder nach Monaten hervor. Wenn somit die constitutionelle Syphilis der Mutter einen so perniciosen Einfluss auf die Leibesfrucht auszuüben pflegt, dass viele Kinder syphilitischer Mütter schon vor der Geburt oder während derselben absterben, so erklärt es sich leicht, dass die Mehrzahl der Fälle von Syphilis congenita, welche Gegenstand der klinischen Beobachtung und ärztlichen Behandlung werden, solche Kinder betreffen, welche von einem zur Zeit ihrer Zeugung syphilitischen Vater abstammen. Es ist dabei höchst wunderbar, aber sicher constatirt, dass die Syphilis von dem Vater auf das Kind übergehen kann, ohne dass die Mutter, welche das syphilitische Kind in ihrem Uterus beherbergt, durch dasselbe inficirt wird. Auch die von einem syphilitischen Vater stammende hereditäre Syphilis verräth sich in manchen Fällen gleich nach der Geburt durch deutliche Zeichen, während in anderen Fällen erst später charakteristische Ernährungsstörungen auftreten.

§. 3. Symptome und Verlauf.

Die Symptome der congenitalen Syphilis bestehen hauptsächlich in Affectionen der Haut und der Schleimhäute; nur selten, wenn sich die Krankheit lange hinschleppt, ehe es gelingt sie zu tilgen, oder ehe ihr die Kinder erliegen, werden auch die Knochen ergriffen. – Diejenigen Fälle, in welchen die Kinder mit den Zeichen der Syphilis geboren oder in den ersten Tagen nach der Geburt von denselben betroffen werden, sind weit bösartiger als diejenigen, in welchen die Krankheit wochenlang latent bleibt; die ersteren Fälle sind lange Zeit falsch gedeutet und als Pemphigus neonatorum beschrieben worden, ohne dass man den syphilitischen Ursprung dieses bösartigen Blasenausschlages kannte.

Die Eruption der Pemphigusblasen beginnt an den Fusssohlen und Handtellern und verbreitet sich erst später auf die Arme und Beine, auf den Rumpf, zuweilen auch auf das Gesicht. Anfangs bemerkt man erbsen- bis bohnengrosse rundliche Flecke, welche eine schmutzig-rothe Farbe haben. Nach kurzem Bestehen derselben wird die sie bedeckende Epidermis durch eine trübe Flüssigkeit zu einer Blase erhoben. Die zuerst entstandenen Blasen platzen und hinterlassen excoriirte nässende Hautstellen, welche sich nicht zur Heilung anschicken, während neue Blasen namentlich an den Fingern und Zehenspitzen aufschiessen. Die später entstehenden Blasen nehmen denselben Verlauf wie die ersten, und da sich Tag für Tag neue Blasen bilden, so ist schliesslich das unglückliche Kind an zahllosen Stellen abgehäutet. Auch im Munde und in der Nase habe ich Pemphigusblasen beobachtet. Die Krankheit dauert 8 bis 14 Tage, seltener 3 bis 4 Wochen und endet immer mit dem Tode. Einzelne Fälle von syphilitischem Pemphigus neonatorum aus meiner Privatpraxis, in welchen die Mütter, ohne zu ahnen, dass die entsetzliche Krankheit die Folge der Ausschweifungen der Männer sei, mit rührender Geduld täglich selbst ihre Kinder reinigten und die einzelnen Finger und Zehen verbanden, haben bei mir einen unauslöschlichen Eindruck hinterlassen.

Ein ganz anderes Krankheitsbild entsteht, wenn die Syphilis congenita in den ersten Wochen latent bleibt. Dann werden die Kinder nicht selten in einem guten Ernährungszustand geboren und unterscheiden sich in keiner Weise vou anderen nicht syphilitischen Kindern. Etwa 14 Tage nach der Geburt, in anderen Fällen erst in der 4. bis 8. Woche bemerkt man, dass die Kinder unruhig werden, abmagern und eine auffallend schmutzige Hautfarbe bekommen. Dabei wird die Haut auffallend welk, trocken und spröde, und namentlich die Handteller und Fusssohlen sehen oft aus, wie mit einer zarten Zwiebelhaut überzogen. Bald wird den Kindern das Saugen schwer, weil die Nasenschleimhaut angeschwollen und die Nase beständig mit einem dünnen Secret gefüllt ist; die Anschwellung der Nasenschleimhaut und die reichliche Secretion derselben bewirkt dabei ein eigenthümliches Schnarchen und Schnüffeln, welches für die Syphilis congenita fast pathognostisch ist, so dass man nicht leicht irrt, wenn man aus diesem Symptom und aus der eigenthümlichen Beschaffenheit der Haut, auch wenn noch alle übrigen Erscheinungen fehlen, die Diagnose auf Syphilis congenita stellt. In den meisten Fällen gesellt sich zu der Ozaena alsbald ein Exanthem, welches meist von der Umgebung des Afters ausgehend sich auf die Genitalien, die Oberschenkel, die Nates und das Kreuz verbreitet, aber auch andere Stellen, namentlich das Gesicht befällt. Dieses Exanthem zeigt meist allmälige Uebergänge von der maculosen zur papulösen und squamosen Form. Die einzelnen linsen- bis bohnengrossen Flecke sind rundlich, haben eine kupferige oder mehr gelbrothe Farbe, werden unter dem Fingerdrucke gelb, stehen zerstreut oder confluiren. Anfangs liegen sie im Niveau der Haut, später ragen sie um ein Weniges über dasselbe empor, sind aber im letzteren Falle gewöhnlich nicht gewölbt, sondern erscheinen oben platt und wie abgeschliffen. Im weiteren Verlaufe findet man sie häufig entweder mit Epidermisschuppen oder mit einem zusammenhängenden dünn sich abschälenden Epidermisplättchen bedeckt, und an solchen Stellen, an welchen sie der Benetzung mit Harn und Koth ausgesetzt sind, in Excoriationen verwandelt. Ein fast constantes Symptom der Syphilis congenita ist ferner die Entstehung von Rhagaden an den Uebergangsstellen der äusseren Haut in die Schleimhäute, namentlich am Munde und am After. Man sieht es den Kindern oft deutlich an, dass sie sich furchten, die eingekerbten, bei jeder stärkeren Bewegung blutenden Lippen zum Saugen zu benutzen oder zum Lachen oder Weinen zu verziehen. Auch die Defäcation ist meist wegen der den After umgebenden tiefen Schrunden mit grossen Schmerzen verbunden, so dass die Kinder kläglich weinen und wimmern, so oft sie Stuhlgang haben. Zu den Rhagaden am After gesellen sich nicht selten Kondylome, und in vernachlässigten Fällen entstehen zwischen den Nates, zuweilen auch in den Schenkelbeugen und an anderen Körperstellen, an welchen sich bei gesunden Kindern Intertrigo zu entwickeln pflegt, umfangreiche flache Geschwüre von eigenthümlich unregelmässiger, oft winkeliger Form. Diese Geschwüre sondern ein nur spärliches Secret ab, welches leicht zu einer dünnen, durch beigemischtes Blut schwarzbraun gefärbten Borke eintrocknet. – Wie wir oben angedeutet haben, gehört es zu den Seltenheiten, dass die Syphilis congenita auf die Knochen übergreift; doch giebt es Fälle, in welchen die gewöhnlich oberflächlichen Geschwüre der Nasenschleimhaut in die Tiefe dringen und schon im ersten Lebensjahre zu einer Zerstörung der Nasenknochen und zu einem Einsinken der Nase führen. In anderen gleichfalls seltenen Fällen wird die Syphilis congenita in der ersten Kindheit übersehen oder in Folge der eingeleiteten Behandlung latent, und gegen die Zeit der Pubertät bricht die Syphilis unter der bösartigen Form des syphilitischen Lupus oder der syphilitischen Knochenerkrankungen aus. – Bei der Obduction von Kindern, welche an Syphilis congenita gestorben oder von syphilitischen Müttern todt geboren sind, findet man zuweilen in den drüsigen Organen, namentlich in der Leber, die für die Syphilis charakteristischen Ernährungsstörungen, und in einzelnen Fällen zeigen sich in ihnen die Spuren speckiger Degeneration.

Gegen den Pemphigus neonatorum sind bisher alle therapeutischen Maassregeln erfolglos geblieben. – Bei der zweiten Form der Syphilis congenita, welche wir beschrieben haben, werden dagegen durch eine zweckmässige Behandlung verhältnissmässig günstige Erfolge erzielt. Die gebräuchlichsten und am Meisten zu empfehlenden Curmethoden sind die Darreichung von kleinen Dosen Calomel (morgens und abends $\frac{1}{8}$ Gran), und die Einreibung von grauer Quecksilbersalbe (täglich oder einen Tag um den andern gr. v–x). Auf das Eintreten des Speichelflusses darf man nicht warten, muss vielmehr die Cur abbrechen, sobald man eine wesentliche Besserung der Krankheitserscheinungen beobachtet, und von Neuem mit der Cur beginnen, sobald ein Stillstand in der Besserung bemerkt wird. Sehr wichtig ist es, dass man die Kräfte des Kindes durch die Zufuhr einer möglichst zweckmässigen Nahrung aufrecht erhält; aber es ist misslich, dem Kinde eine Amme zu geben, da man diese der Gefahr der Ansteckung aussetzt. — Die vielfach aufgestellte Behauptung, dass ein an congenitaler Syphilis leidendes Kind niemals seine Mutter, wohl aber häufig seine Amme anstecke, würde, wenn sie nur für solche Fälle gilt, in welchen die Syphilis des Kindes von der Mutter stammt, den Satz bestätigen, dass die Durchseuchung vor neuer Ansteckung schützt.

Anhang.
Infectionskrankheiten, welche von Thieren auf Menschen übertragen werden.

Wir besprechen in dem vorliegenden Anhang zu den Infectionskrankheiten nur den Rotz und die Hundswuth, während wir die Besprechung des Milzbrandes, obgleich er gleichfalls zu denjenigen Infectionskrankheiten gehört, welche von Thieren auf Menschen übertragen werden, wegen seines vorwiegend chirurgischen Interesses den Lehrbüchern der Chirurgie überlassen.

Kapitel I.
Die Rotzkrankheit des Menschen. Malleus humidus et farciminosus.

§. 1. Pathogenese und Aetiologie.

Bei den Einhufern, namentlich bei den Pferden, den Eseln und den Bastarden derselben, kommt eine Infectionskrankheit vor, welche man je nach den Localitäten, an welchen sich unter dem Einfluss des Giftes Ernährungsstörungen bilden, als Rotz oder als Wurm bezeichnet. Das Rotzgift, welches mit dem Wurmgift identisch ist, wird in dem mit demselben inficirten Organismus reproducirt, und die Uebertragung dieses in dem kranken Individuum reproducirten Giftes auf ein anderes Individuum ist die häufigste und wahrscheinlich die einzige Verbreitungsweise der Krankheit; mit anderen Worten: die Rotzkrankheit gehört zu den contagiösen und wahrscheinlich zu den rein contagiösen Krankheiten. Das Rotzcontagium, welches wir so wenig als irgend ein anderes Contagium durch das Mikroskop oder die chemische Analyse nachzuweisen im Stande sind, welches wir vielmehr nur aus seinen Wirkungen kennen, ist in dem Inhalt der später zu beschreibenden Rotzknoten, im Nasenausfluss, sowie im Blute und (*Viborg*) in den Absonderungssäften, dem Harn, dem Speichel, dem Schweisse, enthalten. Ob es flüchtiger Natur ist und in die Ausdünstungen des kranken Individuums übergeht, ist zweifelhaft. Die Thatsache, dass die Krankheit auf eine Entfernung von zehn bis zwölf Schritten ansteckt, könnte auch darauf beruhen, dass Partikelchen des Nasenschleims von den Pferden zehn bis zwölf Schritte weit fortgeschleudert werden, oder dass die giftige Flüssigkeit beim Ausschnauben kleine Bläschen bildet, welche längere Zeit in der Schwebe erhalten und von dem leisesten Luftzug fortgeführt werden (*Spitczer*). Von Pferden, Eseln, Maulthieren und Mauleseln geht der Rotz auf verschiedene andere Säugethiere über. Auch der Mensch ist für das Rotzgift sehr empfänglich, und so kommt es, dass die Krankheit in nicht seltenen Fällen auch auf Kutscher, Stallknechte, Cavalleristen, Thierärzte, Abdecker und andere Individuen, welche mit den kranken Thieren verkehren, übertragen wird. In seltenen Fällen, und wohl nur bei Sectionen, wird das Rotzgift auch von einem Menschen auf einen anderen übertragen. — Das Rotzgift scheint die Epidermis und die Epithelialdecke der Schleimhäute zu durchdringen, da die meisten Ansteckungen ohne Verletzung der Haut erfolgen.

§. 2. Anatomischer Befund.

Die Ernährungsstörungen, zu welchen die Infection mit Rotzgift Veranlassung giebt, bestehen in der Entwicklung eigenthümlicher Knoten in der Schleimhaut der Nase, in den Lymphdrüsen der äusseren Haut, den Muskeln, den Lungen und in anderen Organen, welche anfangs derb sind, aber bald erweichen, zerfallen und sich in Abscesse und Geschwüre verwandeln. Nach *Virchow*, dessen Darstellung des Rotzes wir besonders folgen, gehen diese Knoten aus einer zelligen Wucherung hervor. In frischen Knoten findet man junge, kleine und zarte Zellen und zahlreiche freie Kerne, in den grösseren und älteren Knoten grössere, deutlich kernhaltige Zellen, welche sehr dicht gedrängt lagern und fast die ganze Masse des Knotens ausmachen. Im weiteren Verlauf gehen die älteren Zellen eine Rückbildung ein, werden zum Theil mit Fettkörnchen erfüllt, verlieren ihre scharfen Contouren und zerfallen, so dass der Knoten schliesslich nur Detritusmassen und einzelne isolirte Elemente enthält. *Virchow* macht auf die Uebereinstimmung im Bildungsgange der Rotz- und Wurmknoten und der Tuberkeln aufmerksam, bemerkt aber ausdrücklich, dass man aus dieser Uebereinstimmung keinen

Schluss auf das Wesen des Processes machen dürfe, da derselbe Gang, namentlich die Entwicklung käsiger Massen aus zelligen Bildungen nicht allein dem Tuberkel, sondern auch dem Eiter, dem Krebs, dem Sarkom zukomme.

Bei den Pferden, Eseln u. s. w. haben die Knoten, welche sich auf der Nasenschleimhaut entwickeln und den Rotz κατ' ἐξοχήν bilden, die Grösse eines Hanfkorns oder einer Erbse. Die durch ihren Aufbruch entstehenden Geschwüre stehen anfangs getrennt oder in Gruppen, fliessen aber allmälig zusammen, so dass die Schleimhaut ein eigenthümlich zerfressenes Aussehen bekommt. Durch die Entwickelung und den Aufbruch neuer Knoten in den Rändern, im Grunde und in der Umgebung der Geschwüre und durch brandigen Zerfall grösserer Flächen breitet sich die Zerstörung aus und dringt auch in die Tiefe, bis endlich die Knorpel und die Knochen blossgelegt, nekrotisirt und ausgestossen werden. Die Eruption der Knötchen ist von einem Katarrh der Nasenschleimhaut begleitet, welcher in der Umgebung der Knötchen eine bedeutende Intensität zeigt und mit der Absonderung einer anfangs dünnen klaren Flüssigkeit verbunden ist. Später nimmt die Absonderung der Nasenschleimhaut eine dicke, zähe, eiterige Beschaffenheit an, und bei vorgeschrittener Ulceration wird sie missfarbig oder durch beigemischtes Blut geröthet, stinkend, scharf, und enthält abgestossene Trümmer der nekrotisirten Gewebe. — Die bei den Einhufern in den Lymphdrüsen, in der Haut u. s. w. sich entwickelnden Knoten, der Wurm, sind umfangreicher als die eigentlichen Rotzknoten, enthalten grössere Anhäufungen der käsigen Massen, sitzen getrennt oder bilden Gruppen und namentlich rosenkranzartige Stränge. Nach ihrem Aufbruche entstehen rundliche unebene Geschwüre mit aufgeworfenen oder umgestülpten Rändern, unreinem höckerigem Grunde und reichlichem jauchigem Secret, welches häufig die Haare in der Umgebung verklebt und mit denselben zu derben Krusten vertrocknet.

Bei den Menschen wird sowohl Rotz als Wurm beobachtet; doch prävalirt gewöhnlich die letztere Form, befällt vorzugsweise die Haut und bildet in dieser Eruptionen, welche zahlreicher und verbreiteter sind, als sie bei Thieren vorzukommen pflegen. Die Veränderungen auf der Nasenschleimhaut verhalten sich genau wie bei den Pferden. Die in der Haut, im Unterhautbindegewebe, in den Muskeln, in den Lungen vorkommenden Herde sind gewöhnlich mehr von eiteriger, als käsiger Beschaffenheit, so dass sie in der Haut leicht als Pusteln imponiren und in dem Unterhautbindegewebe, in den Muskeln, in den Lungen die grösste Aehnlichkeit mit metastatischen Abscessen haben. Die Lymphgefässe und Lymphdrüsen betheiligen sich auch beim Menschen sehr gewöhnlich in der Form von Lymphangitis und Lymphadenitis an der Erkrankung, und in einzelnen Fällen entstehen wie bei Pferden förmliche Wurmstränge. Von den Wänden der Lymphgefässe greift die Entzündung nicht selten auf die umgebende Haut über, welche dadurch der Sitz eines bösartigen, zum Uebergange in Brand tendirenden Erysipelas wird.

§. 3. Symptome und Verlauf.

Die Incubationszeit beim Rotz und Wurm ist von sehr verschiedener Dauer. Hat das Rotzgift auf eine Wunde eingewirkt, so pflegen schon nach drei bis vier Tagen die ersten Krankheitserscheinungen aufzutreten; ist die Infection dagegen ohne eine Verletzung der äusseren Haut (vielleicht durch Einathmen des Giftes?) erfolgt, so bricht die Krankheit oft erst nach Monaten aus. — Auch der Umfang und der Verlauf ist in dem einen und in dem anderen Falle verschieden. Nach der Einwirkung des Giftes auf eine Wunde entstehen gewöhnlich zuerst locale Erscheinungen; die Wunde entzündet sich, die entsprechenden Lymphgefässe bilden knotige Stränge, die benachbarten Lymphdrüsen schmerzhafte Geschwülste. Die Entzündung in der Umgebung der Wunde nimmt einen erysipelatösen Charakter an, es entsteht hochgradiges Oedem; auf der Haut schiessen Blasen und Pusteln mit missfarbigem jauchigem Inhalt oder wirkliche Brandblasen auf; nicht selten kommt es zur Bildung von Abscessen in der Umgebung der entzündeten Lymphgefässe oder zu umfangreichen phlegmonösen Zerstörungen. In einzelnen Fällen scheint die Krankheit nicht weiter fortzuschreiten, sondern sich auf die angeführten Ernährungsstörungen in der Umgebung der vergifteten Wunde und auf ein der Intensität derselben entsprechendes Fieber zu beschränken. Häufig aber gesellen sich zu dem geschilderten Symptomencomplex Erscheinungen einer Allgemeinerkrankung. In denjenigen Fällen, in welchen keine Verwundung vorhergegangen ist, eröffnen letztere die Scene.

Man pflegt den Zeitraum, in welchem sich die allgemeine Infection schon durch Fieber, durch gestörtes Allgemeinbefinden und durch einzelne hauptsächlich subjective Krankheitserscheinungen verräth, in welchen aber die für den Rotz und Wurm charakteristischen Ernährungsstörungen noch fehlen, als Prodromalstadium oder als Stadium invasionis zu bezeichnen. Das Fieber ist von verschiedener Intensität: in manchen Fällen tritt nur im Beginn desselben ein einmaliger heftiger Schüttelfrost ein, in anderen wiederholen sich die Anfälle von Schüttelfrost mehrere Male. Die Haut wird heiss, der Durst vermehrt, der Puls beschleunigt, die Kranken fühlen sich matt und abgeschlagen, klagen über Schmerzen im Kopf, schlafen schlecht, sind appetitlos, kurz, bieten Erscheinungen dar, wie sie andere Infectionskrankheiten und wie sie selbst mit Fieber verbundene locale Erkrankungen begleiten. Zu diesen Symptomen kommt indessen eine constante und einigermaassen charakteristische Erscheinung, nämlich das Auftreten heftiger Gelenk- und Muskelschmerzen. Diese Schmerzen haben ihren Sitz vorzugsweise in der Nähe der grösseren Gelenke, werden durch Druck und durch Bewegung vermehrt und sind zuweilen, aber nicht immer, mit einer mässigen Schwellung der schmerzenden Stellen verbunden. Wenn diese Gelenk- und Muskelschmerzen auf der einen Seite häufig Verwechselungen der Krankheit mit Rheumatismus veranlassen, so können sie andererseits in Verbindung mit verdächtigen anamnestischen Momenten zu einer frühzeitigen richtigen Deutung des Allgemeinleidens führen.

Nachdem das erste Stadium längere oder kürzere Zeit, nicht selten drei bis vier Wochen und darüber, angedauert hat, und nachdem die Erscheinungen desselben entweder eine stetige Steigerung erfahren haben, oder auch wohl allmälig milder geworden und fast spurlos verschwunden sind, tritt die Krankheit in das zweite Stadium, das Stadium der Krankheitslocalisation oder Stadium eruptionis. Das Krankheitsbild bietet in diesem zweiten Stadium mannigfache Modificationen dar, je nachdem sich die Krankheit mehr in diesen oder in jenen Gebilden localisirt. Befällt sie als Rotz im engeren Sinne vorzugsweise die Nasenschleimhaut, so entsteht auf der äusseren Haut der Nase und in ihrer Umgebung eine erysipelatöse Entzündung; die Nase, die Augenlider, die Stirn schwellen an, werden dunkel geröthet, bedecken sich mit Blasen oder mit bläulichen Flecken, den Vorboten einer Hautgangrän. Dabei können die Kranken nicht durch die Nase Athem holen, und es fliesst aus den Nasenlöchern anfangs eine spärliche, dünne, mit Blutstreifen gemischte Flüssigkeit, später eine stinkende blutige Jauche hervor; liegt der Kranke auf dem Rücken, so ergiesst sich das Secret durch die Choanen in den Pharynx und reizt die Kranken zum Räuspern und zum Husten. Auch die Mundschleimhaut, die Gaumensegel, die Tonsillen werden durch die Jauche arrodirt und erscheinen dunkel geröthet und mit Schorfen oder Geschwüren besetzt. – Neben diesen Erscheinungen des Rotzes, oder auch, wenn die Nasenschleimhaut verschont bleibt, ohne dieselben, bemerkt man am Häufigsten charakteristische Veränderungen in der Haut, welche früher als ein pustulöses Exanthem bezeichnet wurden, bis *Virchow* nachwies, dass es sich bei den Rotzpusteln nicht um eine blasige Abhebung der Epidermis von der Cutis durch ein auf die Oberfläche der Cutis gesetztes Exsudat handelt, sondern um einen circumscripten Zerfall der Cutis, oberhalb dessen die Epidermis eine Zeitlang erhalten bleibt. Anfangs sind nach *Virchow* die erkrankten Hautstellen stark geröthet und ganz klein, fast wie Flohstiche, später verwandeln sie sich in Papeln, noch später bekommen die kleinen Erhebungen ein pustulöses Ansehen, und man findet unter der Epidermis eine ziemlich consistente gelbe Flüssigkeit, welche eine Lücke im Corium ausfüllt. Der Inhalt der Rotzpusteln, welche sich auf der Haut in oft enormer Anzahl finden, wird zuweilen blutig und vertrocknet später zu kleinen braunen oder schwärzlichen Krusten. — Ausser diesen solitären Eruptionen beschreibt *Virchow* grössere Nester von Wurmknoten, welche tiefer in der Haut liegen und grösseren, flachen, harten, rothen Anschwellungen entsprechen, über welchen sich später die Epidermis durch einen haemorrhagischen Erguss zu bläulichen Blasen erhebt. Auch die obere Schicht der Cutis, welche jene Nester bedeckt, wird mit einem interstitiellen haemorrhagischen Exsudat infiltrirt und zerfällt später zu einem pulpösen Detritus. — Die Wurmknoten im Unterhautbindegewebe und in den Muskeln sind bald mit einer diffusen entzündlichen Infiltration ihrer Umgebung verbunden und entwickeln sich dann unter den Erscheinungen einer ausgebreiteten Phlegmone, bald stellen sie circumscripte, derbe oder teigige Geschwülste dar, welche schmerzlos sind und sich dann völlig latent entwickeln können. Zuweilen wird der Inhalt dieser Knoten resorbirt, häufiger verfällt die sie bedeckende Haut der Verschwärung oder brandigen Schmelzung, und es bilden sich umfangreiche, selbst bis zum Knochen dringende Zerstörungen. — Die Theilnahme der Lunge und der Bronchialschleimhaut an der Erkrankung verräth sich durch Kurzathmigkeit, Husten und Rasselgeräusche. Bei der Kleinheit der Herde ist ein physikalischer Nachweis derselben nicht möglich. Eine je grössere Zahl der angeführten Krankheitserscheinungen sich gleichzeitig entwickelt, und je schneller die Fortschritte sind, welche dieselben machen, um so frühzeitiger erliegt der Kranke unter den Zeichen der höchsten Adynamie und eines sogenannten typhösen oder putriden Fiebers der bisher in allen Fällen tödtlich verlaufenden Krankheit. Der Tod kann schon innerhalb der ersten Tage eintreten, während sich die Krankheit in anderen Fällen bis zur dritten Woche hinzieht.

Bei dem chronischen Rotz und bei dem chronischen Wurm bilden sich die charakteristischen Ernährungsstörungen in der Nasenschleimhaut, im Unterhautbindegewebe, in den Muskeln langsamer und spärlicher aus, als bei den weit häufiger vorkommenden acuten Formen. Die Haut bleibt gewöhnlich verschont; dagegen pflegen die Lungen und die Bronchialschleimhaut frühzeitig zu erkranken. Nicht selten treten in den Eruptionen Pausen ein, und man hält die Krankheit für erloschen, bis sich von Neuem ein kalter Abscess oder eine andere Eruption bemerkbar macht. Die meisten Kranken gehen auch an chronischem Rotz und an chronischem Wurm marantisch zu Grunde, und es giebt nur wenige Fälle, in welchen die Krankheit angeblich in Genesung endete.

§. 4. Therapie.

Es ist eine der wichtigsten Aufgaben der Sanitätspolizei, durch strenge Vorschriften die Gelegenheit zur Uebertragung des Giftes von den kranken Thieren auf die Menschen möglichst einzuschränken. Diese Prophylaxis, welche nicht vor unser Forum gehört, führt allein zu sicheren Erfolgen, während in Fällen, in welchen aus Leichtsinn oder Eigennutz die sanitätspolizeilichen Vorschriften umgangen werden, oft keine noch so grosse Vorsicht vor Unglücksfällen schützt. — Nur unmittelbar, nachdem das Gift auf eine Wunde eingewirkt hat, kann man hoffen, durch energische Zerstörung der Impfstelle der allgemeinen Infection vorzubeugen. — Die gegen ausgebrochenen Rotz und Wurm vorgeschlagenen Mittel, das Calomel in grossen Dosen, die Jodpräparate, die Solutio mineralis Fowleri, ferner Einspritzungen von starker Creosotlösung in die Nase oder eine energische Kaltwasserkur versprechen nach den bisherigen Erfahrungen wenig Erfolg. Am Meisten empfiehlt sich eine symptomatische Behandlung, welche sowohl auf die örtlichen Ernährungsstörungen, als auf das Fieber, als auf den Kräftezustand der Kranken Rücksicht nehmen muss.

Kapitel II.

Hundswuth, Wasserscheu, Lyssa.

§. 1. Pathogenese und Aetiologie.

Wir lassen es auf sich beruhen, ob die bei Thieren aus dem Hundegeschlecht vorkommende Lyssa, die Hundswuth im eigentlichen Sinne, welche unbestritten in den meisten Fällen durch Ansteckung von einem Thier auf das andere übertragen wird, sich nur auf diese Weise verbreitet, oder ob unter gewissen Verhältnissen auch eine spontane Entstehung derselben vorkommt.

Die bei anderen Thiergattungen und die bei Menschen vorkommende Lyssa ist eine „rein contagiöse“ Krankheit, d. h. sie entsteht nur durch die Infection des Organismus mit dem in einem wuthkranken Thiere producirten oder reproducirten Wuthgift. Dieses im Speichel und im Blute, vielleicht auch in anderen Flüssigkeiten der kranken Thiere enthaltene Gift ist nicht flüchtiger, sondern fixer Natur; es durchdringt die unverletzte Epidermis nicht und hat desshalb niemals schädliche Folgen, wenn es nicht auf eine von der Epidermis entblösste wunde Hautstelle einwirkt.

Die häufigste Ursache der Lyssa humana ist der Biss eines wuthkranken Hundes. Seltener entsteht die Krankheit durch den Biss von anderen an der Lyssa leidenden Thieren, z. B. von Wölfen, Katzen, Füchsen, Kindern u. s. w. Die Möglichkeit der Ansteckung eines gesunden Menschen durch den Biss eines wuthkranken Menschen ist nicht sicher constatirt; dagegen ist es wiederholt gelungen, durch Inoculation die Krankheit von Menschen auf Thiere zu übertragen. An unbedeckten Körperstellen sind Bisse wuthkranker Thiere viel gefährlicher als an Stellen, welche mit Kleidern bedeckt sind, da in letzterem Falle der giftige Speichel nicht so leicht bis in die Wunde gelangt, sondern durch die Kleider von den Zähnen abgestreift wird. Das Lecken wuthkranker Thiere oder eine anderweitige Benetzung der Haut mit ihrem Speichel, ihrem Blut u. s. w. ist, wie aus dem Früheren folgt, ungefährlich, wenn sich nicht an der betroffenen Stelle zufällig ein Riss in der Epidermis oder eine andere Verletzung vorfindet.

Nur bei einer gewissen Prädisposition für die Erkrankung, welche zum Glück nicht sehr verbreitet ist, führt das auf eine wunde Hautstelle einwirkende Gift zum Ausbruch der Lyssa. Die Inoculation, welche *Hertwig* mit dem Speichel wuthkranker Thiere vornahm, hatte nur bei etwa 23 pCt. der geimpften Thiere Erfolg, während 77 pCt. von der Krankheit freiblieben, und nach *Faber*'s statistischen Zusammenstellungen erkrankten in Württemberg von 145 durch wuthkranke Thiere gebissenen Menschen nur 28 an Hundswuth.

§. 2. Anatomischer Befund.

Man findet in den Leichen von Individuen, welche an der Lyssa verstorben sind, keine für die Krankheit charakteristischen Veränderungen. Der häufigste Befund ist: bedeutende Todtenstarre, ausgebreitete Leichenhypostase, frühzeitige Fäulniss, so dass sich in den Gefässen, im Herzen und im Bindegewebe schon kurze Zeit nach dem Tode Gasblasen vorfinden, starke Imbibition des Endokardiums und der Gefässwände, Hyperaemie und seröse Exsudationen im Gehirn und seinen Häuten, im Rückenmark, an einzelnen Ganglien des Sympathicus und an einzelnen Nerven, Hyperaemie, Schwellung und Ansammlung von zähem Schleim in der Mund- und Rachenhöhle, Hypostase und Oedem der hinteren Lungentheile, Blutüberfüllung der Magenwände und der grossen Unterleibsdrüsen. Alle diese Veränderungen, namentlich die Injection der Nervencentra und der Nerven, auf welche man zuweilen in Betreff der Erklärung der Krankheit Gewicht gelegt hat, sind indessen keineswegs constant und scheinen sich zum grössten Theile erst kurz vor dem Tode in Folge der Störungen zu bilden, welche die Respiration und Circulation in den später zu beschreibenden Anfällen erleidet.

§. 3. Symptome und Verlauf.

Die Symptome der Lyssa haben mit den Symptomen der bisher besprochenen Infectionskrankheiten weit weniger Aehnlichkeit, als mit den Symptomen einer Vergiftung durch Strychnin und durch einige andere vegetabilische Gifte. Nach der Einwirkung des Wuthgiftes beobachtet man weder eine hochgradige Steigerung der Körpertemperatur und andere Fiebererscheinungen, noch palpable Ernährungsstörungen, welche durch ihre Verbreitung über die verschiedensten Organe auf eine Veränderung des Ernährungsmaterials hindeuten könnten; man sieht statt dessen vorzugsweise oder allein im cerebrospinalen Nervensystem Veränderungen eintreten, welche, zu fein für den anatomischen Nachweis, nur durch krankhafte Erregungszustände sich verrathen. *Romberg* bezeichnet daher die Hydrophobie als eine „durch Mittheilung des Wuthgiftes entstandene Toxoneurose".

Ueber die Dauer der Incubationszeit sind die Ansichten verschieden. Die Angaben, nach welchen erst 20 bis 30 Jahre nach dem Biss eines wuthkranken Hundes die Hundswuth ausgebrochen sei, so wie die, nach welchen sie schon am zweiten oder dritten Tage auf den Biss gefolgt sei, beruhen augenscheinlich auf ungenauen Beobachtungen. Die kürzeste Dauer der Incubation scheint 8 bis 10 Tage, die längste 12 bis 13 Monate zu betragen. In den meisten Fällen bricht die Krankheit etwa 40 Tage nach erfolgtem Bisse aus. Die Ursachen der ungleichen Dauer der Incubationszeit sind dunkel. – Die Angaben von *Marochetti*, nach welchen sich während der Incubation unter der Zunge Bläschen bilden sollen, durch deren Zerstörung man den Ausbruch der Krankheit verhüten könne, haben sich nicht bestätigt; dagegen beobachtet man in vielen Fällen gegen das Ende der Incubation etwa zwei bis drei Tage vor dem Ausbruch der Krankheit in der Wunde, oder wenn diese, wie es gewöhnlich der Fall ist, bereits geheilt ist, in der Narbe eigenthümliche Veränderungen: die Wunde bekommt ein livides Ansehen, wird schmerzhaft, sondert eine dünne Jauche ab; die Narbe, welche sich gewöhnlich schnell und ohne auffallende Erscheinungen gebildet hat, wird bläulichroth, schwillt an und bricht zuweilen wieder auf. Dabei klagen manche Kranke über schmerzhafte Empfindungen, welche von der Wunde oder der Narbe in centripetaler Richtung ausstrahlen, oder über ein Gefühl von Taubsein in dem gebissenen Gliede. In vielen Fällen werden diese Veränderungen an der Einwirkungsstelle des Giftes vermisst.

Im ersten Stadium der Krankheit, dem Stadium prodromorum, tritt eine auffallende Gemüthsverstimmung der Kranken, welche einer acuten Melancholie entspricht und zur Bezeichnung dieses Stadiums als Stadium melancholicum Veranlassung gegeben hat, besonders hervor. Die Kranken suchen meist die Einsamkeit, sind furchtsam und schreckhaft, sitzen tief in sich versunken unbeweglich da oder finden nirgends Ruhe; manche klagen über ein unbestimmtes Gefühl von Angst und Beklemmung und seufzen viel, ohne sich einer besonderen Veranlassung bewusst zu sein; andere sind mit trüben Vorstellungen wechselnden Inhalts beschäftigt oder werden, wenn sie die Gefahr kennen, in welcher sie sich befinden, unaufhörlich durch die Furcht vor dem Ausbruch der Krankheit gequält. Der Schlaf ist unruhig und wird durch ängstliche Träume gestört. Zu diesen Störungen im Bereiche der psychischen Functionen kommen schon früh die Vorläufer der später zu einer entsetzlichen Höhe sich steigernden krampfhaften Störungen der Respiration. Die Kranken klagen über Druck in den Präcordien, und es erfolgen von Zeit zu Zeit tiefe seufzende Inspirationen, bei welchen das weit hinabsteigende Zwerchfell das Epigastrium hervortreibt, während gleichzeitig die stark contrahirten Levatores scapulae, der Cucullaris u. s. w. die Schultern emporziehen. Diese unwillkürlich eintretenden energischen Inspirationsbewegungen sind die ersten Andeutungen der tonischen Krämpfe der Inspirationsmuskeln, welche, den Kranken im zweiten Stadium die furchtbarsten Qualen bereiten.

Nachdem das Stadium prodromorum etwa zwei bis drei Tage angedauert hat, beginnt das zweite Stadium, das Stadium convulsivum, hydrophobicum s. furibundum. Den Anfang desselben bezeichnet ein Anfall von Erstickungsnoth, welcher plötzlich bei einem Versuch zu trinken eintritt und es den Kranken unmöglich macht, auch nur einen Tropfen hinunterzuschlucken. *Romberg* macht darauf aufmerksam, dass die eigenthümlichen Schlingbeschwerden bei der Hydrophobie weniger auf der Unfähigkeit zu schlucken, als auf der Verhinderung dieser Action durch die Athembeschwerden beruhen, und *Virchow* citirt eine Stelle aus *Mead*, in welcher es heisst: Jubere talem aegrotum ut bibat est postulare ut ipse se strangulet. Obgleich aber die Kranken die Empfindung haben, als werde ihnen bei dem Versuch zu trinken „die Brust und die Kehle zusammengeschürt", so spricht doch nichts dafür, dass ein krampfhafter Verschluss der Glottis oder eine krampfhafte Contraction der Exspirationsmuskeln dieser Empfindung zu Grunde liege; es fehlen die Zeichen eines Laryngismus und einer unwillkürlichen forcirten Exspiration: dagegen deuten das hervorgewölbte Epigastrium und die emporgehobenen Schultern auf einen tonischen Krampf der Inspirationsmuskeln, welcher die Exspiration unmöglich macht und dieselbe Erstickungsnoth bewirkt, wie eine Zusammenschnürung der Kehle und der Brust, von welcher der Kranke selbst fälschlich seine Athemnoth ableitet. Jeder neue Versuch zu trinken ruft einen neuen Anfall hervor. Die schrecklichen Erfahrungen, welche sie gemacht haben, sind es allein, welche die Kranken wasserscheu machen. Je häufiger sich die Anfälle wiederholen, um so grösser wird die Furcht vor denselben. Die Aufforderung zu trinken, die Darreichung eines Glases mit Wasser versetzt sie daher in die grösste Unruhe. Schliesslich bringt sie schon der Anblick eines Glases oder eines blanken Gegenstandes, welcher sie an Wasser erinnert, wie einen Gefolterten der Anblick der Folterinstrumente, in die grösste Angst und Verzweiflung. Auffallend ist es, dass anfangs das Schlucken consistenter Nahrung nicht immer jene heftigen Reflexkrämpfe im Gefolge hat; dagegen treten dieselben, wenn die Krankheit sich steigert, auch bei anderweitigen Veranlassungen ein. Schon ein Luftzug, welcher die Haut trifft, die Berührung derselben mit einem kalten Gegenstände, der Versuch, den eigenen Speichel zu schlucken, ja selbst die lebhafte Vorstellung eines Schlingversuchs kann einen Anfall hervorrufen, und in manchen Fällen ist die Veranlassung desselben gar nicht nachzuweisen. Viele Kranke entfernen jede Spur von Speichel, welche sich in ihrem Munde ansammelt, um Infectionskrankheiten, von Thieren auf Menschen übertragen. nicht in die Versuchung zu kommen, ihn zu verschlucken, sofort durch hastiges und rücksichtsloses Ausspeien und machen dadurch einen höchst widerwärtigen Eindruck. Auf der Höhe der Krankheit verbreitet sich der Krampf von den Inspirationsmuskeln auch auf andere Muskeln, und die Anfälle bekommen ganz das Gepräge tetanischer oder epileptischer Krämpfe. — Auch im zweiten Stadium sind die Kranken von Traurigkeit und Schwermuth und dem Gefühle der grössten Angst beherrscht; manche suchen die Einsamkeit und verstecken sich vor den Menschen, andere laufen wie bei der Melancholia errabunda rastlos hin und her. Wie aber bei chronischen Geisteskrankheiten auf das Stadium melancholicum sehr oft ein Stadium maniacale folgt, so treten auch im Verlaufe der Hundswuth bei den meisten Kranken, zumal bei solchen, welche roh behandelt werden, periodische maniakalische Anfälle auf. Während dieser Anfälle sind die Kranken schwer zu bändigen; sie zertrümmern Alles, was ihnen in den Weg kommt, schlagen, treten, kratzen, beissen wenn man sie festhält und legen nicht selten, wenn sie unvorsichtig bewacht werden, Hand an sich selbst. Dass die Kranken beissen und unarticulirte heulende und bellende Töne ausstossen, kommt in den maniakalischen Anfällen der Hydrophobie nicht häufiger vor, als in den maniakalischen Anfällen, welche im Verlauf chronischer Geisteskrankheiten beobachtet werden. Nicht selten warnen die Kranken ausserhalb ihrer Anfälle, welche selten länger als eine Viertel- oder Halbestunde andauern, ihre Angehörigen, bitten sie wegen der ihnen zugefügten Unbill um Verzeihung und bestellen im klaren Bewusstsein des nahe bevorstehenden Todes ihr Haus. Nachdem die Krampf- und Wuthanfälle zwei bis drei Tage lang immer häufiger wiedergekehrt sind, verlieren sie mit der zunehmenden Schwäche der Kranken gewöhnlich an Intensität; nur selten kommt es vor, dass der Tod auf der Höhe der Krankheit während eines starken und anhaltenden Anfalles durch Erstickung eintritt. Gewöhnlich nimmt die Erschöpfung und der Collapsus des Kranken von Stunde zu Stunde zu; die Stimme wird rauh und schwach, die Respiration oberflächlich, der Puls klein, unregelmässig und sehr frequent, und unter den Erscheinungen der allgemeinen Paralyse, zuweilen nachdem eine trügerische Besserung vorhergegangen ist, erfolgt der Tod.

§. 4. Therapie.

Wir lassen die sanitätspolizeilichen Maassregeln, durch welche der Staat seine Unterthanen so viel als möglich vor wuthkranken Thieren zu schützen hat, unerörtert. — Es ist eine wichtige Regel, jede Wunde, die von einem irgend verdächtigen Hunde herrührt, so zu behandeln, als hätte der Hund notorisch an der Lyssa gelitten, den Hund aber nicht todtschlagen, sondern, um Sicherheit über seinen Zustand zu erlangen, an einem Orte, an welchem er für Niemand gefährlich ist, einsperren und beobachten zu lassen. — Die prophylaktische Localbehandlung hat eine Zerstörung der Stelle, welche mit dem Gifte in Contact gekommen ist, zum Zweck; sie besteht in dem Ausschneiden der Wunde oder der Narbe und in der energischen Application des Ferrum candens oder eines leicht zerfliessenden Aetzmittels, z. B. Kali causticum, Butyrum Antimonii u. s. w. Auch empfiehlt es sich, die nach der Abstossung des Brandschorfes zurückbleibende Wunde nicht frühzeitig heilen zu lassen, sondern in derselben wo möglich Monate lang eine Eiterung zu unterhalten. Diese Maassregeln versprechen um so mehr Erfolg, je frühzeitiger sie in Anwendung kommen, dürfen aber auch da nicht unterlassen werden, wo Wochen seit dem Biss verstrichen sind. Als weiteres Prophylacticum ist die Anwendung von Quecksilberpräparaten bis zum Eintritt der Salivation, ferner die Darreichung der Belladonna in grossen Dosen, sowie endlich eine Reihe anderer Mittel, welche den Namen der Antilyssa führen, im Gebrauch. Es ist sehr fraglich, ob durch das eine oder das andere dieser Mittel jemals der Ausbruch der Krankheit verhütet worden ist, oder ob diejenigen Fälle, in welchen bei der Anwendung der Anagallis arvensis, der Gentiana cruciata, der Rosa canina, der Genista luteotinctoria, der Canthariden und Maiwürmer kein Ausbruch der Hundswuth erfolgte, zu den 77 pCt. der Gebissenen gehörten, bei welchen eine Prädisposition für die Vergiftung, ohne welche die Hundswuth überhaupt ausbleibt, nicht vorhanden war. Da diese Mittel nach dem Ausbruch der Krankheit nicht den geringsten palliativen Nutzen bringen, so sind auch ihre prophylactischen Kräfte mehr als zweifelhaft, und ich halte es desshalb keineswegs für angezeigt, einen Menschen, der von einem wuthkranken Thier gebissen worden ist, dem nachtheiligen Einfluss einer Quecksilbercur auszusetzen, während ich unbedenklich zu jeder noch so eingreifenden und mit Gefahren für den Kranken verbundenen Maassregel schreiten würde, wenn von derselben nach den wirklich gemachten Erfahrungen mit einigem Recht ein heilsamer Einfluss sich erwarten liesse. — Ist die Krankheit ausgebrochen, so lasse man sich nicht auf Experimente ein, welche die Qualen der Kranken vermehren, ohne Hülfe zu versprechen; man schütze dieselben vor Verletzungen, suche ihr Gemüth zu beruhigen, sorge für eine möglichst humane Wartung, wende bei kräftigen Individuen grosse Aderlässe an, da diese in einzelnen Fällen unverkennbar von palliativen Nutzen gewesen sind, und beschränke sich im Uebrigen darauf, narkotische Mittel und namentlich zeitweise wiederholte Chloroforminhalationen zu verordnen.

Dritter Abschnitt.
Allgemeine Ernährungsanomalieen, welche nicht von einer Infection abhängen.

Kapitel I.
Chlorose, Bleichsucht.

§. 1. Pathogenese und Aetiologie.

Die Besprechung der Anaemie und Hydraemie gehört, da diese Anomalieen der Blutmenge und der Blutmischung nicht als selbstständige Krankheiten vorkommen, sondern sich nur im Verlauf und im Gefolge anderer Krankheiten entwickeln, in das Bereich der allgemeinen Pathologie. Anders verhält es sich mit der Chlorose. – Die Blutmischung, welche der Chlorose oder der Bleichsucht im engeren Sinne zu Grunde liegt, ist eine andere als die hydraemische Mischung des Bluts. Bei der Chlorose sind nur die zelligen Elemente des Blutes vermindert, während der Gehalt des Serum an Eiweiss und Salzen gewöhnlich normal ist; bei der Hydraemie dagegen ist das Blut nicht nur arm an Blutzellen, sondern gleichzeitig das Serum arm an Eiweiss und wahrscheinlich reich an Salzen. Die chlorotische Blutmischung (Oligocythaemie *Vogel*) entwickelt sich in zahlreichen Fällen mit einer gewissen Selbstständigkeit, oder wohl richtiger gesagt, sie entsteht sehr häufig, ohne dass wir, wie es gewöhnlich bei der Anaemie und der Hydraemie der Fall ist, im Stande wären, als Ursache derselben Krankheitszustände nachzuweisen, welche einen stärkeren Verbrauch von Blut oder eine verminderte Bildung von Blut im Gefolge haben. Nur mit den zuletzt erwähnten Fällen haben wir es in dem vorliegenden Kapitel zu thun, während wir die seltenen Fälle, in welchen die Oligocythaemie sich im Verlaufe einer bestimmten Krankheit als symptomatische Oligocythaemie entwickelt, unberücksichtigt lassen.

Die Chlorose ist bei weiblichen Individuen zwischen dem vierzehnten und vierundzwanzigsten Lebensjahre eine der häufigsten Krankheiten; es liegt daher nahe, den Vorgängen im jungfräulichen Körper zur Zeit der Pubertätsentwickelung einen wesentlichen Einfluss auf die Entstehung der Krankheit einzuräumen; aber es geht uns das physiologische Verständniss dieses Zusammenhanges ab. Ebenso fehlt uns zum grossen Theil die Kenntniss derjenigen Momente, welche die Entstehung der Chlorose zur Zeit der Pubertätsentwickelung begünstigen; denn wenn es auch für viele Fälle nicht unwahrscheinlich ist, dass der Aufenthalt in schlechter Luft, der Mangel an Bewegung, eine unpassende Ernährung, geistige Aufregungen, schlechte Lectüre, Masturbation oder überhaupt ein antihygieinisches Verhalten der Entwickelung der Chlorose Vorschub geleistet hat, so kommt die Krankheit doch auch oft genug unter entgegengesetzten Bedingungen bei Mädchen vor, welche den ganzen Tag im Freien arbeiten, eine zweckmässige Nahrung haben, keine Romane lesen und keine heimlichen Sünden treiben. Ich will nur beiläufig bemerken, dass ich ohne Ausnahme bei allen jungen Mädchen, bei welchen schon im zwölften oder dreizehnten Lebensjahre, bevor ihre Brüste entwickelt waren und Pubes sich gezeigt hatten, die Menstruation sich einstellte, hartnäckige Chlorose folgen sah. — Weit seltener entsteht die Chlorose — Oligocythaemie ohne bekannte Veranlassung — bei Kindern, bei Frauen zur Zeit der Schwangerschaft oder in den klimakterischen Jahren, und endlich bei männlichen Individuen; doch fehlt es auch für das Vorkommen der Chlorose bei derartigen Individuen keineswegs an einer immer noch erheblichen Zahl von Beispielen.

§. 2. Anatomischer Befund.

Die für die Chlorose charakteristischen Gewebsstörungen betreffen vorzugsweise das Blut, welches man mit Virchow als ein aus Zellen und einer flüssigen Intercellularsubstanz bestehendes Gewebe anzusehen berechtigt ist. Wie wir bereits angedeutet haben, bietet die Intercellularsubstanz des Serums keine constanten Abweichungen dar. Gewöhnlich ist die Constitution desselben die normale, in selteneren Fällen ist der Eiweissgehalt des Serums vermindert, so das sich die chlorotische Blutmischung der hydraemischen nähert; in noch anderen Fällen endlich scheint der Eiweissgehalt des Serums vermehrt zu sein und neben der Oligocythaemie Hyperalbuminose zu bestehen. — In den beiden ersten Fällen ist die absolute Menge des Körperblutes wohl immer etwas vermindert; im letzteren Falle aber kann die Möglichkeit, dass die absolute Menge des Körperblutes trotz der verminderten Zahl der Blutkörperchen eine abnorm grosse sei, dass neben der Oligocythaemie Plethora und zwar Plethora serosa (Bd. I. S. 608) bestehe, nicht in Abrede gestellt werden. — Die Verminderung der Blutkörperchen ist bei ausgesprochener Chlorose so bedeutend, dass 1000 Theile Blut statt des normalen Mittels von 130 Theilen nur 60 oder 40 Theile trockener Blutkörperchen enthalten. — Bei der Obduction von chlorotischen Individuen, welche an einer intercurrenten Krankheit gestorben sind, findet man die inneren Organe auffallend bleich.

In einzelnen Fällen bemerkt man in der Tunica intima der grossen Gefässe die Zeichen der einfachen fettigen Entartung (Bd. I. S. 378).

§. 3. Symptome und Verlauf.

Das am Meisten in die Augen fallende Symptom der Chlorose ist die bleiche Beschaffenheit der äusseren Haut und der sichtbaren Schleimhäute. Bei einem geringen Pigmentgehalt der äusseren Haut, wie er sich namentlich bei Blondinen findet, zeigt die Körperoberfläche eine rein weisse Farbe, bei stärkerem Pigmentgehalt, wie ihn schwarzhaarige Individuen zu haben pflegen, hat sie dagegen ein mehr schmutziges, graues oder gelbliches Colorit. An den Ohren ist die bleiche Farbe oft am Deutlichsten ausgesprochen, und unter den Schleimhäuten zeichnen sich vor Allem die Conjunctiva und das Zahnfleisch durch ihre Entfärbung aus. Die Ursache dieser verminderten Färbung liegt auf der Hand: die Zahl der rothen Blutkörperchen, denen das Blut seine rothe Farbe und die Gewebe, in denen das Blut circulirt, ihren rothen Schein verdanken, ist nach dem, was wir in §. 2. gesagt haben, auf die Hälfte, auf ein Drittel oder noch tiefer herabgesunken. — Auch die Ausnahme von der Regel, z. B. die in einzelnen Fällen von Chlorose beobachtete anhaltend rothe Farbe der Wangen, sind leicht verständlich, sobald man sich klar macht, dass die Farbe des Blutes das eine, die Füllung und Ausdehnung der Capillaren das andere Moment ist, von welchem die Färbung der Wangen abhängt. Wie es Individuen giebt, die trotz einer dunklen Färbung des Blutes bleiche Wangen haben, weil die Capillaren ihrer Wangen schwach gefüllt sind, so giebt es chlorotische Individuen, welche trotz der hellen Farbe ihres Blutes beständig rothe Wangen haben, weil die Capillaren ihrer Wangen beständig strotzend gefüllt oder varicös sind. Die Erscheinung, dass fast alle Chlorotischen bei Erhitzungen und Gemüthsbewegungen vorübergehend erröthen, auf welche wir später zurückkommen, findet ihre Erklärung gleichfalls in einer momentanen Ueberfüllung der Capillaren mit Blut.

Das Fett im Unterhautbindegewebe ist bei Chlorotischen oft in normaler Weise, zuweilen selbst im Uebermaass entwickelt. Dieses Verhalten ist wichtig für die Unterscheidung der Chlorose von chronischer Anaemie, wie sie sich oft im Verlaufe versteckter Consumptionsprocesse und im Verlaufe noch nicht erkennbarer, die Blutbereitung störender Krankheiten entwickelt. Bei einer solchen symptomatischen Anaemie oder Hydraemie, welche oft mit Chlorose verwechselt wird, schwindet mit dem Erbleichen der Hautdecken auch das Fettpolster früh. — Oedematöse Ergüsse in das Unterhautbindegewebe gehören bei der Chlorose zu den Seltenheiten. Zeigen sich daher bei einer nicht hochgradigen Entfärbung der allgemeinen Decken Oedeme der Füsse, so muss dies den Verdacht erwecken, dass man nicht mit einer Chlorose, sondern mit einer Hydraemie zu thun habe; und umgekehrt, fehlt bei wachsbleichen Wangen, Ohren und Lippen jede Andeutung von Oedem, so ist es höchst wahrscheinlich, dass das Blutserum seine normale Constitution hat, dass eine reine Oligocythaemie, keine Hydraemie vorliegt.

Die Respiration wird durch die chlorotische Blutmischung, da bei derselben oft mehr als die Hälfte der Gebilde, welche den Sauerstoff aufnehmen und die Kohlensäure abgeben, im Blute fehlt, wesentlich beeinträchtigt. Die normale Zahl der Athemzüge reicht nicht aus, um den Gasaustausch in den Lungen in einem für das Bedürfniss des Körpers genügenden Maasse zu bewerkstelligen. Bei jeder Körperanstrengung, bei welcher der Umsatz und die Kohlensäureproduction gesteigert wird, wächst das Athembedürfniss und die Zahl der Athemzüge zu einer für die Kranken lästigen Höhe. Die Klagen der Kranken, dass sie bei schnellem Gehen, beim Treppensteigen u. s. w. „ausser Athem kommen", fehlen deshalb fast in keinem Falle von ausgesprochener Chlorose. — Der verminderte Gasaustausch in der Lunge, und namentlich die beschränkte Aufnahme von Sauerstoff in das Blut erklärt eine weitere Reihe von Symptomen, welche der Chlorose eigenthümlich sind. Vor Allem ist die Leistungsfähigkeit der Muskeln, welche, um kräftig agiren zu können, sauerstoffreiches Blut bedürfen, herabgesetzt; die Kranken ermüden leicht, klagen über Schwere in den Füssen, und es entstehen nicht selten schon bei geringen Anstrengungen die (pseudorheumatischen) Muskelschmerzen, welche sich bei Leuten mit normalem Blut nur nach übermässigen und ungewohnten Anstrengungen einzustellen pflegen. — Eben so wichtig, wie es für die normale Function der Muskeln ist, dass ein sauerstoffreiches Blut in ihnen circulirt, ist es für die normale Function der Nerven, dass sie von einem sauerstoffreichen Blut ernährt werden. Bei der Besprechung fast aller Neurosen haben wir daher die chlorotische Blutmischung in der Aetiologie erwähnen müssen. Am Häufigsten kommen bei chlorotischen Kranken Neuralgieen vor, und zwar unter den peripherischen Neuralgieen am Häufigsten Neuralgieen im Gebiete des Trigeminus, unter den neuralgischen Affectionen innerer Organe am Häufigsten Kardialgieen. Anaesthesieen, Krämpfe und Lähmungen sind bei chlorotischen Kranken seltener und werden hauptsächlich nur in solchen Fällen beobachtet, in welchen sich, wie es zuweilen geschieht, im Verlaufe der Krankheit eine ausgesprochene Hysterie entwickelt. – Andeutungen von Hysterie, welche sich durch eine allgemeine körperliche und psychische Hyperaesthesie, durch eine trübe, gereizte Stimmung, durch Neigung zum Weinen, oft auch durch eigenthümliche Gelüste (Picae) z. B. nach Kaffeebohnen, Bleistiften, Rechensteinen u. s. w. verrathen, fehlen fast bei keiner chlorotischen Kranken.

Die Circulationsorgane bieten bei der Chlorose zahlreiche charakteristische Abweichungen von dem normalen Verhalten dar. Fast alle Kranken klagen über Herzklopfen. Wir haben uns bereits früher darüber ausgesprochen, dass diese Klagen nur theilweise auf verstärkter oder beschleunigter Herzaction beruhen, während ihnen zum anderen Theil die allgemeine Hyperaesthesie zu Grunde liegt, durch welche der Herzstoss, von dem die meisten Menschen, selbst wenn er bei hochgradigen Herzhypertrophieen sehr bedeutend verstärkt ist, Nichts empfinden, in lästiger Weise zur bewussten Empfindung gelangt. (Bd. I. S. 288 und 347). Bei der Auscultation des Thorax hört man am Herzen und an den grossen Arterien zuweilen die wiederholt erwähnten blasenden Geräusche, welche man zur Unterscheidung von den durch Structurveränderungen am Herzen bedingten Aftergeräuschen als „Blutgeräusche" zu bezeichnen pflegt. Die Entstehung dieser Geräusche ist ziemlich dunkel. Ihren Namen führen sie insofern mit Unrecht, als sie keinenfalls direct von der veränderten Blutbeschaffenheit abhängen. Am Wahrscheinlichsten ist es, dass sie in abnormen Spannungen der Klappen und der Arterienwände ihren Grund haben. Weit häufiger noch hört man bei der Auscultation in den Venen des Halses, namentlich in der Vena jugularis communis, da wo sie zwischen den Insertionen des Musc. sternocleido-mastoideus liegt, ein eigenthümlich summendes und singendes Geräusch, welches unter dem Namen des Nonnengeräusches oder des Bruit de diable bekannt ist.*) Auch die Entstehungsweise des Nonnengeräusches ist nicht hinlänglich aufgeklärt. Nach *Hamernik* hat es seinen Grund darin, dass das Blut bei schwacher Füllung des Gefässsystems in der Jugularis communis, welche nach Vorn an das oberflächliche Blatt, nach Hinten an das tiefere Blatt der Fascia colli geheftet ist, und daher nicht wie andere Venen collabiren kann, kreisförmige Bewegungen macht und die Venenwand in tönende Schwingungen versetzt. Bei einer Drehung des Halses, durch

*) Diesen Namen führt das Geräusch von dem Kinderspielzeug, welches man in Norddeutschland Brummkiesel oder Brummkreisel nennt, während es in anderen Gegenden den Namen „Nonne" und in Frankreich den Namen „Diable" führt.

welche die Vene verengt wird, bei einer forcirten Exspiration, durch welche sie stärker gefüllt wird, verschwindet das Nonnengeräusch. Meist hört man es rechts stärker als links. Es darf übrigens nicht unerwähnt bleiben, dass das Nonnengeräusch bei vielen Chlorotischen fehlt und zuweilen auch bei Nichtchlorotischen gehört wird. Die gesteigerte Erregbarkeit des durch ein sauerstoffarmes Blut ernährten Nervensystems erstreckt sich auch auf die vasomotorischen Nerven und liegt dem leichten Erröthen und Erbleichen der Chlorotischen zu Grunde. — In den Verdauungsorganen entstehen bei der Chlorose, abgesehen von den bereits erwähnten Kardialgieen, wichtige Störungen, welche ohne eine fortdauernde genaue Beobachtung leicht zu gefährlichen Irrthümern Veranlassung geben. Der Appetit ist fast in allen Fällen vermindert, nach dem Essen entsteht Druck und Vollsein im Epigastrium, Aufstossen von sauren Massen und andere dyspeptische Erscheinungen, welche bei den meisten Kranken auf „atonischer Verdauungsschwäche" (Bd. I. S. 547) beruhen und sich mit der Besserung der Blutmischung verlieren. Ausser dieser ungefährlichen und bei einer zweckmässigen Behandlung leicht zu beseitigenden Anomalie der Verdauung kommt aber bei Chlorotischen verhältnissmässig häufig und leider oft genug unerkannt das chronische Magengeschwür vor. Man darf bei der Behandlung einer chlorotischen Kranken niemals das Misstrauen verlieren, dass die Kardialgie und die dyspeptischen Erscheinungen von dieser wichtigen Ernährungsstörung der Magenwand abhängen könnten, und muss alle diagnostischen Hülfsmittel anwenden, um zu einer richtigen Diagnose zu gelangen. Versäumt man dies, so geschieht es leicht, dass erst Blutbrechen oder gar Perforation der Magenwand die eigentliche Sachlage in der traurigsten Weise aufklären.

Dcr Urin dcr Chlorotischcn ist, wenn sie kein intercurrentes Fieber haben, auffallend leicht und hell. Das geringe specifische Gewicht des Urins beruht hauptsächlich auf dem geringen Gehalt desselben an Harnstoff, die helle Farbe auf der geringen Beimischung von Harnfarbstoff. Die verminderte Sauerstoffaufnahme bei der Chlorose erklärt zur Genüge den beschränkten Umsatz und damit die verringerte Harnstoffproduction, und so wenig Sicheres wir über die Bildungsweise des Harnfarbstoffs wissen, 80 können wir doch kaum bezweifeln, dass er ein Derivat des Blutfarbstoffs ist, und es kann uns daher nicht befremden, dass bei einer Verminderung der den Blutfarbstoff enthaltenden Blutkörperchen ceteris paribus auch der Gehalt des Urins an Harnfarbstoff vermindert ist.

Fast in allen Fällen von Chlorose leiden die sexuellen Functionen, am Häufigsten unter der Form von Amenorrhoe, seltener unter der Form der Menstruatio nimia oder der Menstruatio difficilis (Bd. II. S. 139 ff.). Die Amenorrhoe der Chlorotischen scheint fast immer darauf zu beruhen, dass keine Ovula reifen, da bei den meisten Kranken nicht nur die Blutung, sondern auch die übrigen Erscheinungen, welche die Reifung und Ausstossung der Ovula zu begleiten pflegen, ausbleiben. Die Amenorrhoe gilt bei Laien und auch bei manchen Aerzten fälschlich für ein constantes Symptom der Chlorose, ein Irrthum, welcher einzelnen Kranken den grössten Nachtheil bringt, indem wegen der vorhandenen oder der während der Behandlung eintretenden Menstruation die dringend indicirte Cur nicht angefangen oder zu frühzeitig abgebrochen wird. Es kommt sogar keineswegs selten vor, dass wegen der irrthümlichen Ansicht, die Chlorose sei stets mit Amenorrhoe verbunden, chlorotische Mädchen, welche an Menstruatio nimia oder an Menstruatio difficilis leiden und viel über Kopfschmerzen und Herzklopfen klagen, für „vollblütig" gehalten und mit Aderlässen oder Laxanzen behandelt werden. Bei vielen chlorotischen Kranken ist schliesslich neben der Menstruationsanomalie ein Katarrh des Uterus und der Vagina vorhanden (Bd. II. S. 111 und 149). –

Der Verlauf der Chlorose ist, wenn er nicht durch therapeutische Maassregeln abgekürzt wird, fast immer langwierig und schleppend. Verkannte oder von Homoeopathen behandelte Chlorosen dauern nicht selten viele Monate und selbst mehrere Jahre lang. Die Genesung ist der häufigste Ausgang der Chlorose, wenn auch bei sehr jugendlichen Individuen oft ein und selbst mehrere Recidive einzutreten pflegen. Seltener geht die Chlorose in andere Krankheiten, z. B. in Tuberculose über; das Leben bedroht sie nur durch Complication, namentlich, durch die so häufige Complication mit chronischem Magenschwür. Die acuten, fieberhaften, tödtlich endenden Fälle von Chlorose, welche erzählt werden, beruhen auf Irrthümern in der Diagnose; dagegen ist es richtig, dass an sich unbedeutende fieberhafte Krankheiten bei chlorotischen Individuen häufig von sogenannten nervösen Erscheinungen begleitet werden und einen bösartigen Verlauf nehmen.

§. 4. Therapie.

Der Versuch, die Indicatio causalis zu erfüllen, hat auf den Verlauf der Chlorose nur höchst selten einen wesentlichen Einfluss. Gerade dieser Umstand beweist, dass die Schädlichkeiten, welche man gewöhnlich beschuldigt, der Entstehung der Chlorose Vorschub zu leisten, sehr wenig relevant sind. Man stellt häufig chlorotische Mädchen durch die Erfüllung der Indicatio morbi in wenigen Wochen vollständig her, nachdem sie vorher ohne allen Erfolg lange Zeit auf das Sorgfältigste vor jenen schädlichen Einflüssen bewahrt worden sind, nachdem sie Monate lang auf dem Lande gelebt, die nahrhafteste Kost geführt, täglich Spaziergänge gemacht und selbst deutsche oder schwedische Gymnastik getrieben haben, ohne dass ihre Wangen und Lippen sich färbten, ohne dass ihr Herzklopfen und ihre Kurzathmigkeit geringer wurden, und ohne dass sich ihre gereizte und weinerliche Stimmung verlor. Den Ruf, in welchem die diätetischen Vorschriften gegen die Chlorose stehen, verdanken sie hauptsächlich dem Umstande, dass nicht nur die reine Oligocythaemie, sondern auch die verschiedenartigsten anaemischen Zustände, für welche jene Maassregeln unentbehrlich sind, und in deren Therapie das Eisen eine nur untergeordnete Rolle spielt, als Chlorose bezeichnet oder — mit Chlorose verwechselt werden. Man kann täglich die Erfahrung machen, dass glänzende Heilungen der wahren Chlorose unter den ungünstigsten Aussenverhältnissen gelingen.

Die Indicatio morbi fordert die Darreichung von Eisenpräparaten. Wenn irgend ein Medicament den Namen eines Specificums verdient, so ist das Eisen ein Specificum gegen die Chlorose. Je sicherer die Diagnose ist, um so sicherer ist die Aussicht auf Erfolg; bleibt der Erfolg hinter den Erwartungen zurück, so muss dies immer den Verdacht erwecken, dass eine symptomatische, von einem noch nicht erkannten oder noch nicht erkennbaren üebel abhängende Anaemie, und keine einfache Chlorose vorliege. Sehr oft stellt sich eine bei einem jungen Mädchen zur Zeit der Pubertätsentwicklung ohne Erfolg behandelte Chlorose im weiteren Verlaufe der Krankheit als das Anfangsstadium einer Tuberculose oder als eine durch ein chronisches Magengeschwür hervorgerufene und unterhaltene Anaemie heraus. — Die Art und Weise, in welcher die Darreichung der Eisenpräparate bei der Chlorose die fehlerhafte Blutmischung verbessert, ist uns unbekannt. Es fehlt nicht etwa den vorhandenen Blutkörperchen Eisen, sondern es fehlen die Blutkörperchen selbst, unter deren chemischen Bestandtheilen das Eisen nur einen kleinen Theil beträgt. Es ist möglich, dass das Eisen in den Bildungsstätten der Blutkörperchen eine erhöhte Thätigkeit hervorruft, oder dass es die Verdauung regulirt und in Folge dessen die Zufuhr von Material für die Bildung der Blutkörperchen befördert. Keine dieser Hypothesen, deren Zahl man leicht noch bedeutend vermehren könnte, hat einen haltbaren Boden. — Ueber die beste Form und über die richtige Dosis der Eisenpräparate herrschen die verschiedensten Ansichten. Von namhaften und glücklichen Praktikern wird die Limatura Ferri am Höchsten gestellt; von eben so namhaften und eben so glücklichen Praktikern wird dieses Eisensalz, von anderen jenes, weil es sicherer wirke und besser ertragen werde als alle übrigen, fast ausschliesslich angewendet. Noch andere beginnen die Cur mit den „mildesten" Eisenpräparaten, z. B. mit dem Ferrum pomatum und Ferrum lacticum, gehen dann zu den „stärkeren", etwa dem Ferrum chloratum und Ferrum sulphuricum und erst gegen das Ende der Cur zur Limatura Ferri über. Zu den gegen die Chlorose am Häufigsten angewandten Eisenpräparaten gehören ausser der Limatura Ferri, welche man zu 3 bis 6 Gr. pro dosi gewöhnlich mit einem Zusatz von Pulvis Cinnamomi verordnet, die Tinct. Ferri pomat. (gtt. 15 bis 30 pro dosi), das Ferrum lacticum (gr. ij–v pro dosi), das Ferrum carbonic. saccharat. (gr. iv–x pro dosi), die Tinct. Ferri chlorat. (gtt. x–xxx pro dosi), das Ferrum sulphuric. (gr. i–iv pro dosi). Es lässt sich aus den von bewährten Autoritäten ausgehenden Anpreisungen der verschiedensten Eisenpräparate und aus der Erfahrung, dass fast jeder Praktiker sein „Lieblingspräparat" hat, welches er in den meisten oder in allen Fällen von Chlorose an wendet, schliessen: erstens, dass die Wirksamkeit des Eisens gegen die Chlorose nicht von der Form, in welcher es gereicht wird, abhängt; zweitens, dass die meisten Eisenpräparate von Chlorotischen gut ertragen werden; drittens, dass die Indicationen für die Anwendung des einen oder des anderen Präparates zur Zeit nicht festgestellt werden können. Ich verordne seit 18 Jahren gegen die Chlorose fast ausschliesslich die *Blaud*'schen Pillen und habe von dieser Verordnung in einer zahllosen Reihe von Fällen so eclatante Erfolge beobachtet, dass ich bis jetzt zum Experimentiren mit anderen Präparaten keine Veranlassung gefunden habe. Statt der 48 grossen Boli, welche nach der ursprünglichen Vorschrift aus der *Blaud*'schen Pillenmasse (℞. Ferr. sulphur. pulverat., Kali carbonic. e Tartar, pulverat. ana ℥β, Traganth. q. s. ut. f. massa pilul.) bereitet werden sollen, lasse ich aus derselben 96 Pillen bereiten. Auch befolge ich nicht ängstlich die von *Blaud* vorgeschriebene Scala in der Steigerung der Dosis, sondern lasse einige Tage lang dreimal täglich drei Pillen, und wenn diese, wie fast in allen Fällen, gut ertragen werden, dreimal täglich vier bis fünf Pillen einnehmen. Drei Schachteln der *Blaud*'schen Pillen reichen fast immer aus, um die hartnäckigste Chlorose zu heilen. — Ich habe in Magdeburg und Greifswald sehr oft das Recept für die *Blaud*'schen Pillen weithin versenden müssen, weil meine glücklichen Curen der Chlorose, denen ich — beiläufig gesagt — vorzugsweise das schnelle Aufblühen meiner Praxis verdanke, mich in den Ruf gebracht hatten, dass ich im Besitz eines ungewöhnlich wirksamen Mittels gegen die Chlorose sei.

Ich theile die Ansicht, dass die *Blaud*'schen Pillen alle anderen Eisenpräparate an Wirksamkeit übertreffen, keineswegs, habe mich im Gegentheil wiederholt davon überzeugt, dass Collegen, welche ein anderes Präparat anwendeten, vorausgesetzt, dass sie von demselben grosse Dosen gaben, zu denselben Resultaten gelangten; aber ich glaube auf der anderen Seite versichern zu können, dass die *Blaud*'schen Pillen von keiner anderen Vorschrift an Wirksamkeit übertroffen werden, eben weil man sie in sehr grossen Dosen verabreichen kann, ohne dass sie die Kranken belästigen. Bis zu welchem Grade dies der Fall ist, habe ich vor etwa zehn Jahren zu erproben Gelegenheit gehabt. Ich war von einem Collegen um „mein Recept" gebeten worden, hatte ihn anfangs auf das *Canstatt*'sche Lehrbuch verwiesen, in welchem er die bekannte Vorschrift für die *Blaud*'schen Boli finde, hatte ihm aber dann, weil er jenes Buch nicht besass, die Formel mitgetheilt und gesagt, dass ich mit drei Bolis anfinge und jeden dritten Tag um einen Bolus stiege. Nach einiger Zeit bedankte sich der College bei mir, lobte die vortreffliche Wirkung der Boli und erzählte, dass sie von den Kranken vortrefflich ertragen würden; und doch ergab sich, dass er mich falsch verstanden und nicht jeden dritten Tag um einen Bolus, sondern um je einen Bolus, also um drei Boli gestiegen war. — Man hat freilich behauptet, es bedürfe keiner grossen Dosen von Eisenpräparaten, um die Chlorose zu heilen; denn die Menge des Eisens, welche dem Blute fehle, sei gering; selbst von kleinen Dosen Eisen werde noch immer ein überflüssiger Theil durch den Stuhlgang entleert; endlich beweise die Wirksamkeit der Stahlquellen gegen die Chlorose, dass Minimaldosen genügten. Ohne mich auf theoretische Discussionen, denen jeder Boden fehlt, einzulassen, leugne ich nicht, dass die Chlorose auch durch kleinere Dosen von Eisenpräparaten und selbst durch den Gebrauch eines Eisensäuerlings in vielen Fällen, wenn auch langsam, geheilt wird; aber die Zahl der Kranken, welche ich bei dem Gebrauch der *Blaud*'schen Pillen und in der Praxis meiner Collegen bei dem Gebrauch grosser Dosen von Ferrum carbonicum saccharatum oder Ferrum lacticum in wenigen Wochen gesund werden sah, nachdem sie Jahre lang ohne entschiedenen Erfolg Eisentincturen oder Stahlwein in kleinen Dosen gebraucht hatten und zu wiederholten Malen in Pyrmont, Driburg u. s. w. gewesen waren, ist ansehnlich genug, um die Behauptung zu rechtfertigen: Man heilt die Chlorose am Schnellsten und Sichersten mit den Eisenpräparaten, von welchen man grosse Dosen verabreichen kann, und unter diesen Eisenpräparaten nimmt die *Blaud*'sche Mischung eine der ersten Stellen ein. — Ein häufig vorkommender Fehler bei der Behandlung der Bleichsucht ist der, dass man den Erethismus, die Verdauungsschwäche und andere von der chlorotischen Blutmischung abhängenden Anomalieen durch Mineralsäuren, Amara und andere Mittel zu heben sucht, ehe man zu den Eisenpräparaten, von welchen allein oder doch mehr als von allen anderen Mitteln Erfolg zu hoffen ist, übergeht. Derartige Vorbereitungscuren halten die Genesung fast immer überflüssig auf. Ich will schliesslich erwähnen, dass ich chlorotische Kranke, so lange sie sehr schwach und unlustig zum Gehen sind und keinen Appetit zum Essen haben, meist zu ihrer grossen Freude von forcirten Spaziergängen und Extramahlzeiten dispensire, mir aber dafür versprechen lasse, dass sie sich fleissig Bewegung machen wollen, sobald sie Kräfte und Lust zum Gehen verspüren, und ungenirt Nahrung fordern wollen, sobald sie, was selten lange ausbleibt, stärkeren Appetit zum Essen bekommen. Dass durch das von mir beobachtete Verfahren namentlich in solchen Fällen, in welchen sich die Bleichsucht schon im Beginn der Evolutionsperiode entwickelt hat, Rückfälle nicht verhütet werden, wurde bereits oben erwähnt. Ich habe deshalb stets die Vorsicht gebraucht, von vorn herein auf die Möglichkeit oder sogar auf die Wahrscheinlichkeit eines Rückfalls hinzuweisen, und habe dabei oft erlebt, dass die Kranken und ihre Angehörigen diese Aussicht ohne grosses Bedauern aufnahmen, wenn ich ihnen versprach, dass ich einen etwaigen Rückfall ebenso schnell heilen werde, als den überstandenen Anfall. — Wenn ich auch den Gebrauch der Eisensäuerlinge nach dem früher Gesagten bei der Behandlung der Chlorose für entbehrlich und für weniger wirksam halte, als den Gebrauch von Eisenpräparaten in grosser Dosis, so kann ich doch Brunnencuren in Pyrmont, Driburg, Cudowa, Altwasser, St. Moritz in der Schweiz, Imnau in Schwaben für solche Kranke empfehlen, bei welchen man, nachdem sie von der Bleichsucht hergestellt sind, Rückfalle fürchtet.

Kapitel II.

Scorbut. Scharbock.

§. 1. Pathogenese und Aetiologie.

Während wir bei der Chlorose die Abweichungen der Blutmischung von der Norm durch die chemische und mikroskopische Analyse nachzuweisen im Stande sind, lassen uns diese Hülfsmittel beim Scorbut im Stich. Man hat zwar behauptet, dass im scorbutischen Blute der Faserstoff vermindert sei oder seine Gerinnbarkeit eingebüsst habe, oder auch dass im scorbutischen

Blute die Natronsalze abnorm vermehrt, die Kalisalze abnorm vermindert seien; aber weder die eine noch die andere Behauptung hat sich bei wiederholten Untersuchungen des scorbutischen Blutes bestätigt. Nichtsdestoweniger erscheint die allgemein adoptirte Auffassung des Scorbut als einer eigenthümlichen, von einer Störung der Blutmischung abhängigen Ernährungsanomalie gerechtfertigt. Wir werden nämlich, abgesehen davon, dass der Scorbut sich unter Verhältnissen entwickelt, welche der normalen Blutbildung ungünstig sind, bei der Besprechung der Symptome die Abhängigkeit derselben von einer krankhaften Beschaffenheit der Capillarwände und die Ausbreitung dieser krankhaften Beschaffenheit über so grosse Strecken des Körpers kennen lernen, dass wir auch durch diese Betrachtung gezwungen werden, eine mangelhafte Ernährung der Capillarwände durch ein ungeeignetes Material als den Ausgangspunct der Krankheitserscheinungen anzusehen.

Wir müssen uns in Betreff der Aetiologie des Scorbut darauf beschränken, die schädlichen Einflüsse, welche erfahrungsmässig der Entstehung der Krankheit Vorschub leisten, einfach aufzuführen, da theoretische Raisonnements über den inneren Zusammenhang jener Schädlichkeiten mit der scorbutischen Blutbeschaffenheit, so lange diese uns unbekannt ist, völlig müssig sind. — Der Scorbut entwickelt sich so häufig auf langen Seereisen (Seescorbut), auf welchen die Schiffsmannschaft fast ausschliesslich von Zwieback und gepökeltem Fleische lebt und des Genusses von Kartoffeln und Gemüse gänzlich entbehrt, dass man bald die übermässige Zufuhr von Kochsalz, bald die Entziehung des frischen Fleisches und der frischen Vegetabilien, bald beide Momente angeklagt hat, den Scorbut zu verschulden. Auch schien die Hypothese von dem Ueberwiegen der Natronsalze über die Kalisalze im scorbutischen Blut, da die frischen Vegetabilien reich an Kalisalzen sind, durch das häufige Vorkommen des Scorbut bei Seeleuten, welchen die Vegetabilien fehlen, während sie reichlich Kochsalz aufnehmen, wesentlich gestützt zu werden. So wenig sich indessen in Abrede stellen lässt, dass die Nahrungsweise der Seeleute auf langen Reisen zu den Einflüssen gehört, welche die Entstehung des Scorbut befördern, so kann dieselbe doch keineswegs als die alleinige Ursache der Krankheit angesehen werden. Man hat den Scorbut besonders frühzeitig und bösartig auf solchen Schiffen ausbrechen sehen, in welchen die Mannschaft einer sehr grossen Kälte, namentlich einer feuchten Kälte ausgesetzt war, und umgekehrt auf solchen Schiffen, welche sich lange Zeit wegen Windstelle unter der Linie aufzuhalten gezwungen waren. Ebenso hat man beobachtet, dass übermässige Strapazen und eine trübe, muthlose Stimmung der Mannschaft den Ausbruch des Scorbut begünstigten, während umgekehrt bei mässiger Arbeit und bei einer heiteren, muthvollen Stimmung trotz derselben Nahrung die Mannschaft längere Zeit verschont blieb. Noch mehr als diese die Entstehung des Scorbut befördernden Momente spricht gegen die ausschliessliche Abhängigkeit des Scorbut von dem Genüsse gesalzenen Fleisches und von der Entbehrung frischen Fleisches und frischer Gemüse und damit auch gegen die Hypothese von dem Ueberwiegen der Natronsalze über die Kalisalze im scorbutischen Blut das Auftreten der Krankheit bei solchen Individuen, welche fast nur Gemüse und Kartoffeln geniessen, dabei aber Mangel leiden und zumal in nordischen Gegenden, z. B. in Russland, in kalten, feuchten Kellerwohnungen hausen (Landscorbut). — Auffallend und nicht immer von den zuletzt erwähnten Einflüssen abzuleiten ist das wiederholt beobachtete Vorkommen des Scorbut unter den Mitgliedern einer Garnison, eines Gefangenhauses oder einer ähnlichen gewissenhaft und human verpflegten Anstalt.

§. 2. Anatomischer Befund.

Die Leichen der an Scorbut verstorbenen Individuen zeigen, wenn die Krankheit lange gedauert hat, hochgradige Abmagerung und gewöhnlich mässiges Oedem, namentlich an den unteren Extremitäten. Die äusseren Decken haben eine schmutzig-fahle Farbe und sind meist mit abgestossenen trockenen Epidermisschuppen bedeckt. An mehr oder weniger zahlreichen Stellen bemerkt man im Gewebe der Cutis, sowie im subcutanen und intermusculären Bindegewebe Extravasate von verschiedenem Umfange. Ausser flüssigen Blutergüssen finden sich fast immer unter der Haut und zwischen den Muskeln, seltener in den Muskeln selbst und unter dem Periost derbe, geronnene, durch beigemischtes Blut rothgefärbte Exsudate. Das Blut ist auffallend flüssig und von dunkler Farbe. Das Endokardium, die Gefässwände und die Gewebe in der Umgebung der Gefässe sind stark imbibirt. In den Pleurahöhlen, im Herzbeutel, im Cavum peritonaei, in den Gelenkkapseln finden sich fast constant seröse oder serös-fibrinöse Ergüsse, denen mehr oder weniger ausgetretenes Blut beigemischt ist. Die Lungen sind durch die Ergüsse in den Pleurahöhlen in verschiedenem Grade comprimirt, während die nicht comprimirten Stellen der Sitz eines blutigen Oedems sind. Die Leber, die Milz, die Nieren sind mit Ekchymosen besetzt und erscheinen schlaff, blutreich und mit ausgetretenem Blute imbibirt. Auch zwischen der Serosa und der Muscularis des Darms zeigen sich Ekchymosen. Die Schleimhaut des Darm ist meist geröthet, geschwellt und aufgelockert und in einzelnen Fällen im Zustand folliculärer Verschwärung.

§. 3. Symptome und Verlauf.

Die ersten Zeichen des Scorbut sind in den meisten Fällen die einer allgemeinen Kachexie. Die Kranken klagen über grosse Schwäche und Müdigkeit, namentlich über eine bleierne Schwere der unteren Extremitäten. Ihre Stimmung ist tief deprimirt; sie können sich bald nicht mehr zu der leichtesten Arbeit entschliessen und sind aufs Aeusserste verzagt und muthlos. Dabei verliert das Gesicht der Kranken seine frische Farbe, wird bleich und schmutzig, die Lippen bekommen ein bläulich-livides Ansehen, die Augen sinken in ihre Höhlen zurück und werden von blauen Ringen umgeben. Dazu gesellen sich meist reissende oder stechende Schmerzen in den Gliedern und in den Gelenken, welche leicht für rheumatisch gehalten werden. Gewöhnlich erst nachdem dieses Vorläuferstadium mehrere Tage oder selbst einige Wochen angedauert hat, bemerkt man die Zeichen der für den Scorbut charakteristischen localen Ernährungsstörungen. Doch kommt es nach *Cejka*'s Beobachtungen auch nicht selten vor, dass letztere die Scene eröffnen, und dass die Zeichen der allgemeinen Kachexie erst eintreten, wenn das Zahnfleisch bereits in hohem Grade erkrankt und der Körper mit Scorbutflecken bedeckt ist.

Die scorbutische Mundaffection haben wir im ersten Bande ausführlich besprochen. Sie ist die häufigste und in den meisten Fällen die erste unter den scorbutischen Localaffectionen. Aber auch von diesem Verhalten gibt es Ausnahmen. *Cejka* erwähnt Fälle, in welchen Sugillationen, pralles Oedem der Füsse und harte schmerzhafte Infiltration des Bindegewebes der blutig-oedematosen Lockerung des Zahnfleisches vorhergingen. — Die im §. 2. erwähnten Blutergüsse in das Gewebe der Cutis bilden theils kleine runde Petechien, theils Vibices, theils ausgebreitete Ekchymomata (Bd. II. S. 473). Sie zeigen sich fast immer zuerst an den unteren Extremitäten, verbreiten sich aber später auch auf den übrigen Körper. Namentlich werden solche Stellen, welche unbedeutenden mechanischen Insulten ausgesetzt sind, der Sitz umfangreicher Ekchymosen. In der von *Cejka* beschriebenen Epidemie im Strafhause zu Prag stellte sich der Einfluss mechanischer Momente in frappanter Weise heraus. Bei den meisten Kranken waren vorzugsweise die unteren Extremitäten, namentlich die Kniekehlen heimgesucht, bei Holzhauern dagegen und bei solchen, welche ein Spinnrad drehten, der rechte Arm, bei Wollkämmern und Wäscherinnen beide oberen Extremitäten, bei weiblichen Individuen überhaupt die Stellen, an welchen die Strumpfbänder sassen u. s. w. Die anfangs violetten und fast schwarzbraunen Flecke machen, wenn sie verschwinden, die bekannten Farbenveränderungen des ausgetretenen Blutes in Blau, Grün und Gelb durch. Wenn zu einer Zeit, in welcher einzelne Extravasate im Verschwinden sind, neue entstehen, so findet man oft auf der Haut der Kranken gleichzeitig dunkelblaue und grüngelbe Flecke. Zuweilen entstehen durch umschriebene Blutergüsse unter der Epidermis mit blutiger Flüssigkeit gefüllte Blasen (Purpura bullosa, Pemphigus scorbuticus), welche, wenn sie platzen und unvorsichtig behandelt werden, hartnäckige Geschwüre hinterlassen können. Letztere bilden sich auch bei manchen Kranken nach unbedeutenden Verletzungen. Sie zeichnen sich hauptsächlich durch die schlaffen, schwammigen, leicht blutenden Granulationen aus, mit welchen ihr Grund bedeckt ist. Die fibrinösen Exsudate im subcutanen und intermusculären Bindegewebe bilden theils unter der Haut sitzende, derbe, rundliche Geschwülste von der Grösse einer Haselnuss bis zur Grösse einer Faust, welche ihren Sitz gewöhnlich an den unteren, seltener an den oberen Extremitäten und am Bauche, an dem Halse, an den Wangen haben, mehr oder weniger Schmerzen verursachen und von einer normal gefärbten oder blutig suffundirten Cutis überzogen sind, theils erscheinen sie als ausgebreitete diffuse Verhärtungen, welche besonders die Kniekehle, die Wade, die innere Fläche der Oberschenkel einnehmen, von einer brettähnlichen Härte sind und durch den Druck, den sie auf die Muskeln ausüben, jede Bewegung des leidenden Gliedes unmöglich machen. Die Cutis oberhalb dieser diffusen Verhärtung lässt sich nicht verschieben und erscheint blutig suffundirt oder von normalem Ansehen. Die Zertheilung dieser Exsudate erfolgt äusserst langsam. — Ausser den Blutungen des Zahnfleisches, welche, ohne sehr heftig zu werden, selten fehlen, kommen bei manchen Kranken Blutungen aus anderen Schleimhäuten vor, namentlich Blutungen aus der Nase, Bronchialblutungen, Darmblutungen, Metrorrhagieen. Auch Ekchymosen der Conjunctiva, Blutergüsse in die Augenkammern und bösartige Ophthalmieen werden in einzelnen Fällen beobachtet. — Die Entzündungen der inneren Organe, namentlich die Perikarditis und Pleuritis scorbutica bieten in ihren Symptomen keine für den Scorbut charakteristischen Abweichungen von primären Entzündungen jener Organe dar. Oft werden in kurzer Zeit sehr massenhafte Exsudate abgesetzt, so dass die Kranken in die Gefahr der Suffocation kommen; doch habe ich auch grosse Exsudate im Herzbeutel und in den Pleurahöhlen bei scorbutischen Kranken wider Erwarten schnell verschwinden sehen. — Wegen der mannigfach und regellos wechselnden Combination und Aufeinanderfolge der geschilderten Symptome bietet der Scorbut in den einzelnen Fällen, welche zur Beobachtung kommen, ein sehr verschiedenes Krankheitsbild dar.

Der Verlauf des Scorbut ist chronisch und, wenn die schädlichen Einflüsse, durch welche er entstanden ist, fortwirken, oft sehr langwierig. In diesen protrahirten Fällen erreicht die Hinfälligkeit der Kranken eine excessive Höhe, zuweilen werden sie bei jedem Versuch sich aufzurichten von Ohnmachten befallen, sie klagen über lästiges Herzklopfen und grosse Dyspnoe; die Herzaction wird sehr schwach und sehr beschleunigt, im Unterhautbindegewebe entstehen ausgebreitete Oedeme, während auch die Erkrankungen des Zahnfleisches, die Ekchymosen, die derben Infiltrationen des Bindegewebes und andere scorbutische Localaffectionen eine bedeutende Intensität und Verbreitung erreichen. — Auffallend ist der häufig beobachtete schnelle Umschlag der Krankheit, die relative Euphorie, welche in kürzester Zeit auf die allerdesolatesten Zustände folgen kann und oft den Anfang einer vollständigen Genesung bildet, wenn die Kranken plötzlich den schädlichen Einflüssen entrückt werden und in günstige Verhältnisse kommen. Freilich erholen sie sich auch in solchen Fällen nur äusserst langsam und behalten, nachdem sie genesen sind, eine grosse Neigung zu Recidiven zurück. Der tödtliche Ausgang des Scorbut erfolgt entweder erst spät unter den Erscheinungen höchster Erschöpfung und allgemeiner Wassersucht, oder er tritt frühzeitig, bevor die Entkräftung eine excessive Höhe erreicht hat, durch Pleuritis, Perikarditis, durch abundante blutige Diarrhöen oder durch andere Zwischenfälle und Complicationen ein.

§. 4. Therapie.

Der Seescorbut ist in neuerer Zeit durch die Abkürzung der Reisen und durch die bessere Verproviantirung der Schiffe, namentlich durch die Versorgung derselben mit grossen Quantitäten von Citronensaft, Sauerkraut und frischen in verlötheten Büchsen aufbewahrten Gemüsen seltener geworden. Auch der Landscorbut, welcher früher weit häufiger vorkam, ist durch die gesunden Wohnungen und die besseren Nahrungsmittel, welche die Proletarier der vorgeschrittenen Cultur verdanken, in unseren Gegenden eine seltene Krankheit geworden, so dass von einer Prophylaxis des Landscorbut kaum die Rede sein kann. Nur wenn in einer Kaserne, in einem Arbeitshause oder in einer ähnlichen Anstalt mehrere Fälle von Scorbut vorgekommen sind, so dass man eine epidemische Ausbreitung der Krankheit zu furchten hat, sind energische prophylaktische Maassregeln am Platze. Dieselben bestehen in der peinlichen Sorge für Reinlichkeit, für warme Bekleidung, für Lüftung der Zimmer, für Bewegung in freier Luft, für ausreichend grosse Kostportionen, für passende Auswahl der Speisen, welche aus frischem Fleisch und wo möglich aus frischem Gemüse und aus Salat bestehen müssen. Auch für ein gutes Bier ist Sorge zu tragen, und wo dieses fehlt, etwas Branntwein mit Wasser zu verabreichen. Die durch eine solche Verpflegung entstehenden Kosten bringen sich reichlich ein, wenn es gelingt, der Verbreitung der Krankheit Einhalt zu thun.

Gegen den ausgebrochenen Scorbut sind frisch ausgepresste Pflanzensäfte, namentlich von Pflanzen aus der Familie der Cruciferen, wie Brunnenkresse, Kohl, Senf, Rettig, Meerrettig, Löffelkraut u. s. w. von ausgezeichneter Wirkung, während die Extracte aus denselben Pflanzen ohne allen Nutzen sind. Man lässt von den frisch ausgepressten Säften, täglich etwa zwei bis vier Unzen gebrauchen. Der heilsame Einfluss frischer Vegetabilien auf den Scorbut steht um Vieles sicherer fest, als die Abhängigkeit des Scorbut von der Entziehung frischer vegetabilischer Nahrung. Nächstdem wirkt der Saft säuerlicher Früchte, namentlich der Citronen, der Apfelsinen, aber auch der Kirschen, Johannisbeeren, Aepfel und dergleichen sehr vortheilhaft. Die Mineralsäuren leisten dagegen nichts. Auch die bitteren und aromatischen Mittel sind von zweifelhaftem und jedenfalls untergeordnetem Nutzen. In besonderem Rufe gegen den Scorbut steht endlich die Bierhefe, welche man täglich zu sechs bis zehn Unzen verabreicht. — Sehr wichtig ist es, dass die Diät und das Regimen mit der grössten Sorgfalt nach allen bei der Besprechung der Prophylaxis aufgeführten Gesichtspunkten geregelt wird. — Die örtliche Behandlung der scorbutischen Mundaffection wurde früher besprochen. — Gegen die Ekchymosen und Infiltrationen pflegt man Umschläge und Waschungen mit aromatischem Essig. Campherspiritus u. s. w. anzuwenden. Die Blutungen und die Entzündungen innerer Organe müssen unter Berücksichtigung des hochgradigen Schwächezustandes nach den sonst geltenden Regeln behandelt werden.

Kapitel III.

Blutfleckenkrankheit. Morbus maculosus Werlhofii.

§. 1. Pathogenese und Aetiologie.

Der Morbus maculosus Werlhofii schliesst sich insofern dem Scorbut an, als die für ihn charakteristischen Erscheinungen gleichfalls auf dem Austritt von Blut aus den Capillaren der äusseren Haut und der Schleimhäute beruhen; dagegen werden die capillären Blutungen bei der *Werlhof*'schen Krankheit weder von der eigenthümlichen Mundaffection, noch von den charakteristischen Exsudationen im subcutanen und intermuscularen Gewebe, noch von den haemorrhagischen Entzündungen der serösen Häute, welche wir als anderweitige Symptome des Scorbut kennen gelernt haben, begleitet.

Die Ursachen der Zerreisslichkeit der Capillaren bei der *Werlhof*'schen Krankheit sind dunkel. Die Ausbreitung der capillaren Blutungen über die verschiedenen Regionen des Körpers und das häufige Vorkommen der Krankheit bei schwächlichen Personen, bei Reconvalescenten von schweren Krankheiten, bei Individuen, welche sich in schlechten feuchten Wohnungen aufhalten und in ungünstigen Verhältnissen leben, machen es zwar wahrscheinlich, dass der krankhafte Zustand der Capillarwände von einer schlechten Ernährung derselben durch ein unzureichendes oder fehlerhaftes Material abhängt; auf der anderen Seite aber sehen wir auch robuste und kräftige Individuen, welche unter den günstigsten Verhältnissen leben und für die Annahme einer fehlerhaften Blutbeschaffenheit nicht den geringsten Anhalt bieten, von der Krankheit befallen werden.

§. 2. Symptome und Verlauf.

In manchen Fällen ist das Auftreten zahlreicher Purpuraflecke auf der Haut das erste Zeichen der *Werlhof*'schen Krankheit; in anderen Fällen gehen den Haemorrhagieen der Haut einige Tage oder einige Wochen leichte Verdauungsstörungen, gestörtes Allgemeinbefinden, Mattigkeit und Abgeschlagenheit, aber niemals die Zeichen einer schweren Kachexie, wie sie den Scorbut einzuleiten pflegen, voraus. Die Purpuraflecke sind gewöhnlich nur klein, aber sehr zahlreich. Der häufigste Sitz derselben ist an den Extremitäten und am Rumpfe; doch ist mitunter auch das Gesicht mit zahlreichen Petechien bedeckt. Während die ersten Flecken bereits grün und gelb werden, pflegen neue blutroth gefärbte Flecke zum Vorschein zu kommen. In einzelnen Fällen ereignen sich Blutungen auf die freie Fläche, ohne dass man diese Erscheinung als Blutschwitzen bezeichnen darf (S. 473). Auch auf den sichtbaren Schleimhäuten, namentlich auf der der Mund- und Rachenhöhle bemerkt man meist kleine punctförmige Ekchymosen. Weit häufiger als beim Scorbut tritt abundantes Nasenbluten, Blutbrechen, Abgang von Blut durch den Mastdarm, Haematurie ein. Befällt die Krankheit vorher gesunde und kräftige Individuen, wiederholen sich die Blutungen aus den Schleimhäuten nicht zu häufig, so bildet das oft ungestörte Allgemeinbefinden der Kranken einen auffallenden Contrast zu den objectiven Erscheinungen. Sehr reichliche Blutungen, welche sich öfter wiederholen, können hochgradige Anaemie, Neigung zu Ohnmachten, Hydrops und selbst den Tod zur Folge haben. Doch gehört dieser Ausgang bei vorher gesunden Individuen zu den Seltenheiten. In den meisten Fällen endet die Krankheit nach etwa vierzehn Tagen oder vier Wochen in Genesung.

§. 3. Therapie.

Die allgemein übliche Behandlung des Morbus maculosus Werlhofii besteht in der schon von *Werlhof* empfohlenen Darreichung von Schwefelsäure und Chinapräparaten. Obgleich es nicht bewiesen ist, dass diese Verordnung einen wesentlichen Einfluss auf den günstigen Verlauf der Krankheit ausübt, ist es gerathen, den Skepticismus nicht zu weit zu treiben und in Ermangelung sicherer wirkender Medicamente in den ersten Tagen der Krankheit das Acidum sulphuricum dilutum oder das Elixir acidum Halleri, zweistündlich zehn bis zwölf Tropfen in einem schleimigen Vehikel, später ein Chinadecoct mit einem Zusatz von Acidum sulphuricum zu verordnen. Tritt abundantes Nasenbluten ein, und gelingt es nicht bald, demselben durch Anwendung der Kälte Einhalt zu thun, so zögere man nicht mit der Tamponade, weil die Blutung gewöhnlich. je länger sie dauert, um so hartnäckiger wird. Gegen die Haematemesis verordne man Eispillen, Alaunmolken und kalte Umschläge auf den Bauch, gegen Haematurie Tannin in grossen Dosen. Bei grosser Blutleere ist es wichtig, dass der Kranke anhaltend eine horizontale Lage einnimmt, damit er von Ohnmachten verschont bleibt.

Kapitel IV.

Bluterkrankheit Haemophilie.

§. 1. Pathogenese und Aetiologie.

Mit dem Namen Haemophilie, Haemorrhaphilie oder Bluterkrankheit bezeichnet man eine angeborene haemorrhagische Diathese, welche sich theils durch die ungewöhnliche Hartnäckigkeit traumatischer Blutungen, theils durch eine grosse Neigung zu abundanten spontanen Blutungen verräth. – Es ist bisher noch nicht gelungen, in dem Blute oder den Gefässwänden der Bluter Anomalieen nachzuweisen, aus welchen sich jene eigenthümlichen Erscheinungen erklären liessen. Nur in einzelnen Fällen hat man die Gefässwände auffallend dünn und zart gefunden.

In den meisten Fällen von Haemophilie, welche bekannt geworden sind, war dieselbe ein ererbter Fehler, d. h. die Kranken stammten aus einer Familie, in welcher schon in den früheren Generationen ein oder mehrere Mitglieder an Haemophilie gelitten hatten. Es giebt Beispiele, in welchen sich die Haemophilie in einer Familie durch drei bis vier Generationen fortpflanzte, auch solche, in welchen eine Generation übersprungen wurde, so dass nicht die Kinder, sondern erst die Enkel an Haemophilie litten. Selten erben alle Glieder einer Bluterfamilie das gefährliche Uebel, namentlich bleiben die Töchter mit seltenen Ausnahmen verschont. Sicher constatirte Beobachtungen lassen keinen Zweifel, dass ausser der ererbten eine zwar gleichfalls angeborene, aber nicht auf erblicher Anlage beruhende Haemophilie vorkommt.

§. 2. Symptome und Verlauf.

Bevor die erste Erfahrung, dass eine unbedeutende Verletzung zu einer kaum zu stillenden und das Leben bedrohenden Blutung führt, die Haemophilie an den Tag bringt, verräth kein Symptom die Gefahr, in welcher sich die Kranken befinden. Zwar werden von einigen Beobachtern ein auffallend zarter Teint, oberflächlich gelegene durchscheinende Gefässe, blondes Haar, blaue Augen als Eigenthümlichkeiten der Bluter angeführt, und auch in einer mir bekannten Bluterfamilie trifft diese Schilderung für sämmtliche, freilich auch für die weiblichen, nicht an Haemophilie leidenden Mitglieder zu; indessen bemerken andere Beobachter ausdrücklich, dass der Habitus der Kranken nichts Charakteristisches dargeboten habe. — Die Verletzungen, welche am Häufigsten Veranlassung zu gefährlichen Blutungen geben, sind: das Ausziehen eines Zahnes, ein Stich, ein kleiner Schnitt oder Riss, und es scheint fast, als ob derartige geringe Verletzungen für die Kranken gefährlicher wären, als bedeutendere Verwundungen. Das Blut quillt aus der Wunde, ohne dass man ein blutendes Gefäss in derselben wahrnimmt, wie aus einem Schwamme hervor. Alle Versuche, die Blutung zu stillen, bleiben erfolglos; sie dauert Tage lang fort. Das anfangs gewöhnlich normal gerinnende, dunkle Blut wird allmälig dünn und wässerig und bildet nur spärliche, schlaffe Gerinnsel. Schliesslich bekommen die Kranken ein wachsbleiches Ansehen, die Lippen werden farblos, es stellen sich Ohnmachten und andere Zeichen der Verblutung ein, und die Kranken können schon der ersten Blutung erliegen. — Häutiger hört die Blutung früher auf, und die auf's Aeusserste erschöpften Kranken erholen sich langsam von dem enormen, oft viele Pfunde betragenden Blutverlust, bis eine neue Verletzung sie von Neuem in Lebensgefahr bringt. Ausser diesen gefährlichen Blutungen nach Aussen entstehen bei Blutern nach unbedeutenden Contusionen umfangreiche Blutergüsse in das Gewebe der Cutis und in das subcutane Bindegewebe. So erzählt *Wunderlich*, dass es sich bei einem Knaben, der nach einer Züchtigung in der Schule, mit Beulen und Striemen bedeckt, blau und roth nach Hause kam, so dass eine Klage über die angeblich grausame Behandlung angestellt wurde, später herausstellte, dass er ein Bluter war. — Spontane oder ohne nachweisbare Veranlassung eintretende Blutungen entstehen bei der Haemophilie gewöhnlich erst, nachdem wiederholt traumatische Blutungen vorhergegangen sind. Sie ereignen sich bei Weitem am Häufigsten aus der Nase; doch kommen auch Bronchial-, Magen-, Darm- und Nierenblutungen, sowie spontane Blutungen in das Gewebe der Cutis und in das subcutane Bindegewebe vor. Diesen Blutungen gehen zuweilen Vorboten (Molimina), namentlich Herzklopfen, Beklemmung, Zeichen von Blutandrang zum Kopf, Schmerzen in den Gliedern und in einzelnen Fällen schmerzhafte Anschwellungen der Gelenke, besonders der Knie- und Fussgelenke vorher. — Der Verlauf der Haemophilie ist verschieden. Es giebt Fälle, in welchen schon die Blutung aus den Nabelgefässen nicht zu stillen ist; häufiger treten erst zur Zeit der Dentition und zuweilen erst im sechsten bis achten Lebensjahre oder noch später die ersten gefährlichen Blutungen ein, durch welche sich die krankhafte Diathese verräth. Die meisten Bluter sterben früh; nur wenige überleben das Kindesalter. Doch sind einzelne Fälle bekannt, in welchen die Kranken, nachdem die Neigung zu Blutungen in den späteren Lebensperioden sich vermindert hatte oder erloschen war, ein hohes Alter erreichten.

§. 3. Therapie.

Wir kennen kein Mittel, von welchem wir uns Erfolge gegen die angeborene haemorrhagische Diathese versprechen könnten, und müssen uns darauf beschränken, durch sorgfältige Regulirung der Lebensweise und durch Abhaltung schädlicher Einflüsse wo möglich dahin zu wirken, dass mit einer Verbesserung des Ernährungszustandes und der gesammten Constitution sich auch jene gefährliche Diathese verliere. – Selbstverständlich müssen Gelegenheiten zu Verletzungen ängstlich vermieden werden. – Tritt nichtsdestoweniger eine traumatische oder spontane Blutung ein, so verordne man, abgesehen von den äusseren haemostatischen Mitteln, unter denen sich die anhaltende Compression und die Application des Ferrum candens noch am Meisten empfehlen, Glaubersalz in leicht abführenden Dosen und, wo die Blutung gefährlich wird, das Secale cornutum halbstündlich zu zwei bis fünf Gran. Beide Verordnungen haben in einzelnen Fällen sehr günstige Resultate ergeben.

Kapitel V.

Scrophulose.

§. 1. Pathogenese und Aetiologie.

Mit dem Namen der Scrophulose bezeichnet man ein krankhaftes Verhalten (Kachexie) des Organismus, welches sich durch eine hervorragende Anlage für eine Reihe von Ernährungsstörungen in der äusseren Haut, den Schleimhäuten, den Gelenken, den Knochen, den Sinnesorganen und vor Allem in den Lymphdrüsen verräth. Man hat das Recht, von einem Individuum, an welchem man die krankhafte Anlage zu diesen Ernährungsstörungen kennt, auch wenn es momentan an keiner derselben leidet, zu sagen, dass es scrophulös sei. Von der Hypothese, dass die Scrophulose auf einer fehlerhaften Blutmischung (Dyskrasie) beruhe, und dass die bei scrophulosen Individuen beobachteten Ernährungsstörungen durch die Ablagerung einer im Blute circulirenden „scrophulosen Materie“ in die Gewebe entständen, ist man fast allgemein zurückgekommen. Die Veränderungen, welche die äussere Haut, die Schleimhäute, die Gelenke, die Knochen, die Sinnesorgane, die Lymphdrüsen bei scrophulosen Individuen darbieten, bestehen theils in entzündlichen Vorgängen, theils in zelligen Hyperplasieen, und unterscheiden sich ausser durch ihre grössere Hartnäckigkeit und durch ihren protrahirteren Verlauf durch Nichts von den entzündlichen Ernährungsstörungen und den Hyperplasieen, welche bei nicht scrophulosen Individuen vorkommen. Es ist in der That unmöglich, die besonderen Charaktere eines scrophulosen Exanthems, eines scrophulosen Gelenkleidens, einer scrophulosen Drüsenanschwellung und die Differenzen derselben von einem chronischen nicht scrophulosen Exanthem, von einem chronischen nicht scrophulösen Gelenkleiden, von einer chronischen nicht scrophulosen Drüsenanschwellung anzuführen. Selbst die käsige Metamorphose, welche die Entzündungsproducte und die zelligen Elemente der geschwellten Lymphdrüsen sehr häufig erleiden, ist keineswegs charakteristisch für die scrophulosen Ernährungsstörungen, sondern eine gemeinschaftliche Eigenthümlichkeit aller Ernährungsstörungen, welche einen schleppenden Verlauf nehmen und eine geringe Tendenz sowohl zur Destruction als zur Zertheilung zeigen. Obgleich nun aber die einzelne krankhafte Affection eines Organs keine charakteristischen Merkmale darbietet, aus denen wir die scrophulöse Natur derselben erkennen könnten, so sind wir im einzelnen Falle doch nur selten darüber im Zweifel, ob wir eine Affection als scrophulös bezeichnen sollen oder nicht. Ist die Schädlichkeit, unter deren Einfluss sie sich entwickelt hat, so gering, dass sie übersehen wurde, hören wir, das Leiden sei „von selbst (!) entstanden". hat sich dieselbe oder eine ähnliche Affection schon zu wiederholten Malen ohne eine nachweisbare Veranlassung entwickelt, ist sie mit einer grösseren Reihe anderweitiger Ernährungsstörungen, namentlich mit chronischen Entzündungen und Anschwellungen der Lymphdrüsen complicirt, so nennt man sie scrophulös. Sind dagegen äussere Veranlassungen bekannt, deren Einwirkung auf den Organismus auch ohne die Annahme einer besonderen Krankheitsanlage die Entstehung und die Hartnäckigkeit der vorliegenden Affectionen genügend erklärt, steht dieselbe isolirt da, ist sie namentlich nicht mit chronischen Erkrankungen der Lymphdrüsen verbunden, so nennt man sie nicht scrophulös trotz grösster Aehnlichkeit, ja trotz vollständiger Uebereinstimmung ihrer äusseren Merkmale mit denen einer scrophulösen Affection.

Die Scrophulose ist vielleicht eben so häufig ein angeborenes als ein nach der Geburt erworbenes Leiden.

Die angeborene Scrophulose findet sich namentlich bei Kindern scrophulöser Eltern. Es giebt Familien in welchen die Scrophulose das erbliche Eigenthum aller oder der meisten Kinder ist, welche in denselben geboren werden. An diese „erbliche" Form im engeren Sinne schliesst sich die Scrophulose derjenigen Kinder an, deren Eltern zur Zeit der

Zeugung oder resp. während der Schwangerschaft an Tuberculose, an Carcinom, tertiärer Syphilis oder einem anderen Siechthum litten, sowie die Scrophulose solcher Kinder, deren Eltern zur Zeit der Zeugung oder resp. während der Schwangerschaft bereits in einem vorgerückten Alter standen. Da wir zahlreiche körperliche und geistige Eigentümlichkeiten von den Eltern auf die Kinder übergehen sehen, so ist es für uns wenig befremdend, dass Kinder, welche von kranken und schwachen Eltern abstammen, mit einer grösseren Anlage zum Erkranken geboren werden, als solche, welche von gesunden und kräftigen Eltern abstammen. Dagegen fehlt uns jedes auch nur annähernde Verständniss für die Thatsache, dass die angeborene Scrophulose sehr häufig auch bei solchen Kindern vorkommt, deren Eltern zu einander in einem nahen Verwandtschaftsgrade stehen. – Wir müssen indessen dem Gesagten hinzufügen, dass nicht etwa alle Kinder scrophulöser, kränklicher, schwacher und bereits bejahrter Eheleute und nicht etwa alle Kinder, welche aus Ehen unter nahen Verwandten hervorgehen, an angeborener Scrophulose leiden; dass vielmehr eine nicht unbedeutende Zahl derselben gesund und ohne eine ausgesprochene Krankheitsanlage geboren wird; und andererseits, dass an angeborener Scrophulose nicht selten auch solche Kinder leiden, bei deren Eltern keines der angeführten Momente zutrifft.

Die erworbene Scrophulose entwickelt sich hauptsächlich in Folge schädlicher Einflüsse, welche in den ersten Lebensjahren die gesundheitsgemässe Entwickelung des kindlichen Organismus beeinträchtigen. Unter diesen ist vor Allem eine unzweckmässige Ernährung zu nennen, und zwar steht mit Recht eine grobe Kost, welche im Verhältniss zu ihrer Masse wenig nährende Substanz enthält, im übelsten Rufe. Je frühzeitiger die unzweckmässige Ernährung des Kindes beginnt, um so mehr ist dasselbe in Gefahr, scrophulös zu werden, und die „aufgepäppelten" Kinder liefern daher ein sehr namhaftes Contingent für die Schaar der scrophulösen Individuen. Einen eben so nachtheiligen Einfluss als die unzweckmässige Ernährung hat der Mangel an Bewegung und die Entbehrung der frischen Luft. *Hirsch* hat eine grosse Zahl von Thatsachen zusammengestellt, welche beweisen, dass in Findel- und Waisenhäusern, Pensionen, Fabriken und ähnlichen Anstalten der anhaltende Aufenthalt in einer schlecht ventilirten, mit Wasserdunst, thierischen Effluvien und Zersetzungsproducten verunreinigten Atmosphäre die Entwickelung der Scrophulose in hohem Grade begünstigt, und dass der Einfluss dieser Schädlichkeiten nach den Erfahrungen in solchen Anstalten, in welchen es nicht an zweckmässiger Nahrung, guter Kleidung und Reinlichkeit fehlt, sogar für sich allein ausreicht, die Scrophulose hervorzurufen. – Am Häufigsten entsteht die Scrophulose durch das Zusammenwirken verschiedener antihygieinischer Momente. Wenn wir oben schädliche Einflüsse, welche die gesundheitsgemässe Entwickelung des kindlichen Organismus beeinträchtigen, als die hauptsächlichste Ursache der Scrophulose bezeichnet haben, so müssen wir noch hinzufügen, dass nach den Erfahrungen in Gefängnissen und in Armen- und Arbeitshäusern sich die Scrophulose oft auch bei Erwachsenen entwickelt, wenn dieselben gleichzeitig einer unzweckmässigen Ernährung, der Entbehrung frischer Luft und anderen gesundheitswidrigen Einflüssen ausgesetzt sind. Nicht selten haben endlich acute und chronische Krankheiten die Entwickelung der Scrophulose oder ihre Recrudescenz zur Folge, und zwar ist dies um so häufiger der Fall, je jünger und je weniger entwickelt die Individuen sind, welche einem kürzeren oder längeren Kranksein anheimfallen. Unter den Kinderkrankheiten sind es namentlich die Masern, welche diesen nachtheiligen Einfluss ausüben.

§. 2. Anatomischer Befund.

Da wir im §. 1. den scrophulösen Ernährungsstörungen jedes charakteristische Merkmal abgesprochen haben, so würde es inconsequent sein, wenn wir in dem vorliegenden Paragraphen die anatomischen Veränderungen der äusseren Haut und der Schleimhäute bei scrophulösen Exanthemen, scrophulösen Katarrhen u. s. w. beschreiben wollten. Wir können uns in Betreff derselben in der That vollständig auf das beziehen, was wir bei der Besprechung der Hautkrankheiten über die anatomischen Veränderungen der Haut und an verschiedenen anderen Stellen über die anatomischen Veränderungen der Schleimhäute bereits angeführt haben. – Die Besprechung der anatomischen Veränderungen, welche die Knochen, die Gelenke, die Sinnesorgane, namentlich die Augen bei scrophulösen Individuen darbieten, und welche sich nach dem früher Gesagten gleichfalls nicht durch besondere Charaktere auszeichnen, gehört in das Bereich der Chirurgie und der Augenheilkunde. Die letztere Disciplin ist den übrigen darin vorangegangen, dass sie zuerst die oft beschriebenen Charaktere der scrophulösen Ophthalmieen als illusorisch erkannt hat. – Dagegen müssen wir auf die anatomischen Veränderungen, welche die Lymphdrüsen bei der Scrophulose erleiden, etwas ausführlicher eingehen, theils weil wir bisher die

Krankheiten der Lymphdrüsen nur beiläufig besprochen und ihnen keinen besonderen Abschnitt gewidmet haben, theils weil die Lymphdrüsen bei scrophulösen Individuen so häufig Ernährungsstörungen erfahren, dass die Laien die Scrophulose sehr häufig als eine „Neigung zur Drüsenerkrankung“ oder schlechthin als „Neigung zu Drüsen“ bezeichnen. Zunächst werden die Lymphdrüsen in der Nähe von entzündlichen Affectionen der Haut und der Schleimhäute bei scrophulösen Individuen häufiger als bei nicht scrophulösen der Sitz einer Entzündung, welche sich von jenen Entzündungsherden längs der Lymphgefässe auf die Drüsen ausbreitet. An der Entzündung des Drüsenparenchyms betheiligt sich dann weiter das umgebende Bindegewebe, und es entstehen Abscesse und Geschwüre, welche, wie alle Drüsenabscesse und Drüsengeschwüre, sehr hartnäckig sind und oft mit Hinterlassung einer unregelmässigen, zackigen, entstellenden Narbe heilen. Die Entzündung und Vereiterung der Lymphdrüsen befällt entsprechend der Häufigkeit scrophulöser Kopf- und Gesichtsausschläge und scrophulöser Otorrhoe am Häufigsten die Drüsen der Cervicalstränge. — Ausserdem beobachtet man aber bei scrophulösen Individuen so häufig, dass man sie fast als pathognostisch bezeichnen könnte, chronische Anschwellungen der Lymphdrüsen, welche oft einen beträchtlichen Umfang erreichen und, wenn mehrere derselben aneinandergereiht oder zusammengehäuft sind, knotige Stränge oder unförmliche Packete bilden. Die einzelnen Drüsengeschwülste sind von regelmässiger Form, bedeutender Resistenz und haben eine glatte Oberfläche. Die mikroskopische Untersuchung vermag in ihnen keine fremdartigen Elemente nachzuweisen. Sie beruhen somit auf einer Hypertrophie oder vielmehr, da nicht das Gerüst, sondern allein die zelligen Elemente der Lymphdrüsen vermehrt sind, auf einer „zelligen Hyperplasie“ (*Virchow*). Da auch unter normalen Verhältnissen der Gehalt der Lymphdrüsen an zelligen Elementen ein wechselnder ist, so kann es nicht befremden, dass die kolossal vergrösserten Lymphdrüsen scrophulöser Individuen, deren Vergrösserung allein durch eine excessive Anhäufung jener zelligen Elemente bedingt ist, nicht selten sich vollständig zurückbilden. Indessen ist die allmälige Verkleinerung der Geschwülste und die endliche Rückkehr der Drüsen zu ihrer normalen Grösse nicht der einzige Ausgang, den das in Rede stehende Drüsenleiden nimmt. — In manchen Fällen werden die anfangs nur durch Hyperplasie angeschwollenen Lymphdrüsen im weiteren Verlaufe bald früher bald später der Sitz entzündlicher Vorgänge. An diesen betheiligt sich das umgebende Bindegewebe; es gelingt dann nicht mehr, in den umfangreichen Packeten die einzelnen Drüsen zu erkennen; die Haut verwächst mit der Geschwulst und lässt sich nicht mehr über derselben verschieben; gewöhnlich geht die Entzündung der Drüse nur langsam in Eiterung und Abscessbildung über, erst spät wird die zuvor oft aufs Aeusserste verdünnte Haut von dem Eiter des Abscesses durchbrochen, und es bleibt ein sinuöses Geschwür mit unterminirten Rändern zurück. — In anderen Fällen entsteht nur an einer umschriebenen Stelle der angeschwollenen Drüse Entzündung und Eiterung. Der an diesem Herde gebildete Eiter durchbricht aber nicht die Drüsencapsel, sondern wird eingedickt und geht eine käsige Metamorphose ein. Detumescirt in solchen Fällen die angeschwollene Drüse, so ragt der käsige Herd als ein harter Knoten über die Oberfläche der Drüse empor und macht die Form derselben unregelmässig. Auch ohne vorhergehende Entzündung und Eiterbildung kann die durch Hyperplasie geschwellte Drüse, indem die aneinander gedrängten Elemente eintrocknen und der „anaemischen Nekrose“ verfallen, theilweise oder total eine käsige Metamorphose eingehen. Geschieht dies an umschriebenen Stellen, so wird gleichfalls die Gestalt der Drüse unregelmässig und eckig. Der käsige Herd kann später verkreiden, aber auch, indem er wie ein fremder Körper seine Umgebung reizt, noch spät zu hartnäckigen Entzündungen und Vereiterungen der Drüse Veranlassung geben. Wie die Entzündungen, so haben auch die auf Hyperplasie beruhenden Anschwellungen der Lymphdrüsen bei scrophulösen Individuen ihren Sitz sehr häufig am Halse, namentlich hinter dem Ohr und unter dem Unterkiefer und erstrecken sich zur Schulter herab. — Sehr oft werden auch die Bronchial- und Mesenterialdrüsen bei scrophulösen Individuen der Sitz einer Hyperplasie und der geschilderten Ausgänge dieser Ernährungsstörung. — Geht die ganze Drüse eine käsige Metamorphose ein, so pflegt man den Prozess als infiltrirte Tuberculose zu bezeichnen. Beschränkt sich dagegen die käsige Umwandlung nur auf einzelne Herde, so pflegt man eine Miliartuberculose zu supponiren, auch wenn sich an keiner Stelle einer erkrankten Drüse Miliartuberkel nachweisen lassen.

§. 3. Symptome und Verlauf.

Die scrophulöse Kachexie verräth sich in vielen Fällen, noch ehe das Auftreten zahlreicher und hartnäckiger Ernährungsstörungen nach unbedeutenden und deshalb gewöhnlich übersehenen äusseren Veranlassungen die gesteigerte Krankheitsanlage (Diathese) documentirt, durch den Habitus des Kranken, welcher bereits den Verdacht der Schwäche, der geringen Widerstandsfähigkeit erweckt. Für den scrophulösen Habitus ist nämlich

Blutmangel und eine schlechte Ernährung der wichtigen höher organisirten Gebilde, womit sich in einzelnen Fällen eine gesteigerte Fettproduction und eine Anhäufung von Fett an gewissen Körpertheilen, namentlich der Oberlippe und der Nase verbindet, charakteristisch. In den Fällen, in welchen die schlechte Ernährung mit vermehrter Fettproduction verbunden ist, scheint der Stoffwechsel abnorm träge zu sein; in den Fällen dagegen, in welchen nicht nur die Haut und die Muskeln, sondern auch der Panniculus adiposus eine mangelhafte Entwickelung zeigt, ist der Stoffwechsel wahrscheinlich abnorm beschleunigt. Auf dieser Verschiedenheit, welche sich im Habitus der Kranken ausspricht, beruht die Eintheilung der Scrophulose in die torpide und die erethische Form. *Cannstatt* zeichnet den Habitus bei torpider Scrophulose sehr naturgetreu mit folgenden Zügen: „Ungewöhnlich grosser Kopf, grobe Gesichtszüge, aufgeschwollene Nase und Oberlippe, breite Kinnbacken, aufgetriebener Bauch, Drüsenanschwellungen am Halse, schlaffes schwammiges Fleisch", den Habitus bei erethischer Scrophulose mit folgenden Zügen: „Auffallend weisse, sich sehr leicht röthende äussere Haut, durch welche die rosenrothen oder bläulichen subcutanen Venen hindurchschimmern, hohe Röthe der Lippen, Wangen, blaue Farbe der dünnen und durchscheinenden Sclerotica, was den Augen ein schwimmendes, schmachtendes Ansehen giebt; die Muskeln dieser Individuen sind dünn und weich; ihr Körpergewicht ist im Verhältniss zur Grösse gering, was auf geringe Schwere der Knochen hindeutet; die Zähne sind schön und bläulich, glänzend, doch schmal und lang, die Haare weich." Es fehlt für beide Formen nicht an Beispielen, welche als Prototyp derselben bezeichnet werden können, und wenn sich auch nicht jeder Fall bestimmt unter die eine oder die andere Form einreihen lässt, so ist es doch für die Praxis immerhin gerathen, die Eintheilung in torpide und erethische Scrophulose festzuhalten, weil dieselbe, wie wir später sehen werden, für die Aufstellung der therapeutischen Indicationen die wichtigsten Anhaltspunkte liefert.

Die Scrophulose, obgleich vorzugsweise eine Krankheit des Kindesalters, pflegt sich im ersten Lebensjahre kaum durch leichte Andeutungen zu verrathen. Zur Zeit der Pubertätsentwickelung verlieren sich in den meisten Fällen die scrophulösen Ernährungsstörungen und mehr oder weniger vollständig auch der scrophulose Habitus. Seltener bewirken nachtheilige Einflüsse, welche zu dieser Zeit den Körper treffen, eine Recrudescenz der im Erlöschen begriffenen Scrophulose oder selbst Rückfälle der seit Jahren erloschenen scrophulösen Affecte. Dass endlich unter diesen Umständen die Scrophulose Individuen, welche im Kindesalter von scrophulösen Affecten verschont geblieben sind, erst in vorgeschrittenen Lebensjahren befällt, wurde im §. 1. auseinandergesetzt.

Es ist unmöglich, ein kurzes und übersichtliches Krankheitsbild von der Scrophulose zu entwerfen, da sich die einzelnen Ernährungsstörungen in der mannigfachsten Weise combiniren, da in dem einen Falle diese Gruppe von Erscheinungen, in dem andern jene in den Vordergrund tritt, da viele Kranke trotz eines sehr langwierigen Verlaufes der Krankheit beständig von denjenigen Erscheinungen frei bleiben, welche bei anderen Kranken von Anfang an die wichtigste Rolle spielen. — So wenig es sich bezweifeln lässt, dass die verschiedene Localisation der Scrophulose — wenn es gestattet ist, diese Bezeichnung zu gebrauchen — entweder in der Einwirkung von Schädlichkeiten, welche für die befallenen Organe besonders nachtheilig sind, oder in der besonders geringen Widerstandsfähigkeit dieser Organe gegen allgemeine nachtheilige Einflüsse begründet ist, so ist es doch nur selten nachzuweisen, weshalb in dem einen Falle scrophulöse Exantheme, in dem anderen scrophulöse Ophthalmieen, in dem dritten scrophulöse Knochenleiden prävaliren, ebenso wie es völlig unverständlich ist, wesshalb in dem einen Falle die Entzündungen und Hyperplasieen in den Lymphdrüsen weit ausgebreiteter und hartnäckiger sind als in dem anderen. Es steht selbst das nicht einmal fest, ob bei scrophulösen Individuen primäre Anschwellungen der Lymphdrüsen vorkommen, oder ob die zellige Hyperplasie so wie die Entzündung der Lymphdrüsen stets von einer auf die Lymphdrüsen aus einem benachbarten Entzündungsherd übertragenen Reizung beruhen und deshalb als secundäre Affecte zu betrachten sind. Da wir die letztere Entstehungsweise in der grossen Mehrzahl der Fälle zu constatiren im Stande sind, so ist es nicht unwahrscheinlich, dass in denjenigen Fällen, in welchen dieser Nachweis nicht gelingt, kleine Entzündungsherde übersehen wurden.

Die Exantheme, welche die häufigsten und oft die ersten Krankheitserscheinungen scrophulöser Individuen bilden, haben ihren Sitz gewöhnlich im Gesicht und auf dem behaarten Theil des Kopfes; sie gehören zum grossen Theil denjenigen Formen superficieller Dermatitis an, bei welchen ein mehr oder weniger zellenreiches Exsudat auf die freie Fläche der Cutis abgesetzt wird, und welche man jetzt gewöhnlich als Eczemata, Impetigines, früher als Tineae, Porrigines etc. bezeichnete. Erst im späteren Verlauf pflegen bei Scrophulösen auch wohl destructive Hauterkrankungen — Lupusformen — aufzutreten.

Die scrophulösen Entzündungen der Schleimhäute kommen vorzugsweise in der Nähe der Ostien vor und ziehen die Cutis in der Umgebung derselben, zumal, wenn sie mit dem abfliessenden Secret benetzt wird, sehr leicht in Mitleidenschaft. So complicirt sich die scrophulöse Koryza gewöhnlich mit einem Ekzem der Oberlippe, die katarrhalische Entzündung des Gehörganges mit einem Ekzem der Ohrgegend, die katarrhalische Conjunctivitis mit einem Ekzem der Wangen. Umgekehrt breiten sich auch die Exantheme in der Umgebung der Ostien sehr häufig auf die Schleimhäute aus und führen dadurch zu Koryza, zu Otorrhoe, zu katarrhalischer Conjunctivitis und zu Bildung von Phlyktänen. — Die Katarrhe der Bronchien und des Darms und die selteneren Katarrhe der Harn- und Geschlechtsorgane scrophulöser Individuen erwecken durch ihre Hartnäckigkeit leicht den Verdacht bösartiger destructiver Prozesse, zu denen sie sich indessen mit Ausnahme der Bronchialkatarrhe nur selten steigern. Letztere scheinen allerdings dadurch, dass die entzündliche Ernährungsstörung von der Oberfläche der Bronchien auf das tiefere Gewebe derselben und von diesem auf das umgebende Bindegewebe übergreift, häufiger als man gewöhnlich annimmt, zur Lungenschwindsucht — nicht etwa zur Tuberculose — zu führen. Ich behalte mir vor, auf das für die Praxis überaus wichtige Verhältniss der Katarrhe zur Phthisis in einer besonderen Arbeit, für welche bereits ein reiches Material vorliegt, zurückzukommen.

Die scrophulösen Entzündungen der Gelenke verlaufen theils unter dem Bilde eines einfachen Hydarthros, theils unter dem eines sogenannten Tumor albus, theils aber auch unter dem einer bösartigen zur Vereiterung der Gelenke, zur Caries der Gelenkenden, zu Eitersenkungen und zur Bildung von Fisteln führenden Arthrocace. — Die scrophulösen Erkrankungen der Knochen gehen theils vom Periost, theils vom Knochen selbst aus und bieten bald die Charaktere der Periostitis oder Osteitis, bald die der Caries, der Nekrose oder der Caries necrotica dar. — So lange man das Vorkommen käsiger Massen als das charakteristische Zeichen für die tuberculose Natur einer Ernährungsstörung ansah, war man gezwungen, einen grossen Theil der bei scrophulösen Individuen vorkommenden Entzündungen der Gelenke und Knochen von einer Complication der Scrophulose mit der Tuberculose abzuleiten.

Unter den Sinnesorganen werden besonders häufig die Augen und zwar namentlich die oberflächlichen Gebilde derselben, die *Meybom*'schen Drüsen, die Conjunctiva palpebrarum, die Conjunctiva bulbi, die Cornea von hartnäckigen Entzündungen heimgesucht. Man pflegt sogar in fraglichen Fällen Narben und Trübungen in der Hornhaut als wichtige Kriterien einer in der Jugend überstandenen Scrophulose anzusehen. — Die Nase leidet bis auf die seltenen Fälle, in welchen sie durch einen Lupus zerstört wird, nur unter der Form einer hartnäckigen Koryza. Diese aber wird fast bei keinem scrophulösen Individuum vermisst. — In den Ohren kommen, abgesehen von der bereits erwähnten katarrhalischen Entzündung des äusseren Gehörganges nicht selten cariöse Zerstörungen des Felsenbeines mit ihrem heimtückischen Verlaufe vor.

Die objectiven Symptome der scrophulösen Drüsenaffectionen ergeben sich aus dem vorigen Paragraphen. Die Entzündungen der Lymphdrüsen und die phlegmonösen Entzündungen in ihrer Umgebung sind oft äusserst schmerzhaft und werden, wenn sie ausgebreitet sind, fast immer von einem mehr oder weniger heftigen Fieber mit abendlichen Exacerbationen begleitet. In Folge dessen leidet nicht nur das Allgemeinbefinden der Kranken, sondern es werden auch, wenn jene Entzündungen und das sie begleitende Fieber, wie es häufig der Fall ist, Wochen oder Monate lang andauern, die Kräfte der Kranken consumirt und ihr Ernährungszustand tief herabgesetzt. Sind die entstandenen Abscesse spontan oder künstlich geöffnet, und haben sich inzwischen keine neuen Entzündungsherde gebildet, so verliert sich alsbald das Fieber, die Kräfte der Kranken kehren allmälig zurück und ihre Abmagerung schwindet oft schon zu der Zeit, in welcher die zurückgebliebenen Geschwüre noch keine Tendenz zur Heilung zeigen und täglich bedeutende Quantitäten Eiter secerniren. Die auf zelliger Hyperplasie beruhenden Drüsengeschwülste sind weder von Schmerzen noch von Fiebererscheinungen begleitet; sie können aber, wenn sie namentlich am Halse einen bedeutenden Umfang erreichen, nicht nur die Kranken in hohem Grade entstellen, sondern auch die Beweglichkeit des Kopfes wesentlich beeinträchtigen. Ob die scrophulösen Drüsentumoren einen nachtheiligen Einfluss auf die Blutmischung haben, ob die für das Blut bestimmten zelligen Elemente in den kranken Drüsen zurückgehalten werden, oder ob die scrophulosen Drüsengeschwülste in derselben Weise wie die leuchaemischen, nur in weit geringerem Maasse, die Blutmischung verändern, ist bisher noch nicht ermittelt.

Der Verlauf der Scrophulose ist langwierig und tückisch. Periodische Besserungen wechseln fast immer mit periodischen Verschlimmerungen. Entweder ist es eine und dieselbe Gruppe von Erscheinungen, welche wieder und wieder mit neuer Heftigkeit die Kranken heimsucht, oder, nachdem der frühere Symptomencomplex gebessert oder verschwunden ist, beginnt ein anderer hervorzutreten. Unter den Ausgängen der Scrophulose ist der in vollständige Genesung ein sehr häufiger, namentlich wenn man diejenigen Fälle zu den Genesungen rechnet, in welchen peripherische Hornhautflecken, entstellende Narben und andere nicht gerade die Gesundheit und das Wohlbefinden störende Residuen zurückbleiben. — Der Tod tritt nur selten in Folge derjenigen Ernährungsstörungen ein, welche man gewöhnlich als scrophulös bezeichnet. Von diesen sind es hauptsächlich nur langwierige Gelenk- und Knochenleiden und vereiternde Bronchialdrüsen, welche das Leben bedrohen. Dagegen stirbt allerdings eine auffallend grosse Zahl gerade von scrophulösen Kindern an Croup, an Hydrocephalus und an anderen acuten Krankheiten, für welche scrophulose Kinder ganz ebenso eine vorwiegende Anlage haben, wie für die Krankheiten, welche hergebrachter Weise als scrophulös bezeichnet werden. Endlich ist zu erwähnen, dass im Verlauf der Scrophulose und zwar besonders im Verlaufe langwieriger scrophulöser Eiterungen und Knochenleiden in manchen Fällen speckige Entartungen der Leber (*Budd*'s scrophulöser Lebertumor), der Milz und der Nieren sich entwickeln. Ueber das Verhältniss der Scrophulose zur Tuberculose haben wir uns früher (Bd. I. S. 188 und 189) bereits dahin ausgesprochen, dass allerdings scrophulose Kinder später nicht selten tuberculös werden, dass aber eine sehr grosse Zahl scrophulöser Kinder, namentlich solche, bei denen sich die Schwäche der Constitution, von welcher die Scrophulose abhängt und welche auch zur Tuberculose disponirt, im Laufe der Zeit verliert, von der Tuberculose verschont bleibt.

§. 4. Therapie.

Die Prophylaxis der angeborenen Scrophulose liegt fast gänzlich ausserhalb des Wirkungskreises der Aerzte. Es ist ein pium desiderium, dass scrophulose, tuberculöse, schwächliche und bejahrte Individuen gar nicht heirathen, und dass gesunde und kräftige Menschen nicht Ehen mit nahen Verwandten eingehen sollen. Aber die Vorstellung seines Arztes, dass aus seiner Ehe scrophulose Kinder hervorgehen könnten, wird nur selten Jemand von seinem Entschlüsse zu heirathen abbringen. — Dagegen ist es eine ebenso dringende als dankbare Aufgabe für den Arzt, durch prophylaktische Maassregeln dem Umsichgreifen der erworbenen Scrophulose vorzubeugen. Was zu thun ist, um dieser Aufgabe gerecht zu werden, ergibt sich aus dem, was über die Ursachen der erworbenen Scrophulose angeführt wurde. Besonders wichtig ist es festzuhalten, dass nicht ein einzelner nachtheiliger Einfluss, sondern dass alle antihygieinischen Verhältnisse, welchen Individuen zumal im zarten Kindesalter ausgesetzt sind, die

Entwickelung der Scrophulose befördern. Es geschieht oft genug, dass von der Zeit an, in welcher sich die ersten Andeutungen der Scrophulose zeigen oder man sich vor der Scrophulose zu fürchten beginnt, den Kindern jedes Butterbrod, jede Kartoffel ängstlich entzogen wird und prophylaktisch grosse Dosen Leberthran gereicht werden, während man es duldet, dass sie den ganzen Tag zu Hause im dumpfen Zimmer oder in einer überfüllten Classe auf der Schulbank zubringen. Der Aufenthalt in frischer Luft und hinreichende Muskelbewegung sind durch die Prophylaxis ebenso dringend gefordert, als die Regulirung der Diät. In Betreff der letzteren wollen wir hier noch einmal auf einen Irrthum aufmerksam machen, den wir bereits früher bei der Besprechung der prophylaktischen Maassregeln gegen die Tuberculose erwähnt haben, nämlich den, dass man den Genuss von Brod und von Kartoffeln beschuldigt, die Entwickelung der Scrophulose und der Tuberculose zu befördern, und deshalb diese Nahrungsmittel den Kindern völlig entzieht, während doch allein die ungenügende Zufuhr animalischer Kost jenen nachtheiligen Einfluss ausübt und der Genuss von Kartoffeln und anderen im Verhältniss zu ihrer Masse wenig nährenden Substanzen nur dann schädlich ist, wenn dieselben die einzige oder doch die hauptsächlichste Nahrung bilden. Dieser Irrthum ist so verbreitet, dass es vielen besorgten Müttern unnützer Weise eine schlaflose Nacht bereitet, wenn sie entdecken, dass ihre Kinder hinter ihrem Rücken eine Kartoffel gegessen haben, und dass viele Kinder unnützer Weise allabendlich nur halbgesättigt zu Bett gebracht werden.

Die Behandlung der trotz der Prophylaxe oder bei Vernachlässigung derselben ausgebrochenen Scrophulose muss gleichfalls vor Allem in einer sorgfältigen Regulirung des ganzen Regimens nach den aufgestellten Grundsätzen bestehen. Man dulde nicht, dass bei Kindern mit angeborener Scrophulose Experimente mit künstlicher Ernährung gemacht werden, sondern suche, wenn die Mutter nicht hinlänglich Milch hat, oder wenn sie krank oder schwächlich ist, so dass man in ihrem Interesse und in dem des Kindes das Stillen verbieten muss, mit grösster Sorgfalt nach einer gesunden Amme. Die Mutter- oder Ammenmilch ist durch Nichts zu ersetzen, und gerade das erste Lebensjahr ist vielleicht das wichtigste für die Constitution, welche dem Kinde in seinem ganzen späteren Leben verbleibt. Sind die Kinder älter, so gebe man in Betreff der Diät wie in Betreff der ganzen Lebensweise die präcisesten Vorschriften. Es ist unpractisch zu verordnen, das Kind solle „wenig" Brod und „viel" Milch, Fleischbrühe, Fleisch u. s. w. geniessen, es solle „nicht zu anhaltend" arbeiten und sich „fleissig" im Freien bewegen.

Will man Erfolge haben, so schreibe man genau das Maass der Speisen und die Zahl der Stunden für die eine und für die andere Beschäftigung vor.

Unter den antiscrophulösen Medicamenten geniesst der Leberthran mit Recht eines besonderen Rufes, und es gibt Fälle genug, in welchen derselbe glänzende Dienste leistet. Auf der anderen Seite aber wird vielleicht mit keinem Mittel so grosser Missbrauch getrieben, als mit dem Leberthran. Wer da glaubt, dass eine dicke Nase, eine wunde Oberlippe, eine Reihe angeschwollener Cervicaldrüsen ausreiche, um die Verordnung von Leberthran zu rechtfertigen, der wird den Kranken sicher in vielen Fällen keinen Vortheil und in manchen Fällen Schaden bringen. Dass aber solcher Glaube überaus verbreitet ist, dass man nicht mit Windmühlen kämpft, wenn man gegen ihn zu Felde zieht, lehrt die tägliche Erfahrung. Man frage solche Kranke, bei denen die Scrophulose die Kindheit überdauert hat, und die aus der Hand des einen Arztes in die des anderen übergegangen sind, wie oft ihnen, seitdem die erste Thrancur in ihrer Kindheit erfolglos geblieben ist, von Neuem eine Thrancur verordnet wurde, wie viele Monate und Jahre ihres Lebens hindurch sie Leberthran eingenommen haben, wie hoch sich etwa das gesammte Quantum des verbrauchten Thrans belaufe, und man wird aufs Aeusserste frappirt sein. Aber dennoch sind solche Kranke noch immer in Gefahr, dass ihnen der nächste Arzt, an welchen sie sich wenden, von Neuem eine Thrancur verordnet. – Einen in der That nicht unbrauchbaren Anhalt für die Unterscheidung der Fälle, in welchen der Leberthran indicirt ist und in welchen er Nichts verspricht, geben die Zeichen der torpiden und der erethischen Form der Scrophulose. Berechtigen der gracile Bau der Kranken, das Fehlen des Fettes im Unterhautbindegewebe, der etwas beschleunigte Herzschlag, die gesteigerte Erregbarkeit des Nervensystems zu der Vermuthung, dass der Stoffverbrauch beschleunigt ist, so leistet der Leberthran meistentheils eminente Dienste. Bei dem Gebrauch desselben verlieren sich, während die Fülle des Körpers zunimmt, oft in kurzer Zeit die allgemeine Vulnerabilität und die mit derselben zusammenhängenden Krankheitserscheinungen. Diese Fälle sind es, welchen der Leberthran seinen Ruf als antiscrophulöses Mittel verdankt. Findet man dagegen bei einem scrophulösen Individuum einen plumpen aufgedunsenen Körper, ist nicht nur die Nase und die Oberlippe angeschwollen, sondern ist auch am übrigen Körper der Panniculus adiposus stark entwickelt, ist die Herzaction eher verlangsamt als beschleunigt, ist die Erregbarkeit des Nervensystems auffallend gering, kurz, ist man zu der Annahme berechtigt, dass der Stoffwechsel und der Verbrauch der Körperbestandtheile eher vermindert als gesteigert sei, so ist keine Aussicht vorhanden, dass die Scrophulose der Darreichung des Leberthrans weichen werde. Derartige Kranke aber sind es gerade, welche in ihrem Leben oft mehr als einen Centner Leberthran ohne Erfolg gebraucht haben. – Es ist sehr gebräuchlich, die Kranken neben dem Leberthran, gleichsam zur Unterstützung der Cur, schwache gerbsäurehaltige Medicamente, namentlich gedörrte Eicheln (Eichelkaffee) oder Wallnussblätter in der Form selbstbereiteter Aufgüsse gebrauchen zu lassen. Diese Verordnung ist für solche Fälle, in welchen ein chronischer Katarrh des Darms die Digestion oder die Aufnahme des Chylus erschwert und die Ernährung der Kranken beeinträchtigt, und in welchen man fürchtet, dass der Gebrauch des Leberthrans den krankhaften Zustand der Darmschleimhaut verschlimmern könne, durchaus zu empfehlen. Da es nothwendig ist, den Leberthran, den Eichelkaffee und den Wallnussblätterthee, deren antiscrophulöse Wirkung in geeigneten Fällen wir sehr hoch stellen, so sehr wir gegen die kritiklose Anwendung derselben in allen Fällen von Scrophulose uns aussprechen müssen, längere Zeit fortgebrauchen zu lassen, damit ein entschiedener Erfolg erreicht wird, so sind gewisse Cautelen bei der Verordnung dieser Mittel nothwendig. Kinder verlieren den Widerwillen gegen den Leberthran, welcher bei Erwachsenen oft ganz unüberwindlich ist, gewöhnlich sehr bald und sträuben sich dann nicht mehr, die übliche Dosis von zwei Kinderlöffeln pro die einzunehmen oder fordern sich denselben, wenn der Termin für das Einnehmen da ist, sogar von selbst. Lässt man aber, ohne von Zeit zu Zeit mit der Darreichung des Leberthrans eine Pause zu machen, die Cur monatelang fortgebrauchen, so stellt sich oft auch bei Kindern ein unüberwindlicher und dann oft andauernder Widerwille gegen die ekelhafte Arznei und zuweilen selbst Würgen und Erbrechen bei jedem Versuch, sie ihnen aufzuzwingen, ein. Dieser unangenehme Zwischenfall, welcher die weitere Durchführung der Cur unmöglich machen kann, wird durch Pausen von acht bis vierzehn Tagen, welche man nach je vier- bis sechswöchentlicher Darreichung des Thrans eintreten lässt, fast immer verhütet. Damit die Kinder den Eichelkaffee ebenso gern als wirklichen Kaffee trinken, genügt es, dass man den Eicheln, ehe man sie dörrt, einige Kaffeebohnen zusetzt.

Weit schwieriger als für den Leberthran sind bestimmte Indicationen für die Soolbäder, welche als antiscrophulöse Heilmittel einen fast ebenso grossen Ruf geniessen als der Leberthran, aufzustellen. Wir kennen die Wirkungsweise der Soolbäder, den Einfluss, den sie auf den Stoffwechsel ausüben, die etwaigen Vorzüge, welche sie durch ihren Gehalt an Kochsalz, an Jod- und Bromverbindungen vor einfachen Wasserbädern haben, zu wenig, um uns theoretisch construiren zu können, in welchen Fällen sie indicirt sind und in welchen wir nichts von denselben erwarten können. Eine nüchterne Analyse der positiven und negativen Erfolge der Soolbäder bei scrophulosen Individuen, welche für die Aufstellung bestimmter Indicationen den besten Anhalt bieten würden, fehlt noch zur Zeit, und es werden von den Badeärzten, welche doch den Umfang und die Grenzen des Heilgebietes ihrer Quellen am Besten kennen sollten, fast niemals scrophulose Kranke als ungeeignet aus den Soolbädern zurückgewiesen. Bei dieser Sachlage bleibt nichts Anderes übrig, als Individuen, welche längere Zeit ohne Erfolg Leberthran und andere antiscrophulöse Mittel gebraucht haben, in der Hoffnung, dass sie zu denen gehören möchten, bei denen die Soolbäder ihre gewiss nicht völlig illusorischen antiscrophulösen Wirkungen entfalten werden, nach Kreuznach, Ischl, Kosen, Wittekind oder nach einem ähnlichen Curort zu schicken, und wenn die Verhältnisse dies nicht gestatten sollten, sie zu Hause künstliche Soolbäder gebrauchen zu lassen.

In neuerer Zeit haben die Kaltwassercuren sich einen sehr günstigen Ruf gegen die Scrophulose erworben, und es giebt in der That eine Reihe von Fällen, in welchen durch dieselben, nachdem alle anderen Mittel und Curen vergebens angewendet waren, vollständige und dauernde Heilung erzielt wurde. Man kann gewiss mit Bestimmtheit behaupten, dass weder die Leberthrancuren die Kaltwassercuren, noch die Kaltwassercuren die Leberthrancuren ersetzen können; aber man kann auch noch weiter gehen und behaupten, dass für diejenigen Fälle, in welchen eine energische Kaltwassercur indicirt ist, der Leberthran, und für diejenigen Fälle, in welchen die Darreichung von grossen Dosen Leberthran indicirt ist, die Kaltwassercuren wahrscheinlich nicht nur unnütz, sondern sogar nachtheilig sind. Bedenkt man, dass vor Zeiten Holztränke, abführende Ptisanen, Quecksilber- und Antimonpräparate und andere Mittel, durch welche man beabsichtigte die Colatorien des Körpers zur verstärkten Thätigkeit anzutreiben, bei der Scrophulose vielfach in Gebrauch waren, und dass man, wenn es gelang, durch diese Mittel wochenlang eine starke Schweiss- und Urinsecretion hervorzurufen und die Kranken anhaltend abzuführen, zum Theil sehr günstige Erfolge erzielte, so liegt es auf der Hand, dass diese Proceduren, durch welche der Stoffwechsel im höchsten Grade beschleunigt und der Verbrauch der Körperbestandtheile vermehrt wurde, nur für solche Kranke heilsam waren, bei welchen der Stoffwechsel abnorm verlangsamt und der Verbrauch vermindert war. — Einen ähnlichen, nur weit weniger feindlichen Einfluss als jene Curen haben unverkennbar die Kaltwassercuren, von deren glänzenden Erfolgen gegen die torpiden Scropheln, also gegen die Form, gegen welche der Leberthran Nichts zu leisten vermag, ich mich in sehr zahlreichen Fällen überzeugt habe.

Auch die Jod- und Mercurialpräparate gelten vielfach für sehr wirksame antiscrophulöse Mittel. Dieser Auffassung kann man sich unmöglich anschliessen, wenn man die Scrophulose als eine Kachexie, die sich durch eine hervorstechende Krankheitsanlage für eine Reihe von Ernährungsstörungen äussert, definirt; denn man kann nicht füglich annehmen, dass bei dem Gebrauch von Jod- und Mercurialpräparaten die Widerstandsfähigkeit des Organismus gegen schädliche Einflüsse wachsen werde. Ich halte es in der That für verkehrt, einem scrophulosen Individuum ohne eine bestimmte Indication, welche aus der eigenthümlichen Erkrankung des einen oder des anderen Organes sich ergäbe, nur wegen der Scrophulose Jod- und Mercurialpräparate zu verordnen. Auf der anderen Seite will ich keineswegs in Abrede stellen, dass derartige Fälle, in welchen Mercurial- und namentlich Jodpräparate bei scrophulosen Individuen indicirt sind, ziemlich häufig vorkommen, und indem ich für diese, im Uebrigen auf die Local-Pathologie und Therapie, sowie auf die Chirurgie und Ophthalmologie verweise, will ich nur noch den überaus günstigen Einfluss erwähnen, den der innere und äussere Gebrauch der Jodpräparate auf die chronischen Hyperplasieen der Lymphdrüsen ausübt. Namentlich in solchen Fällen, in welchen chronische torpide Anschwellungen der Lymphdrüsen als einzige Residuen ausgebreiteter Ernährungsstörungen vorhanden sind, leistet der Gebrauch des Jodkalium, der Adelheidsquelle, des Krankenheiler Wassers überraschende Dienste.

Kapitel VI.

Zuckerharnruhr, Diabetes mellitus. Melliturie.

§. 1. Pathogenese und Aetiologie.

Die Pathogenese des Diabetes mellitus ist noch immer in tiefes Dunkel gehüllt; die neueren Entdeckungen der Physiologen über die Zuckerbildung in der Leber und über das Auftreten von Zucker im Harn von Thieren, denen man durch den „Diabetesstich“ oder die „Piqûre“ den Boden des vierten Hirnventrikels verletzt hat, haben bisher nicht vermocht, dieses Dunkel aufzuhellen. Wir wissen zwar, dass das Vorkommen des Zuckers im Harn, welchem die Zuckerharnruhr ihren Namen verdankt, nicht von einer abnormen Function der Nieren abhängt, dass der Zucker in den Nieren nicht bereitet, sondern aus dem Blute ausgeschieden wird, aber es ist uns unbekannt, in Folge welcher Anomalie im Organismus das in den Nieren circulirende Blut bei diabetischen Kranken Zucker enthält, während es bei gesunden Menschen keinen Zucker enthält. Wir wollen von den zur Erklärung des Diabetes vorgebrachten zahlreichen Hypothesen, da dieselben keinen praktischen Werth haben, nur einige besonders verbreitete mit kurzen Worten erwähnen. Man hat zunächst den Diabetes von einem gehemmten Umsatz des dem Blute zugeführten Zuckers abgeleitet. In der That, wenn der Zucker, in welchen die genossenen Amylacea umgewandelt werden, und der Zucker, welcher in der Leber bereitet wird, ohne weitere Umsetzungen zu erfahren im Blute circulirte und nicht bereits auf dem Wege durch die Lungen aus dem Blute verschwände, so würde der Zucker zu den normalen Bestandtheilen des Harns gehören. Die Möglichkeit, dass zuweilen das pathologische Vorkommen von Zucker im Harn davon abhängt, dass die Bedingungen fehlen, durch welche die weitere Umsetzung des Zuckers vermittelt wird, lässt sich somit nicht in Abrede stellen. So lange wir indessen diese Bedingungen nicht kennen, ist mit der Hypothese, dass das Fehlen derselben dem Diabetes zu Grunde liege, wenig gewonnen. Die Behauptung, dass der Mangel an Alkalien im Blute der Diabetiker der Umsetzung des Zuckers hinderlich sei, ist vollständig widerlegt; und die Annahme, dass im Blute der Diabetiker ein nicht näher bekanntes Ferment fehle, welches im Blute gesunder Individuen vorhanden sei und die Umsetzung des Zuckers bewirke, entbehrt jedes haltbaren Bodens. — Man hat den Diabetes ferner von einer abnorm beschleunigten und gesteigerten Umwandlung der Amylacea in Zucker, welche ihren Grund in einer krankhaften Beschaffenheit der Verdauungssäfte habe, abzuleiten gesucht. Dieser Theorie stehen noch grössere Bedenken als der vorherigen entgegen. Es scheint, dass die genossenen Amylacea auch bei gesunden Individuen vollständig in Zucker umgewandelt werden,*) und wir sehen dennoch, dass weder nach einer sehr vermehrten Zufuhr von Amylaceis, noch nach einer beträchtlichen Zufuhr von Zucker der Harn gesunder Individuen zuckerhaltig wird. Vor Allem aber haben die Erfolge der Curmethode, welche man auf die in Rede stehende Hypothese gegründet hat, die Unhaltbarkeit derselben zur Evidenz dargethan. Läge dem Diabetes eine gesteigerte und beschleunigte

*) *Trommer* hat dies selbst für gestopfte Gänse nachgewiesen.

Umwandlung der Amylacea in Zucker zu Grunde, so müsste die Krankheit aufhören, wenn alle Zufuhr von Amylaceis abgeschnitten würde. Die Erfahrung hat das Gegentheil gelehrt. Auch bei einer Wochen und Monate lang fortgesetzten animalischen Kost verschwindet der Zucker keineswegs aus dem Harn der diabetischen Kranken. – Endlich hat, seitdem *Claude Bernard* nachgewiesen hatte, dass die Leber Zucker producire, die Hypothese, dass dem Diabetes ein Leberleiden zu Grunde liege, obgleich sie weder durch klinische, noch durch pathologisch-anatomische Beobachtungen unterstützt wurde, grossen Anklang gefunden. *Claude Bernard* selbst ist der Ansicht, dass der bei Thieren durch die Piqûre künstlich hervorgebrachte Diabetes auf einer durch jene Operation bewirkten Innervationsstörung der Leber beruhe. In Folge der abnormen Innervation werde in der Leber sowohl die Production der zuckerbildenden Substanz vermehrt, als die Umwandlung derselben in Zucker beschleunigt. *Claude Bernard* zweifelt nicht, dass auch der Diabetes mellitus beim Menschen auf einer übermässigen Thätigkeit derjenigen Nerven beruhe, welche die Functionen der Leber verstärken, und hält es für wahrscheinlich, dass „wenn man im Stande wäre den Sympathicus zu galvanisiren," dies die beste symptomatische Behandlung des Diabetes sein würde; denn dieser Nerv sei es, welcher beim Diabetes durch übermässige Thätigkeit seines Antagonisten geschwächt sei. Die Möglichkeit, dass in der Leber der Diabetiker mehr Zucker producirt wird als in der Leber gesunder Menschen, lässt sich nicht in Abrede stellen; aber es ist keineswegs erwiesen oder auch nur wahrscheinlich, dass diese Anomalie die einzige oder auch nur die wesentliche Anomalie beim Diabetes ist. Es ist gewiss nicht anzunehmen, dass das Pfund Zucker, welches manche Diabetiker alle 24 Stunden mit dem Harn entleeren, nur einen kleinen Theil des in ihrer Leber producirten Zuckers bilde, während ein anderer grösserer Theil im Blute die Umsetzung erführe, welche dort erfahrungsgemäss unter normalen Verhältnissen sehr bedeutende Quantitäten von Zucker erleiden, ehe ein Theil unzersetzt bleibt und in den Harn übergeht – Das Angeführte möge genügen, um den Beweis zu führen, dass trotz der Fortschritte der Physiologie uns jedes Verständniss für die Pathogenese des Diabetes abgeht.

Auch in die Aetiologie des Diabetes fehlt uns jede nähere Einsicht; denn wenn auch aus den Krankengeschichten zahlreiche Schädlichkeiten bekannt sind, nach deren Einwirkung sich früher oder später Diabetes entwickelte, so sind doch diese Schädlichkeiten so verbreitet und wirken so häufig auf den Organismus ein, ohne dass Diabetes folgt, dass es höchst fraglich bleibt, ob man denselben überhaupt einen Einfluss auf die Entstehung der Krankheit zuschreiben darf. *Griesinger* ist durch die Zusammenstellung einer grossen Reihe eigener und fremder Beobachtungen zu folgenden Resultaten gekommen: Der Diabetes ist bei Männern sehr viel häufiger als bei Frauen; die Zahl der männlichen Kranken verhält sich zu der Zahl der weiblichen etwa wie 3:1. Im Kindes- und Greisenalter ist die Krankheit seltener als in den Jahren der Blüthe; bei Männern fällt die grösste Frequenz zwischen das dreissigste und vierzigste, bei Frauen zwischen das zehnte und dreissigste Jahr. In einzelnen der bekannt gewordenen Fälle scheint die Krankheit auf erblicher Anlage beruht zu haben. Als Gelegenheitsursachen werden am Häufigsten genannt: Erkältungen und Durchnässungen des Körpers, äussere Gewaltthätigkeiten, und zwar mehr solche, welche Erschütterungen des ganzen Körpers, als welche Verletzungen des Gehirns und Rückenmarks zur Folge hatten, der übermässige Genuss von Zucker, von jungem Wein, von Obstmost, übertriebene Geistesanstrengung, deprimirende Gemüthsaffekte, starke Berauschungen.

§. 2. Anatomischer Befund.

Bei der Obduction von Individuen, welche an Diabetes mellitus gestorben sind, finden sich keine constanten Veränderungen. Der häufigste Befund pflegt etwa folgender zu sein: Der Körper extrem abgemagert, an den äusseren Decken in manchen Fällen Residuen von Decubitus, von Furunkeln und Carbunkeln, von gangraenösen Zerstörungen; im Gehirn keine auffallenden Veränderungen; in den Lungen fast in allen Fällen tuberculose Entartungen jüngeren oder älteren Datums, nicht selten auch pneumonische oder gangraenöse Zerstörungen; das Herz welk und atrophisch; die Leber gewöhnlich normal, zuweilen hyperaemisch; das Pankreas im Verhältniss zu dem seltenen Vorkommen von pathologischen Veränderungen in diesem Organ auffallend häufig atrophisch; die Wände des Magens durch Hypertrophie der Muscularis (wahrscheinlich in Folge der starken Mahlzeiten) mässig verdickt; die Nieren durch Hyperaemie geschwellt und in nicht seltenen Fällen im Zustande chronischer parenchymatöser Entzündung (Morbus Brightii).

§. 3. Symptome und Verlauf.

Das wichtigste und auffallendste Symptom des Diabetes ist die Entleerung enormer Quantitäten eines blassen Harns, dessen auffallend hohes, mit seiner hellen Farbe contrastirendes specifisches Gewicht und dessen süsslicher

Geschmack häufig allein genügen, die Diagnose ausser Zweifel zu stellen. Es gehört keineswegs zu den Seltenheiten, dass Diabetiker in 24 Stunden 5000 bis 10000 CC. (etwa 5 – 9 preuss. Quart) entleeren. In manchen Fällen mag die 24stündige Harnmenge noch viel höher gestiegen sein. Die Angaben jedoch, nach welchen Diabetiker das Sechs- und Achtfache jenes Quantums oder noch grössere Mengen Harn entleert haben sollen, verdienen keinen Glauben. Es ist von vielen Seiten behauptet worden, dass die Menge des entleerten Harns in manchen Fällen die Menge der mit den Speisen und Getränken aufgenommenen Flüssigkeit beträchtlich überstiegen habe. Ein solches Verhalten würde, wenn das Körpergewicht nicht entsprechend abgenommen hat, zu der Annahme zwingen, dass die Kranken durch Haut und Lunge, anstatt Flüssigkeit abzugeben, aus der umgebenden Luft Flüssigkeit aufgenommen hätten. Da eine solche Annahme, so lange die Temperatur des Körpers höher ist, als die seiner Umgebung, allen physikalischen Grundsätzen widerstreitet, so halte ich es für höchst wahrscheinlich, dass die Beobachtungen, nach welchen Diabetiker, ohne entsprechend an Gewicht einzubüssen, an Harn und Koth grössere Gewichtsmengen entleert haben sollen, als sie an Speisen und Getränken aufgenommen hatten, auf Täuschungen beruhen. Jeder Forscher, der sich mit pathologischen und therapeutischen Beobachtungen und Experimenten über den Diabetes befasst, hat unter der grossen Neigung der Kranken, die Beobachter zu hintergehen und einen Theil der von ihnen aufgenommenen Flüssigkeit zu verheimlichen, zu leiden. Auch in den von Dr. *Liebermeister* und Dr. *Reich* in der Greifswalder Klinik angestellten Beobachtungen und Experimenten über den Diabetes, deren Resultate Dr. *Reich* in seiner Dissertation publicirt hat, schien anfangs bei den beiden Kranken, welche Gegenstand der Beobachtungen waren, die Menge der Ausgaben durch Koth und Harn die Menge der Einnahmen durch Speisen und Getränke zu übersteigen. Seitdem aber die anscheinend völlig genügende Aufsicht über die Kranken bis zu dem Grade verschärft worden war, dass dieselben nicht einen Augenblick allein und der unmittelbaren Beobachtung entzogen waren, überstieg die Menge der Einnahmen die Menge der Ausgaben durch Koth und Harn. – Die Frage nach der Ursache der beim Diabetes mellitus vorkommenden hochgradigen Steigerung der Urinsecretion ist nicht genügend zu beantworten. *Liebermeister* und *Reich* haben durch ihre Versuche wenigstens das bewiesen, dass die allerdings sehr bedeutende Zufuhr von Flüssigkeit nicht genügt, um jene Erscheinung zu erklären. Sie wogen Tage, lang mit grosser Genauigkeit für zwei an Diabetes leidende Kranke und für einen vollständig gesunden und zuverlässigen Mann, den damaligen Cand. med. *Hoffmann*, ganz gleiche Portionen von Speisen und Getränken ab, und wogen ebenso genau die von den Kranken und dem Gesunden entleerten 24stündigen Harnmengen. Dabei stellte sich heraus, dass zwar bei dem Candidaten *Hoffmann* durch die sehr bedeutende Zufuhr von Flüssigkeit, welcher sich derselbe im Interesse der Wissenschaft unterwarf, die Urinsecretion ansehnlich gesteigert wurde, dass aber die von ihm entleerte 24stündige Harnmenge bei Weitem geringer blieb, als die 24stündige Harnmenge, welche die Kranken entleerten. Während *Hoffmann* in 24 Stunden 5000 – 6000 CC. Harn liess, schwankte die 24stündige Menge des gelassenen Harns bei den Kranken zwischen 7000 und 10000 CC. Es ist möglich, dass der Zuckergehalt des Blutserums die Filtrationsgeschwindigkeit in den Glomerulis der *Malpighi*'schen Kapseln steigert, und dass dies die Ursache der vermehrten Urinsecretion beim Diabetes ist. Indessen ist diese Erklärung hypothetisch, und wir müssen uns für jetzt mit der Thatsache begnügen, dass der Zucker, welcher unzersetzt in den grossen Kreislauf gelangt, ähnlich wie manche Salze, welche in das Blut aufgenommen und durch die Nieren ausgeschieden werden, eine sehr starke, die Wirkung jener Salze bei Weitem übertreffende diuretische Wirkung ausübt. — Das hohe specifische Gewicht des diabetischen Harns, welches in leichten Fällen 1,020 – 1,030, in schwereren 1,030 – 1,050 oder noch mehr beträgt, hängt fast allein von dem Gehalt des Harns an Zucker ab; denn wenn auch die vielfach aufgestellte Behauptung, dass die absolute Menge des Harnstoffs und der Salze im diabetischen Harn vermindert sei, sich nicht bestätigt hat, so ist doch bei der enormen Wasserausscheidung der relative Gehalt des Harns an Harnstoff und anderen festen Bestandteilen in der That sehr gering. *Liebermeister* und *Reich* fanden, dass die Harnstoffproduction bei den Diabetikern, welche sie beobachteten, nicht nur bedeutender war, als die Harnstoffproduction gesunder Menschen bei einer mässigen Zufuhr gemischter Kost, sondern dass sie auch die Harnstoffproduction eines gesunden Menschen, welcher mit ihnen gleich grosse Mahlzeiten einhielt, bedeutend überstieg. Die 24 stündige Harnstoffmenge schwankte nämlich bei den Kranken zwischen 32 und 55, bei dem Gesunden zwischen 29 und 32 Grammes. Während schon die bedeutende Quantität, das hohe specifische Gewicht, der süssliche Geschmack des entleerten Harns mit Entschiedenheit darauf hindeuten, dass derselbe Zucker enthält, ist es leicht, durch eine der zahlreichen Zuckerproben volle Gewissheit darüber zu erlangen. So wichtig es ist, dass man die feinste und sicherste unter denselben auswählt, wenn es sich darum handelt, sehr geringe Mengen von Zucker nachzuweisen, und so wahrscheinlich es ist, dass die Beobachtungen, nach welchen minimale Mengen von Zucker zu den normalen Bestandteilen des Harns gehören oder wenigstens bei zahlreichen physiologischen und pathologischen Zuständen vorkommen, zum Theil auf Verwechslungen des Zuckers mit anderen Substanzen, welche ähnliche Reactionen zeigen, beruhen, so ist doch bei den grossen Mengen von Zucker, welcher im diabetischen Harn vorkommt, unter anderen die *Trommer*'sche Probe zur Feststellung der Diagnose vollauf genügend und zuverlässig. Man versetzt eine Portion des fraglichen Harns mit einer reichlichen Quantität Aetzkalilösung, fügt dann so lange eine schwache Lösung von schwefelsaurem Kupferoxyd hinzu, als der anfangs entstehende Niederschlag beim Umschütteln sich wieder auflöst, filtrirt und erwärmt das Filtrat, welches, wenn Zucker vorhanden ist, eine blaue Farbe zeigt. Scheidet sich beim Erwärmen noch unterhalb des Siedepunkts der Flüssigkeit rothes Kupferoxydul ab, so ist damit der sichere Nachweis des Zuckers geliefert. Etwa gleichzeitig vorhandenes Eiweiss muss vor Anstellung der Probe durch Kochen ausgefällt und abfiltrirt werden. — Eine andere einfachere Probe besteht darin, dass man den Harn nach Zusatz von Aetzkalilösung erwärmt. Ist Zucker vorhanden, so erfolgt eine gelbe und allmälig eine braune bis schwarzbraune Färbung. Bleibt diese Färbung aus, so ist mit Sicherheit constatirt, dass kein Zucker vorhanden ist; tritt sie ein, so ist es zweckmässig, zur Bestätigung auch noch die *Trommer*'sche Probe vorzunehmen. — Wir verweisen in Betreff der etwas umständlichen Gährungsprobe, so wie in Betreff anderer Zuckerproben auf die Lehrbücher der organischen Chemie. — In der *Fehling*'schen Titrirflüssigkeit hat man ein sehr sicheres Mitte), um den Procentgehalt des Harns an Zucker, und wenn man gleichzeitig die 24stündige Harnmenge misst, die Quantität des täglich ausgeschiedenen Zuckers zu bestimmen. *Liebermeister* und *Reich*, welche bei ihren zahlreichen Beobachtungen jede Portion Harn unabhängig von einander untersuchten und nur die beim Vergleich übereinstimmenden Resultate als zuverlässig notirten, hatten schon wenige Tage nachdem sie ihre Versuche begonnen hatten fast niemals Veranlassung, das Titriren derselben Portion zu wiederholen. — Ungleich bequemer und schneller als das Titriren führt die Untersuchung des Harns mit dem *Soleil-Ventzke*'schen Polarisationsapparat zu sicheren Resultaten über den Procentgehalt des Harns an Zucker. Auch der weit wohlfeilere *Robiquet*'sche Polarisationsapparat ist zu diesem Zwecke brauchbar, wenn auch weniger genau. Bei niederen Graden der Krankheit enthält der Harn zuweilen nur 1 – 2 Procent Zucker, bei höheren Graden dagegen nicht selten 6 – 10 Procent oder selbst noch mehr.

Die Gesammtmenge des täglich ausgeschiedenen Zuckers kann in ausgebildeten Fällen mehr als ein Pfund betragen. Der Zuckergehalt des Harns bietet im Verlauf der Krankheit und selbst im Verlauf der einzelnen Krankheitstage mannigfache Schwankungen dar. Die Ursachen dieser Schwankungen sind uns zum grossen Theil unbekannt, und wir wissen nur von einzelnen Momenten, dass sie den Zuckergehalt vermehren oder dass sie denselben vermindern. Zu den ersteren gehören reichliches Trinken, starke Mahlzeiten, vor Allem aber die Zufuhr grösserer Quantitäten von Zucker und von Amylaceis, zu den letzteren die Einschränkung der Zufuhr von Getränken und Nahrungsmitteln und vor Allem die Entziehung der Amylacea und aller zuckerhaltigen Nahrungsmittel. Der Einfluss der Mahlzeiten auf die Steigerung der Zuckerentleerung dauert mehrere Stunden lang und verliert sich dann, um einer weit schwächeren Zuckerentleerung Platz zu machen. – Herr Dr. phil. *Moritz Traube* hat aus der bedeutenden Abnahme der Zuckerausscheidung nach mehrstündigem Fasten den Schluss gezogen, dass in einem bestimmten Stadium des Diabetes während der Nacht gar kein Zucker ausgeschieden werde. Hätte Herr *Traube* es für nöthig gehalten, die Richtigkeit dieses Satzes durch directe Beobachtung zu prüfen, hätte er nur einmal den in den letzten Stunden der Nacht secernirten angeblich zuckerfreien Harn gesondert untersucht (er bemerkt ausdrücklich, dass dies nicht geschehen sei), so würde er sich wahrscheinlich von seinem Irrthum überzeugt haben. Bei den auf meiner Klinik beobachteten Fällen, von welchen der eine ganz frisch war und einen noch kräftigen arbeitsfähigen Mann betraf, so wie in 14 Fällen, welche *Seegen* in Karlsbad beobachtete, enthielt der in den letzten Stunden der Nacht und in den ersten des Morgens gelassene Harn constant Zucker. Ehe nicht eine directe Beobachtung beweist, dass es Fälle giebt, in welchen es sich in der That so verhält, wie Herr *Traube* vermuthet, verdient das von ihm aufgestellte „Gesetz“ keine Beachtung.

Aus dem beträchtlichen Wasserverlust, welchen der Körper beim Diabetes durch die enorm verstärkte Diurese erfahrt, erklärt sich zur Genüge der quälende Durst, von welchem die Kranken bei Tage und bei Nacht gepeinigt werden. So lange nicht widerlegt war, dass die vermehrte Urinsecretion die Folge des vermehrten Trinkens sei, war der Durst der Diabetiker schwer zu erklären. *Claude-Bernard* leitet denselben von der erhöhten Temperatur der Leber ab, „welche ohne Zweifel eine vermehrte Absorption im Darmkanal veranlasse“. Diese und andere Hypothesen sind überflüssig, seitdem festgestellt ist, dass die Kranken nicht deshalb viel Urin lassen, weil sie viel getrunken haben, sondern deshalb viel trinken, weil sie viel Urin gelassen haben. Wie ein Mensch, der grosse Mengen von Schweiss vergiesst, wie ein Fieberkranker, der viel Wasser verdunstet, oder ein Cholerakranker, der viel Wasser durch die Darmcapillaren verliert, so dürstet auch ein Diabetiker, der einen noch grösseren Wasserverlust durch die Nieren erleidet, weil sein Blut eingedickt wird. Es gehört keineswegs zu den Seltenheiten, dass die Kranken 10 bis 15 Quart Wasser in 24 Stunden zu sich nehmen. Der Durst ist einige Stunden nach der Mahlzeit, also zu der Zeit, in welcher auch die Zuckerproduction am Stärksten ist und der meiste Urin gelassen wird, am Heftigsten. — Der beträchtliche Wasserverlust durch die Nieren erklärt ferner die verminderte Secretion der Hautdrüsen, welche sich bei fast allen Diabetikern findet und die Haut derselben auffallend trocken und spröde erscheinen lässt. Der Antagonismus zwischen der Haut- und Nierensecretion spricht sich in diesem Verhalten eben so deutlich aus, wie in der Beschränkung der Diurese, welche abundante Schweisse zu begleiten pflegt. Die ausnahmsweise im Verlauf des Diabetes auftretenden Schweisse sind zuckerhaltig. *Griesinger* beobachtete bei einem seiner Kranken ein interessantes Alterniren des Zuckergehaltes im Urin und im Schweisse, indem mit dem Auftreten stark zuckerhaltiger Schweisse der Procentgehalt des Urins an Zucker fast auf die Hälfte herabsank. — Endlich ist es nach den Versuchen von *Kunde* und nach *Köhnhorn*, welche durch künstliche Wasserentziehungen bei Fröschen und Säugethieren eine Trübung der Linse hervorriefen, nicht unwahrscheinlich, dass auch die im Verlauf des Diabetes ziemlich häufig vorkommenden Katarakten eine Folge des starken Wasserverlustes sind.

Ein fast eben so constantes Symptom des Diabetes wie der quälende Durst ist der oft nicht zu stillende Hunger der Kranken. Es ist kaum zu glauben, eine wie grosse Menge von Nahrungsmitteln, zuweilen ohne alle Rücksicht auf ihre Qualität, Diabetiker im Laufe eines Tages verzehren. Wir sind nicht im Stande, eine ausreichende Erklärung dieser Erscheinung zu geben; doch scheint es, dass das fehlende Sättigungsgefühl, so wie die stetig zunehmende und schliesslich zu einer extremen Höhe sich steigernde Abmagerung der Kranken damit zusammenhängt, dass die zugeführten Nahrungsmittel dem Körper nicht zu Gute kommen, weil sie, anstatt zum Wiederersatz der verbrauchten Körperbestandtheile verwendet zu werden, abnorme Umsetzungen erfahren. — Wahrscheinlich hängt der im Verlaufe des Diabetes fast immer beobachtete Verlust der Potenz mit der allgemeinen Abnahme zusammen, welche die Kräfte, und der Ernährungszustand des Kranken erleiden; doch hat man die Impotenz der Diabetiker auch von dem Versiegen der Samensecretion in Folge des Wassermangels oder von dem Zuckergehalt des Samens, durch welchen er seine nervenerregenden Eigenschaften einbüsse, abzuleiten versucht.

Wir müssen schliesslich eine Reihe von Krankheitserscheinungen erwähnen, welche, wenn auch weniger constant als die bisher besprochenen, sich wenigstens häufig zu diesen gesellen und das Krankheitsbild des Diabetes vervollständigen. Bei den meisten Kranken entsteht frühzeitig Caries der Zähne. Diese Erscheinung erklärt sich nach *Falk* daraus, dass die Zähne der Diabetiker der Einwirkung der freien Säure, welche sich bei der Zersetzung der Zuckerhaltigen Mundsecrete bildet, ausgesetzt sind. Sehr lästig für den Kranken sind ferner die Phimosen und die Excoriationen an der Vorhaut und an der Eichel, oder bei Frauen die Excoriationen in der Umgebung des Orificium urethrae, welche sich in vielen Fällen, wahrscheinlich in Folge der Bespülung dieser Theile durch den zuckerhaltigen Harn, entwickeln. — Endlich ist die grosse Neigung zu Entzündungen mit Ausgang in Nekrose und Gangrän zu erwähnen, welche im Verlauf des Diabetes hervortritt und sich durch das auffallend häufige Vorkommen von Furunkeln und Karbunkeln, von Decubitus, von spontanem Brand an den Extremitäten, von lobulärer Pneumonie, von Lungenabscessen und Lungenbrand verräth.

Als terminale Erscheinung entwickelt sich bei einer grossen Zahl von Diabetikern Lungentuberculose. Nach *Griesinger* erliegt derselben fast die Hälfte aller Kranken. — In einzelnen Fällen gesellt sich auch zur Melliturie Albuminurie, welche die Erschöpfung vermehrt und das Ende beschleunigt. Es ist nicht ganz unwahrscheinlich, dass die chronische parenchymatöse Nephritis, auf welcher die Albuminurie beruht, in Folge der andauernden Reizung der Nieren durch das zuckerhaltige Secret entsteht und gleichsam ein Analogon der Balanitis bildet.

Der Verlauf des Diabetes ist fast immer chronisch und erstreckt sich auf Monate oder Jahre. Nur bei einem sehr kleinen Theil der bekannt gewordenen Fälle nahm die Krankheit einen acuten Verlauf und endete schon nach wenigen Wochen oder noch früher mit dem Tode. Ueber den Anfang der Krankheit fehlt es fast ganz an zuverlässigen Beobachtungen; fast alle Kranken kommen erst in Behandlung zu einer Zeit, in welcher die Entleerung grosser Mengen von Harn, der quälende Durst, der nicht zu stillende Hunger neben der stetig wachsenden Abmagerung den Verdacht einer schweren Erkrankung erweckt haben, und wissen fast niemals genau anzugeben, zu welcher Zeit diese Symptome sich zuerst gezeigt haben, oder welche Erscheinungen denselben vorhergegangen sind. Auch in den nicht häufigen Fällen, in welchen die Krankheit schnell entstand, waren vermehrter Durst, vermehrter Hunger und gesteigerte Diurese die ersten Symptome, welche die Aufmerksamkeit der Kranken und ihrer Angehörigen auf sich zogen. — Die gewöhnliche Dauer der Diabetes wird meist auf ein bis drei Jahre angegeben. Mehr als 60 Procent der von *Griesinger* gesammelten Fälle endeten innerhalb dieser Zeit mit dem Tode. Man muss indessen in Anschlag bringen, dass der Statistik hauptsächlich diejenigen Fälle zu Gebote stehen, welche in Spitälern behandelt werden, während der grösste Theil der von Privatärzten behandelten Fälle von Diabetes nicht zur Publication gelangt. Unverkennbar dauert der Diabetes bei solchen Individuen, welche in glücklichen Verhältnissen leben und die Mittel besitzen sich gut zu pflegen, gewöhnlich weit länger, als bei solchen, welche gezwungen sind in Spitälern Aufnahme zu suchen. — Unter den Ausgängen des Diabetes ist der in vollständige und dauernde Genesung, wenn er überhaupt vorkommt, sehr selten; dagegen fehlt es nicht an einer grösseren Zahl von Beispielen, in welchen im Verlaufe der Krankheit ein längerer oder kürzerer Stillstand beobachtet wurde. Der Tod erfolgt in den Fällen, in welchen er nicht früher durch die Complicationen herbeigeführt wird, unter den Erscheinungen des höchsten Marasmus. Zuweilen treten kurz vor dem Tode Symptome von Seiten des Nervensystems ein, welche an die der uraemischen Intoxication erinnern.

§. 4. Therapie.

Gegen den Diabetes mellitus ist eine grosse Zahl von Mitteln und Curmethoden empfohlen worden; indessen sind leider die meisten dieser Empfehlungen allein aus theoretischen Voraussetzungen über das Wesen der Krankheit und über die Wirkung der Arzneien hervorgegangen, und nur ein kleiner Theil stützt sich auf empirisch festgestellte Thatsachen. Wir lassen diejenigen Verordnungen, bei welchen man von der Idee ausgegangen ist, dass man Säuren reichen müsse, um die Umwandlung des Amylums in Zucker zu erschweren, oder Ammoniakpräparate, um den Körper Stickstoff zuzuführen, oder Opium, um die Reizbarkeit der Nieren herabzusetzen, oder Ochsengalle oder gallensaure Salze, um aut die Leber einzuwirken, so wie andere nur theoretisch construirte Verordnungen auf sich beruhen. *Griesinger* hat sich das Verdienst erworben, durch directe Beobachtungen die Erfolglosigkeit und zum Theil die Schädlichkeit einiger gleichfalls hierher gehörender

Mittel, der Alcoholica, des Laab, der Bierhefe, des Zuckers – durch dessen Zufuhr man den Zuckerverlust zu ersetzen beabsichtigte – nachzuweisen.

Durch die Erfahrung ist zunächst der günstige Einfluss gewisser diätetischer Vorschriften, zu deren Einführung in die Therapie des Diabetes übrigens gleichfalls theoretische Raisonnements den ersten Anstoss gegeben haben, festgestellt. Es ist von der grössten Wichtigkeit, dass sich Diabetiker bei ihren Mahlzeiten vorzugsweise an eine animalische Kost halten und wenig stärkemehl- und zuckerhaltige Nahrungsmittel zu sich nehmen. – Von dem absoluten Verbote der stärkemehlhaltigen Nahrungsmittel ist man in neuerer Zeit fast allgemein zurückgekommen, einmal, weil die Erfahrung gelehrt hat, dass durch diese Verordnung zwar die Zuckerentleerung vorübergehend vermindert, aber der Diabetes nicht geheilt wird; dann aber, weil man sich überzeugt hat, dass es sehr wenig Kranke giebt, die es Jahre lang aushalten, sich ausschliesslich von Fleisch- und Eierspeisen, von Fischen, Austern, Krebsen, von Gemüse und Salat und von dem durch *Bouchardat* eingeführten Kleberbrod zu nähren. Die Erlaubniss, täglich ein gewisses Quantum Brod zu geniessen, erleichtert es den Kranken ungemein, den übrigen Vorschriften nachzukommen, und bringt ihnen keinen erheblichen Schaden. Ertheilt man ihnen diese Erlaubniss nicht, so riskirt man, dass sie der übermässigen Beschränkung nach nicht langer Zeit überdrüssig werden, den weiteren Gehorsam verweigern und sich durch reichlichen Genuss von Brod und Früchten, nach denen sie fast immer grosses Verlangen haben, entschädigen. Neben den Fleischspeisen ist den Kranken der Genuss von Vegetabilien, welche weder Stärkemehl noch Zucker oder doch nur geringe Mengen davon enthalten, zu gestatten. *Bouchardat* hat durch eine Zusammenstellung der Nahrungsmittel, welche Diabetiker ungefährdet geniessen dürfen, gezeigt, dass man mit denselben in den Mahlzeiten eine hinreichende Abwechslung herzustellen im Stande ist. Die Liste, welche er von den erlaubten Nahrungsmitteln entwirft, ist etwa folgende: Alle Arten von Fleisch, gebraten, gesotten und selbst mit piquanten Gewürzen, aber nicht mit Mehl zubereitet – Süsswasser- und Seefische, bei denen das Bedürfniss nach Brod sich weniger fühlbar macht, als bei Fleischspeisen – Austern, Muscheln, Hummern, Krebse u. s. w. – Eier in allen Zubereitungen, welche die Kochkunst kennt – keine Milch, aber frischer guter Rahm –, von Gemüsen Spinat, Artischocken, Spargel, grüne Bohnen und die verschiedenen Kohlarten –, von Salaten Brunnenkresse, Endivien, Kopf- und Feldsalate –, von Obstarten Erdbeeren und Pfirsiche. – Obgleich reichliche Zufuhr von Flüssigkeit die Zuckerentleerung vermehrt und Entziehung des Getränkes die Zuckerentleerung vermindert, so ist doch nicht zu empfehlen, den Kranken zu verbieten ihren Durst zu stillen. *Griesinger*, welcher auch nach dieser Richtung experimentirt hat, ist zu dem Resultate gekommen, dass nur ein sehr bedeutendes Dursten, bei welchem ein allgemeines Unwohlsein entstehe, eine rasche und bedeutende Verminderung der Zuckerausscheidung zur Folge habe, und räth, da ein solches Dursten nur sehr kurze Zeit auszuhalten sei, den Kranken eine gerade hinreichende Stillung ihres Durstes zu gestatten. Ausser dem einfachen Brunnenwasser kann man dem Kranken als Getränk Sauerwasser, Kaffee, gut ausgegohrenes Bier und nicht zu jungen Wein, namentlich Rothwein, erlauben. — Da sich endlich Diabetiker leicht erkälten und zu Pneumonieen u. s. w. disponirt sind, so muss man ihnen auch in Betreff ihrer Kleidung bestimmte Vorsichtsmaassregeln, namentlich das Tragen von Flanell auf blossem Leibe, dringend anempfehlen.

Ausser diesen diätetischen Vorschriften, durch deren gewissenhafte Befolgung, wie sich aus einer grossen Zahl sicher verbürgter Beispiele ergiebt, der Diabetes zwar nicht geheilt, aber sehr oft lange Zeit hindurch ohne erheblichen Nachtheil ertragen wird, giebt es einzelne medicamentöse Verordnungen, durch welche entschiedene Erfolge gegen den Diabetes erzielt sind. Die Empfehlung eines Medicamentes durch die nackte Behauptung, dass dasselbe einen Diabetesfall gebessert oder geheilt habe, verdient, zumal wenn gleichzeitig Beobachtungen vorliegen, nach welchen dasselbe Mittel Nichts geleistet hat, für die Privatpraxis keine Beachtung. Dagegen müssen solche Mittel, deren auch nur einigermaassen günstiger Einfluss auf den Verlauf des Diabetes durch eine fortgesetzte genaue Controle der 24stündigen Harnmenge, der 24stündigen Zuckerentleerung und des Körpergewichts sicher constatirt ist, von den Privatärzten ihren Clienten dringlichst verordnet werden. Nur über die kohlensauren Alkalien liegen aber bisher Beobachtungen vor, aus welchen der günstige Einfluss derselben auf den Verlauf des Diabetes mit Sicherheit geschlossen werden kann. In den auf *Griesinger*'s Klinik beobachteten Fällen wurde bei der Darreichung des doppeltkohlensauren Natron eine deutliche, wenn auch geringe Besserung der Krankheit erzielt. Um Vieles günstiger aber sind die gleichfalls constatirten Erfolge, welche in Vichy und namentlich in Carlsbad erreicht werden. Der alte Ruf der Carlsbader Thermen gegen den Diabetes hat sich namentlich durch die Beobachtungen von *Seegen* glänzend bestätigt. Es bleibt nach diesen kein Zweifel, dass durch eine mehrwöchentliche Cur in Carlsbad in zahlreichen Fällen von Diabetes der Durst und die Urinsecretion vermindert wird, das Körpergewicht der Kranken zunimmt und der Zucker aus dem

Harn verschwindet. Möge dieser Erfolg dauernd oder auch nur vorübergehend sein, jedenfalls ist bei dem heutigen Stande der Wissenschaft eine Brunnencur in Carlsbad diejenige Verordnung, welche in der Therapie des Diabetes mellitus das meiste Vertrauen verdient.

Register

A.

B.

C.

D.

E

F.

G.

H.

I.

K.

L.

M.

N.

O.

P.

Q.

R.

S.

T.

U.

V.

W.

X.

Z.